U0134268

【娄绍昆经方系列】

娄绍昆

一方一针解《伤寒》

娄莘杉 ◉ 编著

全国百佳图书出版单位

中国中医药出版社

·北 京·

图书在版编目（CIP）数据

娄绍昆一方一针解《伤寒》/ 娄莘杉编著 . —北京：
中国中医药出版社，2021.4（2024.2重印）
（娄绍昆经方系列）
ISBN 978-7-5132-5953-8

Ⅰ . ①娄… Ⅱ . ①娄… Ⅲ . ①《伤寒论》—研究
Ⅳ . ① R222.29

中国版本图书馆 CIP 数据核字（2019）第 279756 号

中国中医药出版社出版

北京经济技术开发区科创十三街 31 号院二区 8 号楼
邮政编码　100176
传真　010-64405721
山东临沂新华印刷物流集团有限责任公司印刷
各地新华书店经销

开本 880×1230　1/32　印张 24.75　彩插 0.25　字数 580 千字
2021 年 4 月第 1 版　2024 年 2 月第 4 次印刷
书号　ISBN 978 - 7 - 5132 - 5953 - 8

定价　128.00 元
网址　www.cptcm.com

服 务 热 线　010-64405510
购 书 热 线　010-89535836
维 权 打 假　010-64405753

微信服务号　zgzyycbs
微商城网址　https://kdt.im/LIdUGr
官 方 微 博　http://e.weibo.com/cptcm
天猫旗舰店网址　https://zgzyycbs.tmall.com

如有印装质量问题请与本社出版部联系（010-64405510）
版权专有　侵权必究

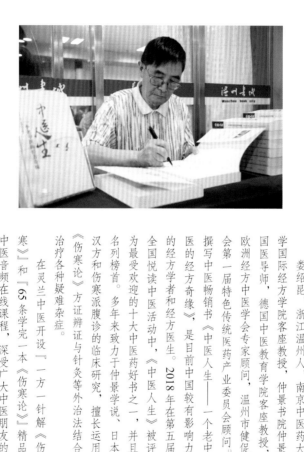

娄绍昆简介

娄绍昆，浙江温州人，南京中医药大学国际经方学院客座教授，仲景书院导师，德国中医教育学院客座教授，欧洲经方中医学会专家顾问，温州市健促会第一届特色传统医药产业委员会顾问。

撰写中医畅销书《中医人生——一个老中医的经方奇缘》，是目前中国较有影响力的经方学者和经方医生。2018 年在第五届全国悦读中医活动中，《中医人生》被评为最受欢迎的十大中医药好书之一，并且名列榜首。多年来致力于仲景学说、日本汉方和伤寒派腹诊的临床研究，擅长运用《伤寒论》方证辨证与针灸等外治法结合治疗各种疑难杂症。

在灵兰中医开设「一方一针解《伤寒》」和「65 条学完一本《伤寒论》」精品中医音频在线课程，深受广大中医朋友的喜爱。

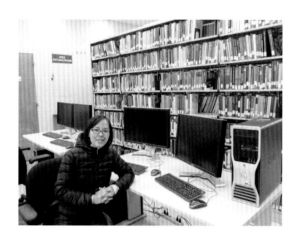

娄莘杉简介

娄莘杉，浙江温州人，执业中医师。原温州大学国际学院英语教师、办公室副主任。2008年辞职，师承父亲娄绍昆，擅长运用《伤寒论》方证辨证与针灸、按摩等外治法结合治疗各种疑难杂症。

2012年整理出版中医畅销书《中医人生——一个老中医的经方奇缘》。2019年编著娄绍昆经方系列丛书之《娄绍昆经方医案医话》和《娄绍昆讲经方》。

《中医人生》中英文网址：
www.jingfanglife.com

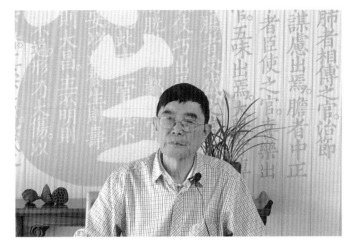

讲课（2017 年 6 月中医书友会"一方一针解《伤寒》"课程录制现场）

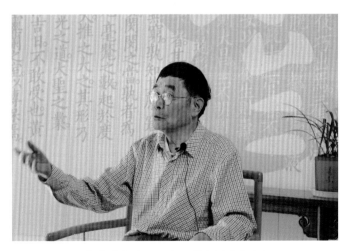

接受采访（2017 年 6 月中医书友会）

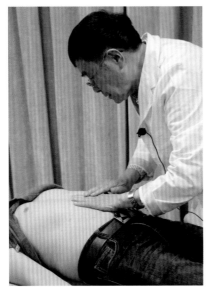

腹诊演示（2017年中医书友会"一方一针解《伤寒》——腹诊"课程录制现场）

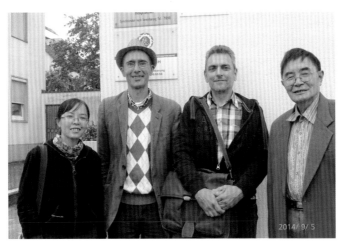

经方带教（2014年9月德国奥克斯堡 Dietmar 诊所，左一为娄莘杉）

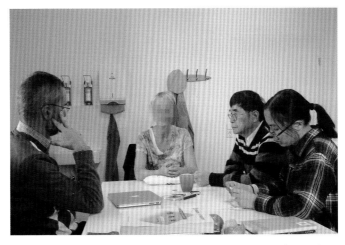

临床带教（2018 年 10 月德国法兰克福 Andreas 诊所，右一为娄莘杉）

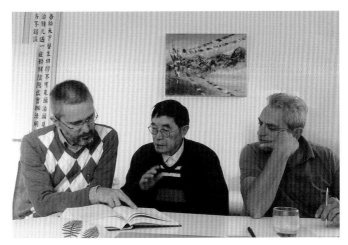

《伤寒论》答疑（2018 年 10 月德国法兰克福 Andreas 诊所）

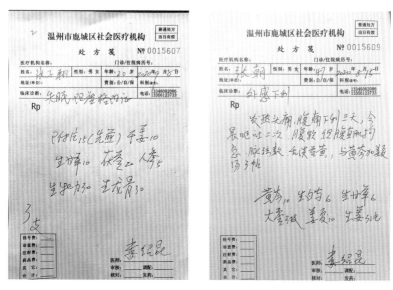

娄绍昆处方手迹

娄绍昆讲课手稿

把我一生的感悟告诉你

（代序）

这次的讲座，我是想在《中医人生》的基础上进一步把自己对经方医学的感悟告诉你。

晚清以来，随着西方医学的发展，人们对中医学的看法发生了很大的变化。一些知名的知识分子都存在"存药废医"的想法，除了思想趋于激进的人，如陈独秀、鲁迅、胡适之外，连持保守主义的梁启超、陈寅恪也不例外。最近读了谢泳的一篇文章——《陈寅恪对中医的看法》，文章说："屠呦呦获诺奖后，无论学界有多少争议，都共同承认她的研究灵感由中医获得。由此我想到了陈寅恪对中医的一个看法。陈寅恪祖上通中医，但他一生不信中医。在《寒柳堂记梦未定稿》中，陈寅恪明确说：'中医有见效之药，无可通之理。'所以他反对把中医视为'国粹'，驾于西医之上。中医是几千年经验累积的结果，所以'有见效之药'是不争的事实，陈寅恪没有否定它的价值，但同时指出事物一定要有'可通之理'，而中医没能做到此点。'见效之药'是经验，有一定程度的偶然性；具'可通之理'是必然性，才是科学。陈寅恪判断的意义告诉后人，要承认'有见效'之'药'这个基本事实，但更难在追求那个'可通之理'。

葛洪提示了'见效之药'，而屠呦呦找到了'可通之理'。"这篇文章最妙的是最后两句对中医学极具杀伤力的话："葛洪是道士，屠呦呦是科学家。"

我引用这篇文章的目的就是要讲一下中医学的"可通之理"。中医学博大精深，因此这里就谈谈经方医学的基础与核心——方证相对应的"可通之理"吧。

首先，药证相对应、方证相对应所产生的疗效是必然的而不是偶然的，其中必有"可通之理"。上古时代的先人从药到方的形成路径，可以帮助我们理解方证相对应的内涵。狄德罗（1713—1784）曾说："我们研究科学有三种主要的方法：对自然的观察、思考和实验。观察收集事实，思考把它们组合起来，实验则证实组合的结果。"用狄德罗科学研究的三种方法，来对照先人发现方证辨证的过程就会自然而然地得出方证辨证"实逼近科学之堂奥"的结论。古人对"自然的观察"就是发现病痛以及寻找药物消除病痛的过程，由于对病痛的关切是一种与生俱来的本能，所以发现病痛以及寻找药物、消除病痛是蛮荒时代先人的普遍行为。古人的"思考"，表现在运用野性思维对偶然发现单味药的主治目标以及进一步有意识地探索两味、两味以上药物联合使用诊治病症的经验，这就是把药证组合成方证的"思考"。古人对药证组合形成方证的"实验"，不是在实验室里，而是表现在把药证相对、方证相对的经验反复使用于类似的病证之中，由此经方医学自然科学化更倾向于解决实用的问题——消除病痛，即是以疗效来证实药证、方证组合的结果。这种倾向于实用化的科学研究，其趋向应该是科学化技术。

药证相对应、方证相对应的合理性也可以借用西方现象学中原理来说明。临床之际，医者不要通过抽象的概念，直接从患者的症状、体征，这些看得见、摸得着的现象中就可以抓住了方证。直观是本质性的，不仅是朝向本质，而且其本身就是本质。用现象学的角度来说，主体和客体之间不需要一个中间的理论平台，直接可以从现象抓住了本质。如果能够从哲学层面来表达方证对应模式是可行的，就可以使我们学中医的人，对经方医学的学习更加有了信心。正如王宁元说的那样："在概念思维的前提下，无论是经验主义的'解释'，还是科学主义的'分析'，从胡塞尔到梅洛·庞蒂都认为脱离了'事情本身'。现象学力图换一种视角，换一种方法，以便能更有效地'面向事情本身'。这种视角和方法，实质上都是在努力打破经验主义和科学主义在把握整体上的无能或局限性，也就是向整体直观的'象思维'趋近。"（引自《临床应用伤寒论解说》译后小记"始于《伤寒论》终于《伤寒论》"）方证对应符合现象学的道理，所以它具有强大的生命力。同时可以打破我们传统的辨证施治模式：定义一个证候，要综合大量的临床脉症，再通过排列、组合、推理，由此及彼，去伪存真，概括成一个基本证候的概念，然后从概念入手再抓到治法和方药。经方医学方证辨证，直接一步到位，直观地抓住本质。其实，西方现象学的"朝向事情的本身"就是六祖慧能所谓的"径疾直指见性，思量即不中用"，就是直观直觉地抓住事物的本质，不要通过另外的环节。对于经方医学来说，用现象学的理论把方证相对应这个问题讲清楚，就在哲学上得到了一种依靠。任何学科没有哲学作为背景，是没有长久生命力的。经方医学能够存在几千年，为人类健康做出那么大的贡献，肯定背后有一种符合人类智慧的哲学背景，这就是我这次所要讲的一个思想支点吧！

其次，我要介绍一下"默会知识"。过去对于方证，我认为可以通过老师传授，书本学习。虽然在临床上，老师也传达得清楚，书本也讲得清楚，但是用起来总觉得不尽如人意。后来我读了现代西方有关"默会知识"方面的理论，才知道经方医学这种传授式的知识和经验其实是一种默会知识，而我们现在老师用语言所表达的、书本用文字所表达的，仅仅是明确知识，只是全部知识的一部分。默会知识的三个特点：个人性、隐蔽性和包含性。默会知识包含了明确知识，而明确知识仅仅是整个默会知识的冰山一角。学习了默会知识以后，再看不同的人对方证的不同表达，就一点也不奇怪了。总之，要通过自己个人的读书、思考，慢慢地把方证学到手；同时也应该通过老师手把手地传授，而不是光听老师理论上讲，在书本上看，这是不够的。《伤寒论》的伟大，就在于把难以表达的疾病总论的通治法这种默会知识通过条文口诀的形式得以表达和公开。《伤寒论》中通过条文排序、分篇记叙的形式把自己在临床实践中的顿悟与经验、在私下沉思时已经掌握的真知灼见全盘告诉后人。它重视症状、体征的原始形态，重视在一组症候群中区别它们的原始差异。它自有一套办法，把一种更为复杂、精巧的尺度带进经方医学之中，使之呈现一种宏大的景观，避免了诊治过程中的粗鄙化、简单化。《伤寒论》反复讨论了方证辨证的可行性，只有终身反复地阅读《伤寒论》，达到感同身受的境界时，才能在条文中读出意义，读出内容，读出顿悟，读出惊喜，才会在心中引起共鸣。

第三，近几年我越来越体会到，经方的这种方证相对应的辨证模式不是预设的，而是还要靠现场的诊察，然后随证治之，即现场发现的具体问题，就在现场具体解决。现在的教科书，包括老师上课，都是告诉你这个病的治疗应该有几个常见的方。这就是在还没有接触到病人之前，已经有了预设的方案。这样好不好呢？一方面它的确对初学者有引导作用，但另一个方面却把千变万化的不同的生命体在生病时多种多样的可能性，变成了几个已经预定好的情况。当真正面对临床时，任何老师、任何书本讲的东西，往往都对不上号。就比如谈恋爱的时候，你预先准备好见面时讨好对方的那些话，真正见面时往往都用不上了，结果还是该说东的说东，该说西的说西。这就是我们讲的随证治之，具体问题具体分析。所以临床的时候，应该把方证搞熟，溶解在血液里，这是一个前提，这个前提有了，就胸有成竹；而碰到一个病，预先想到的是老师讲的、课堂讲的方案，这就是胸有成见。我们要避免后者，把握前者，这就是我的体会。

《中医人生》这本书我只写了自己 1979 年之前的学习情况和一

些苦恼，以及学习成功时小小的喜悦，更多的是自己遇到困难的时候，怎么从迷途里、云雾里走出来的一种状态。至于后来进入单位，真正从事医院临床工作之后所碰到的问题，以及这几十年临床实践的心得体悟，书里都没有讲到，我将在这次讲座里慢慢道来。从时间跨度来看，这次讲座内容应该是从20世纪80年代一直到现在，有近35年的历史深度和厚度在里面。当然，我自己的感悟也非常浅薄，但愿初学者和喜爱经方的学习者，在今后的道路上，能够做到以下几点：

一是对经方、对《伤寒论》要有一种虔诚的热爱。因为在学习的路上碰到困难的时候，若没有虔诚，没有定力，就会动摇。

二是不要把经方看得太简单。经方入门容易，但要深入还是比较困难的。特别是经方医学是个默会知识，需要自己的深刻思考。德国哲学家叔本华说："一种纯粹靠读书学来的真理，与我们的关系，就像假肢、假牙、假鼻子甚或人工植皮。而由独立思考获得的真理就如我们天生的四肢：只有它们才属于我们。"学习经方也是这样，假如没有刻苦的、热爱的精神，认为学经方是赶潮流，就坚持不了多久。

三是一开始就应该明白经方医学与主流中医学之间有什么相同，有什么不同，各有什么优点，有什么缺点。现在为什么强调学经方，因为经方医学的方证相对应、随证治之的方法被人遗忘了。强调学经方的目的，是让经方医学补充于现行的主流中医学，这样的话，医生手上的武器就更加有力。因此，已经有过正规教育的医生，学习经方是一个补课；还没有受过正规教育的学子，学了经方以后，再学习主流中医学的话就容易了。

四是要注意到临床有时光用汤药还是无能为力的，需要外治法配合进去。针药结合、内外结合，这才是真正中医的路！我想，对于学习经方的朋友，假如你是搞针灸的话，今后学习了《伤寒论》，学习了经方，就如虎添翼，就可以针药结合；假如你是学汤药开方的，今后也要加强针灸的学习，这样内外结合才能有完美的疗效。正如徐灵胎所说的那样："不明外治之法，服药虽中病，仅得医术之半矣。"

娄绍昆

2020 年 8 月

前　言

　　《中医人生》是家父娄绍昆40多年来思考中医、思考经方的生活、临床记录。该书以自传体的方式书写，出版后受到国内外读者朋友的欢迎。为满足广大读者朋友的要求，更好地学习、理解经方结合针灸在临床上的应用，2018年我们与"灵兰中医"合作，开设了名为"一方一针解《伤寒》"的中医精品语音在线课程。课程以《中医人生》为蓝本，通过深入浅出的医案故事，解读其核心内容。该课程共113讲，迄今为止参与人数已达3600多人。

　　本书就是以灵兰中医"一方一针解《伤寒》"的语音课程为主要内容，并融入家父近十年来深入研究《伤寒论》心得体会以及临床实践的经验积累，在此基础上整理而成。

　　在整理本书文稿时，对当时音频课程播出过程中，一些学员提出的与课程内容关系不大的问题与回答内容做了删减，同时，对于部分内容因为课程时间关系当时讲述不完整的，也进行了适当补充和扩展。

　　在此，我们要感谢灵兰中医全体老师为本课程所付出的辛勤努力，特别是蔡仲逊老师、程立业老师和王韬老师对本课程的设计、策划和制作花了大量的心血。感谢朱晓敏、何秀华、杨文思、张洁静、张慧中、吴钦、谭泉永、项相印、褟嘉明、陈春豪、纪钰津、何舒仪、彭伟 、钱晶晶、叶国伟、吴蓉蓉、冯现维、刘进模等学员志愿者不辞辛劳，义务整理课程语音文字。感谢方新云老师对本书的文稿提出了很多宝贵的意见。更要感谢中国中医药出版社的张钢钢老师和华中健老师对本书编辑、出版的辛勤付出和帮助。

希望本书的出版，能够对大家学习、实践中医有所裨益。由于时间仓促和水平有限，书中难免有不妥和错误之处，恳请广大读者提出宝贵意见（mangci@yeah.net）。

娄莘杉

2020 年 8 月 25 日于温州

目 录

我走上中医之路很"偶然"

　　我高中毕业以后，原来是中学英语老师的父亲，也回乡了。因为家里没有劳动力，所以要我也回去。我这样体力的人对农村的生活不怎么适应，同时觉得自己的青春时光就这样过去了，也不甘心。想学点东西，可又好像没有什么可学。我父亲曾得过肺结核，后来他通过自己针灸治愈了。他的针灸是在他的一个同事——何黄淼老师指导下学的。何老师让我父亲动员我去跟他谈谈话，他来劝说我学中医。当时我内心是不信中医的。为什么呢？我们在学校里读的知识根本没有涉及中医这方面的内容，我们都是用一种科学的思维模式去看待事物，而中医这种既不知道药物的成分，也不知道病的具体病因、病位、病理的诊治方法，我觉得太经验化了，认为没有多少科学的成分。父亲讲的我不听，他就不断地讲、讲、讲……起码讲了一年多。后来，我实在没有什么路可走，也就只好去拜访何老师。我原来就熟悉何老师，他见了我非常热情，也不讲什么大道理，就带我去一个患者的家里。"你问问他原来生病的时候是怎么样的。"何老师对我说。"哎哟！"那个患者讲："之前我躺在床上起都起不来，脚很浮肿，何老师帮我针灸了之后，当晚就可以坐起来了。虽然病没有好，但当时就有了信心。后来就用针、用灸，水肿退了下来。现在身体感觉舒服了许多，家里的事情也能做了。"

有一次，何老师带我一同去诊治一个疑难病例。患者是我高中时一个老师的第二个孩子，18岁，患肾病综合征，全身浮肿、头晕、纳呆、恶心、呕吐，经检查发现有高血压、蛋白尿、低蛋白血症、高脂血症等。多方医治，又经温州一家西医医院内科杨主任治疗两年，疗效不佳，最后杨主任也劝患者试用中医针灸治疗。患者是一个高中毕业生，起初拒绝针灸治疗，他满脑子都是现代科学的观念，不信中医针灸的理论，后来在家人的劝说下勉强同意用艾条熏灸穴位。何老师非常自信，说患者年轻，患的是水气病，只要不断地用灸法温阳利水就能治愈。他点灸的位置不外乎和肾、脾有关的穴位，如肾俞、脾俞、水分、气海、关元等。说实话，我对何老师的话也是半信半疑，因为我坚信一句话："太阳底下没有奇迹，只有常识和常规。"现在这个病西医都束手无策了，凭什么针灸就能够治愈呢？退一步说，假设针灸真的能治愈这个病，为什么大医院的针灸医师不去治呢？当天我满腹狐疑地赶回了乡下。然而奇迹居然真的发生了！1周后，患者的食欲明显改善；2周后，在停用利水剂的情况下，水肿开始消退；3个月后，临床症状、体征消失；坚持灸治6个月，化验指标渐渐趋向正常；1年后，痊愈。我目睹了这个病例诊治的全过程，真为自己怀疑针灸疗效的想法感到羞愧。看来人不是那么容易被说服的，只有活生生的事实才能使人自悟。这个患肾病综合征的被针灸治愈的年轻人，9年后参加了粉碎"四人帮"后恢复的第一次高考，顺利通过了体检，并成功考取了大学本科。中医挽救了他的生命，因此他也选择了中医专业。毕业后，他被分配到温州一家市级综合大医院工作。20多年过去了，他在医疗岗位上胜任尽职，工作愉快。由于医术精湛，工作负责，他现在已经是一位主任医师了。他的哥哥后来也考上中医研究生，现在是教授、主任医师、国家级名中医。在中医的道路上，我们三个人交往密切，2001年还合作写过一篇论文，题目是《治法层次论》，发表在《浙江中医学院学报》上。的确应该感谢针灸的神奇疗效，是它唤醒了我们，使我们走上了学习中医之路。事实告诉人们，相信中医，学习中医，一般不是理性思考的结果，而是情感的作用，当你面对中医难以解释的疗效，情感上受到巨大的震撼时，就会义无反顾地走上学习中医之路。

一个疑难病症的治愈，促使三个年轻人成为中医师，这也算是一件现代的医林趣事吧。

001　经方复兴是 2000 年的渴望

　　近 20 年来，经方医学在李赛美、冯世纶、黄煌老师的大力推动下，逐渐在国内外形成了学习的热潮。经方的这次复兴，应该是 2000 年来中医学的历史渴望。为什么这么说呢？《伤寒论》从东汉到现在，尽管已近 2000 年，但是它的医学理念和诊治方法并没有真正地在中医界形成主流。虽然 20 世纪 30 年代在章太炎、恽铁樵、陆渊雷、章次公等人的呼吁下，在上海出现过经方学习的态势，但很快就在抗战救亡的炮火中归于寂寞。中医界对于《伤寒论》的冷落，使经方医学变为一条行人稀少的黄昏之路。每当读者要我在《中医人生》这本书上签字的时候，我常常签的就是：“《伤寒论》是中医学的基础和核心。”这里就带着我很多的感叹与冀求。真是，莫提起，莫提起，提起来就泪洒江河！《伤寒论》的诊治方法到了唐代，就基本上已经湮没在民间了。孙思邈应该是唐代最著名的一个医学家，他早就想收集、寻找《伤寒论》的文本，却始终得不到完备的本子，直到晚年他写《千金翼方》的时候才发现了这本书。他慨叹：“江南诸师秘仲景要方不传。”江南的一些医生把《伤寒论》都放在家里藏起来，就连他这位当时著名的医学家也很难看到，可见这本书在当时社会上的流传情况。孙思邈看了这本书后，觉得它幽深难测，难以理解其医学理念，同时也感叹这本书结构严密，凭直

　　　　　　　　　　　🌸 娄绍昆一方一针解《伤寒》

觉认为这本书非常了不起。他转念又想，这本书假如给太医们看到他们会怎么看待呢？什么是太医呀？就是唐代当时最上等的、最高级的医生，以宫廷医生、社会名医为主的医疗集团。孙思邈想，太医们肯定会反对，发热的时候不用大青叶、不用知母，而用桂枝、麻黄这一类热性的药去治疗，这怎么行呢？简直是违反常理呀！孙思邈在《千金翼方》中有一段话："至于仲景特有神功，寻思旨趣，莫测其致。"他在将近100岁的时候才见到这本书，但也觉得其内容实质并不能一目了然，惊叹它的奥秘。奥秘这个词其实有双重的意思，既说明它深厚，也说明它难懂。我想孙思邈当时这两种心情都有。孙思邈非常喜欢这本书，当时就把它编到《千金翼方》里面了。因此，现在我们讲的"唐伤寒"就是流传至今的《伤寒论》的另一个版本。可当我们完整地看《千金翼方》这本孙思邈晚年的著作时，会发现虽然他很重视《伤寒论》，但也仅仅是把它作为一个极为珍贵的资料附在自己的著作里。他所做的工作唯一值得称道的就是把《伤寒论》原来民间版本里面证和方分割开来的条文，一一对应放在了一起，也就是我们讲的方证同条。这个工作做了以后，就给医生临床学习《伤寒论》带来了方便。然而，孙思邈并没有重视到把《伤寒论》视为疾病总论。当时的现状是，太医们、最高级的医生们都不相信《伤寒论》，孙思邈一个人的呼吁力单势薄。因此，随着时间的流逝，《伤寒论》还是没有得到整个中医界的重视。

宋代虽然出现了几个医家研究《伤寒论》的方证辨证与随证治之，但更多的医家还是醉心于用《内经》的理论去解释方证对应的机制。到了明代、清代，也还是如此，和主流中医相比，对《伤寒论》的研究、认识，仍然是少数。

近20年来中国经方医学的复兴，有一个内在的动力，我把这种动力称为历史的渴望。因为我们太需要它了！临床需要它，科研需要它，医改也需要它……假如没有这种既容易学，又方便用，价钱又低的经方的介入，医改可能很难完成。所以在讲《伤寒论》是疾病总论的意义之前，我们要先回顾一下。假如把这个意义讲清楚了，全国的中医师、中医学子都能够重视《伤寒论》的学习，那就会给整个中医学带来一个天翻地覆的变化，甚至会给整个中国的医学，以及中医学走向世界带来希望。

我们讲经方医学，就离不开两本书，一本是《伤寒论》，一本是《金匮要略》（简称《金匮》）。长期以来，人们认为《伤寒论》也好，《金匮要略》也好，都是张仲景的著作，其实这里面还大有问题。根据日本汉方家研究，《伤寒论》的文本是经历了一个从简单走向复杂的过程。这个过程中有条文、方证、药证的增多，也有一些偏离《伤寒论》内容的添加与篡改。《金匮要略》更是跟《伤寒论》的成长密不可分。《伤寒论》最早的版本应该是现在保存在日本的唐代抄本，称为康治本《伤寒论》（简称"康治本"），一共只有65条、50个方、42味药，假如把它打印出来，用一张A4纸正反两面就够了，认真读的话，一个多小时就能读完，但它却包含了整个《伤寒论》中的那种最基础的理念、最核心的内容，后世的《伤寒论》不过是对它的一种整理、补充，根本内容并没有什么大的变化。也就是说，"康治本"确实为原始本的《伤寒论》。"康治本"的成书年代可能是在战国之前，春秋时代。它是那个时期的医学家整理了前经方时代的口诀条文，或者是一种文字条文，运用六经的理论框架而写成的。《金匮要略》是在《伤寒论》基础上的再扩充，同时以各个单独疾病的治疗为前提来辨证分型，专病专治。这两本书可能到了东汉的时候就由张仲景这些医学家把它们合并成为《伤寒杂病论》，后来魏晋医学家王叔和又把它们分开。《伤寒杂病论》被分开后，后世医家在这个基础上又不断地进行补充、整理，一直到宋代，就有了我们现在看到的最早的宋本《伤寒论》（简称"宋本"）。宋本《伤寒论》经成无己的注解，就成为现在流行的成本《伤寒论》。我们现在所看到的最早的《伤寒论》其实就是宋本《伤寒论》，而宋本《伤寒论》的原本也基本是看不到的，我们看到的只是明代赵开美的翻印本，这个翻印本基本还是忠实于原貌。现在有一个观点认为，《伤寒论》就是一个宋本，这样就把《伤寒论》从简单走向复杂的演变过程给省略掉了。我们要知道《伤寒论》最初的状态、最原始的面貌的，就要读原始本的《伤寒论》，也就是"康治本"。好在日本发现了"康治本"，他们称其为"国宝"，有很多著名的汉方家如荒木正胤、长沢元夫、远田裕政、冈本洋明、村木毅等都投入了毕生的精力对它进行研究。然而令人遗憾的是，我们国内中医界到现在还没有对此予以足够的重视。

课间答疑

问：请问桂林古本的《伤寒论》跟宋本有什么不一样？新增加的条文和方子有多大的临床价值和指导意义？

答：桂林古本的《伤寒论》，我虽然看过，但是没有做进一步的研究。我认为，桂林古本的真伪问题可以暂且不论，最重要的是它所增加的条文和方子，临床上是否有价值，即使该版本是伪造的。如果其中增加的方证能够相对应，临床有疗效，还是有参考价值的。这是我学习《伤寒论》的基本态度。

002 疾病总论与分论

从《伤寒论》和《金匮要略》中，我们可以看到临床诊治模式有两种：一种是《伤寒论》的通治法，一种是《金匮要略》的专治法。通治法是研究患病机体的普遍反应规律，专治法是研究各种疾病的特异反应规律；通治法是疾病总论，专治法是疾病分论。《伤寒论》的通治法，首先要进行方向性辨证，确定使用哪种治法（补法、汗法、下法、和法），然后在此基础上，进一步辨别是哪一个方证，最后展开方证相对应的治疗。《金匮要略》的专治法，首先要识别是何种疾病，然后在此基础上，进一步辨别是哪一个方证，最后展开方证相对应的治疗。

2000 年来，《金匮要略》这种先辨病后辨证的模式发展得非常快，几乎所有的医家都是顺着这条路，一直走到现在。我们现在的教材，如《中医内科学》《中医妇科学》《中医外科学》等，都是根据这个模式。这样先辨病、后辨证的模式，便于初学者去学习、掌握。譬如胃病，医者通过患者的公共性、群体性的症状——胃痛、胃胀，就很容易确定为"胃病"，在辨病的基础上再去辨证。如胃病以气胀为主的，情绪的变化会影响它的就是肝胃气滞证；如胃冷而疼痛、吐泛清水的则属胃寒上逆证等。每一个证型都有一个方剂相对应。我们学习的时候，这样记，这样背，很容易掌握与运用，对

娄绍昆一方一针解《伤寒》

于单纯性的胃病也有效果。

然而，当这个胃病患者不仅有胃痛、胃胀，还出现黄疸、浮肿、头痛、失眠等症状时，还能根据上述胃病分型的方法去治疗吗？也就是说，在一个胃病患者的身上同时出现两个或者多个其他病证时，医者该怎么办？大家想想，如果用先辨病、后辨证分型的方式处理，肯定是顾此失彼而焦头烂额的。胃病有胃病的分型，水肿有水肿的分型，头痛有头痛的分型，失眠又有失眠的分型，面对如此错综的病况，这个处方如何选择呢？也就是说，病证出现重叠、交叉，呈现一种复杂状态，那我们只好把这些病证先放一放，要站在总体的高度上，从一个总体的变化中寻找它目前所出现的一个总的方证趋向，然后抓住这个方证，也就是从患者机体普遍反应的规律——腹证、症状、体征、脉象、舌象等出发，综合考虑来选择治疗方向和与其相对应的方证。这种就是我们称为疾病总论的通治模式，与《金匮要略》研究独立疾病的诊治模式是互相补充、互相呼应的。正如金寿山所说："不掌握通治之方，则不足以应万变之病证；不掌握专治之方，则治病不速效。两者必须相辅相成。"

现在的问题是，疾病总论的通治法这种诊治模式没有得到应有的重视。所以我们现在讲经方的复兴，首先要明白《伤寒论》与《金匮要略》有什么地方不一样，怎么样进行互相补充，这就是我们要讲的内容。

最早提出《伤寒论》是疾病总论概念的是现代中医学家和中医教育家任应秋老师。他毕生致力于中医理论的研究和中医教育事业，培养了一大批中医专业人才，在中医文献的整理研究、《内经》及中医理论的研究方面成绩卓著，率先创立了"中医各家学说"学科，为中医学术理论的提高和中医事业的发展做出了突出贡献。1959

年，任老在《伤寒论证治类诠》一书里就提出："《伤寒论》就是疾病总论，是泛指一切疾病辨证施治的总纲或者大纲。正是因为它是总纲和大纲，所以无论什么疾病都可以运用《伤寒论》的道理去衡量它。"这个观点与《伤寒论》是疾病总论，每一个药方都可以通治所有疾病的精神是相对应的。然而他提出的《伤寒论》"是泛指一切疾病辨证施治的总纲或者大纲"的说法，也让初学者有点迷糊。为什么迷糊呢？就是这里说的好像不是一种具体的治法，而是一个总纲、一个原则，这样的总纲、原则似乎很难操作。那任老讲的到底是什么内容呢？这需要我们进一步分析。如果我们走出这个概念的迷宫就会想到，既然有总论，那就一定会有分论吧？！那什么是分论呢？任应秋老师说："《金匮要略》是仲景书的分论，主要内容谈的是对各个独立疾病的治疗方法。"独立疾病就有具体的治法方药，那《伤寒论》难道就仅仅是一个大原则吗？这样的话，我们还是难以操作啊？对这个问题，我进行了几十年的思索和研究。我逐渐明白了，任老的这个疾病总论的说法是有来源的，这就是清代名医徐灵胎的一句话："医者之学问，全在明伤寒之理，则万病皆通。"也就是说《伤寒论》的道理搞清楚了，所有病都可以治。"皆通"就是都能够明白怎么治，可以治并不是都能治愈。"通"就是明白路的走向，即治疗的方向与方药。有人认为，经方是万能的，可以治所有病。说得没错！但若说都能够治愈，那就不一定了。这个说法与疾病总论的内涵、意思是一致的，也就是说"疾病总论"和"伤寒之理，万病皆通"是一个说辞，现在讲《伤寒论》是疾病总论，而用清代徐灵胎的话来说就是"伤寒之理，万病皆通"，可见医家的心是相通的。任老的说法并不是他的创造，而是来源于徐灵胎。徐灵胎的说法就点出了作为单独的一种疾病治疗，也就是《金匮要略》疾病分论的治疗，先辨病后辨证，专病专治专方，对于单纯的独立疾病疗效很好，然而对于复杂、重叠、交叉的疾病，就有些鞭长莫及了。正因为这样，我们非常有必要对总论思维进行理解和探索。胡希恕老师对《伤寒论》投入了毕生的精力。我在研习胡老著作的时候，觉得他所说的"经方医学研求患病机体的普遍反应规律，并在其基础上，讲求疾病的通治方法"这句话最重要，是他对经方医学、对《伤寒论》总的精神的把握。这句话看似明白，其实里面却有比较难懂的东西，特别是在还没有做好准备，一下子看到的时候，对于什么叫"患病机体的普遍反应规律"，什么叫"疾病的通治方法"，我们会感到有些模糊。如果把这两句话弄清楚，我们就明白了《伤寒论》是疾病总论的精神，它有一层层的逻辑关系潜伏在里面。也就是说，疾病有普遍反应规律，也有特殊反应规律，特殊的反应规律就是每种独立的、孤立的疾病一种或者几种表现形式和诊治方式，也就是《金匮要略》这种分论的形式，它反映的是疾病的特殊规律。而普遍反应规律并不是某一种病所能代表的，它反映的是人体生病的时候，不管是水肿、黄疸，还是胃疼，除了各自的特殊规律之外，还有一种表现"患病机体的普遍反应规律"。应对这样一种规律，我们就有一种"讲求疾病的通治方法"，这种通治的方法与我们讲的专治的方法是不同的。专病专治专方很容易掌握。譬如治疗胆囊炎，我们就想到大柴胡汤、大黄附子汤；治疗阑尾炎，就想到大黄牡丹皮汤、薏苡附子败酱散；治疗胃溃疡，则想到黄芪建中汤。好像这些疾病都有特效的方，这多方便啊！假如这种专治法有效的话，学习起来多方便啊！其实并不是那么简单。当然，"一张单方气死名医"的情况也是有的，确实不能忽视，但是对于整个丰富的中医学来讲，这毕竟属于少数情况。而《伤寒论》讲的是一种通治。所谓通治，就是当一个患者出现很多复杂情况的时候，我们总体考虑症状、体征、脉象、腹诊之后，选择一个并不是用专门针对某一个病的方子进行治疗。举一个人参汤的例子。本来我们讲虚寒型的腹泻用人参汤，可有时我们碰到一个头痛的患者，这个好像与人参汤不搭界吧？！但从总体来看，他具有人参汤的方证，只不过治疗时加了桂枝，变成了桂枝人参汤，这个病就得到了治疗。这种治疗方法，不是根据某一个病使用的专方，而是根据人体总体反应的方证状态、方证趋向来使用药物，这就叫作通治的方法。所以胡希恕老师的那句话，就概括了《伤寒论》是疾病总论的一种精神。我们学习胡老著作时，一定要把这句话反反复复地读透、理解，这样我们学习就有了方向。也就是说，总论的方法对多种复合的疾病有效，特别好；分论的方法则对各种单纯的疾病特别好。两个都是宝贝，应该互相支援，互相补充，和而不同，而不是对立。

课间答疑

问：《伤寒论》为什么能够"万病皆通"？

答：讨论这个问题，首先要知道这个观点是清代名医徐灵胎提出来的。他在《徐批叶天士临证指南医案》中说："医者之学问，全在明伤寒之理，则万病皆通。"徐灵胎倡导"以方类证"，他认为："盖方之治病有定，而病之变迁无定，知其一定之治，随其病之千变万化，而应用不爽。"他认为，医者的"治病有定"和"一定之治"，就是因为有"方之治病有定"。什么是"方之治病有定"呢？就是经方中每一个药方的治疗目标，也就是"方证"，它才是诊治所有疾病的标杆和规矩。尽管"病之变迁无定"，但也有相对静止的"方证相对应"片刻，这可以从"飞矢不动"的原理中得到解释。因此，只要抓住这一瞬间的主症，投以相对应的方药而"随证治之"，就可以达到"应用不爽"的疗效。

人类进化到现在，人体的结构——包括大脑结构，没有什么大的变化，人类的整个生理反应也没有什么变化。病理变化也不例外，总是这几种病理变化。作为病理变化的外在表现——症状、体征、脉象、舌象、腹证等也一样。人类的所有疾病，最基本的几种症状还是不会变的，各种各样症状的不同组合的症候群也是不会变的。针对症候群的有效方就是先人发现的经方。这些有限的经方可以治万病，其实不是直接针对万病而治，而是针对为数不多的症候群而治的。不然的话，一共只有一百来个方子，怎么能够治万病啊？因为万变不离其宗，总不过是这样几个情况。我们中医师的任务是治疗，疾病治疗好了就完成了任务，跟西医的研究方向不一样。所以我们讲，虽然《伤寒论》和《金匮要略》只有几百个药方，就能够守住身体的几百个症候群。不论什么病邪，什么毒素，对人体有害的，总是体现在几百个症候群之中。我们把这几百个症候群辨别清楚，知道这个药方是针对这一个症候群的，知道那个药方是针对那一个症候群的，只要方证相对应而随证治之，基本上就可以治愈或减轻疾病了。

问：有一种说法，叫作"经方治万病"，就是说经方以及经方的加减或合方可以组合起来治疗绝大多数的疾病。如果把经方和时方放在一起做比较的话，会出现一个问题，经方是很有限的，才一百来个，时方非常多，也许不少医生根本就不知道安中散以及其他的一些时方。那如果《伤寒论》《金匮要略》的方无法做到对绝大部分的病证都方证对应，必须依靠某一些时方来补充的话，是否说明经方体系本身就不完备，有问题呢？

答：首先要搞清楚"经方治万病"的含义。"经方治万病"应该是来自徐灵胎对《徐批士临证指南医案》的一句评语。徐灵胎这样说："医者之学问，全在明伤寒之理，则万病皆通。"我开始看到这个观点的时候，认为这句话不可信，不过是用夸张的说法来形容《伤寒论》而已。经过了好多年的思考，尤其是读了任应秋先生在《伤寒论注释》里所说的《伤寒论》就是疾病总论"，才真正地理解了其中的含义。任先生说："《伤寒论》就是疾病总论，是泛指一切疾病辨证施治的总纲，或者叫大纲。正是因为它是总则和大纲，所以无论什么疾病，都可以运用《伤寒论》的道理来衡量它。"（牛宝生.《伤寒论》解读.郑州：河南科学技术出版社，2010.）

任先生虽然只是大而化之地在原则上给《伤寒论》在中医临床诊治学上的总论地位做了肯定，但也给我们提出了一个问题：如果《伤寒论》是疾病总论，那么疾病分论又是什么呢？这个问题我在他编著的《伤寒论证治类诠》里找到了答案。他说："《伤寒论》是仲景总论，主要内容是对一切疾病辨证施治的大原则；《金匮要略》是仲景书的分论。"我们一定还会追问：那疾病分论的内容是什么呢？任先生的解答："仲景书的分论，主要内容谈的是对各个独立疾病的治疗方法。"

在这思维迷宫里转了一圈以后，我们终于明白，中医学的诊治方法有两种：一种是疾病总论，一种是疾病分论，它们都出于《伤寒杂病论》。我们所熟悉的医籍从《备急千金要方》《外台秘要》《温病条辨》，到现代中医各科教材都是在研究各种独立疾病的治疗方法，它们都属于《金匮要略》的疾病分论。近2000年来，疾病分论得到充分的发展，已经成为中医临床诊治方法的主流，然而被称为疾病总论的《伤寒论》的独到诊治方法却是神龙见首不见尾，令人唏嘘不已。

认真研读任应秋先生所有的著作以后，我们发现"《伤寒论》就是疾病总论"这一观点并不是他的创见，而只是 300 年前徐灵胎的"医者之学问，全在明伤寒之理，则万病皆通"的历史回音而已。徐灵胎是从哪一个角度去破解《伤寒论》这一核心密码的呢？我们可以从他的《伤寒论类方》中窥见其思想轨迹。

首先，他认为医者时时会面临"病变万端，传经无定"的坏病。"病变万端，传经无定"短短 8 个字，可谓是对于多种复合性、综合性、整体性疾病的准确概括。

接着，徐灵胎说："盖方之治病有定，而病之变迁无定，知其一定之治，随其病之千变万化而应用不爽。"他认为，医者的"治病有定"和"一定之治"，就是因为有"方之治病有定"作为诊治的杆标和规矩。

上述"病变万端，传经无定"的坏病，大多数人不是视而不见，就是举措不当，临床实践中很少有人能够自觉地运用《伤寒论》的"方证相对应"而"随证治之"，更少有人从理论上明确地提出"以方类证，方不分经"的方法。同一时期倡导"方证主义"的日本汉方家吉益东洞，他在《类聚方·自序》中开门见山的第一句话就是"医之学也，方焉耳"。

扁鹊说得好："人之所病，病疾多；医之所病，病道少。"临证时多掌握一个方证，就多一种办法，所以就需要我们从后世医学中学习、选择有效的方子加以补充，这样临证时就比较从容了。有的医生采取另一种方法，就是用几个经方的合方去解决问题，当然这样也很好，日本的汤本求真在《皇汉医学》里就是这样做的。然而那些跟随他的学生如大塚敬节就在《伤寒论的临床解释》一书里对他老师的这种方法——在几个经方里面加减进行了批评，认为后世好的方也应该用。总之，要认清楚疾病总论是好的，同时疾病分论在几千年里面积累的一些好的方子，也应该通过经方辨证的方法，通过《伤寒论》总论的办法把它用起来，这样就扩大了经方的范围，使经方不断丰富、发展。

我们讲一讲安中散。安中散是《太平惠民和剂局方》中的一个方子，由桂枝甘草龙骨牡蛎汤加减而成，治疗胸部、腹部有悸动。这种悸动有上冲、急迫，但是急迫不怎么厉害，所以去掉了龙骨；而疼痛、腹痛非常厉害，所以加上高良姜、砂仁、延胡索、小茴香。加上的这四味药，在汉代《伤寒论》《金匮要略》里面几乎看不见，而这些药治疗腹痛的特异性效果也是其他药无法替代的，这就丰富了治疗桂枝甘草龙骨牡蛎汤证悸动、上冲不厉害，而出现腹部强烈疼痛这样一个特殊方证的方法。日本汉方医学几乎每一个医生都非常推崇这个方子，大塚敬节也一样，在他的著作里面极力推崇这个方子在临床的使用；矢数道明则在他写的《临床应用汉方处方解说》中，把安中散放在第一位，当然这可能跟安中散的发音有关。矢数道明继承了他老师森道伯治疗体质学的知识，发现安中散还可以作为一种体质方证，其特征就是其人消瘦而肌肉松软，它与肥胖而肌肉松软、容易出汗、下肢容易水肿的防己黄芪汤证体质相对应，这就给我们临床方证的体质辨证、鉴别提供了方便。

003 从病案说"看病时抛开偏见"

《伤寒论》作为疾病总论，我们在临床上可以找到很多的例子，举两个我自己的临床病例来加以说明。一个慢性肝炎病例，我用了麻黄附子细辛汤。麻黄附子细辛汤是一张既辛热又升散的方子，用来治疗慢性肝炎，在有些人看来是不可想象的。一般认为，慢性肝炎大都属于肝胆湿热，有时也出现一些特殊的证型，如湿的寒化而出现的寒湿型，我们平时常用茵陈术附汤，或者出现肝阴虚证型用一贯煎之类的，但总体上认为以湿热为大多数。你假如这样去想，这样去做，就把疾病分型简单化了，就被疾病分论的思维束缚了。假如辨病之后的辨证只限于这几种分型，那就把你的思维束缚住了。临床上碰到的慢性肝炎患者的表现是形形色色的，很难规定成一个模式，这个是常态。为什么呢？因为肝炎是发生在人身上，而不是生在某一种标本或动物身上的。人有各种各样的体质状态、营养状态，有各不相同的喜怒哀乐，有五花八门的基础病，再加上不同的气候条件，不同的地理环境，在患肝炎时会产生各不相同的反应和结果。因此，我们在临床上碰到肝炎患者的时候，除了教科书上所预先规定的几种辨证分型之外，还要用总论思维去考虑。如果使用总论思维指导辨证，就要摒除偏见，根据患者当前的具体问题具体分析，是什么方证就用什么药方。当一个慢性肝炎患者表现为形寒肢冷，非常无力，精神疲惫，脉象沉细，腹部缺乏弹性，心下有悸动，经方医生的脑子里就会出现麻黄附子细辛汤证。这是从患者的整体状态出发，从体质出发，综合患者的神色形态、腹证、症状、体征、脉象等指标而得出来的方证，而不去考虑麻黄附子细辛汤和肝炎有什么内在的联系等。那临床效果怎么样呢？我们碰到具体的病例，方药只要对证，就会有效，患者就会慢慢地恢复，甚至有的病例，其疗效非常好，就像奇迹一样。当然，我们在治疗的过程中也不是一成不变地守方，而是以方证的变化与否为准则，方证变了药方也变，方证没有变药方也不变，总之要方证相对应而随证治之。

这例慢性肝炎患者是一个女青年，我开始用先辨病再分型的专病专治方法，患者的病况改善不理想。后来她转服西药新的免疫抑制剂贺普丁，效果非常好，服药 5 年内肝功能都正常，体力也非常好。但是贺普丁并不是把病毒消灭掉，而只是把病毒困在细胞核里面，因此病毒就有通过变异而突破药物抑制作用的可能性。这个患者有一天早晨起来发现全身极度疲惫，小便时发现尿液很黄，眼结膜也发黄，去医院一查肝功能，发现转氨酶很高，总胆红素及各种胆红素都飙升，医生说要马上住院。前期患者在我这里治疗了十来年，虽然也没有根治，但是有效，因此对我还是非常信任的。她当时就来找我，说医生要她马上住院，要换一种药，把贺普丁换下来，用另一种干扰素类的药物。她问医生，这种新的干扰素使用后能维持多久，医生说那不一定，可能三五年又会反弹。她很怕再反弹就没有新的药了。医生说那也不用怕嘛，还有新的药在研发。她说病的发展速度和药物的发现速度差距会很大，不一定跟得上，所以想求助于中医。因为我事先跟她讲过，假如病情反弹的时候先找我，先用中药治疗，没办法再住院治疗。她来找我的时候，我讲现在你的病是非常敏感的时期，也是治疗容易起效的时期，出现了严重的没力气，人怕冷，完全没精神。她说她也搞不清楚没精神是病的关系还是心理一下子被击垮了，反正病情反弹给她的震动很大。我一摸她腹部，心下有悸动，脉象很沉、很细，心里就知道，这是麻黄附子细辛汤证。麻黄附子细辛汤不一定就治疗肝病，也可能治疗普通的感冒发热，可能治疗水肿，可能治疗胸部的咳嗽气喘，可能治疗关节痛，它是一个通治的方法。现在有了这个方证，就代表疾病到了这个矛盾点上所出现的总体反应，那么用总论的精神去治就觉得理所当然，不会去考虑麻黄附子细辛汤会不会对肝炎这个平时认为是湿热的病，热上加热，转氨酶会不会更加高，否则你就不敢用。经方医学就相信总论的原则，因为这种病我们临床上看得太多了嘛！于是，我就给她用了麻黄附子细辛汤。那段时间患者很紧张，每个星期都去检查肝功能。用药一个星期后检查，发现肝功能整个指标都降低了。她觉得不可思议！打电话说肝功能指标全部降低了。我说你再查查两对半看看怎么样。结果发现两对半、DNA也全部正常了。她不相信，到另外一个大医院重新检查，也是正常的。她非常震惊，只吃了3味药的汤剂一个星期就有这么好的疗效，之后每年春节她都会送一大盆花给我。她说以前每到过年时就有一种过不去的感觉，现在你看我多好啊！

像这样一种治疗方法，就是我们讲的总论式的治疗。如果不用总论式的治疗，肝病总是肝胆湿热，用的方总是茵陈蒿汤、茵陈五苓散，或者是小柴胡汤、大柴胡汤之类的，就根本找不到麻黄附子细辛汤这个完全出乎意料的方证。所以，这个总论的精神，从高从远的地方俯视，是非常必要的，是现在医学界、中医界所缺乏的。

还有一个2016年我治愈的病例。患者女性，35岁，多次人流，出现继发性不孕。家里人急着要孩子，可她偏偏不能怀孕，其苦恼和痛苦难以言表。后来她找到我看病。那天早晨我刚到诊室坐下来，就有一个患者进来坐在我面前。这个妇女头上包了个东西，里面还渗血，看起来像外伤的样子。她不讲，问她半天也不讲，仔细看看她的额头全是红肿。后来她说是来看不孕的。那为什么头上搞成这个样子？我问是不是车祸，还是外伤啊？她都不讲。她说这个你不要管，你就治我的不孕。她的脸暗暗的、红红的，口苦口臭，人非常烦躁，一讲话就不耐烦，问话也不太高兴；大便黏臭，次数又多；小便很黄很臭；颈部不舒服，背部全是痤疮；月经一直以来非常少，前后要拖十来天，白带色黄有气味；舌头很红，舌苔很黄；脉象又滑又数，很有力的样子；腹诊按压的结果，心下，也就是两个肋骨弓下面，相当于胃的位置，感到"痞硬"，"痞"就是拘紧的样子，"痞硬"就是有点紧张有点硬；左小腹和右小腹压痛。经过四诊，特别是以腹诊为中心的诊察后，我心里很明确，这包含着两个典型的方证：一个是葛根芩连汤证，根据是颈部强硬，口苦口臭，小便黄，大便溏、黏臭，心下痞硬，这几个症状就是非常明确的葛根芩连汤证；还有一个，她长期不孕以及小腹压痛，肤色暗红，同时出现背部痤疮，这是很典型的桂枝茯苓丸证。她后来告诉我说，她的子宫内膜只有 0.2cm，前面治了 3 年，基本上中西医的专家都看了。开始子宫内膜是 0.4cm，越治越薄，后来变成了 0.2cm。我说这些反而不是很重要。她问要不要每个月测一下卵泡和子宫内膜。我说这些都不必要，你先服我的方子，就 4 味药，葛根芩连汤，下一步看情况再做加减。我先开了 15 剂，患者服药以后，大便黏臭好多了，次数也减少了；小便黄、白带黄臭、口苦口臭也都减轻；脸红、背部痤疮也相应减轻。第二次我开了葛根芩连汤合桂枝茯苓丸，守住这个方，吃了 3 个月。有一天，患者很高兴地打电话告诉我，她怀孕了！她简直不相信，既没有测子宫内膜，也没有测卵泡，就是吃那么简单的方子，现在竟然怀孕了。有些病是治好了还是没治好可能还讲不清楚，而从不孕到怀孕这个却是有一个算一个，治好就是治好了，非常明确。

这个成功病例，排除了妇科常规治疗不孕不育症的所有方案，就是用总体思维，根据口苦口臭、小便黄、大便溏薄、脸色暗红等，用葛根芩连汤来治疗。桂枝茯苓丸是活血的方，有的妇科医生可能还会用，但是用葛根芩连汤治不孕，你如果没有《伤寒论》的总论思维是很难想到的。而我们一看，想都不用想就知道是葛根芩连汤证。因为方证辨证是一种直观本质，直观上看就能反映出来，很明确。总论思维可以补充分论思维看不到、想不到的一些状态，可以使整个诊治更加全面，因而能取得很好的效果。

课间答疑

问：听了娄老师的麻黄附子细辛汤治疗肝炎一案，心里有点儿不明白，患者为什么没有发热？因为麻黄附子细辛汤的条文是少阴病，反发热，脉沉者，麻黄附子细辛汤主之。条文中明明白白地写着"反发热"三个字，"反发热"也是发热啊？！

答：在宋本第301条有关麻黄附子细辛汤的条文里面，的确有发热症状。这种少阴病的发热被认为是"反发热"。然而在内伤杂病中，当我们使用麻黄附子细辛汤时，一般是没有发热的。这就涉及方证的特异性症状和方证的应用性症状的问题。不仅麻黄附子细辛汤证可以没有发热，就是麻黄汤、葛根汤、桂枝汤这些太阳病的方证，它们的特异性症状也应该是没有发热，假如它们的特异性症状有发热，那么这些药方就只能治疗外感发热了。其实这些方在杂病里都大量使用，而且都是在没有发热的情况下使用，如桂枝汤治疗自汗、关节痛、皮肤病等病证时，一般患者都没有发热的症状。

所有汗法的药方，在治疗外感热病的时候都有发热，而在治疗内伤杂病时一般都没有发热的症状。由此可见，这些方证的特异性症状里应该没有发热，如果有发热的症状，就会限制这些药方的使用范围。麻黄附子细辛汤也一样，它在治疗外感病的时候，是有发热的，条文的"反发热"就是专指这种情况。而在平时，我们用这个方治疗关节病、水饮证、哮喘等，实际上根本就没有发热。

课外加餐：寻找千里马的启示

对《伤寒论》的总论思维，有些人很不理解。他们提出，在妇科、五官科等专科诊治的时候若用总论思维，则意味着一些专科重要的主症可能都被摒弃掉了，这样诊治是不是会抓不住疾病的主要矛盾了呢？

在总论思维指导下的方证相对应的通治法，的确放弃了一部分不是方证范围内的非特异性症状，这样才能紧紧地抓住人体抵抗疾病的整体趋向。就如我使用桂枝汤、葛根芩连汤、大柴胡汤等药方治愈不孕症，这些药方的治疗目标就是桂枝汤证、葛根芩连汤证和大柴胡汤证，辨证时基本上没有考虑月经、白带等妇科病的主要症状。

这里我讲一个千里马的故事，我们从中或许会得到一些启发。

我们常常讲"千里马常有，而伯乐不常有"。战国时期的伯乐就是一位寻找千里马的好手。有一天，秦穆公对伯乐说："你现在一天一天地老去，可是我还需要千里马，请在你的儿孙里，推荐一个能够识得千里马的人。"伯乐摇摇头说："良马可以从它的形体、相貌、筋骨看出来。而天下的千里马，若隐若现，似有似无，要想那种无法看见其扬起的尘埃和足迹的马，在下的后辈都是下等的才能啊，他们可以告诉你哪头是良马，却没能力告诉你哪头是千里马。在曾经和我一起挑担捡柴的人之中，有一个叫九方皋的，这个人在相马方面不比我差，您召见他吧。"秦穆公听了很高兴，就让人把九方皋找来。九方皋来了之后，穆公给了他很多钱，让他帮找千里马。过了一段时间，九方皋果真找到了一匹千里马。九方皋把千里马牵到皇宫的后面，然后进宫禀报："我找到千里马了。"穆公问："什么样的马？"九方皋随口说："雌的，黄色的马。"然后就让人把千里马牵进来。穆公一看，并不是雌的黄色的马，而是一匹黑色的雄马。这不是见鬼了吗？！"让你找千里马，怎么连马的颜色、雌雄都辨不清？"穆公非常失望。谁知道站在穆公旁边的伯乐却高兴得拍手说："我这个老朋友几年不见，果然令人刮目相看，水平已经上升到只看本质不看现象的地步了。什么雌的、雄的，什么黄的、黑的，这个对千里马一点都不影响。他终于不执着细节的东西，而是抓住千里马的本质了。"后来证实，这果然是一匹千里马，虽然九方皋对马的颜色、性别方面错得离谱，但并不影响他是一个识别千里马的高手。

这则故事告诉我们，《伤寒论》方证辨证的总论思维对一些专科的主症可能忽略不计，甚至完全不知道，但是并不影响它的治疗效果。就像九方皋虽然荒唐到连马的颜色、雌雄都辨不清，却并不影响到他识别出千里马。由此我又想到邓小平所讲的"不管白猫黑猫，会抓老鼠的就是好猫"这句话。我们看问题的时候注重看它的本质，有意识地把一些细节、表面的东西忽略掉，这样才能高瞻远瞩。虽然近10年来经方热已经波及了全国，但是整个中医界的诊治方法基本上还处在疾病分论的专病专治状态，所以我们现在强调这个问题，在开始学习经方的时候，就要树立总论思维的整体观，正确认识与区分《伤寒论》疾病总论的通治方法和《金匮要略》疾病分论的专病专治方法。

004　疾病总论观指导下的针灸学

接下来，我们就讲疾病总论观指导下的针灸学。针灸，能不能用到《伤寒论》的总论精神呢？要回答这个问题，我们就要讲到著名的针灸学家——承淡安先生。他年少时就随父学习中医针灸，后又师从名医，到过日本，是国内第一份针灸杂志的主编。1954年，他被江苏省人民政府聘请为省中医进修学校校长，后任中华医学会副会长，又被聘为中国科学院院士。我们从他的一本书里就能得到答案，《伤寒论》的总论精神可以在针灸学上应用。这本书就是《承淡安伤寒论新注：附针灸治疗法》。在《中医人生》里我讲述了得到这本书的经过。当时我已学针灸三五年了，在当地义务给农民看病。有一个患者，是我们村子里唯一一个姓翁的老人家，一个吹打艺人，以帮人办红白喜事为生。他走南闯北，是一个见多识广的人，但患有严重的老慢支，且经常腰腿疼痛，故请我为他针灸。我几乎所有的穴位都针灸过了，可疗效总是不好。我这才体会到，临床医学是真刀真枪的学科，没有真本领是寸步难行的。阿旺公总是劝我要把针药结合起来，常常对我说："针灸是有效的，但是一个中医师只会针灸而不懂中药是不够的。"听了他的话，我内心震动很大。之前，我一直受"万病一针"思想的影响，认为任何病都可以用针灸治愈。这个思想是从我的老师那边得来的，因为老师开始的时候也不懂中药，认为针灸可以治万病，也的确治好了很多疑难病。但是客观地讲，光用针灸有时确实是不够的。因此，回去以后我就想学中药。开始我读的书是《伤寒论》，读了很长时间也读不进去。我当时就想，针灸的经络、穴位都比较熟悉了，中医的基本理论也都懂了，如果世上有一本讲《伤寒论》的书，治疗上不用药而用针灸的方法，这样反过来或许有助于我对《伤寒论》的理解。原以为这只是个白日梦，没想到后来真的找到了这样一本书，这就是《承淡安伤寒论新注：附针灸治疗法》。那为什么承淡安先生在这本书里要附针灸疗法呢？原来抗战期间，承淡安先生受西南一所中医学校邀请去讲针灸，当时学校讲《伤寒论》的老师因故来不了，就让承先生代课，于是他就开始讲《伤寒论》。当他讲桂枝汤类方时，下面就有学生说，老师你讲了有什么用，现在桂枝也买不到，芍药也买不到。抗战时期中药的供应链断了，方子虽好，但买不到药也没法用。因此，承先生就想到在无法用桂枝汤的时候可以用什么穴位来代替，无法用柴胡汤的时候又可以用什么穴位来代替。他本身就是针灸专家，有先天优势，所以他上课除了讲《伤寒论》条文方证对应外，还讲用什么穴位来代替方药。这样穴证对应的思想无形中就在他的教学过程中产生了，这就超越了一般针灸处方用穴的规律。一般针灸治头痛，总是要讲哪个穴位，分布在哪个经脉，然后循经取穴，远端取穴，邻近取穴；或者取跟头痛有关的特殊穴位，比如百会。但是若用《伤寒论》总论思维作为指导，那就是另外一个天地了。

有一个学生，头痛很长时间，同时腹泻、清水样便，胃里怕冷，稍微吃点凉的、冰的胃就很痛，同时口水又多。西医诊断这个病是比较容易的，"血管神经性头痛""慢性肠炎"，但是治疗只治标，没有治本。像这种情况，一旦懂得了《伤寒论》方证辨证，知道他胃冷、口水多、腹泻、清水便、手脚冰，就是理中汤证。"口不渴下利"，首先就要考虑理中汤。同时他又头痛，这就是桂枝理中汤证。可这个学生有个毛病，很怕吃中药，中药吃下去就难受得不得了，那就用总论思维指导针灸治疗。如何取穴？根据承淡安先生的经验，就是对应理中汤的一组穴位加上治头痛的一组穴位，也就是桂枝理中汤的一组穴位。我参考他的穴位，灸中脘、气海、足三里，都是双侧；针外关、合谷，也是双侧。每天针灸 1 次，2 天就见效了。见效后患者坚持了 2 个疗程，10 天停 1 次，20 天就治愈了。这个患者到现在也没有复发。这就是用总论精神，用方证辨证的精神指导下的针灸用穴，它补充了现在以疾病分型用穴的常规方法。承淡安先生是非常了不起的针灸学家、医学家和教育学家，他的临床疗效也非常好。他所运用的这一套穴证对应的方法，并不是凭空造出来的，而是在《伤寒论》精神的指导下，用方证辨证做指导。假如我们都能够做到方证辨证地用穴，我们就可以针药结合。有的患者针药结合治疗的效果，比单纯用药或单纯用针都要好。当一个患者用方证辨证，辨出一个小柴胡汤证时，我们也应知道穴位该怎么用，最好针药同时治疗，这样不仅扩充了治疗范围，也能提高疗效。

总之，我认为，总论的思维不仅对学汤药的人有用，对学针灸的人也有用，而且学针灸的人如果学了《伤寒论》，会如虎添翼，多了一种力量，多了一种方法。就像徐灵胎所说："不明外治之法，服药虽中病，仅得医术之半矣。"你即使用汤药的本领再好，不用外治之法，不用针灸、按摩、拔罐，也仅仅懂得一半中医。懂得一半总是不够的，为了对患者健康负责，我希望大家能够做到针药结合。所以我们这个课程里也就少不了针灸内容，在原来的针灸体系里面介入总论的精神。在《中医人生》"针灸入门一夜通"这一章里，写了我的老师何黄淼先生告诉我的一些针灸穴位，很多都有总体的功效。除了循经取穴以外，还有局部取穴，比如四总穴、八会穴、背部的督脉穴，乃至阿是穴，相互交叉，这就涉及总论思维。所以讲总论思维无处不在，在中医学里，在针灸学里，我们都可以用总论思维，这样就可以弥补不足。

005　让医者心中的方证与患者身上的方证
　　　　一拍即合

　　接下去我要讲的内容，就是方证相对应。方证相对应也就是方证辨证，方与证就像一枚钱币的两面，它们合二为一，难以分割。方药与病证的最佳对接过程，是经方医生研究的核心内容。由此可知，方证辨证把诊断与治疗融为一体。正如日本汉方家矢数道明在《临床应用汉方处方解说》中所说的那样："汉方医学的特点就是'随证治疗'，因而可称之为'证候学'或'方证相对医学'，甚至可称之为'处方学'。证候的诊断直接与处方相联系，'诊断即治疗'，故'证'即是'方'。"

　　经方医学中的方剂，主要是指《伤寒论》和《金匮要略》的药方，同时也包括后世的一些药方，就是东汉以后近 2000 年来一些比较著名的、高效的药方，如补中益气汤、四物汤、四君子汤、二陈汤、平胃散、龙胆泻肝汤等。经方医生在使用这些方剂时，要把它们方证化，就是要抓住它们的使用目标。如二陈汤的使用目标是咳嗽痰多，色白易咯，恶心呕吐，胸膈痞闷，肢体困重，或头眩心悸，舌苔白滑或腻，脉滑。历代流传下来的方剂虽然有几万种，但高效而常用的方也不过 100 多首。如果能用方证相对应的方法使用这些后世方剂，就扩大了经方的使用范围。

临床家重方药的思想通贯于古今，如我国隋代《四海类聚方》、晋代《肘后备急方》、唐代《备急千金要方》《千金翼方》、宋代《太平惠民和剂局方》（简称《和剂局方》）、明代《普济方》《众妙仙方》、清代《验方新编》以及日本吉益东洞《类聚方》《方机》《方极》等，这些著名的医书均以"方"命其书名，由此可见一斑。温病大家王孟英勤于著述，他的诸多医籍也多以方命名，如《圣济方选》《潜斋简易方》《四科简易方》，还有《内外十三科验方五千种》等，从中可窥其医术之端倪。日本吉益东洞所概括的医学真谛是"医之学也，方焉耳"，真是一语中的！

方证相对应还含有另一层更深的意思，就是方证有两种存在形式：一种是医生心中的本质方证，另一种是患者身上的具体方证。

医者心中的本质方证，就是方证的特异性症状。每一个方证都有自己的特异性症状和应用性症状（包括疾病），因此每一个经方医生在建构自己的方证系统时都要重视这个问题。可以说，区别两者在方证中的地位是经方入门的基本功。方证的特异性症状是有范围的，而应用性症状是不可胜数的。如果把形形色色的应用性症状都纳入方证特异性症状的范围，就会严重影响方证辨证的疗效。

患者身上的具体方证，就是患者的症状和体征（包括脉象、腹证、舌象、体型、外貌以及体质状态等）。具体方证是医者通过四诊之后得到的意向目标。从现象学的角度来说，患者身上的方证即是医者意向性的客体。诊病时，医生通过观察，直观地发现患者临床表现中的具体方证，这个具体方证与医生内心储存的某个本质方证相对应，这一刹那两个方证互相对应，一拍即合，就像两个巴掌合在一起拍响了一样。

两个方证一拍即合，首先需要医生内心已经有非常熟悉的100

多个方证系统，有的人可能有200多个，但也不能太多了，太多了反而运用的时候会因为不熟悉，造成混淆。就像部队的编制一样，一个连，几个排，大致100多人，这是有标准的。这样100多人的人员编制，作为连长才能做到对每一个士兵都比较熟悉。如果是200多、300多人，连长对每一个士兵可能就不那么熟悉了。军长带兵很多，他就不可能熟悉每一个士兵，只能对中层干部进行指挥。所以我认为作为一个临床医生，对基础方证的掌握也不要太多，太多了可能会造成方证运用不熟练。

医生在临证的一刹那抓住了方证，从认识论上讲，就是直观地抓住了本质，这就涉及现代哲学中的现象学问题。其前提首先是对方证熟悉，这又涉及一个问题。我们讲的熟悉，有人可能会仅仅理解为书本上写的，老师讲的，只要把这些记住就行了。当然这个是第一步，即一定要通过书本或课堂来学习。然而你会发现，每一本书、每一个老师对某个方证的定义并不是一模一样的。那是为什么呢？因为每本书的编著者、每个老师都难以把自己内心的方证完全准确地表达出来。我们下面就会讲到，方证知识是一种默会知识，而默会知识属于个人知识，它跟我们平时所讲的那种明确的知识是有差异的。假如你内心所具有的默会知识是100分的话，那表达出来可能只有30分，我表达的是30分，你表达的是30分，因此我们看到的就有差异。但如果你真的熟悉了以后，就会知道它内在的东西并把它统一起来。所以说，学习方证是一个比较长期的过程，在没有熟悉方证之前，你对着患者看，很难看出名堂来。你觉得这个像某个方证，其实，这是临时根据书本上的知识在对照，偶尔能对上，当然大部分是对不上的。这个方证一定要先储藏在医生的内心，临证时不用想，自己就跳出来，这才是方证辨证的真谛。如果临证时这样想，那样想，这样排除，那样排除，那往往想出来的就不对了。直观的方证是自然而然出现的：噢，这个是桂枝汤证；噢，这个是柴胡汤证……当然这是有依据的，这个依据有的能表达出来，有的就表达不出来，因为它是一种默会知识。医生内心存在的方证，就是本质方证，这个方证与患者出现的方证相对照的话，就具有一般性、本质性。本质方证就依附在患者身上出现的具体方证之中。

现象学常常以杯子为例，来说明什么是"直观本质"。杯子，它是一个抽象的概念，具有一般性、本质性。我们看到、摸到的杯子都是具体的，而各色各样、大大小小的具体杯子中都隐含着一个一般性、本质性的"杯子"。现象学告诉我们，人们可以通过每一个具体的杯子，一下子就抓到抽象的本质的"杯子"。当孩子第一次看见生活中的某一个杯子，譬如一个白色的、有柄的、中等大小的茶杯，我们告诉他这是杯子，他记住了。第二次，你拿另外一个银灰色的、长长的、带盖的大杯子给孩子看，问他这是什么，他也会知道是杯子。这就奇怪了，明明孩子第一次只看了一个白色的、有柄的、中等大小的茶杯，为什么看第二个不一样的杯子能一下就抓住了本质，知道这是杯子呢？知道这个本质的一般性的"杯子"呢？这就是人类内心所具有的直观力，一种能够通过直觉抓住本质的能力。这个本质能力叫什么呢？就叫作直观本质，通过直观就能够找到具体现象中的本质。这一个过程，不用大量的排列、组合、筛选、比较、由此及彼、去伪存真等过程。方证辨证就符合这种直观力的运用。临证之际，医者心中的本质方证与患者身上的具体方证一拍即合，通过直观本质的途径，从患者身上的具体方证中一下子就抓住了本质方证。

课间答疑

问：娄老师您好，我是《伤寒论》的初学者，听了您讲的方证相对应，我理解为"有是证用是方"。那么，这个证的对应，我在临床中如何把握呢？

答："有是证用是方"，当然是经方医学基本的原则。这里要强调的是，我们要选择的是方证的特异性症状，而患者有的症状与体征并不是方证的特异性症状。

问：患者有哪些脉症不属于方证的特异性范围呢？

答：让我举一个例子来说明这个问题吧。

郝万山老师在讲《伤寒论》时引用了一个宋孝志老师治疗哮喘的病例。患者患哮喘3年，每年5～9月发作，3年前因在大热、大饥、大渴而又十分疲劳的情况下，饱餐冷食、痛饮冰水，从而诱发哮喘。患者长期使用化痰平喘的中西药而无效。宋孝志老师辨为热郁胸膈，郁热扰肺，肺失宣降，用栀子豉汤治疗。药仅两味：焦栀子和淡豆豉各15g，连服月余，竟然收功。大概又隔了一年多，郝万山老师偶遇患者才得知，其3年的哮喘已经被栀子豉汤治愈了。宋孝志老师治疗哮喘用栀子豉汤。从"有是证"的角度来讲，哮喘也可以说是"有是证"，然而栀子豉汤是哮喘病证的"有是方"吗？显然不是。宋老师为什么不选择化痰平喘的药方而选择了治疗心中懊恼的栀子豉汤呢？因为这个哮喘患者已经屡用常规的化痰平喘药方而无效，因此宋老师在这里的"用是方"就不是常规用法，而是另辟蹊径，抓住了患者身上热郁胸膈致烦躁懊恼的栀子豉汤证，连服月余，竟然痊愈。

方证的捕捉是直观的，但是选择之后还要进行理性的分析与鉴别，要看他的病史和治疗的经过。

"有是证"，有的时候并不像书上讲的那么完整，有时候只有一部分脉症。譬如"康治本"第 62 条云："少阴病，脉沉者，四逆汤主之。"条文中只是一个脉沉就可以用四逆汤。医者由于对基本常用的方证烂熟于心，只要看到方证里的一个症状、一个脉象或者一个腹证，就可以直观判断为哪一个方证了。这正如《伤寒论》里面讲小柴胡汤时的一句话："但见一证便是，不必悉具。"

问：学习方证相对应的步骤是什么？

答：这个问题没有统一的意见。

日本汉方界一般认为"有是证用是方"，是通过临床脉症直接抓住方证。但是也有不同的意见，譬如龙野一雄就主张要做方证背后病机病因的研究。他认为方证就像一个变形虫，外面的症状会变来变去的，但是其中的内核不会变。方证背后的病机病因就像变形虫的内核，医师诊治时，如果在方证相对应的同时，又抓住了病机病因，就会更加有利于提高临床疗效。

我认为学习方证辨证，首先要明白疾病总论与疾病分论的差异、通治与专治的不同。然后学习方向性辨证，也就是学习汗、下、和、补法。学习依法类方，知道什么药方归属于什么治法。接着学习每一个药方的治疗目标，也就是方证的特异性脉症。开始阶段，大概掌握 100 个核心经方。这个过程可以自己动手做卡片，自己整理、制作，然后反复背诵。之后进入临床侍诊抄方，思考带教老师的每一个临床诊治的病例，如有疑问就要展开讨论。经过几个月的反复训练，就可以在带教老师的指导下诊治一些常见病。经过一年左右的实习，已经获得执业医师资格的医师就可以进入临床诊治。

课外加餐："白马非马"的经方思考

　　学习经方医学是一个比较漫长的过程，在没有熟悉方证之前，你看患者的临床表现，是很难看出名堂来的，心里想到哪一个方证，就会觉得像那个方证，其实是犯了"邻人窃斧"的毛病。临时去套书本上的知识，偶尔有对上的，但是大部分时候是对不上的。一定要先把方证谙熟于心，储藏在脑子里，临证时不用想，就能直观地感受到，这是桂枝汤证，那是柴胡汤证……这才是方证辨证的真谛。方证辨证当然也是有根有据的，但是有的脉症能表达出来，有的脉症难以表达，因为方证辨证毕竟是一种默会知识。当然有了直观得到的方证之后，还需要进行一系列类似方证的鉴别，最后才能得到一个相对应的方证。

　　中国古代哲学中公孙龙所讲的"白马非马"这个命题，人们普遍认为是个悖论。所谓悖论，是指表面上同一命题或推理中隐含着两个对立的结论，而这两个结论都能自圆其说。而公孙龙讲的"白马非马"这个命题并非如此，它是哲学命题，是讨论本质与现象的关系、一般与具体的关系。白马怎么会不是马呢？这里的"马"是一般的马，本质的马是一个抽象的概念。而"白马"则是具体的马，现象的马，是我们肉眼所看到的马。这匹是白的马，这匹是黑的马，这匹是大的马，这匹是老马，这匹是雄马，这匹是雌马，这些都是具体存在的马。而"马"呢，是一个抽象的马，世界上存在吗？当然存在，但是它只是存在于人们大脑里的一种抽象状态与概念，表现了马的一种本质状态与一般状态。什么叫一般状态？什么叫本质状态？什么叫抽象状态？就是说这个"马"，我们心里的这个马，是没有区别的，不管它是雄的雌的、白的黑的，还是老的少的、内蒙古的新疆的马。这样的马存在吗？可以说，现实世界里是不存在的，它只是一种抽象的存在，是本质的存在，也就是说它有所有马的本质，任何马都含有这样的本质。具体的马，只不过是在这个本质上加上白的、黑的，雄的、雌的而已。

"白马非马"，应该解读为，白色的马是一种具体的马，与具有一般意义的代表所有马本质含义的"马"是不一样的。

经方医学中的方证有两种，一种是本质方证，一种是具体方证，这与"马"和"白马"一样。"本质方证"存在于医者的心中，是一种纯粹的意识内的存在，而"具体方证"出现在患者的身上。只有医者心中具备有了足够数量的本质方证，临床之际才能出现直观的判断，才能产生两个方证一拍即合的结果。

这是现象学的一个最重要的内容，叫直观本质。本质的东西通过直观一下子就抓住了，而传统的认识论认为这是不可能的。传统的认识论是怎么认识事物本质的呢？就拿马来讲，你要把世界上所有的马都看过，红的、蓝的、黄的、黑的、雌的、雄的、老的、内蒙古的、东北的等通通都看过，然后进行归纳、分类、整理，再由此及彼，由浅入深……才能得到马的共性，得出马的本质。如果没有见过那么多的马，一下子直观地就知道是马，这是不可能的。其实这种传统的认识论、思维方式早在100年前就已经被康德、胡塞尔、海德格尔、萨特等人的研究成果所打破。

从这个观点来分析九方皋相千里马的故事就更为明白了。九方皋心中已经掌握了千里马的形态，当他在现实世界中寻找时，一旦遇见一匹具有千里马本质的马，他就能够通过"本质直观"的途径，一下子就把它抓住。因为他抓住的是千里马的本质属性，其他的属性，譬如颜色、雌雄等一概不顾，所以就会出现故事中黑白不分、雌雄不辨的所谓的荒唐情节。

006 让你想不到的方证辨证案

现在讲一个宋孝志老师用栀子豉汤治疗哮喘的案例。这个案例非常有意思，是郝万山老师在中央电视台演讲时说的，引起了千千万万人的注意，人们在赞叹不已的同时，也感到迷惑难解。

这个患者患了3年哮喘，每年5月至9月间发作。3年前，他经过天安门，当时又热又渴，口渴的时候他就喝路边的自来水、冰水，回来以后，非常疲劳，就诱发了哮喘。3年来，他中西医方法都用了，都是用平喘、化痰、止咳的药，没有治好。后来，他找到了宋孝志老师。宋老师看了之后，知道他吃了不少化痰宣肺、止咳平喘的药以后无效，就抓住了患者当时一个很重要的症状，即非常烦躁，感到懊侬，晚上无法睡觉。这样一种症状，就决定了这是栀子豉汤证。于是宋老师就用了两味药：焦栀子、淡豆豉各15g，两味药加起来30g。患者买了药以后心里有点疑惑，故又回来走到医生的面前。当时郝万山先生在跟宋老师抄方，患者就把自己手中的一小包中药在宋老师面前晃来晃去，好像在暗示，我这个病这么重，医生怎么就给开了这两味药。后来患者的确就是吃了这两味药，一个星期后，病情好转了，患者再来时笑了。后来，患者还来过几次，郝万山先生都没有遇到，直到3年以后的一天，在医院走廊上偶然碰到了这个患者。

娄绍昆一方一针解《伤寒》

郝先生问："你不是以前来治疗哮喘的吗？老师只开了一点点药。是你吗？"

患者说："是啊。"

郝先生说："那你现在怎么样？"

患者说："全好了！"

因此，郝万山先生就把这个病例记了下来，公开后引起了很大的反响。既有人夸宋孝志老师本领高，患者如此严重的哮喘竟然用栀子豉汤治愈了！也有人说，从没听说栀子豉汤用来治疗哮喘啊？也人有提出这样的病例以后还有没有碰到过？为什么以后就没有类似的案例了？这些疑问很有意思，怀疑用栀子豉汤治愈哮喘只是一个偶然事件，栀子豉汤证与哮喘根本不搭界，怎么就治好了哮喘呢？这其中的道理很重要，牵涉疾病总论与疾病分论，牵涉专病专治与疾病通治，因此值得深入讨论。栀子豉汤治疗哮喘是非常规的治疗方法，它是在疾病总论指导下的通治法，所以历代医籍与《中医内科学》教材中都没有记载。哮喘不是栀子豉汤证的特异性症状，栀子豉汤治疗的目标不是哮喘，而是栀子豉汤证。患者是哮喘型的栀子豉汤证，栀子豉汤证治好了，哮喘自然也就好了。那事先一定有把握吗？我认为，也不一定，因为栀子豉汤没有针对哮喘病进行"专病专治"，而是对着患者的栀子豉汤证进行治疗，这种不对病而针对方证治之的方法，就称为"通治法"。《伤寒论》就是专门研究通治法的经典。产生疑问的人不明白什么是疾病总论与疾病分论，不明白什么是专病专治与疾病通治，也不明白本质方证与具体方证，因此一头雾水。

第二种疑问，这个患者使用栀子豉汤固然对证，但并不针对哮喘病啊？为什么不加其他一些止咳平喘化痰的药？这是个大问题。

经方辨证，我们一般不主张对一些自己觉得没有把握的方证随意加药。加药可能会更全面一些，但是也可能会打破了原方的平衡，反而没有效了。这就告诉我们，方证对应的时候，有些多余的病证，可以不管它。方证相对应，是本质方证对应，对于一些具体的表现，应该把它放在一边。这个需要一定的历练，不是一下子就能明白与做到的。要先看老师怎么做，看着看着，才能慢慢积累起来，这个非常重要。

第三种疑问，哮喘症状那么明显，宋老师为何就不抓，而要抓心中懊恼呢？明明两组症状群都在那里，为什么有的不抓有的抓呢？这个问题提得非常好！临床医师一定要了解患者的病史与治疗过程，这是医师诊治时必不可少的一个步骤。这个患者3年来已经看了不少医生，大量使用化痰止咳、宣肺平喘药，都是针对哮喘的，却一点儿用也没有。这就告诉我们，这个症可以暂时先不管它，因为已经经过实践了；假如是患者第一次看病，你不考虑哮喘，我们倒觉得奇怪了。如果第一次让我看，我首先给他开的很可能就不是栀子豉汤，哮喘这么厉害的主症，我可能会给他开麻杏甘石汤、射干麻黄汤或者小青龙汤等药方，这是常规的专治方法。吃了没效，才可能根据疾病总论的通治法而随证治之，使用栀子豉汤治疗其栀子豉汤证。所以经方的治疗，有一个探索的过程，试验性的治疗都是不可避免的。谁也不是神仙，一开始就能知道哮喘不重要，而心中懊恼重要，若真是这样，反而不符合常理了。开始即使是错误的，我们也要一步一步探索，这也是方证辨证的重要内容。

我们再讲一个葛根汤证。在《伤寒论》里面，葛根汤就是桂枝加葛根汤再加麻黄，外感热病的时候经常用到这个药方，不管是大人或小儿，只要发病时出现发热、怕冷、脉浮、头痛、颈项不舒服，就可以使用，效果很好。没有学过经方的医生，这个方就不敢用。外感发热了，要吃辛凉解表的药，如银翘散、桑菊饮，怎么还吃麻黄、桂枝？那不是自讨苦吃吗？认为不可能。因为他对经方不理解。他不知道，太阳病其实严格来讲是表热证。为什么是表热证？太阳病是三阳病，阳属热，那么太阳病是外感病开始阶段的热病，是表热证，就是很自然的了。可当我们引入了外因这个概念，就改变了想法，认为是外面受了凉，把外面的凉作为病因，而不把人体的反应作为病因。因此就把太阳病定为表寒证，而表寒证当然就要用热的药。可见，中医学中这些概念的混乱，就造成了一般人不敢用葛根汤。

当你学会了葛根汤治疗太阳病表热证时，还要进一步扩大它的治疗范围。什么是葛根汤证？除了"发热，怕冷，头痛，颈项强直，脉浮紧有力，无汗"外，还可以治疗很多颈部、肩部、背部、腰部以及脊柱上的疾病。因为《伤寒论》这本书并不是专门治疗外感发热的，而你如果把"发热"这个症状作为葛根汤的特异性症状，那就限制了葛根汤的使用范围。葛根汤证，如果没有发热，同样也可以用葛根汤治疗。你脑子里想的葛根汤证一定要有发热，那患者出现颈项强直、脉浮、无汗，就不敢用葛根汤，因为没有发热。你把发热放进去了，就限制了葛根汤的使用范围，很多病就不敢用了。黄仕沛老师写了一本书《经方亦步亦趋录》，书中第一个病例就是葛根汤治疗强直性脊柱炎。这是他的一个亲戚，颈项强直，背部疼痛，西医治疗了很久没有好转，患者非常悲观，找黄老师看。黄老师认为，颈项强直，一直到腰背部都很硬，就是典型的葛根汤证。他开始麻黄用10g，后来用20g，再后来加到30g，治疗了1年，效果非常好。一般人可能就不敢这么用，为什么呢？因为一般人都认为葛根汤证是表证，应该有发热，患者没有发热，也没有表证，所以就不敢用了。然而葛根汤证的本质方证是颈项强直、口干、脉浮紧，至于有否发热、恶寒并不是其特异性症状。这就说明，如果你心里所掌握的这个本质方证不准确，就不能直观地看到患者身上所对应的具体方证。因此，医者必须首先准确地把握好本质方证，这是学习经方医学的第一步。

娄绍昆一方一针解《伤寒》

007 临床上准确抓住患者方证的前提

那第二步是什么呢？临证看病时，诊治对象就是我们的意向目标。看到这个患者，我们把所有的精力都放在这个患者身上，通过眼、耳、口、鼻、手进行四诊。当我们把他列为意向对象的时候，就要全神贯注。

现在有的医生说自己看病很快，患者一进门刚坐下处方就开出来了，一天可以看200多个患者。我认为这就不符合经方医学临证时所要求的方证对应的那种全神贯注对待患者的方法。你不可能一看就知道患者所有的腹部症状、舌象和脉象吧？那样就太草率了。

当我们全神贯注地把患者列为意向目标，通过四诊合参，全面了解了患者的腹证、脉象、症状、体征、病史、体质、状态等方面的情况时，心里就会出现与你内心已有的本质方证对应的方证，两相呼应，一拍即合。而假如你没有进行认真的四诊，这个方证即使千呼万唤也难以出来。

你心不在焉，即使患者坐在你的面前，你可能也一无所获。这在现象学上就叫意向对象不在你的意向目标之中。只有当你全神贯注地面对患者的时候，这个意向对象才能成为意向目标。

这里有一个例子可以说明以上的观点。

钟表，滴答，滴答，滴答……24小时一直在那里不停地响着。

但是当你在看书的时候，或在全神贯注做其他事情的时候，你耳朵里根本就听不到这个滴答滴答的声音。它存在吗？当然存在，24小时一刻不停地在滴答着。但当你不注意它的时候，就听不到。一旦你想知道几点钟了，你一看钟表，滴答、滴答声马上就在你耳旁响起来。

这就说明，客观存在的意向对象，只有把它列为意向目标时才有意义，否则它存在不存在对你是没用的。客观存在的滴答声，你不注意它，没有把它列为意向对象，你就听不到。听不到，就等于钟表的滴答是不存在的。这是从认识论的角度来讨论意向对象的存在与否。而从本体论的角度来讨论钟表的滴答，那它当然存在了，它本身就在那滴答滴答不停地发出声音。认识论说，钟表的滴答声是不存在的，这个不是唯心主义，事实就是这样。

方证辨证，我们还要强调一点，就是对于患者这个病，特别是西医已经诊断明确而久治不愈的一些疾病，不要轻易地下能否治愈的结论。

可以说，现在还没有能够治愈高血压的药。那为什么有些高血压患者，特别是一些血压不稳定的，一下子高、一下子低的患者，用方证辨证治好了呢？经方医生心里要知道，我们治好的不是高血压，而是与其相对应的方证而已。

举个例子。我退休后经常参加高中同学的聚会。一次聚会时有一个老同学问我，耳鸣耳聋能否治愈？已经3年了，右耳老响，吵死了，很难受很难受。他说你是搞中医的，是不是有什么办法？我说老年人退行性耳鸣耳聋是很难治的，就看你身上有没有一些特殊的方证，有的话就可能寻找到诊治的目标，可能还有治愈的希望，如果没有，可能就比较难治了。经过诊察，我发现他具有非常典型的大柴胡汤证表现，即胸胁苦满、心下痞硬、大便秘结，就给他开了含有大黄的大柴胡汤7剂。一周后接到他打来的电话，电话里他非常兴奋，说自己现在就是用那只有毛病的耳朵在和我通电话，能够清晰地听到我这边的声音。后来他又连续治疗半个月，疾病愈，至今已经5年没有复发。每年的同学聚会时，他都会告诉我他耳朵的近况。这里我们要清醒地认识到，大柴胡汤并没有针对耳鸣耳聋，而仅仅是治好了大柴胡汤证而已。

也就是说，中医治疗某种病，常常只是治好某种病中相对应的方证，而并不是治好了某种病。

陆渊雷，一位20世纪三四十年代活跃在上海的经方家，一位非常了不起的中医学者。他在《陆氏论医集》中就说过两句振聋发聩的话。第一句话："中医不会识病，但会治病。"这个病，当然是指现代医学的病。现代医学对于病研究得很细，如耳鸣就有多种多样的分类。"中医不识病，但是会治病"，就是说中医治病时的药方不是针对这个病的，而是针对相对应的方证。方证对应的话，在治愈方证的同时，可能也治愈了疾病。第二句话："中医的方药对病是没有特殊效果的，它只是对它相对应的证有效，甚至有特殊的效果。"这句话就明确表达了方证对应治病是我们一种具体的方法，说明了方证辨别的重要性。

上面那个耳鸣耳聋的病例，一般人会觉得是大柴胡汤治愈了老年性耳鸣耳聋。我不赞同这样的说法。对于中医来讲，这其实是一种似褒实贬的说法，而现在媒体上却有大量这样的报道。这种报道是事实吗？是事实，但只是个例！就像有人对宋孝志老师用栀子豉汤治愈多年哮喘病例所产生的疑问一样。有人也会问，你现在只治好了一个，为什么不多治几个？栀子豉汤治哮喘就会出现这样的现象，栀子豉汤对哮喘病的治疗是无法重复的，但栀子豉汤治疗栀子豉汤证，却可以重复。几千年来，栀子豉汤用于栀子豉汤证不知重复了几亿万次。从这个意义上来说，讲什么方能治什么病，还是越少讲越好，讲多了反而会让患者产生怀疑。你说你治好了，那我为什么治不好呢？所以直到现在，无论谁来看老年性的耳鸣耳聋，我都会跟他讲："这是退行性病变，是很难治的。"不能够因为一个病例，就说老年性的耳鸣耳聋能治好。上面这个病例中，只是患者身上的具体方证符合大柴胡汤证，而使用大柴胡汤后治好了这些症状。假如患者没有出现相对应的方证，那就很难治了。这个也是方证辨证的一个基本知识。

008 徐灵胎是突破方证辨证最后一公里的人

"方证相对应"，大家在学习经方的时候常会听到这个词语。《伤寒论》中的诊治方法是"方证相对应"，《金匮》中的诊治方法也是要"方证相对应"，它们的差异是什么呢？它们的差异就是中间有没有一个病名的概念。先有病名的概念，再方证相对应就是《金匮》的专病专治法；假如没有一个病名的概念，只是在辨别治疗方向的基础上，进行方证辨证而随证治之，这就是《伤寒论》的通治法。发现并明确提出这种可以直接一步到位、方证相对应治疗疾病的医学家，就是徐灵胎。所以我们讲徐灵胎是突破了方证辨证最后一公里的人。

为什么这样说呢？

从唐代孙思邈开始，一直到清代，历代医生都试图去了解《伤寒论》的奥秘，都在那里琢磨《伤寒论》的根本精神及其灵魂。在这个过程中涌现出了很多著名的医学家，都做出了贡献，其中清代的医学家柯韵伯的贡献最大。柯韵伯写了一本书叫《伤寒来苏集》，是学习《伤寒论》的必读之书。他在书中提出《伤寒论》的精髓是"以经类方"，六经辨证先于方证辨证，即先要类经，然后才是方证辨证。柯韵伯云："岂知仲景约法，能合百病，兼赅于六经而不能逃六经之外，只有在六经上求根本，不在诸病名目上寻枝叶。"他的

《伤寒来苏集》就是这样编的，以六经辨证为纲，方证辨证为目。应该说，到了这个程度，《伤寒论》中的那个精灵几乎已经被他抓在手里了。谁知道，就是由于他过于强调六经，反而让《伤寒论》中的精灵给跑掉了。如对于辨别泻心汤证，他主张首先要辨清泻心汤证是从六经中哪一经演变过来的。"太阳变痞，用生姜泻心；阳明变痞，用甘草泻心；少阳变痞，用半夏泻心。"这种过于理论化的论辨，反而使明确的问题复杂化。那又是谁发现这个问题的呢？他就是徐灵胎。徐灵胎发现《伤寒论》总的精神就是直接的方证相对应，所以他提出"类方不类经"这样一种概念。不类经而类方，仔细把这6个字琢磨琢磨的话，你就会知道，这就是徐灵胎和柯韵伯的区别。他俩都强调方证辨证：柯韵伯强调方证辨证的前面，还需要有个六经作为统领，先分一下六经，再区分六经里边的哪个方证；而徐灵胎发现这样的做法有时候反而引起混乱。可能有人会说，这么好的方法怎么会引起混乱呢？觉得一下子很难掌握，有个拐杖，这样走路不是更好吗？为什么这个拐杖反而会阻碍我们前进的步伐呢？我们可以一起先看看宋本《伤寒论》里面的三个条文。

宋本《伤寒论》第13条："太阳病，头痛发热，汗出恶风，桂枝汤主之。"大家看看这个桂枝汤是属于六经里边的哪条经啊？是太阳经，是太阳病里面的桂枝汤证。假如以经类方，桂枝汤应归到太阳经，太阳是经也是一个病，说病说经都一样，也就是说归太阳。第234条："阳明病，脉迟，汗出多，微恶寒者，表未解也，可发汗，宜桂枝汤。"这个条文里的桂枝汤则归到阳明经去了，阳明病里也有桂枝汤证。再看第276条："太阴病，脉浮者，可发汗，宜桂枝汤。"这里桂枝汤又归到太阴经了。你看一下，先辨太阴病对辨桂枝汤证的作用大不大呢？先辨阳明病对辨桂枝汤证的作用大不大呢？

先辨太阳病对辨桂枝汤证的作用大不大呢？我看不仅不大，反而有阻碍。先辨了太阳病也不一定是桂枝汤证，桂枝汤证也可能在阳明病里面，也可能在太阴病里面。这就好像一个人有好几处房子，他可以住在东门，又可以住在西门，还可以住在北门，三个都是他的家。你要找他的时候是一个一个地去他家里找方便呢？还是直接打电话找他方便呢？这是不言自明的，直接打电话给他，马上就知道他在哪里了；而要是到他家里找，可能他不在这个家里，你不是白走了吗？！桂枝汤可能住在太阳病里，可能住在阳明病里，也可能住在太阴病里，你直接方证相对应，一下子就找到了，不用绕弯子。辨六经病本来是一个辨证的指导，是一个理论的拐杖，但有时候有了它反而带来了麻烦。一步到位，直接方证辨证，其实是最便捷、救急的方法，这就是徐灵胎看到柯韵伯类方时提出的一个明确的口号——不类经而类方，也就成为《伤寒论》方证相对应一步到位总论精神具体表现的一种方法。

我们可以举个例子。禅宗有句话：以指示月，指并非月。你说天上的月亮在哪里啊？有的人抬头看不到，你用手指告诉他："在这里啊！"指头一指就看到了月亮，这个不是蛮好的吗？这个指头的作用就相当于理论拐杖的作用，就好像先用六经来看桂枝汤证在哪里一样，指一下，哦，在太阳病，再看到太阳病里真的有桂枝汤。这不就给我们带来了方便吗？但是，我们要注意下面几个字——"指并非月"。手指头有时候恰好挡在了你的眼前，你看到的是手指头反而没有看到月亮，手指头挡住了月亮。所以刚才我们讲了，辨桂枝汤证直接去找桂枝汤证就可以了，而如果先辨阳明病，有时就会使你进入另外一个误区。阳明病一般症状是大便秘结，是应该用大黄的，而现在出现了桂枝汤证，当然应该先用桂枝汤，但是你就多了一个疑惑，到底是用大黄还是桂枝汤呢？这个阳明病就像手指头变成挡住你视野的东西了。所以禅宗讲，一个工具不能够大于客体。指导的工具是好的，但是有的时候，你强调了它，反而就会使你的客体受到了阻碍。"不类经而类方"从禅宗的哲学认识来看，也是对的。月亮在哪里啊？你最好自己抬头看，不要用手指头指，用手指头指的话当然可能要方便一点，但这个方便也有可能带来了麻烦。我们要注意，理论的指导作用和遮蔽作用是同时存在的。

方证相对应，一步到位，很多人对此还存有疑惑，认为通过六经、通过病，再去抓方证更合适。因为理论、理性帮助我们找到了一个方向，找到了一根拐杖，历代的医生都有这种思想，柯韵伯也是这种思维模式。只有徐灵胎，真正看透了这一点，只有他抓住了《伤寒论》方证辨证的灵魂。他提出，方治病是有定数的，而病变化是无定的。徐灵胎在66岁的时候，写了一本《伤寒论类方》，这本书包含了徐灵胎一辈子深思熟虑后的成果。徐灵胎是江苏人，是个天才，他虽然是一个著名的医家，但并不是职业医生，他是一个水利学家，又是一个音乐家，是在多个方面都有成就的一个通才，这些方面的成就并没有妨碍他成为一位著名的医家。他两次进京为皇帝的家属看病，得到皇帝的高度赞赏，可见他医术之高明。他与当时一流的文学家也有往来，如袁枚就为徐灵胎写了一篇著名的文章《徐灵胎先生传》，传记里徐灵胎先生的风采、文学修养、为人处世、医学的诊治趣闻等一览无余。然而，袁枚毕竟只是一个文学家，对徐灵胎先生医学中最重要、最精华的部分，对《伤寒论》最深刻的认识没能讲出来。他只是记录了一些怪异的、让人惊讶的治例，而没有讲出徐灵胎先生医学理论上的成就，这是非常可惜的。徐灵胎的这种思维方式的确与我们平时想的不一样。我们平时想的方式，如《金匮要略》里面讲一个胸痹病，后面就有治疗胸痹的方，如有瓜蒌薤白半夏汤、瓜蒌薤白白酒汤、理中汤等几个方排列下来，说明治疗一个病这个是定的。其实它只是举例，即这样一种病，如果方证对应的话，有这样几种模式可行，并不是把所有模式都列举完。而后人误认为，读了《金匮要略》以后，如果是胸痹，就心里有数了，用什么方什么方，这些方不是一个、两个，而是一群，这一群方就是治疗胸痹的，这就把知识封闭了。这样的结果，就与临床实际不相符合。我们刚才讲了，临床是最活跃、最变化多端的。一个病，有几种形态，事先只能大概知道几种基本的类型，更细、更复杂的事先猜不到。但是人们不这样想，尤其是西医出现以后，对每一个病，其病因、病理都很明确，治疗方案也都有规定，甚至全世界都是统一的，这使我们古代的一个病对应几个方子的模式，无形之间就得到了迎合。你看西医治病用什么药什么药，中医治病用什么方什么方，里面可以辨证，在里面选一个方子，这就把辨证施治限定在一个小范围内，无法变成总体的辨证施治。可历史上知道这个误解的人不多，柯韵伯那么聪明的人对这一点也还是不理解，只有徐灵胎在写《伤寒论类方》这本书的时候是明白的，他写这本书时已 66 岁了，通过一辈子的研究，才明确自己的这种想法。过去他也是认为一个病对应几个方子，然后再根据这个方辨别，去抓住这个疾病的方证。他曾经说过："一病必有一方，专治者名曰主方。而一病又有几种，每种亦有主方。"然而，到了 66 岁那一年，他才把这个问题想清楚，他写下了一段话，这段话就是整个《伤寒论》的灵魂："盖方之治病有定，病之变迁无定，知其一定之治，随其病之千变万化而应用不爽。"他这里就明确地提出病的变迁，很难完全把它归纳成几个方证，是无定的。那病无定的话，医生怎么治呢？

还好，方治病有定！每一个方治疗的目标是清楚的。如问，桂枝汤治什么疾病？其回答是，它可以治任何病。只要这个患者符合脉浮无力、恶风、有汗、头痛等脉症，就可以用桂枝汤了。太阳病里出现这种情况可以用，阳明病里出现这种情况也可以用，太阴病里出现这种情况还可以用。这样就方便了，你不用管是什么病，无论是什么病，只要知道脉浮无力、恶风、有汗、头痛等脉症是桂枝汤证，就可以"万病皆通"了。日本汉方家认为，腹证的表现，一般是腹部的肌肉弹性不差，腹直肌有点紧，抑或正常也有，这就可以使用桂枝汤的方子了。桂枝汤的药方千百年来都是这样使用而取效的，所以说"方治病有定"。只要把桂枝汤的治疗目标，也就是桂枝汤的方证搞清楚了，记在自己的脑子里，融入自己的血液里，成为自己的"本质方证"就可以了。当患者一旦出现各种各样具体的桂枝汤证时，你脑子里马上就会自动跳出来：这是桂枝汤证！不需要阳明病、少阳病、太阳病这一层的辨证了。徐灵胎那段话讲的就是这个意思。因此，我劝所有学习经方的人，首先要把这一段话记住，知道方证辨证为什么是可行的，为什么病在变的时候也不怕。因为病随便怎么变，总有一段相对静止的时间。假如这时出现桂枝汤证，我们就用桂枝汤；假如这个时间出现小柴胡汤证，我们就用小柴胡汤；这个时间出现四逆散证，我们就用四逆散；这个时间出现吴茱萸汤证，我们就用吴茱萸汤。一点也不用犹豫，一点也不用事先做好准备。具体问题具体分析，方证辨证而随证治之，这个问题不就解决了吗？！所以，一经徐灵胎点破以后，"以方类证"就有了很强的生命力，在临床上也就得到了广泛的运用。

课外加餐：日本汉方家吉益东洞的方证思想

日本汉方家吉益东洞写了一本书，叫《类聚方》，他在书的序言里说："医之学也，方焉耳。"即认为所谓的医学，所谓的汉方医学，只不过是一个有关药方的学问而已。他的这个观点和徐灵胎的思想不谋而合。徐灵胎在晚年的时候，才发现自己"今是而昨非"，撰写了一部《伤寒论类方》，提出"以方类证，方不分经"的观点。他说："余始亦疑其有错乱，乃探求三十年，而后悟其所以然之故。于是不类经而类方。盖方之治病有定，而病之变迁无定，知其一定之治，随其病之千变万化，而应用不爽。此从流溯源之法，病无遁形矣！"

那到底是徐灵胎学了吉益东洞呢，还是吉益东洞学了徐灵胎呢？这个无法考证。但不管怎样，徐灵胎只比吉益东洞大7岁，两个不同国度的医学家，在同一时期，提出了同样一个观点。吉益东洞是一个天才，他开创了日本近代古方派。他原来是一个外科和伤科医生，因为生意不好，所以就把全部精力用来学习、研究《伤寒论》，探索《伤寒论》的奥秘在哪里，思索来思索去，到了40多岁终于想明白了，就是方证对应。所以他提出中医学就是"方证"两个字，方证抓住了，中医学就抓住了。"医之学也，方焉耳"，就是他整个医学的核心。后来有人就把吉益东洞的观点用"方证主义"四个字加以总结。"医之学也，方焉耳"，其实包含了中国、日本几代人经方医学临床思维的总结。我们要学习继承方证相对应，就要知道它的来历。

我学习了徐灵胎、吉益东洞方证相对应的思想之后，有一段我自己的思索。对于中医学所讲的疾病，必须要有一些共同的认识，假如没有共同认识，用方证辨证就无法入手了。那对于疾病的共同认识是什么呢？我认为：整个病变过程的每一个阶段，自始至终都是由各种各样不同的方证所组成的。这些方证或者完整，或者不完整；或者独立，或者组合；或者相对稳定，几个月都不变，或者不断变化，甚至早晨和晚上都不一样；或者是已知的，或者是未知的。未知的方证，就需要不断地发现，现在的有些方证，就是《伤寒论》里面没有的，是后来发现补充进去的，这个是没有穷尽的。经方医学的方证相对应不是封闭的，也不是排他的，而是开放的，不断成长的。我们要明白方证辨证的意义。

009 回到前经方时代

在前经方时代以及经方广泛应用的时代，方证是医者诊治疾病的重点与核心，用胡希恕先生的话来说，"方证是辨证施治的尖端"。我打一个比方吧，在一支迎亲回来的队伍里，最核心的角色应该是新娘子。即使没有迎亲的队伍，新娘子一个人自己跑到夫家来，其实也是可以的。为了喜庆与热闹，邀请了一些轿夫用轿子把新娘子抬过来。这些轿夫就相当于中医学中的六经、阴阳、病因病机，而新娘子就相当于方证。但是千百年来中医学的主流队伍中就出现了反宾为主的现象，那些抬轿子的理论轿夫，越俎代庖，正儿八经地坐到了轿子里去了，替代了新娘子。也就是说，六经、阴阳、病因病机凌驾于方证之上，成了中医学的核心。"理法方药""依法立方"这些词语的流行，不就明确地告诉了我们，长期以来，方证与中医理论之间喧宾夺主的现状吗？有人说这不会吧？怎么会这么傻呀？好，打开现在的教材《中医基础理论》看看，这是很多学习中医的人要学的第一本书，书中第一篇就是阴阳，而不是方证。阴阳里面则提出"阴阳者，天地之道也，万物之纲纪，生杀之父母，神明之府也""治病必求于本，本于阴阳"。也就是这个理论轿夫成了中医学的核心——"新娘子"了。这就是我们千万要警惕的事。对中医学来讲，看上去好像这个轿夫很强大，但你要知道新娘子才是核心，才是重点，她现在不在轿子里，我们要让她回到轿子里，让理论轿夫回到原来的位置上。所以，我们呼吁应该把方证辨证摆在整个中医学的核心地位，这样就恢复了历史原貌。

那怎样才能够实现呢？我们所看到的《伤寒论》，即使是最原始的"康治本"也是用六经总结的啊！因此，我主张学习经方医学应该回到前经方时代。什么叫前经方时代？就是还没有用六经总结之前的那个时代，那个时代已经有条文，有方证对应。日本的汉方家远田裕正写了一本书，叫作《伤寒论再发掘》，把"康治本"里边65条全部的理论概念去掉，把太阳病、阳明病、少阳病、伤寒、中风等理论概念全部去掉，根据最原始的汗、吐下、和、补这四大最原始的治法来重新编排。现在看来，最原始的《伤寒论》有可能就是这样编排的。原始的《伤寒论》并不是一盘散沙，它也有理论核心，那就是四神。这个四神，现在的《伤寒论》里面也保持着：有小青龙汤，是青龙神；白虎汤，就是白虎神；有真武汤，即玄武汤，就是玄武神。可还差一个代表朱雀神的朱雀汤。朱雀汤《伤寒论》里没有，但是在《备急千金要方》里面就有。

这个四神法不是外加的，是内在的，用麻黄汤归属于汗法，用承气汤归属于下法，用瓜蒂散是吐法等。汗、吐、下虽然也是所谓的治法，但这些治法都能看得见。汗法，是能够看得到汗出的；下法，是可以看见腹泻的；吐法，是可以看到吐出来的东西的；利尿法属于和法，我们也都可以看得到。它们是客观存在的事实，并不是臆造出来的一个法。它和后来的补心、补心肾等法是不一样的，补心、补心肾等法是一种主观的推理，一种理性的概念而已。当然四神法之中也有看不到事实的理性概念，如补法就是一种主观的观点，不是看得见的事实。这是四神法发展到后期，因为有的患者不能用汗法，不能用下法，不能用吐法，也不能用利尿法，因为津液不足，要先用另一种和以上诸法完全不同的方法。以上诸法是排水，临床证明排水不行，那与其完全相反的方法就是要储水了。如果排水的诸法是泻的话，那储水的方法就是补法了。补了以后，体内、血管内水分充足了，到肾脏的血液够了，还是要利尿，所以总的还是三个法：一个是皮肤排水，即汗法；一个是胃肠道排水，即吐泻法；一个是肾脏排水，就是利尿法。这是人体自然就有的，通过这样的水液调节，达到了祛除病邪的目的。所以方证辨证并不是没理论，其理论核心是自己派生出来的一种法，特别是《伤寒论》大量条文里面，我们看到很多都是患者被汗法、下法、吐法误治以后如何救治的叙述。为什么误治？因为用这些汗、下、吐的方法去治病，虽然有效，有的人一汗就好了，有的人一吐就好了，有的人一泻就好了，但其副作用也非常大。这其中有对症不对症的问题，还有太过与不及的问题，一般医生掌握不住，就会在治病的同时也给患者带来伤害。医生如何解决这些问题，如何把那些治疗不得当的患者重新挽救过来，这就是《伤寒论》的目的。正如徐灵胎在《医学源流论》中所说的那样："观《伤寒论》所述，乃为庸医误治而设，所以正治之法，一经不过三四条，余皆救误之法，故其文亦变动不居。"

通过以上所叙，我们认识到了前经方时代《伤寒论》的一种状态。所以我主张要回到前经方时代，用四神的方法作为方证辨证的第一步，把四神治法作为方向性辨证。当然后世的六经辨证以及其他的一些辨证方法也都是好的内容。初学者先学会最原始、最古朴、最自然的东西，再来学习后世所提出的理论，也是有所帮助的。初学者一开始就学宋本《伤寒论》的话，由于其内容太驳杂了，太丰富了，就可能难以掌握其要领，更难以知道它原本的面目。我认为一开始就知道原始形态的《伤寒论》是最重要的，因此主张："学习经方医学开始的时候要回到前经方时代。"

010　默会知识与经方

我们一直都认为，知识具有公共性与明显性，可以通过书本或老师的语言把它明确地表达出来，而实际上并非如此简单。我们发现，很多东西是难以用语言或文字来表达的，"只可意会，不可言传"的意境人人都会遇到，这种"只可意会，不可言传"的东西就是"默会知识"。

迈克尔·波兰尼是著名的物理化学家和科学哲学家，以默会认识思想改造了人们的客观主义知识理想，而"将明显带有个人色彩的知识作为我们的理想"。他强调"认知者对知识形成的作用"，被视为人类"认识论上的第三次哥白尼式的革命"。

波兰尼认为，明确知识一旦为人所熟悉并成为个人的一部分后，它就会成为"日用而不知"的默会知识。默会知识，实际上是明确知识内在化的结果。

默会知识，也叫内隐知识，又叫作个人知识。认识这点，对我们经方的学习有很大的启发。方证相对应从临床到应用，非语言所能穷尽，它只能在行动中展现、被觉察、被意会。也就是说，经方医学不能仅靠正规的教学形式来传递，更需要通过师承的形式来传承。

就如腹诊时我们要了解腹部的温度与肌肉的弹性，而这个就不是言语所能完全表达的，就算表达出来也只能是操作者个人的感觉，并不能代表其他人的感觉，只有每一个人自己感觉到的东西才是自己的知识。

中国古代在 3000 多年前就发现了"只可意会，不可言传"的意境，虽然没有提出"默会知识"这个概念，但其实质内容是一样的。譬如有一个成语叫作"轮扁斫轮"，它就明确表达了"认知者对知识形成的作用"，表达了"知识的个人色彩"。

经方医生心中的本质方证是个人意识内的存在，如何把那些散在的、各种各样的方证知识变成统一的内在呢？其中必定有一只看不见的手，把各种知识、感受、经验编织成一个整体的本质方证，这就是经方医生个人心中隐蔽的默会知识。

老师上课时或临床上所讲的，我们只能做参考，因为老师所讲的只是他所能够表达的内容而已，更多的东西也是"只可意会，不可言传"。因此，我们要通过自己的思考，慢慢地形成真正属于自己的知识。

当方证成为医者个人意识内的存在时，就能达到"但见一证便是，不必悉具"的境界。比如，"少阴病，脉沉，四逆汤主之"，光是一个脉沉，怎么就能判断是四逆汤证呢？其实，医者心中早已经把握住"脉沉"里面就包含着形寒肢冷、精神疲惫等四逆汤证的内容，通过"脉沉"这冰山的一角，就可以抓住相对应的四逆汤的方证。

课外加餐："轮扁斫轮"故事中的默会知识概念

默会知识的概念是匈牙利裔英国哲学家波兰尼于 1958 年在其《个体知识》一书中提出的。他首次将知识分为明晰知识和默会知识，并描述了它们不同的特征。明晰知识可以通过学习、模仿、记忆而获得；而默会知识是通过一定的实践、经验并从中领悟得来的，虽然可以被传授、学习和积累，却需要通过其独特的途径来实现。

中医学的知识中很大一部分是默会知识，它可以意会却难以表达。

人们在生活中也能感知默会知识的巨大作用，如"言教不如身教"，这句话不仅仅是指人的道德教化，也是承认行动知识胜过能够表达的明确知识。

中医学是一种个人知识，因此通过师傅带徒弟的师承方法可以传承。

就如海洋中，大鱼在前面游，小鱼跟着大鱼在后面游，游着游着就知道如何在大海中生活了。

默会知识的概念在我国传统文化里有着丰富的理论。《庄子·天道》中"轮扁斫轮"故事借轮扁之口引出一番道理："得之于手而应于心，口不能言。"即"得之于手而应于心"的技巧是用言语表达不出来的，全靠个人的心领神会。

桓公读书于堂上，轮扁斫轮于堂下，释椎凿而上，问桓公曰："敢问公之所读者，何言邪？"公曰："圣人之言也。"曰："圣人在乎？"公曰："已死矣。"曰："然则君之所读者，古人之糟粕已夫！"桓公曰："寡人读书，轮人安得议乎！有说则可，无说则死！"轮扁曰："臣也以臣之事观之。斫轮，徐则甘而不固，疾则苦而不入，不徐不疾，得之于手而应于心，口不能言，有数存焉于其间。臣不能以喻臣之子，臣之子亦不能受之于臣，是以行年七十而老斫轮。古之人与其不可传也，死矣。然则君之所读者，古人之糟粕已夫！"

"轮扁斫轮"说的是齐桓公在堂上读书，轮扁在堂下砍削木材制作车轮，工作间隙，轮扁放下椎凿的工具走上堂来，问齐桓公说："请问，您所读的是什么书呀？"桓公说："是记载圣人之言的书。"又问："圣人还在吗？"桓公说："已经死去了。"轮扁说："既然这样，那么您所读的书不过是圣人留下的糟粕罢了。"桓公说："我读书，做轮子的匠人怎么能议论？说出道理可以放过你，没有道理可说就要处死。"轮扁说："我是从我做的事情看出来的。砍削木材制作轮子，榫头做得过于宽缓，就会松动而不牢固；如果做得太紧了，又会滞涩而难以进入。我能够做得不宽不紧，从手中做出的活儿，正符合心中摸索出的模样。这种火候嘴里说不出来，但是有个规律存在其中。我不能明白地告诉我的儿子，我儿子也不能从我这里得到做轮子的经验和方法，所以我已 70 岁了，还在独自做车轮。古代人和他们所不能言传的东西都一起死去了，那么您读的书不过就是古人留下的糟粕罢了！"

庄子讲这个故事的时候，还没有明确说出知识的个人性与隐蔽性，但是其"心中了了，言不达意"的寓意已经非常明显。庄子虽然 2000 多年前就讲出了这个道理，但对整个世界的影响却不大，而现在一说出来就成了世界第三次认识革命，这不是一件令人深思的事情吗？

可见这种珍贵的思想、深刻的认识，我们古人早就有之，只是由于语言和其他的原因没有能够让全世界知道。经方也一样，对诊治疾病这么有效的东西，由于其知识的隐蔽性与个人性没有被世界真正地了解，真是太可惜了。

011　随证治之1

《伤寒论》首倡随证治之，宋本《伤寒论》第 16 条云："观其脉证，知犯何逆，随证治之。"其含义是，医生在治疗外感病的过程中，如果患者出现汗出、呕吐、腹泻过度或不足，导致坏病和变证的时候，医生应该根据当时的具体情况，具体问题具体分析，随证找到与它相对应的方证来治疗。

这里虽然是针对坏病和变证，但在整个《伤寒论》以及经方医学里，随证治之都具有非常重要的地位，跟我们平时讲的"随病治之"有很大的不同。

也就是说，医生在使用治疗某病的专病专治方案而无效之后，还可以根据疾病总论的思想使用通治法来治疗。医生可以在了解患者全身所有脉症的基础上，寻找患者身上存在的需要通治的方证，然后根据其通治的方证使用相对应的药方，这就叫随证治之。

这样讲，初学者可能还不太容易理解。现在，我举个病例来进一步说明。同时，也请大家思考一个问题："随证治之"与"随病治之"到底有哪些不同？

我有一个学生的姑妈，患三叉神经痛 7 年了。病发时，上、下牙剧烈掣痛，太阳穴悸痛难忍。为了止痛，拔掉了 3 颗牙齿。白天隐痛还可忍耐，夜间掣痛难眠，真是痛不欲生。这个学生问我，中医对此有什么办法？

多年的三叉神经痛比较难治。我考虑了半天对他说："中医对多年的三叉神经痛这种病，治疗的效果不见得怎么好。中医是根据患者的症状、体质进行治疗，如果在患者身上抓到一些符合方证症状的话，也许会有效，我们可以试试看。"

通过四诊，发现患者有恶风、烦热、无汗、脉浮紧等表证，遂投以麻黄汤1剂而有效。后来开了3剂四逆散，并在太阳刺血，之后一直没有消息。一年后，我向这个学生打听他姑妈的情况，他告诉我，他姑妈的病没有复发。

这个病例，我根本没有针对三叉神经痛用药，而是针对患者身上的麻黄汤证与四逆散证用了麻黄汤、四逆散，随着麻黄汤证与四逆散证的减轻与消失，也促使了多年的三叉神经痛痊愈。

方证对应就是三叉神经痛患者身上的麻黄汤证与四逆散证和我们医生心中的麻黄汤证与四逆散证的不期而遇、不约而会。这个病例也告诉我们，方证对应只有通过"随证治之"的方法才能发挥最大的疗效。

为什么这样说呢？

这个患者没来之前我会知道麻黄汤与四逆散可以治疗多年不愈的三叉神经痛吗？说实话，我是不知道的，只是在通过四诊以后的那一瞬间，我心中的麻黄汤证与四逆散证和患者身上的麻黄汤证与四逆散证一拍即合。

三叉神经痛的中医诊治方法有两种：第一种是专病专治，在没有看到患者之前，医生心里面就已经有了应该怎么治的预设方案；第二种是方证辨证，在没有看到患者之前，应该用什么方，医生心里是一无所知的，只有见到患者后，才能具体问题具体处理。也就是说，只有在临床现场才能找到与之相对应的方药而随证治之。

中医学各科疾病诊治的教材，是在辨病的基础上对每一种疾病进行多种分型的辨证施治，这种先辨病后辨证的方法是我们现在最常见的诊治方法，是非常珍贵的。但我们也应该知道，这种方法是针对各种独立疾病的，而当医生面对多种疾病重叠交叉的患者时，这种先辨病后辨证的方法常常会让医生感到力不从心，如果采用随证治之的方法却可以取得满意的效果。疾病的表现有常有变，医者临床之际既能知常又能达变，才能应付自如。

012 随证治之 2

"先辨病后辨证"这种专病专治方法，对单一疾病的诊治效果是可以肯定的，这是 2000 年来历代医家经验的积累。徐灵胎也倡导过这一种方法，他说："一病必有一方，专治者名曰主方，而一病又有几种，每种亦有主方。"然而当医生面对复杂的、重叠的、交叉的疾病时，这种专病专治方法就陷入困境。如何走出这一"多歧亡羊"困境，徐灵胎探求 30 年，于 67 岁时才找到了方法，他在《伤寒论类方》中说："余始亦疑其有错乱，乃探求三十年，而后悟其所以然之故。于是不类经而类方。盖方之治病有定，而病之变迁无定，知其一定之治，随其病之千变万化，而应用不爽。此从流溯源之法，病无遁形矣！"这种"不类经而类方"诊治方法就是立足于"方之治病有定"基础上的方证相对应的随证治之。

今天我就以肺结核病为例，谈谈以上两种诊治方法的不同之处。

近几年来，肺结核又呈现出一种死灰复燃的局面。随着人类逐渐进入后抗生素时代，原来一些非常敏感的一线抗结核药物的疗效明显降低。因此，人们又重新想到是不是可以通过中医的办法去治疗肺结核。

肺结核，中医叫肺痨，自古以来就是"风""痨""鼓""膈"四大沉疴痼疾之一。民国时期（1911—1949 年）很多名人都患过肺结核，如鲁迅、瞿秋白、郁达夫、巴金等。因为当时西医还没有治疗肺结核的特效药，所以肺结核病就像现代的癌症一样可怕。然而中医药治疗肺结核病却有很好的疗效，甚至可以治愈它，岳美中患肺结核的经历就是一个活生生的例子。岳美中25岁因患严重肺结核求医无效，乃发愤自学中医，以自救救人，后来居然用中药治好了自己的病，从此走上了中医之路。

中医常用的"先辨病后辨证"的专病专治方法，从消瘦、低热、咳嗽、咳血、盗汗、颧红以及脉象细数等肺痨的特异性症状出发，认定肺痨的病因病机是阴虚内热，再在这个大的框架下把它分为肺阴虚、肾阴虚、肺肾阴虚、气阴两虚、阴阳并虚等几种证型，并在各个分型中考虑夹带着瘀血、痰饮等因素，然后分证而治。的确，从病的群体公共性的角度来看，肺痨患者几乎都有这些症状。但是，难道不要更多考虑具体患者个体性的脉症吗？因为绝大部分肺痨患者除了上述肺痨的特异性症状外，还有其他更加突出的症状，比如头痛头晕、形寒肢冷、腹痛腹泻、胸胁苦满、脉象细微等，这些脉症从辨证审因的角度来看并不属于"阴虚内热"，如果不用方证相对应的随证治之的方法去治疗，误诊、误治在所难免。

随证治之的诊治方法是真正的活的辨证。在碰到患者之前，虽然知道是肺结核病，但也不是一定按照事先确定的那几个相关方药去治，而是具体问题具体分析，从储存在医生头脑中的方证里，捕捉到一个最适合的方证来进行治疗。这里当然也包括书本规定的那些治痨的专方。由于分证选择的范围大了，辨证的准确度也就提高了一个层次。从这个角度出发，我们就可以看出随证治之的特点了。

我们常说，中医学最大的特点就是以人为主，治疗"病的人"。如果医生还未见到患者，仅凭所患的疾病，就把病因病机、辨证分型、治疗方案规定好了，这就是从病的角度考虑问题，是以病为主，治疗"人的病"。

大塚敬节在《汉方诊疗三十年》"192 主诉咯血的无发热肺结核"一节中记录了用理中汤（人参汤）治好一例肺结核患者的经过，就是一个"随证治之"的好案例。这个患者的诊治方法，若按教科书的思路——肺结核的病因病机是阴虚内热来看是不可思议的。因为患者是一位无发热的 23 岁男性肺结核患者，主诉咯血。1937 年 1月 16 日初诊。3 年前患肺结核，时有咯血，体温偶尔超过 37℃。易疲劳，食欲一般，有时心窝部发胀。大便一天 1 次，遇冷天则尿频。特别是唾液多而稀薄，吞咽下去时感到很不舒服，就不断地唾出。有时出现眩晕，无咳嗽。脉细，脉搏 58 次 / 分。因肢冷证而手足发凉不适。腹部并不软弱，但因皮下脂肪缺乏，腹壁犹如胶合板一样菲薄。大塚敬节认为这个病与《金匮要略》里的肺痿有点像，因为《金匮要略》条文记载："肺痿吐涎沫而不咳者，其人不渴，必遗尿，小便数，所以然者，以上虚不能制下故也。此为肺中冷，必眩，多涎唾，甘草干姜汤以温之。"症状与条文非常吻合，这应该是个甘草干姜汤证。但是患者除此之外还有两个很典型的症状，一个是疲劳，另一个是心下有胀满，这就符合于人参的适应证，于是大塚敬节就在甘草干姜汤基础上加了人参、白术，而成为人参汤。

这个方服用 1 周之后，患者身体就暖和起来了，手足也不冷了，心情好了，头晕没有了，吐涎沫也减少了；继续服用 1 个月后，情况比较良好，就停药了。后来收到患者的信件，称未再发生咯血，身体健康。再后来该患者介绍并陪同另一个人来看病，其精神饱满，面部血色良好，完全变成另外一个人似的，连大塚敬节本人也很惊异。

该病例生动地说明了以方证相对应为基础的随证治之。日本汉方家基本的共识：依据汉方的原则，并无所谓什么什么的疾病，又没有只治所谓什么什么的疾病的专药。汉方无论什么场合都以调和为主。

013 随证治之 3

"随证治之"这个概念我们一定要反复讲，把它讲清楚，因为它是整个方证医学中最重要的一个概念。

岳美中在 20 世纪 80 年代发表的一篇文章中介绍：1935 年，他在山东看到一位老中医治疗肺结核伴有脾虚腹泻的患者，用六君子汤，每天 1 剂，一周一诊，除元旦停药以外，一年共服药 360 多天，最终疾病被治愈。

岳美中认为，治疗慢性病要有方有守。有方就是方证相对应，有守就是要想办法让患者坚持服药不厌烦。为了使这个肺结核患者能够坚持服药，每次复诊时，那位老中医都会对药方做一些小的变动，比如把药物次序变动一下，或者将一两味药做一些变动，加上薏仁，或者芡实等差不多的药物，这样患者每次都看到方子有变动，感觉没有白来。如果每次复诊都是同样一张方子，患者就会产生疑虑，认为早知如此就直接自己去药店抓药了。可是如果不复诊，医生又不好掌握病情变化。

我们也时常碰到这样的情况，患者看方后说这个方和前方差不多啊？！意思是差不多就可以不来了。其实不来是不行的，治病要随证治之，要具体问题具体分析，我们不知道一个星期、两个星期以后，这个患者的具体情况有没有发生变化。如果患者所有症状、体征都没有明显变化，方证对应的话，药当然不变。这就叫守方，是诊疗过程中非常重要的一个原则。

这个病例，根据主流"先辨病后分证"的治疗思路，六君子汤也不是教科书规定范围内治疗肺结核补阴清热的药方，但是这个患者经过这样的治疗后却最终痊愈了。这样的例子还有很多，从中我们可以看到守方不变也是随证治之的一个重要内容，其关键的要点还是方证相对应的原则。

我们再来看看日本现代一位非常重要的汉方家长泽元夫得肺结核空洞的亲身经历。他重点研究康治本《伤寒论》，写了很多相关的书，也做了很多讲座。遗憾的是，中国目前还没有人对其著作进行翻译和研究。学习经方，若有机会的话一定好好学习他的著作。他非常关心中国，非常重视目前中国中医学的研究和发展，曾经写过一本名为《新中国的汉方》的书。

长泽元夫原来是一位药物学博士，在工作期间不幸患上了肺结核，发展到肺结核空洞，虽经西医抗结核药物常规治疗，但是没有治愈。为什么没有治愈呢？因为肺结核空洞形成以后，药物很难渗入，从而影响疗效。这种肺结核空洞很难治愈，西医进一步的治疗就是要做手术，但做手术有一定的风险。长泽元夫作为一个现代医学教育出来的药物学家，当然知道西医治疗这方面的局限性，经过深思熟虑后，遂向汉方医生求诊。

医生通过四诊，发现他有如下症状：消瘦、疲乏、发热、有汗、恶寒怕风、口苦、小便黄、容易紧张，特别是腹诊发现胸胁苦满，腹直肌较薄，有点痉挛。根据方证辨证，这是典型的柴胡桂枝汤证。

经过一个星期柴胡桂枝汤的治疗，他缠绵多年的病况有所缓解，全身症状和自我症状都逐渐好转。长泽元夫也开始有了信心，下定决心沿着这条路走下去。他也知道这个柴胡桂枝汤并没有针对肺结核病，但是他相信汉方医学方证相对应原则下的随证治之。1个月、2个月、3个月，整整治了1年，他的肺结核居然奇迹般地被治愈了。这件事也改变了长泽元夫的人生道路，他立志要把自己的一生投入汉方的研究中去，特别是对康治本《伤寒论》的研究。

从方证辨证的角度来看，医生处方是针对柴胡桂枝汤证的，而不是针对肺结核的，这一点非常重要。也就是说，柴胡桂枝汤治疗肺结核是非特异性治疗，柴胡桂枝汤证才是柴胡桂枝汤的特异性治疗。

长泽元夫肺结核的成功治愈，证实了方证对应、随证治之、有方有守的经方医学是极具研究价值和临床价值的。

吴瑭是清代著名的温病学家，他的诊治方法非常灵活。读他的医案，你会觉得他是一位了不起的临床家。但是让他名垂医史的并不是他的医案，而是他的理论著作《温病条辨》。《温病条辨》把温病用病因作为病名来进行分类，如风温、湿温、暑温等，这样就归属于"先辨病后分证"的范畴。然而他在临床上更多的场合是用方证对应与随证治之的，我们学习的时候应该把他的医案和理论对照起来研究。

他在《温病条辨·凡例十四》中指出，医生治病的最高境界是"从心所欲不逾矩"。"从心所欲"就是胸无成见地随证治之；"不逾矩"就是指不要离开方证对应的范围。

医生用药只有和患者的临床症状相对应才能治好病。只要用方证对应的方法去对疾病进行随证治之，他就是经方医生。因此，不管是经方医生还是时方医生，虽然他们所依据的学说体系不同，但他们都能治好疾病，其根本原因就在于他们都自觉不自觉地在运用着方证辨证的原则而随证治之。

譬如李东垣，他在临床上虽然采用五行学说、脏腑学说作为辨证的手段，但实际上也是紧扣方证、药证。如他在《脾胃论》中讲到五苓散时就说："治烦渴饮水过多，或水入即吐，心中淡淡，停湿在内，小便不利。"在谈到芍药甘草汤时，他又说："腹中痛者，加甘草、白芍药。"

王孟英的诊病医案个个都是方证、药证相对应而随证治之的典范。他提出要以腹诊来确认是否可以使用小陷胸汤。他说："必察胸脘，如按之痛或拒按，舌红、苔黄厚腻，脉滑数者，必先开泄，即可用小陷胸汤。"

那么，到底哪种方法更好学？是先规定好一个病名、病因病机和它所派生出几个类型的方药好学呢？还是事先掌握几百个方证，然后随心所欲、随证治之更容易学呢？

对于初学者来讲，知道一个病名，如肺结核（肺痨），然后知道病因病机，就是阴虚内热，再分肺阴虚、肾阴虚、肺肾阴虚等几个类型，每个类型有相对应的方，看到患者的时候，我们就可以根据这一套老师讲的、书本上规定的现成的东西去选择，这样当然好学，也好记。

在没有看到患者之前，医生头脑里是一片空白，没有一点底。通过四诊，再去鉴别诊断是哪一个方证，对于一个初学者来讲，这种治疗方法难度显然很大。然而，最后只有掌握了这种"万病皆通"的学问，临床上才能游刃有余。

这两种不同的状态，用禅宗的话讲，就是两个不同的境界。禅宗把修行悟道的方式分为两种：一种是师度，另一种是自度。经方医学也是如此。师度，就是跟着老师、跟着课本规定去学、去记，然后临床上就在这个范围内运用；自度，就是医者在临床现场独立地进行诊断与治疗，也就是随证治之。医者心中在对经方还没有把握之前，也只能采取"迷者师度"的方法；等到对整个治疗有了基本把握以后，就需要大胆地走进"悟者自度"的境界。开始的时候也许就像蹒跚学步的孩童，但慢慢地会逐渐熟练起来。

师度和自度是两个不同的境界，显然自度的境界更高一些，我们当然要追求更高的那个境界。

临床是一个尘土飞扬的现场，复杂而又多变。诊治结束以后的痛定思痛，是尘埃落定的总结与回顾。

总结与回顾，总是走在具体临床现场的后面。我们读的书、老师的经验都非常珍贵，但再怎么珍贵也都是尘埃落定的东西。当我们面对尘土飞扬的临床现场时，老师的经验、书本的知识，恐怕都难以用上。我们只能单独面对，靠自己的理解与思考随证治之，做出最后的诊断。

因此，学习经方，学习方证对应，我们一定要弄清楚什么是"随证治之"。

"以全身为重点而施以治疗。"大塚敬节的这句话，明明白白地道出了什么是《伤寒论》的方证相对应下的随证治之的诊治特点。

课外加餐：特异性治疗与非特异性治疗，这两种治疗区别很重要

中医书友会发表了我的一篇文章，介绍了我用整脊手法分别治疗精神分裂症、心绞痛、耳鸣的3个病例。这3个病例是从《中医人生》里面整理出来的。看到这篇文章后，大多数网友对于这种内病外治的疗法是赞同的，但是也有一个网友提出了一个非常尖锐的

问题。他说，如果患者精神分裂症的诊断成立，而你又能用整脊法去治愈，那么你完全可以去领诺贝尔医学奖了，否则请你不要抹黑中医，后面还用了 3 个惊叹号。

这个问题虽然有点尖锐，但我还是很乐意回答。

这个问题的关键在哪里呢？关键就在于他混淆了方证相对应的通治和方病相对应的专病专治的不同。对于一种独立的疾病来讲，专病专治是一种特异性治疗，如桃核承气汤治疗精神分裂症，就是一种专病专治的特异性治疗；然而整脊法治疗精神分裂症却是一种非特异性的治疗。

颈部整脊是用手法调整颈椎周围的软组织，对于病变的颈椎，它是一种特异性的治疗。对各种各样的颈椎病，如韧带钙化、筋膜及肌腱痉挛、颈椎椎骨的细微移位以及颈椎曲线变直等病变都具有特异性的治疗作用。但是，对于心绞痛、高血压、精神分裂症这一类疾病，颈部整脊手法不是它的特异性、针对性的治疗目标，而是由于颈部整脊手法对于颈椎病的治疗有效以后，间接地产生了一种事先无法预料的非特异性的治疗效果。

特异性治疗与非特异性治疗，这两种概念不可混淆，不然的话我们去讨论中医学，那中医学也是不可以理解的。就好像台湾有一个医生，用五苓散治愈了尿崩证，为此发表了一篇临床论文，是不是也认为他用五苓散治愈了尿崩症就有资格去申报诺贝尔医学奖？这里也是对特异性治疗与非特异性治疗的误解，其实他用五苓散治疗的只是"口渴、小便频急量多"这样一种五苓散证而已，最后由于五苓散证治愈了，机体恢复了自身抗病的能力，从而使尿崩证也得到了治愈。可见，五苓散对于尿崩证的治愈是间接的。我们把直接的治疗叫特异性治疗，把间接的治疗叫非特异性治疗，这样就把这个问题讲清楚了。

"中医不能识病却能治病。"这句话是陆渊雷先生说的。在《陆氏论医集·卷三》中,他以这句话为标题写了一篇通俗易懂、生动风趣的医话,其中写道:"张仲景能识病,又能治病,当然是医学家,不是医匠。不过治病的方法,只须识证,无须识病。本来识证很容易,识病却很难,中医学但求满足治病的需要,那难而无用的识病方法就不很注重。"我服膺于他的中医观点,把他的话时时挂在嘴边。

经方医学的治疗原则是方证对应,随证治之,这就是一种特异性治疗,而对于病而言则是一种非特异性治疗。就好像桂枝汤针对桂枝汤证,就是一个特异性的治疗。这里注意,我们讲到特异性治疗,就是说非它莫属——有桂枝汤证,就是用桂枝汤。桂枝汤证你要判断出来,也就是说有"恶风、有汗、脉象浮而无力"这样一种状态,在外感的时候有发热,没外感的时候则没有发热。桂枝汤可以治疗皮肤病、汗多症、关节痛、不孕症、胃病等疾病,严育斌、赵敏霞编著的《桂枝汤的临证应用》一书里汇集了桂枝汤治疗几百种病的报道与病例,这些病对于桂枝汤来讲是什么呢?就是其可能治疗的范围,也就是它的非特异性治疗。特异性治疗是针对性的治疗,其所针对的就是桂枝汤证,而不是某个病。所以我们在讲经方的时候要非常强调,今后还是这样。你知道了这个,就知道了《伤寒论》的很多秘密。

那个网友提出来了一个非常好的问题,提到了我们在方证相对应的治疗时,一个最关键的、最要把握的问题。《伤寒论》是疾病总论,由它所产生的经方医学是"研求患病机体的普遍反应规律,并在其基础上讲求疾病的通治方法"(胡希恕语)。而临床诊治的具体方法就是方证相对应的随证治之，这一诊治方法和疾病分论的"治病必先议病，识病然后施药"（喻嘉言《寓意草·先议病后用药》）的诊治方法截然不同，其不同点就在于"抓主症"的目标对象不一样。前者抓的主症是方证中的特异性症状，如桂枝汤证的主症是恶风、发热、汗出、头痛、脉浮缓；后者抓的主症是某种疾病中的特异性症状，如肺痨病的主症是咳嗽、咯血、低热、盗汗、脉细数等。前者可以直接用桂枝汤随证治之；后者还需要进一步辨证分型，如分为肺阴虚、肾阴虚、肺肾阴虚、气阴两虚、阴阳并虚等证候，然后再依法选方。

同一个病人，运用两种不同的诊治方法，其最后所选的方药会不会一样呢？临床告诉我们，有时候也许会一样，但是更多的时候会不同。那是因为，由两种不同诊治观点决定了对某些症状特别关注，使医者的认知意向将临床中的某一类症状孤立出来，并且还在它们之间寻求一种"必然性"的关联，把它们的重要性提升到"本质"与"主流"的地位，而将临床中其他被过滤掉的症状当作是非本质的、意外的或偶然的因素，甚至当作是"非事实"。因此，从疾病总论认知意向衍生出来的诊治方法，能够使我们"看到"疾病分论的诊治方法所不能看到的症状。反之也是如此，从疾病分论认知意向衍生出来的诊治方法，能够使我们"看到"疾病总论的诊治方法所不能看到的症状。因此，作为一名中医师，对上述两种不同的诊治方法都要熟练掌握，临床上才能产生相得益彰的诊治效果。

014 瞑眩现象 1

今天我们讲瞑眩现象。"瞑眩"这个词古人很早就提出来了。《尚书》记载："若药不瞑眩，厥疾不瘳。"意思就是说，患者服药后，如果没有出现一些异常反应，是治不好顽疾的。说明瞑眩现象的出现，其实是件好事，是疾病将要被治愈的先兆。《尚书》这本书据说是由孔子整理的，主要记录了西周时期朝廷的重要事情。

我最早是在《皇汉医学》上看到有关"瞑眩"的叙述。这本日本汤本求真撰写的汉方医学巨著，出版于1928年。《皇汉医学》为什么一开篇就讲瞑眩现象呢？他是想告诉我们：经方医生在临证时，即使方证对应，也并不一定都是一帆风顺的，有时候可能会出现症状加剧，或者出现呕吐、腹泻、头晕等你始料未及的瞑眩现象，但经过几天，整个病证会一下子好起来。因此，方证相对应时出现的瞑眩现象，是我们求之不得的好事。假如医生不了解这是"瞑眩"佳兆，改方换药的话，就会前功尽弃。

在《皇汉医学》里面，汤本求真说自己曾经用半夏厚朴汤治疗一个重症妊娠呕吐的患者。患者几十天来一吃东西就想吐，然而服了镇呕作用的半夏厚朴汤后，反而呕吐得更厉害，不过呕吐之后，人就舒服起来，食欲大增，随便吃什么东西都香。这就是瞑眩现象。

汤本求真的学生大塚敬节也碰到过瞑眩现象。当时有一个身体

娄绍昆一方一针解《伤寒》

非常强壮的男子因失眠而苦恼万分，来找大塚敬节看病。腹诊发现，该患者心下膨满、胸胁苦满。根据这两个腹证和体质壮实等状态，我们应该知道这是典型的大柴胡汤证。当时大塚敬节就用了大柴胡汤。服药后第一天、第二天患者都没有什么反应，到了第三天晚上，突然发生呕吐，把吃下去的药和水统统都吐了出来。但吐了以后，感觉身体很舒服，患者的失眠、左面部麻痹感、疲劳感等主诉居然全部消除了。

这个病例告诉我们，瞑眩现象不一定发生在服药后的当天，该患者服药之后，隔了3天才出现瞑眩现象。此外，大柴胡汤的适应证有三个必要的条件：一个是体格强壮，另一个是胸胁苦满，还有就是心下膨满痞硬或者压痛。

大柴胡汤本身就是治疗"呕不止"的药方，现在患者服药后反而吐了，说明这是瞑眩现象。

现代医学家岳美中曾经说过："凡服非吐下剂而出现吐下，且吐下后病情好转或痊愈者，皆是瞑眩之象。"他又明确指出："深痼之疾，服药中病则瞑眩，瞑眩愈剧，奏效愈宏。"

患者吃了药以后，如果出现瞑眩现象，可能会出现哪些症状呢？刚才讲了，可能会出现呕吐、腹泻，还有可能出现鼻出血。《伤寒论》里面就有服麻黄汤后患者出现鼻出血，这种鼻出血，古人谓之"红汗"，之后便热退病愈，可知鼻出血也是一种瞑眩现象。此外，瞑眩现象还可能有颤抖、出汗、头晕、眼花、烦躁等症状。

需要注意的是，我们不能把一些药物中毒、误治后出现的症状认为是瞑眩现象。瞑眩之后，患者的预后一定是好的。临床上只要方证是对应的，患者吃了药以后，如果出现一些异常反应，就不要害怕，可以先观察一下。如果这种现象过后，患者症状好转，就是瞑眩现象；如果症状继续恶化的，就可能是误治。

有些瞑眩反应是很厉害的。大塚敬节在《汉方诊疗三十年》（246）中就记载了一个患有亚急性心脏内膜炎的患者，因仰卧呼吸困难，无法躺着睡觉，用被子叠高呈45°半卧位睡眠。全身浮肿，肝脏肿大到上腹部，肝下缘于右季肋下五横指处可触及。体温有时近38℃，口渴欲饮水但食欲全无。因呼吸困难，数夜不得眠，人迷迷糊糊。大塚敬节判断为木防己汤证，但患者已处于失代偿期，于是对家属说自己也没有治好患者的把握，但可以试试。在服用木防己汤后的第3天，患者突然吐了半脸盆那么多的血，之后病势急速好转，呼吸开始变轻松了，能够平卧而睡，肝脏也逐渐缩小，3周以后患者出院。8年后随访，该患者身体状况良好，照常工作，无任何影响。

我自己在临床上也碰到过很多瞑眩现象，有药物治疗后出现的，也有针灸治疗后出现的。

在《中医人生》里面，我就记录过一个出现瞑眩现象的病例。那是1972年到了状元镇以后碰到的第一个令人意想不到的病例。一个年轻的农民，患腰腿疼痛好多年了，不能下地劳动。眼见年底就要结婚了，但是这个病却一直也好不起来。本来打算到上海去治疗，后来他的舅舅林华卿先生把他带来让我针灸治疗。林华卿先生是状元镇有名的老中医，我俩是来往频繁的忘年交。

当时我根据他的情况给他针灸，也开了药，谁知道针药结合治疗以后，患者反而疼痛加剧，夜里腰痛得叫起来。他爸爸是个酒徒，听到儿子的痛叫声后，就问是谁给治的。儿子没有讲，因为知道他爸爸的脾气很坏，可别人告诉了他爸爸。第二天早晨，天还蒙蒙亮，学校的大门就被人敲得震天响。我开门一看，一个虎背熊腰的老农民怒气冲冲地站在门口，脸色红彤彤的像个醉汉，用指头指着我大声责问："你就是娄医生吗？"

"你，有什么事？"

"我的儿子黄建华腰痛，你给针灸了没有？"

"黄建华腰痛我给他针灸了。怎么呢？"

"建华过去虽然不能行走，但躺在床上就不会疼痛。"他气势汹汹地说，"可最近针灸与服药2次以后，腰比以前更痛了，躺在床上也痛得难受，不能翻身。一定是你针灸把他针坏了。我来要讨个说法。"

我给黄建华父亲做了大量的解释工作，告诉他针灸、服药后疼痛加剧是意料中的事，古代医书上称之为暝眩现象，它不是针刺造成的损害，所以不必惊慌失措，并跟他说明，是建华的舅舅林华卿医师带他来针灸的。林先生是状元镇的老中医，他总不会叫外甥来受罪吧。他无语作答，悻悻地走了。

这个患者当时的症状是不能够走路，一走腰腿痛就加剧，他的腿痛是沿着足少阳胆经和足太阳膀胱经发散下去的，现在看来应该是腰椎间盘突出症。腹诊发现，患者的腹肌非常紧张，两条腹直肌紧张得就好像两条木棍一样。我按压诊查疼痛的部位后，发现在次髎、环跳、跗阳的压痛强烈。次髎正好是骶髂关节旁边的一个穴位，往往腰椎间盘突出症的患者由于骶髂关节移位而出现压痛；环跳穴位周围也有压痛；跗阳穴也有压痛。跗阳穴是阳跷脉的郄穴，疼痛剧烈的要在郄穴上面针灸、按摩，这也是阿是穴的疗法。根据腹直肌紧张拘挛，判断为芍药甘草汤证。而患者虽然体形魁梧，但面色青暗，畏寒肢冷。于是我就给他开了3帖芍药甘草附子汤：附子10g，白芍30g，炙甘草15g。

他服药第 1 天就出现疼痛加剧；坚持服药 10 余剂，症状愈半。诊治都是针药结合，双管齐下。历经两个多月，终于彻底治愈，年底也顺利结婚。治愈后 2 年来参加农业劳动，未见任何不适。这种疼痛加剧的瞑眩现象，发生得越早越好。如果治疗 3 天之后才疼痛加剧的，效果就要差一点。

这个病例的成功，证明针药结合治疗也会出现瞑眩现象。虽然我们事先也不能预料到瞑眩现象的发生与否，但最好要预先告诉患者，如果出现瞑眩现象不要害怕，这是疾病向愈的征兆，这样就可以避免很多不必要的麻烦。

015 瞑眩现象 2

方证辨证治好疾病，有时要经历一个瞑眩的过程，经方医生应该事先心里有数，不要被突然出现的瞑眩现象乱了方寸，反而认为是误治。

我曾写了一篇《内经反治法新探》的论文，发表在《南京中医学院学报》1991 年 3 期上。文中分析了为什么会发生瞑眩现象，并对瞑眩现象导致症状的加剧和病情的激化做了解释。我认为，瞑眩现象的发生，是因为方证相对应，一方面能促进机体主体性反应，创造能充分显露主症的内环境。在加强了局部反馈信息以后，又激活了生理学上的"对抗系统"，促使邪正斗争由相持转向激化。邪正斗争的激化就能动摇机体的病理稳态而达到治愈疾病的目的。而另一方面，也会促使某一些症状的加剧，从而出现瞑眩现象。

假如病理稳态被打破以后，病情向坏的方向发展，那就是误治。我们在服药期间，要密切观察患者的病情发展状况，不能太大意，也不能认为病情加重就是好事。面对病情加重，我们既不要盲目乐观，也不要过于害怕。

有些患者服药以后，在原有症状好转的同时，又出现一个意想不到的，甚至比原有症状更严重的另一个症状。临床医生如果事先知道，就会对自己有一种保护作用，这可能是另外一种瞑眩现象；

否则的话，有可能会造成医患纠纷。

我在临床上就碰到过这样的病例。

李某，男，33岁。10年前患前列腺炎和尿道感染，经我诊治得愈。10年后又复发前来就诊。当时的症状是尿频、尿痛、尿黄、尿浑浊，口干欲饮水，小腹不适和会阴部胀痛。腹诊发现，胸胁苦满，腹肌有弹性并不虚弱；两边腹直肌紧张痉挛呈长条状，从肋骨一直延伸到小腹，又粗又硬，像两条对称的木棍一样。这是一种典型的四逆散的腹证。结合患者具体脉症，我投予四逆散合猪苓散，并且要求患者回家后自行在次髎穴上进行按压。因为在其背部按诊时，发现骶髂关节部位有压痛，尤其是次髎穴处有明显压痛，根据我的观察，用手指按压压痛点，药物吸收更快，相当于针灸一样。

患者服药以后，原有症状逐渐改善。但继续服药却出现了间歇性血尿，甚至肉眼血尿，有点像患泌尿道结石时的尿血症状。患者怀疑是否因为用药不当造成了损伤。我认为，用药方向是对的，治疗后患者的临床症状也得以改善。那为什么会突然出现这种情况呢？是误治，还是暝眩现象？我建议患者去医院做一次全面的体检，检查发现居然是膀胱癌。患者接受了手术治疗，手术后继续在我这里吃中药进行调理。

这个患者服药后出现出乎意料的间歇性血尿，这一现象使之能够更早地发现潜伏的疾病（膀胱癌），从而进行早期的手术治疗。我把这种现象称作另外一种暝眩现象。这个患者自始至终都没责怪我，真可谓有惊无险。

但我遇到的另一个患者就不一样了。

李某，女，45岁。胃中不适多年，容易多愁善感，便溏黏臭，尿黄臭，心下痞硬，月经量与月经周期一直正常。患者具有半夏泻心汤证的典型症状，投半夏泻心汤 7 帖。同时患者背部第 7 胸椎棘突下的至阳穴有强烈压痛，故施刺血、拔罐，拔出来的血很黑。内外合治后有效，遂守原方，继续针药结合治疗。

2 个月后，患者来电话说，治疗以后胃中不适消失，但出现月经淋漓不止。她说这是从来没有过的情况。她认为这是拔罐和服药所造成的，属于医疗事故，问我怎么处理，有点不依不饶的样子。

我考虑再三，自觉方证是对应的，压痛点针刺、拔罐也是符合规则的，半夏泻心汤中半夏也只用了 10g，其他药物也都不可能对月经造成这么大的影响。这会不会是另外一种瞑眩现象呢？于是，我就以此来安慰她，让她去做个全面的检查，看看到底是妇科哪方面出的问题。检查结果发现，患者患了宫颈癌。

这些病例告诉我们，重视与了解这种瞑眩现象是非常重要的，否则这种意外之事有可能会累及医生。

课间答疑

问：如果我们碰到这种由于瞑眩而激发了体内还没有发现的某一种病，譬如肿瘤，该怎么做呢？是不是明哲保身就好了？

答：这个问题提得非常好。因为我们是医生，患者出现了这种现象，出现了一种比较严重的疾病，我们肯定也非常痛心，但是早发现还是好的。遇到这种情况，我们在安慰患者的同时，也要让他做全面检查，听取西医的建议，是早期手术好一点，还是保守疗法好一点。当然患者的家属也要参与意见。假如他们觉得这种情况还是中医治疗好的话，我们当然要积极进行治疗；假如西医有比较好的办法解决，我们也要尊重患者及其家属的选择。假如你一定要动员患者用中医治疗，不要给西医处理，那这个就有责任了，不应该这样做。

问：经方医学对肿瘤有没有办法治疗？

答：用中医、中药、针灸治癌，应该讲是一个非常有前途的方向。经方治疗肿瘤，一定是要在尊重患者的意愿下，这个非常重要。因为有些肿瘤早期手术，疗效是非常好的，假如错过了这个时间，我们就有一定的责任了。而肿瘤晚期患者不能做手术了，患者不选择化疗、放疗，而用中医药治疗，这样也是一种非常好的选择。

问：经方医学对于肿瘤应该如何治疗呢？

答：治疗肿瘤还是应该跟其他病的治疗一样，不是根据病去治，而是根据患者当时的体质状态、症状、腹证、脉证，进行方证相对应治疗。是哪一个方证，就用哪个药方治疗，而不是选择哪一种特殊的抗癌药去治疗。要遵循疾病总论原则，就是"随证治之"，进行方证相对应的治疗。临床反复证明，很多患者通过这样的治疗，带病生存，提高了生活质量，减少了很多痛苦，也可以延长生命。这应该是一种比较好的选择。

016　腹诊的重要性

腹诊是《伤寒论》的核心，是《伤寒论》方证的主要组成部分。我们讲小柴胡汤证、柴胡桂枝干姜汤证、大柴胡汤证的胸胁苦满，半夏泻心汤证、甘草泻心汤证、生姜泻心汤证的心下痞硬，桃仁承气汤证的小腹急结等都是腹诊的内容。腹诊是一种非常简便的诊察方法，简明易懂，客观性强，只要正确地运用它，无论对诊断还是治疗都是非常有利的。然而在中国的中医界很少有人重视腹诊，能够在临床中应用腹诊的更是少之又少，这给经方医学的发展带来了很大的阻碍和损失。

《东洋医学》1993 年第 2 期刊载的《东洋医学的风景》一文中，日本汉方家矢数道明和藤平健就"中国医学为什么那么复杂，那么难学，日本汉方比较精简、比较实用"这个问题进行了讨论。其中，藤平健就开门见山地说："中国中医理论繁杂的原因，可能是摒弃了腹诊的缘故。"他对此感到非常惋惜。矢数道明也持同样的观点。他认为历史上日本汉方医学很重视《伤寒论》，特别重视《伤寒论》中的腹诊。腹诊与其他四诊有机地结合在一起，形成了比较简洁的理论体系，离开了腹诊也就等于离开了《伤寒论》。他的这个观点，应该引起我们的重视。

我从一开始做临床就非常重视内外结合，同时也非常重视腹诊。

正因为重视腹诊，并用方证对应的方法与针灸等外治法相结合，在临床上取得了很好的疗效，因此才有很多患者来找我看病。从 1972 年到 1979 年这 7 年间，我治好了很多西医治不好的疑难病，在这些病例中，我基本上都用了腹诊，因此在这方面积累了一些经验，也留下了一些记忆深刻的病例。

我在《中医人生》中曾提到一个肩周炎患者按桃核承气汤证诊治的过程，以及与患者的交谈和治愈后所引发的思考。

患者的名字叫潘德法，是个很聪明能干的农民，在生产队当队长。他身体壮实，脸色暗红。他的女儿是"赤脚医生"，与林华卿先生同在状二大队医疗室工作，就是林华卿先生介绍他到我这里来就诊的。

潘德法患的病是右肩疼痛，民间称为"五十肩"。发病后他一直在积极地医治，一年来膏丹丸散、按摩针灸、刺血拔罐都一一试过，不但无效，反添了更多的病痛，劳动力几乎丧失，他这个生产队长一下子谪降为队里的放牛娃。他说，牛都会欺负他。他用左手拉着牛的绳子时，牛都是乖乖地吃草，当他的左手拉累了，把牛绳换到右手时，牛就会把头猛然大甩过去，使他的右手一下子全部酸麻，痛得他冷汗直冒。

当时他的症状是右肩不能抬手，不能负重，夜间痛得不能安睡。仔细诊查发现，患者右臂肌肉萎缩，对疼痛异常敏感，伴有头重、口苦、纳呆、尿黄、便秘、脉涩、舌暗红苔黄黏等痰瘀湿热凝滞证候。翻阅历次诊疗记录，从诊断到方药均合中医理法，然而医治无效，大家都认为是疑难病证。

我通过腹诊发现他有两个很典型的腹证：一是心下压痛；二是左小腹急结与压痛。左小腹部在重压之下，疼痛向左腹股沟发散。通过这两个腹证，就明确了是小陷胸汤证合桃核承气汤证。这两个

娄绍昆一方一针解《伤寒》

汤方的功效，一为清痰热，一为祛瘀血，也符合理法辨证，于是我就投此二方的合剂。3天后，患者满面笑容地来复诊，说服药后排出很多污浊秽臭的大便，说为了看清排泄物的性质，他特地跑到清水坑上大便，他看到一大片污黑物浮悬在水面上。治疗后他一身轻松，手举高了许多，虽然手臂还痛，活动也还不利，但他看到了治愈的希望。初学中医的时候，我从理法辨证入手，往往有时候找不到具体、准确的方剂。后来学习了经方医学，从方证辨证入手得到的方剂，其方剂在理法辨证上也颇符合。

潘德法复诊时，腹证也相应地好转了。我把原方药物的分量减半，让他再服5剂。5天后，腹证消失了，其他诸症也明显减轻。接下去的诊治就变得容易了，以针灸、中药治疗1个月而痊愈。后来他就成了我的好朋友和经方医学的宣传者，不知有多少疑难病患者都是由他介绍来的。

在给潘德法诊治的过程中，他跟我讲了许多话，有些话对我触动很大。他说他一辈子没有生过病，这次算是大病一场了。开始看西医，医生说是肩周炎，认为一年半载好不了，因此他对西医的诊治就失望了。后来看中医，医生认为是气血阻滞，他认为很有道理，但服了上百帖中药，扎了针，放了血，拔了罐，病痛反而越来越重，也渐渐地失望了。但服了我通过腹诊所开的中药，效果非常明显，因此，他对中医又重新燃起了信心。

当时我让他躺下来进行腹诊时，曾有一段争论。他说自己内脏没什么毛病，不需要进行腹部触摸。我告诉他，通过腹诊才可以寻找到引起他肩部疼痛的药方。听我这样说，他才半信半疑地勉强躺下来。在腹诊时，我告诉他："古代中医都要施行腹诊，对像他这样的慢性病，腹诊比脉诊更重要。"当我的手按压到他的上腹部以及左少腹压痛的部位时，他当时就大呼小叫了起来："我的病会治愈了。"

我惊讶地问:"何以见得?"他振振有词地说:"看了1年多的病,没有一个医师按一下腹部,更不可能发现我腹部居然有两个部位有压痛。再说,我自己也从来没有发现腹部有什么异常。但今天被你一按却发现了压痛,说明你是一个有套路、有经验的医师,所以我的病就有了治愈的希望。"

他非常兴奋地告诉我,他想动员家中的子女学中医,问我带不带徒弟。我告诉他,我自己连医师资格证都还没有,又有什么资格带学生呢?

此案肩周炎的诊治,小陷胸汤证合桃仁承气汤证的腹证是诊治的关键,如果丢弃了这一个环节,整个诊治系统的链条就断了。诊治潘德法的时候,我还在他的小腿足阳明经的条口穴和丰隆穴上发现有压痛,还发现他的左胸上部手太阴肺经的中府穴附近的肌腱——肱二头肌腱短腱和喙突处有压痛。针刺条口、丰隆穴时针感强烈,中府穴区的压痛点用三棱针刺血、拔罐,拔出很黑的血。中府穴区距离胸尖部比较近,针刺不当容易引起气胸。针刺、刺血、拔罐后,潘德法的右手臂就能稍稍举高了一些。我让他每天自己用手指按压条口穴与中府穴区,这样的指针疗法,可以持续刺激穴位,从而达到针刺的效果。

记得潘德法曾经紧皱眉头以难以理解的口吻问过一个我无法回答的问题:"中医界为什么不推广腹诊呢?"

我不知如何回答他,只得顾左右而言他:"一言难尽啊!这是一个值得进一步研究的医学社会学与医学教育学的课题啊!"

课间答疑

问:请问老师,腹诊适合几岁以上的孩子?

答:腹诊没有年龄的限制,不过对于婴幼儿,腹诊的手法要特别注意，要轻柔，不要损伤婴幼儿非常娇嫩的内脏。

问：请问病患如果是异性，应该如何进行触诊？也要把衣服掀起来吗？

答：对于这个问题，我先讲一个故事。有一部国外的影片，其中讲到一个妇女难产的情节，邻人请来了一个男医生替她接生。产妇的家人把这个急匆匆赶来救命的男医生拦住了，认为男人怎么能进去替妇女接生？在这生命危急的关头，这位医生说："医生是没有性别之分的。"一边说，一边冲了进去。

中国古代的礼教，对于人和人之间的肢体接触是有禁忌的，不要说异性，就是同性也一样，所以我们没有握手、没有拥抱，我们碰到的时候，很亲热的礼仪也只有拱手、鞠躬。正因为这样，中国古代腹诊发展不起来。日本人没有这方面的顾忌，从他们诊所里的有些照片中，我们可以看到，他们是比较开放的。腹诊的时候，患者躺在那里脚伸直以后，一般内衣要拉上去，起码要拉到肋弓的周围，可以看到患者的上腹角，看到肋弓。观察患者上腹角的夹角度是钝角，是直角，还是锐角。要看看腹部，整个是膨大的，是胀满的，还是凹陷的。在按压之前，眼睛首先要看到。

中国很大，很多少数民族地区有他们自己的风俗习惯，我们当然要尊重。腹诊能否开展也要因地制宜。

问：心下压痛的小陷胸汤证与心下痞硬的半夏泻心汤证，腹诊时要注意什么？

答：小陷胸汤证的很多症状、体征是胸腔病变所造成的，心下压痛就是胸腔病变反射到心下部位所造成的，所以它很靠近胸腔部位，非常靠近剑突。按压的时候，大拇指稍微向里压的话，患者就感到疼痛，反应比较明显。

半夏泻心汤证的心下痞硬，更多的是反映了消化道的一些病变，如上面的呕吐、下面的下利，而心下的痞硬其实就是反映了消化道的一种堵塞痉挛，或者出现了滞留、幽门梗阻这样一些病变，或者是一种炎症反应。

心下痞硬的腹证涉及好几个方证，如半夏厚朴汤证、旋覆代赭石汤证、木防己汤证、茯苓杏仁甘草汤证等，临证时要注意比较、鉴别。

问：请问腹部悸动用多大的力量才能获得临床意义？

答：这个问题也非常好。因为我们学习的目的是要用的，不是为了玩的，所以一定要从临床实践出发。

患者如果具有腹部悸动的腹证，我们用手触摸时会有感觉。那要用多大的力量压下去呢？其实轻轻地把手放上去，就会感到腹部的跳动；稍微再用力一点，悸动可能就更加明显。但假如再用力，有时可能反而就消失了，并不是压得越重越深，悸动感就越厉害。有一些水饮病证，它的腹部悸动是非常强烈的，严重者睡在床板上，也会感到整个床板在振动。腹诊的练习可以在正常的人体上进行。正常人腹部也会有悸动吗？是的，正常人腹部深处也有悸动，这是腹壁主动脉的悸动。你也可以按压自己的腹部，作为一个正常人悸动的标准。患者的腹部悸动，浅部轻轻地按压也会有悸动。这样反复几次，慢慢就能体会到。

学习这类腹诊，最好有人指点一下，可以少走弯路，可以快一点。即使没人指点，自己慢慢实践也能体会到。假如能够把汤本求真、大塚敬节以及王宁元译著中有关各种代表性的腹证内容都加以学习，那就更好了。

017 柴陷汤的腹证

柴陷汤是《重订通俗伤寒论》里的方子，是小柴胡汤与小陷胸汤合方的化裁。其组成：柴胡一钱（3g），姜半夏三钱（3g），小川连八分（3g），苦桔梗一钱（3g），黄芩一钱半（6g），瓜蒌仁（杵）五钱（15g），小枳实一钱半（6g），生姜汁四滴，分冲。柴陷汤证的腹证就是在一个人身上同时出现小柴胡汤、小陷胸汤证的腹证。现在我用一个具有柴陷汤腹证的单纯性腺性唇炎的病例来讲述这个问题。

患者发病已经5年，嘴唇先肿起来，然后越来越肿，慢慢地唇色变紫变黑，最后皮破出血，血色紫暗。出血后嘴唇皮会剥脱后愈合，痊愈之后又会复发。1个月左右为1个周期。除了唇部的病证外，患者自诉身体无任何不适，曾到上海治疗，医生诊断为周期性剥脱性唇炎，给他吃氯喹（一种治疗疟疾的西药）。根据这个医生的经验，这种药物对周期性剥脱性唇炎有很好的控制作用，不过药物的副作用是可能会造成白细胞减少。因此，医生嘱咐他吃药后一定要定期检查，若发现白细胞计数低于 $3.0 \times 10^9/L$ 就要马上停药，否则会出意外。

吃药的第一个星期情况挺好，唇炎的周期发作现象出现了变化。吃了半个月，效果非常好，炎症消除，嘴唇不肿了，所有症状减轻，患者非常高兴。继续服药，1个月后出现头晕，检查白细胞发现只有$1.5×10^9$/L了。打电话到上海，上海医生告诉他马上停药。后来经人介绍来我诊所诊治。

这是我遇到的第一位唇炎患者。患者属于消瘦型腺病质体质，腹证发现有胸胁苦满、心下痞硬，有压痛，有抵抗力。胸胁苦满，是指胸胁部有胀满感而苦闷，医者从季肋弓下缘布指向胸腔深按，指尖感有抵抗而不能深入，而患者则已出现窒息样的疼痛，也包括患者的自觉疼痛与胀满。

胸胁苦满存在以下几种不同类型的方证：①大柴胡汤证：其胸胁苦满的程度强，并有上腹角偏宽，一般为钝角，腹肌的弹力强；②小柴胡汤证：其胸胁苦满的程度次之，上腹角呈直角或者少于直角，腹肌弹力中度偏弱；③柴胡桂枝干姜汤证：稍有胸胁苦满，其上腹角偏狭窄，腹肌松软弹力偏弱，并伴有脐上悸动。

如果把胸胁苦满的抵抗程度以5分计算的话，大柴胡汤证为4～5分，小柴胡汤证为2～3分，柴胡桂枝干姜汤证为1～2分。这个患者的胸胁苦满程度属于中等，所以我用小柴胡汤。

心下痞，指心窝胃脘部堵塞满闷不适；心下痞硬，指医者用手按压患者心下时，有硬满膨紧的感觉。心下痞硬有虚实之分，无论是虚是实，都具有相同的心下痞，但是腹壁紧张程度不一样。实者腹壁有厚的感觉，压之有抵抗感而且有力；虚者的腹壁薄，虽然紧张但是压之缺乏抵抗力。如果心下膨满有抵抗，其抵抗一直延续及肚脐部者，就不是心下痞硬，而是腹满。这个患者属于心下痞硬伴有心下压痛，因此我使用小陷胸汤。

根据患者的体质和腹证，最后我投柴陷汤，服药1个月，周期性的症状居然消失。又吃了1个多月后停药观察，随访至今一直没

娄绍昆一方一针解《伤寒》

有反复。

大塚敬节等汉方家在《中医诊疗要览》中提出一些有关胸胁苦满的问题，值得我们注意。

①胸胁苦满乃柴胡剂之适应证，但是右侧的胸胁苦满多是似是而非之胸胁苦满，如误认为真性胸胁苦满而使用柴胡剂则无效。

②肝脾与胸胁苦满的关系。胸胁苦满原来不一定指肝脾肿大，但如伤寒、肺炎、钩端螺旋体病等所见的肝脾肿大，作为胸胁苦满而用小柴胡汤或大柴胡汤，病情多能好转；而肝癌、肝硬化等所见的肝脾肿大，则多不奏效。问题在于，此等肝脾肿大应否认为是胸胁苦满？大塚敬节等人认为，这些不应当算是胸胁苦满。《伤寒论》中虽有可以做如此解释之条文，但并非是胸胁苦满。班替综合征、白血病等之脾肿，肝癌、肝硬化等之肝肿大，就是似是而非的胸胁苦满。中医的腹诊，对于各脏器形状及肿瘤等亦应该加以鉴别。

临床上大柴胡汤证、小陷胸汤证、茯苓杏仁甘草汤证、木防己汤证最为多见，大陷胸汤证比较少见。诊治时，医生抓住了腹证，就抓住了诊治的核心。

自从学习了腹诊以后，几十年来几乎每一个患者我都要给他进行腹诊。临床之际，面对患者，如果不进行腹诊好像自己心里就没底。希望通过这次的学习，每个人都开始学习腹诊，并把它运用于临床，这将给你今后的临床诊治带来很大的帮助。

最后，希望大家记住大塚敬节的话："如果方证是一棵树的话，腹证就是方证的根。"

课间答疑

问：在腹诊中，腹肌柔软而弹力低下，应该用哪一类的方？

答：在考虑这个问题之前，首先要考虑腹肌柔软而弹力低下属于六经中哪些经的病证，应该用什么样的治法？

腹肌软弱，没有弹力，就是一个虚证的重要表现。腹肌的抵抗程度、紧张程度，其弹力，我们一般分为三种：

一是腹肌软弱没有弹力；二是腹肌结实弹力强；三是腹肌软硬程度处于中间状态而弹力一般。当然，每一个不同的方证在这三种之间还有所偏向的，所以有时候又把它分成五类，就是在弹力弱和弹力中间还有一个比较偏弱的，在弹力中间和弹力实之间还有个偏实的，这些临床上都会碰到。

腹肌软弱没有弹力，一般判断为三阴病的方证。也就是说，三阴病的方证都会出现腹肌软弱，没有弹力。如阳虚的甘草干姜汤证、理中汤证、肾着汤证、吴茱萸汤证、温经汤证、真武汤证、四逆汤证等；阴虚的芍药甘草汤证、黄连阿胶汤证、六味地黄汤证、百合固金汤证、沙参麦冬汤证等；阴阳并虚的芍药甘草附子汤证、真武汤证、附子汤证等。

然而实际临床并不是那么简单，有的患者整个腹肌是软弱的，但腹直肌却拘挛紧张；有的患者整个腹肌是软弱的，但某一个局部却有紧张与压痛。我们临证时不要被局部的压痛、紧张所迷惑而发生误诊、误判。最常见的是一种腹直肌紧张，如小建中汤证、黄芪建中汤证、当归四逆加吴茱萸生姜汤证、桂枝加芍药汤证和真武汤证，都是在整个腹肌软弱的基础上，两条腹直肌出现痉挛紧张。又如大建中汤证，在整个腹肌软弱的同时，还会看到或者接触到腹壁上的肠管蠕动。整个腹肌是软弱的，但某一个局部却有紧张与压痛的方证也很多，如桂枝加芍药大黄汤证、当归建中汤证、温经汤证都存在下腹部的膨满感，甚至有压痛。大家想想，为什么这些方证里都会出现这种腹直肌紧张的状态？因为这些方中都有共同的药——芍药。芍药能够治疗这种腹部的腹直肌出现痉挛的状态。这种腹直肌痉挛，有时候可能就是空腔器官的一种痉挛反应，往往都有腹痛，这些都要特别注意鉴别。

有一些腹肌表面压上去很紧张，但仔细查看这种紧张是比较薄的一层，再用力一点就感到深部软弱，小建中汤证有时候就会出现这种状态。这样的腹证对初学者就是一个难题，临证时当遇到腹肌表面紧张拘急只是薄薄的一层，深部还是软弱的，就要特别小心。

此外，还有一些表面看上去是软弱的，你可能会认为这个就是虚证了，但其实深压底部却是有抵抗力的，是一种似虚的实证。如三黄泻心汤证，心下部的腹壁表面压上去比较软，再压下去抵抗力强实，假如认为是虚证，往往就会误治伤身。

问：胸胁苦满在腹诊上如何掌握？

答：《伤寒论》里面的胸胁苦满，可能有两层意思：一层是指患者的自觉症状，自己感到胸胁部有一种胀满不适。杨大华老师分析了胸胁苦满里的"苦"字，认为"苦"字就代表了患者的一种主观自觉状态。这个苦不会是别人感觉到的，一定是患者自己内心感觉到的。这个讲得非常好。另一层意思是他觉体征，医者通过腹诊，用手指（特别是大拇指）沿着肋弓的边缘一直向上摸到剑突附近的部位，从季肋下面向胸腔方向推进的时候，手指甚至都伸到了肋弓的内部，去按压肋下的腹壁，以了解肌肉抵抗、痞硬的程度。医者感到指尖有抵抗力，患者也感到有点不舒服的时候，就可以叫作胸胁苦满。这是日本汉方家在临床上的拓展，甚至可以把很多临床表现，如《伤寒论》里面所描述的胸胁支满、胸胁烦满、胸胁满微结、胸胁下满、胁下硬、胸下痞硬、胁下痞硬、胁下痛等，这些在胸胁以及剑突位置周围感到抵抗的这种腹证都概括为胸胁苦满的范围。这个对于确定柴胡剂方证是有帮助的。

不过,《金匮要略》里也提到,有时候胸胁支满是由水饮引起的,十枣汤证有时候就会出现因咳嗽而引起胸胁的不舒服,所以胸胁苦满也不仅仅是柴胡剂这一类的腹证。日本汉方家也特意指出,肝脾肿大患者有时候在腹诊按压的时候也会出现类似胸胁苦满的症状。因此,临证时对这种似是而非的胸胁苦满要保持一定的警惕,不要认为胸胁苦满就一定是柴胡剂证。

我在临床上有时候通过用敲击胸胁部的方法来确定胸胁苦满的腹证。敲击患者的胸胁部时,患者假如有不舒服或疼痛的感觉就确定为胸胁苦满。有的患者是左侧,有的是右侧,有的两侧都有疼痛不适。这对于鉴别使用柴胡剂也是有一定帮助的。

018 一个容易被忽视的腹证——剑突肿痛

剑突即鸠尾，在胸骨柄顶端的位置。腹诊的时候，经常发现很多患者有剑突肿痛的现象，尤其是慢性病患者，如月经不调、卵巢术后、乳腺增生、结肠炎、神经衰弱症、血管神经性头痛、冠心病、颈椎病、痔疮、黄褐斑、胃炎、糖尿病、前列腺炎、肾结石、高血压、心脏病、脑梗死、肾功能不全、阳痿等病证的患者都有可能出现这种情况。很多患者根本不知道自己剑突有肿痛，有的患者则因为剑突多年肿大，甚至以为这是每个人都会有的正常现象。

剑突肿大，西医认为是胸骨柄软骨炎，诊断学上并没有什么意义，但它对于中医的诊断和临床治疗却有很大的价值。据剑突肿痛这一腹证，就可以知道患者疾病形成的时间已经很长了，因此很难在短时间内被治愈，需要耐心地慢慢调理。临床上剑突肿痛所对应的方证有很多，因此，把它作为某方证的特异性不强。我经常在柴胡桂枝干姜汤证与柴胡桂枝汤证中发现剑突肿痛，因此把它看作是心下支结与胸胁满微结之类的腹证。

在我看来，剑突肿痛的位置，本身就是一个不可多得的阿是穴，当临床上碰到患者出现剑突肿大并伴有压痛，我经常就在这个位置针刺，这种以痛为腧的选穴方法，往往会收到意想不到的效果。

举几个例子：

例一，常某，50岁，男，在温州打工的农民工，身高163cm，体重69kg。胃病20年，近年体重减轻。经胃镜及组织病理检查，确诊为进展期胃癌、幽门不完全梗阻。血红蛋白降低，大便隐血试验阳性。2010年2月19日初诊，刻诊：体型壮实，精神尚可。自述早晨神疲乏力，面色黄暗无华，纳食不香，胃脘胀满时痛，经常呕出隔宿食物，大小便尚可，脉象沉细，舌暗红，苔厚白。腹诊：心下部略膨隆，鸠尾（剑突）肿大如瓶盖，按之疼痛。

患者因为经济条件不好，故想通过中医来进行治疗。我告诉他，这个病可能会进一步发展，没有把握能治愈。如果经济条件允许的话，还是希望在用中药治疗的同时，趁现在身体还可以，尽快去医院做手术。

我在他的剑突肿痛处即鸠尾穴刺血后拔罐，拔出很多黑血，同时投予半夏厚朴汤合香苏饮5剂，药后自觉胃脘胀痛、呕吐等症状明显减轻。

复诊11次，每次鸠尾刺血后拔罐，半夏厚朴汤加减，前后治疗4个月，诸症消失，面色红润，体重增加2.5kg，性功能恢复。鸠尾肿大明显缩小，按之不痛。6月8日停药，我告诉他症状消失不代表胃癌已经治愈，并嘱咐注意休息，必要时要去做西医检查，观察疾病有没有发展恶化。他身体好转后，天天踩三轮车载客。1年后，他儿子打电话来说，他爸爸的病情复发，回老家安徽做了手术。

这个病例虽然最终没有治愈，但那么长的时间内，那么严重的症状，通过中医的治疗居然慢慢地减轻乃至消失，可见在鸠尾针刺拔罐放血非常重要。

例二，王某，40岁，男。5年来酒后神志不清，打人骂人。平时性格内向，面色暗红，口苦口臭，舌苔黄腻，小便秽臭，手足烦热。鸠尾（剑突）肿痛。用三味黄芩汤7剂，在鸠尾穴刺血、拔罐，针药治疗后诸症大减。

二诊时，鸠尾穴再次刺血、拔罐，原方不变，2周治愈。

10年后，2010年7月随访，得知这10年中酒后神志不清，打人骂人仅发作过1次，且没有过去严重，自行服三味黄芩汤5剂而愈。夫妻关系更为融洽，其妻子感谢万分。

例三，徐某，37岁，女。下肢浮肿2年，早晨眼睑亦浮肿，口苦口干但不欲饮水，小便不利，大便秘结，有反复发作荨麻疹病史。鸠尾（剑突）肿大压痛，脉弦，舌暗淡红，舌苔白腻水滑。西医诊断为特异性浮肿，考虑是淋巴或静脉回流障碍。用焦树德先生的鸡鸣饮治疗，同时在鸠尾穴压痛肿大处刺血、拔罐，针药结合治疗以后下肢浮肿大减，前后治疗3周而愈。7年后随访得知，这期间下肢浮肿仅复发3次，但比过去轻微，自行服鸡鸣饮而愈。

鸠尾（剑突）肿痛是疾病的一个明显征象，鸠尾肿痛的大小轻重和疾病的轻重缓急有直接的关联，随着疾病的进退，肿痛也会出现相应的变化。因此，我们可以把它视为人体"健病之变"（从健康到生病以及从生病到恢复健康的变化）的一种隐匿性的指征。

019 《伤寒论》的脉学

我先讲一个故事。

《参考消息》曾经刊登过一个德国女医生在北京学习中医的故事。她在跟随一位口碑良好、疗效不错的中医师侍诊抄方的过程中，发现了一件百思不得其解的事情。这位中医师看病时不按脉，只进行望诊、闻诊、问诊，但奇怪的是，在患者病案记录里却有脉象的记录，而且脉象的记录非常完整，合规合矩。

有一天她终于忍不住，向老师提出了自己的疑惑。

"老师，您平时看病都没有按脉，但是这些医案里面的脉象却写得清清楚楚，这到底是怎么回事啊？"

老师回答："我记录脉象主要是用来替代病因病机的。我通过对患者症状、体征、舌象、体质的诊察，基本上已经了解清楚了，因此按不按脉都一样。然而医院里要定期检查患者的病案记录，如果病案记录里没有脉象记录是不行的，所以我就只好把它写上去。具体写什么呢？就要根据患者的病因病机，以及五脏六腑的状态来写。比如这个人属于肝胆湿热证，我就写左关弦数，再加上舌苔黄腻，这个病案记录的理法方药就符合要求了。又比如肾阴不足，我就写左尺沉而细数无力；假如出现肾阳虚，我就写右尺沉迟无力；假如脾气虚，我就写右关无力；假如肝血不足，我就写左关脉细。这样的话，病因病机和脉象就全部相对应了。"

这位中医师还说，其实在古代，这个脉象有时候就是一个病因病机的符号。

德国女医生觉得中医诊病不按脉违背了"四诊合参"的古训，于是就在报纸上批评了这一行为。

《伤寒论》里的脉象除了是真实的脉象记录之外，有时候的确还指代了病证的病因病机。比如太阳中风桂枝汤证的脉象，宋本《伤寒论》第2条云："太阳中风，阳浮而阴弱……"这里的"阳浮而阴弱"就是病机病因的表述；然而在康平本《伤寒论》里，该条文中还多一个"脉"字，即"太阳中风，脉阳浮而阴弱"，这里的"脉阳浮而阴弱"就是真实的脉象记录。由此可见，该条文所描述的"阳浮而阴弱"，既是真实的脉象记录，同时还指代病因病机。

临床上，中医师都按脉，但记录在病例中的脉象更多是指代病因病机，而不是真实的脉象。就拿发表论文来讲，假如文章中的脉象与病因病机不相符，编辑就会问他为什么？如果说不出个所以然，就可能会帮他改成相符状态。比如这个患者出现肺热的症状，但是论文里出现的脉象与肺热症状不相符，编辑可能就会帮他改成与肺热症状相符的"数"脉。由此可见，直到目前，很多人对脉象的认识还是很混乱的。这也是为什么我今天要讲《伤寒论》的脉象，看看我们的老祖宗到底是怎么看待这个脉象的。

宋本《伤寒论》第1条："太阳之为病，脉浮，头项强痛而恶寒。"条文中"太阳之为病"之后，首先出现的就是脉象，然后才是症状。

宋本《伤寒论》第2条："太阳病，发热汗出，恶风，脉缓者，名为中风。"

宋本《伤寒论》第3条："太阳病，或已发热，或未发热，必恶寒，体痛，呕逆，脉阴阳俱紧者，名为伤寒。"

这两条条文中"太阳病"之后，首先出现的是症状，然后才是脉象。

首条条文先举脉后列症，后两条条文先列症后举脉，说明脉象与症状在诊治中具有同样重要的地位。

我们既不能忽视脉象，也不能故意抬高脉象的作用，更不能以脉定证。《伤寒论》中脉症不相符的条文是常态，脉症相符的条文反而是少数。应该出现在三阴病中的迟脉，也可以出现在阳明病中。如宋本第195条云："阳明病，脉迟，食难用饱，饱则微烦、头眩，必小便难，此欲作谷瘅。虽下之，腹满如故，所以然者，脉迟故也。"由此可见，以脉定证是很危险的。

正如《素问》所云："独持寸口，何病能中？"这8个字，我们每一个学习经方的人都要牢牢记住，它批评了那些光用脉象去判断疾病的现象。有兴趣的话，大家可以在《伤寒论》里面找出10条脉症不符的条文，把它作为作业去做，相信一定会有所收益。

按脉方式有两种：一种是不分寸、关、尺的全脉诊法；一种是按寸、关、尺的分部脉诊法。《伤寒论》中的脉象是全脉，不使用寸、关、尺三部脉法，宋本中寸、关、尺三部脉法都是后人的追文、旁注、嵌注而已。分部脉诊法涉及五脏六腑，主要用于针灸，是一套针脉的方法。日本汉方家吉益南涯在《续医断·脉候》中明确地指出："古者脉分阴阳，而不论三部。《伤寒论》之举脉，莫不皆然。上部为阳，下部为阴，以切总身之脉也。"日本针灸家本间祥白在《经络治疗讲话》中也明确指出："寸口脉，寸、关、尺三部单按法是针灸医学与医经学派临床所用的论述。"

太阳病主要分为两种：一种是中风，一种是伤寒。太阳中风是脉浮而缓，太阳伤寒是脉浮而紧，类似这样条文的脉都是指全脉。这样一对照，我们就知道：脉浮代表太阳病，其中脉浮缓的是太阳中风，是桂枝汤证；脉浮紧的是太阳伤寒，是麻黄汤证。

外感表证一般分为表热证与表寒证。临床上辨别表热、表寒的具体依据应当是脉症而不是病因。然而由病因学说派生出来的"风寒""风热"概念，使初学者误认为"风寒"的病因造成表寒证，"风热"的病因造成表热证。这样就把抽象的病因凌驾于具象的脉症之上，在"治病求因"观念的指导下，一步一步偏离了中医诊治的原则，使初学者举步维艰。教材把表寒证的脉象定为浮紧与浮缓，而把表热证的脉象定为浮数。众所周知，所有外感表证发热时一般都有体温升高，这时患者的脉象都是浮数的。这样一来，几乎所有的外感发热患者都成为风热犯表证了。其实，脉浮数并非外感风热表证所独有。宋本《伤寒论》第52条云："脉浮而数者，可发汗，宜麻黄汤。"第57条云："脉浮数者，可更发汗，宜桂枝汤。"这两条条文都是脉浮数，分别使用了麻黄汤和桂枝汤，而如果根据教材里所讲的脉浮数，就应该使用银翘散和桑菊饮。现在临床上，对于外感发热、脉数患者的治疗，大多数医生都倾向于用辛凉解表，这都是教材的误导。

龙野一雄在《中医临证处方入门》谈到伤风有发热、头痛，其脉诊所见：浮紧数者用麻黄汤、葛根汤等；浮弱数者用桂枝汤。这就比较正确地理解了《伤寒论》的精神。假如不明白《伤寒论》的实质而进行脉象的研究，往往就会给我们的学习带来很大的困难。

总之，临床上脉症不符的现象有很多，我们在学习《伤寒论》的时候一定要注意。我们可以去读一下路振平所著的《医圣秘法》，书中说:"在《伤寒论》中,理论和临床方证相符的只有几十条条文,而大量的条文是论述在方证不典型、脉症不对应的病况下如何进行诊治的问题。"作者指出:《伤寒论》教后人在临床上如何去应对典型的与非典型的方证,如何去解决常规的与非常规的病况,而我们现在的中医师却很少有脉症不相符的诊治记录。《医圣秘法》中说:"有人曾随意抽查1981年度国内3种主要中医刊物23册所载的医案,有脉象记录者共469例,竟无一例是脉症不符。其中个案报道132例亦不例外,案案皆脉症相符。"

由此可见,这些所谓"脉症相符"的病案记录,大多是不真实的,有的是随心所欲,甚至连脉都没按,就把病因病机当作脉象记下来;有的则是生搬硬造,以求脉症相符。

脉象的确很有意思。有些医生就喜欢故意夸大其词,按脉的时候,搞得神乎其神,说:你什么都不要讲,我只要按脉就可以知道你有什么病。甚至连子宫肌瘤有多大,光凭脉都可以讲出来。对于这些事,很多人就很相信、很喜欢,甚至认为这个医生本领真高,称之为神医。我们既不能临证诊断时不按脉,也不能够过分夸大按脉的作用,以脉取症。北京陈明老师在一次讲座中讲到脉象的时候,就批评了这种现象。他说,有的医生在按脉的时候让患者不要说话,他光凭脉诊就能讲出患者的主要病痛所在,在他旁边侍诊的学生一头雾水。其实这个医生就跟前面那个医生类似,因为他的望、闻、切诊运用得很好,所以即使没有问诊,有时候也能判断得非常准确,治疗效果也不错。

有个患者因为吃了过多的柿子,出现肚子痛,就去找医生看病。医生对他说:"你什么都不要讲,我只要按脉就会知道。"按脉以后他就对患者说:"你现在肚子不怎么舒服。"

"是啊！我是肚子不舒服。"

"你这个肚子不舒服是因为吃了柿子造成的。"

"哎呀！真是神了啊！我真的是吃了柿子！"

医生开了方后，患者就走了。旁边抄方的几个学生百思不得其解，就问老师："老师啊，你真神！你怎么连他吃了什么东西都知道啊？"

"你们怎么不知道啊？"

"我们不知道！"

"哎呀！你们真是的，他吃的什么都不知道？"

"老师你讲给我们听听，教我们一手啊！"

"教什么教啊！你们自己不会看啊？他的嘴角上不就有一个柿子红丝挂在那里吗？"

这个医生看病的奥妙就在这里。他的望诊非常仔细，非常好，可以说是神乎其神，而他把望诊"转化"为脉诊，就很好地应对了患者。其实对患者来讲，只要疗效好就行。有时候这种做法也是可以理解的，但是千万不要真的认为"独持寸口"，就可知百病。这个医生处理得还算好，起码他把这个真实的情况跟学生讲了。假如不跟学生讲，学生还真的以为患者吃了什么东西都可以通过按脉就能一清二楚了。

有关《伤寒论》脉象的具体内容我在《中医人生》中都有详细的论述，有兴趣的朋友可以去仔细阅读。

总之，脉诊是患者体质状态的外在表露，我们一定要高度重视，但是也不要过分夸大脉象的作用，搞得神乎其神。

课外加餐：单凭脉诊病不靠谱

研究脉象是了解《伤寒论》的一个窗口。

"心中了了，指下难明"是一句初学者的心里话，它真实地反映了脉学在中医师内心的惶恐与迷惑，同时也反映了中医师已经领会到脉学中的默会知识的存在。临床上脉证不符的病例普遍存在，然而在正常公开场合讨论的病案都是脉证相符，中规中矩。大家对于临床病案中所说的"指下难明"的脉象都好像"心中了了"，心领神会，毋庸置疑。这是为什么？

路振平在《医圣秘法》一书中说："《伤寒论》中脉证相符合的仅仅只有21条，脉证不一致的却有92条。"

如宋本《伤寒论》第234条所云："阳明病，脉迟、汗出多、微恶寒者，表未解也，可发汗，宜桂枝汤。"桂枝汤证本身的浮脉在这里并没有出现，出现的偏偏是迟脉。如果光是按脉，不问诊，不腹诊，不闻诊，怎么能知道此时的迟脉反映的是一种什么状态？又怎么能知道这个迟脉，就可以用桂枝汤呢？这完全是不可能的事，所以临床上四诊合参是非常重要的。我们反复强调，不能光凭脉象就草率地诊断是什么疾病，用什么方证。正如《内经》所云："独持寸口，何病能中？"

那为什么出现这样一种情况呢？这是个非常复杂的病证，既有太阳的桂枝汤证，又有阳明的承气汤证，因为整个气血阻滞，故出现了一个迟而有力的脉，从而使整个脉证不符，这在临床上也是有的。虽然脉迟而有力，但通过四诊，可以明确有桂枝汤证存在，如发热、恶寒、恶风、头痛、汗出，还有承气汤证，从而辨别出这样一个复杂的、重叠的方证，是两个方证同时出现在一起，治疗上就要分辨清楚到底是合病还是并病，治疗用方孰先孰后。可见，临床上光靠按脉来诊病是脱离实际，不靠谱的。我们初学《伤寒论》的时候一定要防止这一点，坚持四诊合参，千万不要把复杂问题简单化了。

一个脉学的思考题。

这是一本书上记载的病例，经常作为一个学习的范例。大家先看病例，然后可以从各个角度，方证相对应也好，脉象也好，谈谈有什么感受。然后我讲讲这个病例的情况，讲讲这个病例的脉象。

患者是济南的某男，60岁。寒冬出差，在外面感受了风寒，夜里就发高烧了，体温40℃左右，非常恶寒，几床棉被盖在身上，仍然恶寒、颤抖，全身所有关节都疼痛，没有汗。皮肤很干燥，同时又滚烫，而且咳嗽不止。舌苔薄白，脉浮紧有力。

医者认为，这是太阳伤寒的表实证，所以用辛温发表的麻黄汤：生麻黄9g，桂枝6g，杏仁12g，炙甘草3g，1剂药。患者趁热喝了以后，又用被子盖好。不一会儿，全身汗出，热退病解。

这是一个方证对应的成功病例。但是，大家仔细看看这个病的叙述，哪里还有一点点漏洞？还有一点点瑕疵？

这个医案用麻黄汤后通身汗出而解，多精彩，多好。但是医案中把有一个东西故意回避了，没有告诉你。这个东西是最重要的，大家猜猜看，是什么东西？医案中有"体温达39.8℃……切其脉浮紧有力"。体温39.8℃，脉象仅仅只是浮紧有力吗？一般的常识，体温39.8℃，每分钟脉象的次数可能有100次以上，这样的脉数为什么在脉象里不记载下来？为什么只是记载脉象浮紧有力而不实事求是地记载为脉象浮紧数有力？

中医教科书认为，麻黄汤治疗风寒束表是表寒证，脉象应该是浮紧有力。至于患者出现浮紧数有力的脉象，医者要进行通过现象看本质。脉象浮紧有力反映了病证的本质，然而脉象数是非本质的现象，应该通过去伪存真的方法把它加以丢弃。

这就是《伤寒论》被《内经》化的典型个例，如果《伤寒论》被《内经》化以后不影响临床诊治那也大可不必刻意纠正，然而正因为太阳病表热证的张冠李戴，造成了张仲景辛温解表法的衰落，所以我们不得不提出正名，使其名实相符。当然在前经方时代，只有方证相对应，没有病机病因，也就没有了以上的争论，所以我们有时候把自己置身于《伤寒论》还没有经过阴阳学说整理之前的前经方时代，反而把问题看得明白。其实，感冒初起应治以辛温解表法，不仅仅属于伤寒学说。倡导辛凉甘寒解表，不遵仲景桂枝麻黄之法的刘河间，其实在临床上遇见发热、恶寒、无汗的太阳病还是乖乖地使用辛温解表的麻黄汤。他在《素问病机气宜保命集·热病》中曰："寒伤皮毛则腠理闭密，阳气怫郁不通而为热。故伤寒身表热者，表热在也，宜以麻黄汤类甘辛热药发散，以使腠理开通，汗泄热退即愈也。"可见中医师真的从临床实践出发，不囿于理论的成见，着眼于随证治之的话，也能做到方证相对应的。

020 日本汉方对方证脉象的研究

　　我们需要加强对《伤寒论》脉学的研究，还要借鉴和学习日本汉方医生脉学的研究成果。

　　最近在看日本汉方家寺泽捷年的《和汉诊疗学》，该书在日本一直再版，书中非常重视脉诊和腹诊。北京的王宁元老师已将这本书翻译成中文版，书名为《汉方临床诊疗学》，即将出版。我想你如果一书在手，将会得到意外的惊喜。

　　寺泽捷年对于脉象的研究颇有新意。他认为每个方证的脉象都同时具有六个方面的因素，因此，我们在搭脉的时候，就应该从这6个方面去考量：第一是浮沉，第二是迟数，第三是虚实，第四是大小，第五是紧缓，第六是滑涩。在临床之际，如果每个方证都从脉象的这6个方面去考虑，肯定会有不一样的收获。

　　为此，寺泽捷年还专门设计了一个有关这方面脉象的图：

　　譬如桂枝汤证，在外感发热时脉象呈现浮、缓、数的形态，这还只是桂枝汤证脉象中最重要的三个方面而已。在其背后，还同时隐秘地存在其他三个方面（虚实、大小、滑涩）的变量关系。如桂枝汤证的脉象，虚实这一项是稍偏于虚的；大小这一项，它是居于中的；滑涩这一项也是居于中。即使是在紧缓这一项的变量之中，桂枝汤证的脉象也只是稍微偏于缓一点。

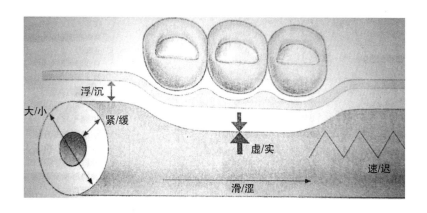

此图引自寺泽捷年所著《和汉诊疗学》

每一个同道静下心来想一想，这样动态的脉象是不是更接近真实的桂枝汤证呢？

我们在按脉的时候，如果综合以上曲线的六方面来考虑的话，我想会更有意义。类似的曲线图还有很多，如葛根汤证、大柴胡汤证、真武汤证等。

脉象固然非常重要，但我们也不能盲目地夸大脉象的作用。光靠一个脉象，不用望、闻、问三诊，往往很难找到准确的答案。就好像《伤寒论》里的浮缓脉，一般指桂枝汤证，但有时候在虚劳病的黄芪建中汤证里也会出现，光靠一个浮缓脉，我们怎么可能知道到底是黄芪建中汤证还是桂枝汤证呢？因此，我们一定不能单独依靠一个脉象就来确定方证。

大塚敬节35岁时诊治过一个使他终生难忘的病例。这个病例开始治疗不顺利，使他陷入百思不得其解的困境。后来在现场的动态脉象中，他终于获取了破解的密码。

他的朋友S君是个药剂师，强壮而肥胖，胆石疝痛强烈，注射吗啡与 pantopon 也不能止痛，结果一剂大柴胡汤使其霍然消除。当时大塚敬节告之要连续服上 1 年才可根治，但 S 君服了 1 个月就停药了。

停药 1 年后，胆石疝痛复发，疼痛从右季肋下放射到背部，并扩展到右肩，胆囊部甚硬且压痛，体温 38℃，便秘，与去年的大柴胡汤证并无不同。S 君自服大柴胡汤 1 剂全部呕吐了出来。大塚敬节认为，还是与《伤寒论》讲的"呕不止，心下急，郁郁微烦"的大柴胡汤证一样，遂投大柴胡汤，但服后又是呕吐，疼痛依旧。

大塚敬节屏息凝神地替绞痛中的 S 君再一次地候脉，发现 S 君疼痛强烈时脉象紧弦，与缓解时的大脉截然不同。他忽然想起《金匮》所云："胁下偏痛，发热，其脉紧弦，此寒也，当以温药下之，宜大黄附子汤。"处方如下：大黄 1g，附子 0.5g，细辛 0.5g。为一日量，顿服。服药 5 分钟后，疼痛就缓解了，腹部的紧张也消除，可以翻身了。再续服，大便趋于通畅，疼痛完全消失。

大塚敬节的体会深刻："同一个患者患一个病，有宜寒下的，也有宜温下的，故应随证治之。"然而，值得注意的是，大黄附子汤的腹证，有时候并不一定是胸胁苦满，也没有腹直肌痉挛，而是全腹部软弱无力，所以我们要高度注意。

大塚敬节深有感触地说："我们在不知不觉之中深受先入为主的毒害，遗忘了'随证治之'的天则，而接受了专病专方的诱惑。"

是啊，专病专方的诱惑谁也难以摆脱。譬如胆石绞痛用大柴胡汤、肋膜炎用柴陷汤、急性阑尾炎用大黄牡丹皮汤等，几乎成为定则。方病相对应，轻松不动脑，却丢掉了"具体问题具体分析"这一辩证法的活灵魂。

最后，大塚敬节沉痛地反思："对于胆石绞痛的患者，明明出现的大黄附子汤证却视而不见，随手投给了大柴胡汤，这就坏事了！我在这里深深体会到切脉必须聚精会神，常常需要数分钟之久。阵发性胆绞痛缓解期间的脉象是大脉，而发作时却是呈紧弦的脉象。30秒的诊脉，大有误诊之虞。《伤寒论》序云：'动数发息不满五十，短期未知决诊。'真是至理名言啊！"

他还体会到大黄相同的分量，在与柴胡、枳实、芍药配伍时，和与细辛、附子配伍时，其泻下的作用不大一样，他认为："证合量少也效大。"

脉象的重要性是不言而喻的，其重要性一定要立足于它的真实性上。然而在整理医案时，要做出真实性的记录也是不容易的一件事。为什么？因为真实性的临床记录有时候会跟现有教材的病机病因学说唱反调。

因此，我们在学习脉象时，参考日本汉方家对方证脉象的研究是必要的。

课外加餐：按脉能知生男生女吗？

在脉象的讨论里面，我想讲一个故事。

有一天我在给一些基层的进修医生上课之前，和学员讨论一些有关脉象的问题。有个学员问我："娄老师，生男生女，你按脉能按得出来吗？"

我笑笑，认为是无稽之谈。

"嗨，你一定认为按脉是按不出来的吧？！"这个学员说，"我们班级有个同学，他给孕妇按脉就能准确地测定其胎儿是男是女，百分百准确。现在，他在我们农村那一带的名气可大了。等一下他来上课时，你可以问问他。"

听他说得那么肯定，我也有点心动了。

那天上课，他真的来了。下课后，我就把他单独叫到了办公室里，问他："他们说你现在在当地按脉很出名，可以测定是男是女。有没有这个事？"

他笑笑，说："老师，不敢欺骗您。按脉测定孕妇腹中的胎儿性别是假的。"

我说："客气了。"

他说："老师，我跟你不讲假话。不过，按脉测定孕妇腹中的胎儿性别的事情真的是有窍门的。"

我说："有什么窍门？能告诉我吗？"

他说："说来话长，我也是不得已而设想出来的。我刚开始独立行医的时候，患者也没有几个。我就在想怎么能把患者吸引过来呢？突然想到现在人们最喜欢讲是生男生女，现在用B超辨别胎儿性别是非法的，都不敢做了，就把希望寄托在中医的身上。传说中，高明的中医把脉辨别胎儿性别是很准确的。我也想研究一下，看了很多书。的确，古书上也有讲到这个问题的，可我照着尝试都失败了，都不成功，有的偶然成功也并不真的是用什么方法，而是乱猜猜中的。后来我看到一个材料，一下子就豁然开朗了。"

我说："什么材料？是医学的材料？"

他说："是教育的材料，我看了以后很有启发。"

我说："你很聪明，从这个不是医学的材料里边还能够取经。"

他说："不要笑我，不要笑我。是这样的，孕妇来了以后，我们首先要搞清楚她是想生男的还是想生女的。假如她想生男的，我就说——当然要说得模糊一点，她怀的是女胎；如果想生女的，那我就反过来讲，她怀的是男胎。这样讲了有什么好处呢？她生产以后，假如生下来真的是女的，那当然就是我讲准了；假如相反，生下来是男的，我虽然没说准，但是她本来就想生男的，现在如愿以偿了，她高兴还来不及呢，也就不会计较我没说准了。我已经很清楚，说准确说不准确的标准在哪里呢？就是看找你按脉的人，后来有没有找你麻烦。都没有人找你麻烦的，这个就是准嘛。不然的话，总会有人上门来吵吵闹闹的。我到目前为止，从来没有一个人为这个事情跟我吵吵闹闹。的确也有过几个上门准备好像捣乱的样子，但是我有方法对付。"

我说："有什么办法对付？"

他说："这个很简单。譬如，我们嘴巴里模模糊糊说她怀的是男胎，但是在病例记载上写上和嘴上说的相反的女胎。如果她生下了女儿，而且登门问罪的话，我就跟她这样讲：'什么？我这个是百分百准确的，你生来是女的，我肯定说是女的。'她说：'我们几个人都清清楚楚地听到你说是男的。''有这样的事？口说无凭。对，我们去看一下病历簿，病历簿里面的记载总是最准确的。'于是我把病历簿拿出来，病历簿一打开就看到白纸黑字写着'女'字。"

江湖的骗术用到脉象上也真是有一套。我突然想知道他这个老师在哪里？

我就问："你从哪里学到这个本领？"

他说："我是从一个很有名的小学老师那里领悟到的。"

因为这位老师所任课的班级，当他上课提问的时候，全班学生们都会积极地举手。一般人都会认为，学生们都积极地举手来应对老师的提问，就是学生思维活跃的表现，而能够使学生思维活跃的老师肯定是一个好老师。因此各地的老师都来听他的课，久而久之这位老师就成了模范老师。后来他年纪大了要退休了，学校领导就

娄绍昆一方一针解《伤寒》

找了一个年轻人接他的班。这位年轻人心里很紧张，向老教师请教："老师，您当时讲这门课讲得这么好，学生的思维这样活跃，举手提问这样主动，您有什么秘诀？"他说："没有，没有。""您不要客气，不要那么保守，您就教教我吧！""真的不保守，以后你会知道的。"老教师就不讲，死活也不讲。年轻人无可奈何，只能战战兢兢地去接他的班了。新教师上课了。他对学生说：我根据课文里面的内容，提出一个问题。老师的问题一提出来，全班学生都举手。"哟，真厉害！"他就叫前面一个学生站起来回答。这个学生站起来，结结巴巴没有讲好这个问题。新老师心里觉得奇怪："问题不明白，为什么主动地举手？"他就再叫另外一个也举手的学生，这个学生讲的也不怎么好。他再叫另一个站起来，还是讲不出来。他生气了，你们怎么搞的？不懂为什么都举手？学生们七嘴八舌地说："老师是你不知道规矩，不是我们故意举手。"新老师感到一头雾水，说："我不知道什么规矩？""这里的规矩是，不懂的，举左手；懂的话，举右手。"

原来窍门在这里！

他说，他就是看了这篇文章，知道了奥妙所在，于是他就把这种阴阳术运用到脉象里面去了。

听了这个故事，我不寒而栗。谁知道中医学的脉象竟然还会给这些江湖骗子钻了空子。

021 主诉、主症以及疾病分论的重要性

什么是主诉？就是患者来寻找医生看病的症状。比如头痛、耳鸣、发烧，这就是主诉。西医要求主诉还需有时间，比如"头痛3天"，或者"胃痛2个月"。现在我们的中医教材在讲诊断时，主诉也是看病的一个入手处。

去医院，假如还不知道看哪一科，说自己是头痛，院方会让你看神经内科，中医则叫你看中医内科。也就是说，从主诉就能找到你要看的科室。

主诉对方证辨证来讲，的确是入手的地方，特别是疾病分论里面那种单纯的疾病，往往非常重视主诉。比如《金匮要略》里所讲的疾病，往往有时就是症状，这个症状就是主诉，如胸闷、胸痛、胸痹、呕吐、水肿、黄疸、哮喘等，但也是疾病的名字，看病的时候就从这里入手。

的确，我们要熟悉每一种病下面证候分类中的具体方证，这样才可能熟悉中医治疗的途径。但是对于疑难病患者，往往是多种疾病交叉重叠在一起的，患者讲的主诉，医生并不一定就能马上根据主诉进行思考。就好像前面讲过的宋孝志老师用栀子豉汤治疗哮喘的例子。患者哮喘3年了，当然说自己是来治哮喘的，这是他的主诉，但是栀子豉汤证的主症是什么呢？是"心中懊侬"，显然，这个

主症就不等于是主诉。可见，主诉在经方医学里，可以分两类：对于单独性疾病来讲，这个主诉往往就是主症；而对于复杂疾病、重叠的疾病，即合病、并病这一类的主诉就不能直接转化为方证的主症。这个要明白，特别是一种复杂疾病，用疾病总论的方法进行方证辨证的时候，这个主诉我们就要分别对待，认真思考。

那初学者应该如何入手来学习呢？首先，要懂得经方医学中比较高的层次是总论，它不通过病名、不通过疾病的分类，直接一步到位进行直观辨证。其次，还要知道各种单独的疾病。中医学的"病"，由于从群体性、公共性的症状进行归类，其内涵与外延都相对稳定，有一定的规律性和特异性。对于这种单一疾病的研究，几千年来，已经形成了几组比较固定的方证。

所以，对于《金匮》以及《金匮》以后直到现在的《中医内科学》《中医妇科学》《中医儿科学》等学科的辨证模式，我们也要高度重视。不能因为《伤寒论》是疾病总论，就把疾病分论抛弃。因此，我们在高度重视疾病总论指导下的通治法的基础上，也要重视疾病分论的专病专治。

假如初学者既不熟悉《伤寒论》的疾病总论，又不熟悉《金匮》的疾病分论，就马上进入临床，要进行一步到位的方证辨证，即使有效也属于偶然。那就是对方证辨证的一种庸俗化的理解，这种庸俗化是我们要反对的。

徐灵胎所批注的《徐批临证指南医案》中，多处批评了叶天士，其中好几处就是针对叶天士对于《金匮》疾病分论的生疏。

《徐批临证指南医案》这本书，我想应该是经方医生的必读之书。为什么这样讲呢？《临证指南医案》是清乾隆三十三年（1768）出版的，那时叶天士已经去世22年了，而徐灵胎还活着，他比叶天士小 27 岁。徐灵胎把全书前前后后反复看了，仔细研究了书中 2424 个医案，写出了眉批 260 余条，行批 3600 余处，附评 80 余条，对叶天士的临证经验精华及学术创新之处给予了高度的肯定和评价。如幼科一卷，他就极佩服地说："此卷平和精切，字字金玉，可法可传，得古人之真诠而融化之，不愧名家。"这个评价应该是够高了吧？！但同时对叶天士的不足或错误，徐灵胎亦直言不讳地批评，目的主要是为后学者补正。

我把这本书放在床头，翻来覆去看了几十年。我觉得，这本书对我们学经方的人来说是无上的宝贝。为什么这样讲？清代整个医学界能够经得起历史考验而流传下来的医生中，其佼佼者应该是两个人，一个是徐灵胎，一个就是叶天士。他俩能够在一个作品里面进行思想交流，这是非常难得的。

徐灵胎是一个胸襟非常坦荡的人，是一个中国历史上为数不多的中医界批评家之一。一般中医，大家都是同行，不会随便去评论别人，徐灵胎却有点例外。他不是专职的医生，看病肯定没有叶天士那么多，所以王孟英为其编辑的《洄溪医案》的篇幅并不是很厚。但是他的医学思想，他对《伤寒论》《金匮要略》的研究的确高人一筹。他对叶天士的批评，我们现在看是非常准确到位的。叶天士的学生也愿意把徐灵胎那种尖锐的批评汇入老师的医案里去，可见其评注是非常中肯的。可以说，这些批评意见对《临证指南医案》这本书的学习和推广也是非常有用的。

这本书跟刚才讲的疾病分论有什么联系呢？因为这本书里，经常会讲到有些医案由于对疾病分论的分证考虑不周，或者遗忘，造成疾病的治疗不理想。所以，学习经方的人也要学习《金匮》以及分论思想，在一个病的具体分型还未搞清楚之前，马上就搞总论，很可能操之过急，即使像叶天士这样对《伤寒论》非常熟悉的人，有时候也会犯这个错误。

徐灵胎在《徐批临证指南医案·湿》中的批注是："治湿不用燥热之品，皆以芳香淡渗之药，疏肺气而和膀胱，此为良法。"但是肯定之后就指出，这些病例祛湿了以后，后期健脾消痰培土之方都没有。他说那么多的药方里面都看不到后期的治疗，而后期的治疗是固本的办法，否则病会复发的。当然，这种缺乏也不一定是叶天士的毛病，有可能过去比较贫困，患者好了以后就不再来了。因此，这种批评不是针对叶天士个人的，而是强调每一种"病"都有其发生、发展、演变、预后的规律，辨病可以把握疾病的本质、特点、转归、预后。这个批注就是指导我们，对疾病分型要注意时间上病的发展和处理，这个就讲得非常好。

还有《徐批临证指南医案·呕吐》这一章，一共有54个医案，徐灵胎认为有些病例的处理很不得当。反胃是呕吐的一种，反胃的病因也包括痰饮，如我前面讲的五苓散病案里的小孩的呕吐就是痰饮造成的。还有半夏这类的、柴胡这类的呕吐。徐评说："反胃自有上治之法，蓄饮亦有成方可用，乃全不分别，惟以治肝胃之药参错成方，又用人参及姜附者七八，皆与反胃蓄饮相反。则呕吐一症，此老全未梦见也。患诸病者，亦大不幸矣。"叶天士医案里面痰饮类的呕吐，其主要治疗的办法都是用一种和肝、和胃的药物，很随便地组成方，同时还经常用人参、干姜、附子之类，10个病案里就有七八个是这样。也可能是偶然性，正好这类患者多。但徐灵胎是就事论事，他说光从呕吐这个病的总体治疗来看，"此老全未梦见也"，基本上治疗方法都不得当。你做梦也没有想到他这样处理是不对的，给他看的这些人，你们就太不幸了。分类的办法没有掌握住，用药也没有用对，这个批评就非常厉害了。

徐灵胎是总论提倡者，但他对分论里面的某一个病的分类也是非常重视的，这从他的批注里我们就可以看到。他举了一个病例：洞庭有一个姓金的患者，已经呕吐几年了，他的父亲和叶天士算是世交。叶天士治了1年，用来用去都是前面讲的附子、人参、干姜这一类，"而病者几殆"，患者被他治的都要死了。这个时候，患者求治于徐灵胎。徐灵胎一看就知道这个患者是痰饮。痰饮的病，就用五苓散、苓桂术甘这类方子嘛。所以他自己制一方（什么方，他不讲。这个也就是徐灵胎的毛病，具体的药、具体的方，他讲得不多，即使是他自己的医案集里面也是如此），推测就是五苓散。"其病立已"，这个病马上就好了。好了以后，这个患者对他非常佩服，即"受业于徐"，跟他学习而成他的学生了。这是叶天士的学生编到《临证指南医案》里面去的，说明真实性很强。

这里我们的目的是什么呢？就是说，分论里面对于一个病可以分几型、分几类，这几个最主要的方证要知道。但同时还要知道，前期的疾病到后期时应该用什么办法，用什么药方，医者预先要胸有成竹。要知道，经验丰富的叶天士由于对于疾病分论的专病专治把握得不全面，治疗上也出现诸多不甚了然的纰漏。

总之，《伤寒论》总论的通治是最高境界，然而《金匮》分论的专病专治也极为重要。要深入研究主诉和主症的关系，研究这一关系在总论通治和专病专治中的异同点。

022 民间单方与经方1

我在《中医人生》中曾经讲到很多民间单方，同时也讲到我对单方与经方血缘关系这方面的研究，其中有这样一个病例：

20世纪30年代，北京协和医院有一个儿科大夫，30多岁才结婚，结婚以后生了一个男孩，这个孩子齿白唇红，浓浓的眉毛下有一对黑亮的大眼睛，配上脚踝上一对黄金的足环，真是十分可爱。但是这个男孩有一个毛病，就是夜间会啼哭不止，3年来搅得全家人寝食不安，甚至导致邻里反目。去医院反复检查也没有查出什么问题，所以无法用药。也曾求诊过几个名中医，有的诊断为心肾不交，投黄连阿胶汤；有的诊断为肝阳上亢，投羚羊钩藤汤或者杞菊地黄丸；有的诊断为心阳虚而神气浮越，投桂枝甘草龙骨牡蛎汤。然而男孩夜间啼哭依然，这使她心力交瘁，对中西医均感到失望。在万不得已的情况下，禁不住邻里大娘的怂恿，偷偷摸摸地到各个厕所里张贴黄纸条，黄纸条上写着："天苍苍，地茫茫，我家出了个夜哭郎，过路行人读一遍，一夜睡到大天亮。"为了孩子的病，她不惜动用一切手段，然而所有的努力都终归徒然。

更令这位女大夫苦恼的是，由于孩子的夜间啼哭，聘来的家庭保姆在她家都做不长，久的半个月，短的仅两天，保姆就像走马灯似的换了又换。后来又聘到一个安徽合肥的保姆，这个保姆温和安详，女大夫很喜欢她，可心里又担心这个保姆在她家也待不长久。

安徽保姆初来乍到的第二个早晨，她就大声地叫喊了起来，说："这样的孩子你们为什么不去医院医治？"

女大夫一听就害怕了，心想这个保姆肯定马上要走了。

谁知道，这个保姆随后却说出了令她难以相信的话。

保姆轻轻松松地说："你这孩子的病，我在村子里见多了，我都是三五帖药就把它打发了。"

女大夫一听就有点生气，一脸严肃地说："看病可不是儿戏，这个病大医院的大夫都瞧不好，你可千万不要乱来。"

"我在村子里看病都是他们求我的，"保姆的言语间多少有些自得与不屑，"你不要我看就算了，我还狗抓耗子多管闲事啊？！"

保姆嘴上这样说，可还是在去菜场买菜的时候顺便买来了一小把白色细长柔软的灯心草，又解下孩子脚上的黄金足环，把灯心草与黄金足环用水洗干净，放在药罐里加水煎煮了20多分钟，然后给孩子悄悄地喝下。因为清清淡淡的，没有什么异味，孩子很爱喝。就这样连续喝了3天，孩子夜里啼哭的毛病就再也没有发作了。

女大夫发觉孩子夜里突然不啼哭了，感到非常奇怪，也感到非常害怕，是不是这个安徽保姆给孩子吃了什么安定神经的药啊？

女大夫把保姆叫到自己的房间里，关上房门，一本正经地对保姆说："你有没有瞒着我偷偷地给孩子吃什么药？"

"你们城里人一点良心也没有。"保姆听了很是生气，"我给你把孩子夜啼的毛病治好了，你不但不感谢我，还这么凶地责问我。"

女大夫得知孩子已经吃了保姆的药，害怕极了，就语无伦次地责问："你，你给孩子服用了什么药？"

"这是单方，我不会随便告诉你的。"保姆笑着说，"孩子中药都敢吃，吃这个普普通通的草药一点问题也没有，有什么问题我负责。"

女大夫听说不是安眠药而是普通的草药也就放心了，再说这几天孩子精神、气色都比之前明显好转，所以就转怒为喜。

"假如真的是草药把我的孩子治好了，那你就是我家的恩人。"女大夫以感谢的口吻对保姆说。

这个使全家3年来日夜不安的夜啼病，就这样被保姆用3帖草药给打发了。这3帖药也改变了女大夫的科学观。当后来保姆和盘托出自己诊治的秘密时，她就更加坚定地认为保姆的治法是非常合理的。

保姆说她并不是只用一种方法治疗小儿夜啼。当孩子舌尖红，甚至溃烂时，她就会考虑使用这个黄金灯心草方；如果孩子小便黄短，那么更非它莫属了。如果没有舌尖红、小便黄短这两个症状，夜啼的小儿一身是汗，则一般用甘麦大枣汤，疗效也是很好的。如果把两个方子弄反了，就会一点儿效果也没有，但是也没有任何副作用。

"把金子放在水里煮沸，"女大夫说，"用科学的原理来解释是没有什么东西溶析到水里去的，因为金子是最不活泼的物质，你有没有试过不用金子入煎也有同样的效果吗？"

"当然试过。"保姆说："我们的小村子里很难寻找到黄金，所以我也曾想去掉这个黄金，但是没有了黄金入煎就没有了疗效。你说金子放在水里煮沸是没有什么东西跑到水里去的，但是黄金入煎后，水的气味与没有黄金入煎的水的气味是不一样的。"

"看来科学对于人体的研究还处于婴儿阶段。"女大夫感慨无限。

故事的结尾，就是这位北京协和医院的女大夫成了一个学中医的热心人。

我在《中医人生》里还讲了好多单方的故事。我讲单方的目的是什么呢？单方不是一个方对一个病，它是药证、方证相对应。譬如此例小儿夜啼就分两类不同的方证。

我的《中医人生》出版后，有位中医师的70多岁老母亲看了，对单方治病产生了浓厚的兴趣，运用其中的单方治好了自己孙儿和周围其他小孩的夜惊、夜啼、磨牙、盗汗、遗尿、夜咳等病，并对单方治疗小儿各种夜间发作的病证做了归纳总结。

①夜啼或者小小刺激就惊恐不已、一身是汗——甘草小麦大枣汤。

②厌食、口臭、腹壁膨满、肚脐部压痛——神曲。

③喜哭、舌尖红、尿黄短——灯心草、金戒指。

④面青白，易怒、咬人——蝉蜕、钩藤。

同时她还用一次性注射针头，在太阳、尺泽、委中3个部位寻找有无静脉怒张，如有则刺血，没有就刺耳尖，刺血一滴，就这样治好了不少小儿病。这位中医师讲，他妈妈因为对单方很感兴趣，治好了好多小孩的病而被人称为"经方奶奶"，但她妈妈说自己不懂经方，只是一位稍懂一点点单方的奶奶。

这位安徽保姆和这位单方奶奶，虽然用的是单方治病，但是这些来自民间的单方使用的就是经方医学方证相对应的方法，只不过它还原了经方医学最原始、最朴素的形式，它没有任何阴阳五行等的说辞，然而当方证相对应的时候，其疗效是无与伦比的。所以，从古代这些民间验方治病逐步发展成为经方，从中可以看出经方衍变的痕迹，同时也可以看到单方和经方的血缘关系。现在有些民间的单方，是用药去对病治疗，反而降低了效果。我们所提倡的单方，其用药要对应几个症状，这样的疗效会提高。

今天准备用一个大家非常熟悉的黛蛤散的故事来进行思考，主要思考单方验方和方证的内在联系，以及它们之间存在着的血缘关系。

有些流传在民间的单方，可能就是上古时代遗留下来的经方。《千金》《外台》里边好像就已经收集了一部分，但是遗留在民间的还有很多。黛蛤散，就是流落于民间的一个单方，只有两味药——青黛和蛤壳。相传宋徽宗年间，宫廷里有一个受宠的妃子久咳不愈，除了咳嗽，还有口苦，小便有点黄，黏痰不易咳出，有时候因为咳嗽而不能安睡，非常痛苦。御医们根据患者的症状，从理法辨证分析，其肝热犯肺的证候十分明显，于是负责诊治她的御医用了清肝利肺、降逆止咳药物，然而服用后都不见效。皇帝命令领头的李御医在半个月之内治好此病，否则将他逐出京城。李御医惊慌失措地回到家中苦思，这个咳嗽，明明是肝火犯肺，为什么用的药没效呢？想来想去想不出办法来。大家注意，这说明，理法辨证若没有一个相对应的药方，就不能起作用。虽然这个药吃进去，理论上也符合清肝、降火、凉肺、化痰之法，但没效，说明中医药的核心是和证候相对应的方药而不是繁复的理论。

李御医正在苦恼之中，忽听到门外有个老人在叫卖："咳嗽良药，一文钱一包，其效如神。"江湖游医的偏方难道能有效吗？可黔驴技穷的李御医也顾不了那么多了，就派仆人买了 10 包回来。这是一种浅绿色的药粉，用法是用碎葱姜蒜泡成的淡齑水，再滴上几滴麻油后服用。李御医担心药性太强，于是把剂量减少了一些，分两次让妃子吃下，结果嫔妃当晚就不咳嗽了。皇上龙颜大悦，重赏了李御医。后来李御医用重金向卖药的老人索要药方，卖药老人和盘托出：原来只是用蛤粉在新瓦上炒热，拌入少许青黛制成而已。这个老游医还如实告诉李御医，只有一部分人用这个方能治好，另有部分人还是治不好的，这个方是有治疗范围的。黛蛤散治咳的确切范围是"久咳不愈，咳引胁痛，口苦尿黄，痰黏不容易咳出"四点，皇帝妃子的症状有了其中的三点，只是还没有胸痛，基本上是药证、方证相对应，因此有效而迅速治愈。

我们讲方证中的"证"，应该有症状、体征、舌象、脉象，还有腹证，然而一般单方就只有几个症状。单方的这几个症状就像西医讲的是症候群，是比较固定的，也就是经方讲的特异性症状应用这个方子，这几个非常重要的症状一定要有。中医学是个经验医学，既有规则性，也有灵活性。

不要对这个耳熟能详的故事不屑一顾，其寓意深刻，从中可以分辨清楚什么是单方，什么是经方？

什么叫经方？除了《伤寒》《金匮》的方以外，更广义的解释是，使用方证对应而随证治之的方法治疗疾病，其疗效经过临床实践反复证实的方子，都是经方。

日本汉方，虽然也分流派，如：有古方派，喜欢用《伤寒》《金匮》的方；也有后世派，喜用后世《寿世保元》《万病回春》这些书中的方；还有现代的折中派，古方、后世方都使用。但是他们的原则是一样的，就是方证对应。古方派如汤本求真，比较喜欢用《伤寒》《金匮》的方，后世的方不怎么用；矢数道明的用方，后世的方和《伤寒》《金匮》各半，所以说他是折中派。然而古方派、后世派的诊治原则都是一样，即方证对应的经方思维。

譬如二陈汤，从方证相对的角度使用它，它所对应的治疗目标是：痰是白黏的、量比较多，容易咳出来，胃不舒服，舌苔是白黏腻。根据这样的治疗目标去用就是经方思维。假如不是这样去用，而是说二陈汤治疗肺胃痰湿，那就不是经方的思维，而是理法方药的思维。

黛蛤散这个单方，使用的时候已经有了药证、方证相对应的方法，已经具有经方思维的雏形。

理论和方证的关系是先有方证，后有理论；方证是事实，理论是观点。理论观点可以使方证更加充实，它们之间应该是一种良性的互动。我打过一个比方，方证是新娘子，理论就像轿夫。新娘子是第一位的，千万不要把轿夫提高到新娘子的地位，假如这样就是主次颠倒了。

024 夏成锡的故事 1

夏成锡是一个渔民，原本是我的一个患者，但后来慢慢地变成了我的朋友，甚至可以说也是我的老师。人们受过教育以后，逻辑思维往往占上风，而他没有受过多少教育，拥有那种与生俱来的野性思维比一般人的要强烈一点。而对于方证的学习，这种直观的野性思维恰恰是非常重要的，所以我就动员他也来学习中医经方。此后他也成为经方医学的业余爱好者，给他的亲戚朋友等愿意找他看病的人诊治，从不收费。虽说是业余的，可他给某些患者的治疗效果却特别好，甚至能治好有些我没治好的患者。这样的人、这样的情况就引起了我的高度关注。因此，今天就讲讲有关他的故事，一起去认识一下这种具有特殊野性思维的人，以及他的思维方法有什么可取之处。

1972 年的一天，我从龙泉的一个工地上回到状元小学。当时的我已经利用业余时间给患者针灸、用药，也已经开始运用方证对应的方法进行诊治，疗效也还不错。来到学校的第 2 天，我会针灸与中医的消息就不胫而走。第一个来请我看病的是夏成锡的妻子，是请我给夏成锡看病。那时夏成锡只有 24 岁，患慢性腹泻已经 2 年了。患病之前他是一个非常强壮的渔民，在海水里待上几天几夜也不成问题。但自从得病以后，就完全变了一个样子。西医诊断出慢性肠炎、肠道紊乱综合征，但治疗无果；找中医看，那些中医或按湿热，或按寒湿来治疗，然而还是没有治好；再后来又经三圣门草医解毒止痢，病情非但没有好转，反而更坏了，坏到了大便失禁的程度。

屡治无效后，夏成锡已经对治疗失去了信心，一个人躲在楼阁上不下来。他的妻子请我给他看病的事，他事先也不知道。我到了他家的时候，他在楼上迟迟不肯下来，使我感到有点儿出师不利的尴尬。他妻子看见我进退不得、左右为难的样子，就连声道歉，并拉扯着夏成锡下楼。我抬头看见一个瘦长的年轻人，穿着臃肿的棉衣棉裤，十分不情愿地从楼上一步一步地走下来。暗黄憔悴的皮肤，一脸狐疑的神色透露出毫无掩饰的不信任，然而聪慧明亮的目光并不因久病而黯淡。我同情他这样年轻就久病缠绵，我不相信一个普通的肠炎就无法治愈。

我非常主动而亲切地向他问候，坐下来和他慢慢聊。我先耐心地听他讲述两年来的病情变化与诊治过程，以理解与友好的眼光注视着他，以赞同的语气应答着他的感慨，就这样渐渐地化解了他的敌意。我发现他在病史的描述中，用词恰当，条理清楚，重点突出，这样的一种语言组织能力对于一个没有受过教育的人来讲真是不容易啊！而一种悲天悯物的心态也十分明显。在我的劝解声中，他把冰凉的手腕放在了由书卷起来代用的脉枕上。

当时的脉症如下：脉细舌淡，形寒肢凉，头晕神疲，纳呆口淡，小便清长，大便溏泄，一日多次，肛门控制大便的能力减弱。一派少阴太阴之象，典型的附子理中汤证。腹诊所见：腹肌扁平、菲薄而无力，心下有振水音，按之悸动应指。证实了以上的诊断大致不差，但是"心下有振水音"与"按之悸动应指"这些腹证加上"头晕"一症提示着还有水气上逆的病情，于是必须在附子理中汤的基础上，加上苓桂术甘汤。在整个诊察过程中，夏成锡的态度始终是冷冷的，患者这样不配合我还是第一次遇见。我把处方开好以后，就把自己对他病证诊治的依据详细地告诉了他，叫他先煎服5帖。

我自信会治好他的病，所以笑着对他说："只要你耐心治疗，你的病会痊愈的。"

"哼！我这样的病，你治过吗？"他却用这样的语气问道。

我听得出，在他的问话里虽然对我还有一些不信任，但经我的一番言说后，他对我的戒备心理已经有了一点放松。

我很肯定地点点头，笑着说："我村子里有一个中年妇女腹痛腹泻2年，白带如水1年，我就是用附子理中汤合真武汤把她治愈的，疗程也就只有1个多月。"

他半信半疑地说："我在医院里碰到许多慢性腹泻的患者，诊断的病名都是清清楚楚的，什么过敏性结肠炎啊，肠道紊乱综合征啊，肠结核啊，但是治疗效果都不好。"

我承认他说的是事实，就对他说："西医对慢性肠炎的鉴别诊断是有办法的，但在治疗上疗效不是很确定。这种病我看还是中医的中药、针灸结合起来治疗效果会好一些。"

他颇有情绪地说："中医师看了好几个，中药吃了好几箩，可我的病为什么还总是不见效呢？"

这个问题我一时无法回答，就说："中医没有一种专门治疗慢性肠炎的药，只有在正确辨证下的方药才能取效。"

"你怎么知道你的辨证处方就是正确的呢？"他一点也不客气地说。

《伤寒论》中方证对应的诊治方法是中医学中最有效的一种疗

法。"我只得从头到尾一一道来，"你的病证的表现与太阴、少阴病附子理中汤证与痰饮病苓桂术甘汤证非常符合。"

接着我就把太阴、少阴病的提纲症和他的临床表现做一一对照，把附子理中汤证与苓桂术甘汤证和他的脉症、腹证也做了比较。

他一声不吭地听着，一双乌黑的眼睛在闪闪发亮。

"我认为辨证的正确与否只有通过治疗的实践来决定，你假如相信的话，就先服5帖药试试看。"我告诉他。我把处方递给他，处方上写着："炙甘草6，附片9，白术15，党参15，桂枝9，茯苓15，干姜9，5帖。"

他接过处方，认真地看了一会儿，一声不吭。我看他犹豫不决的样子，就想出一个妥善的办法，就是在服用中药之前，先行用艾条自灸1周。我为他选了以下几个穴位：中脘、气海、关元、阴陵泉，并告诉他艾条熏灸的方法以及所选取这几个穴位的作用就是温补太阴、少阴的阳气，温通温散全身的水湿，相当于附子理中汤合苓桂术甘汤的功效。如果诊治不当，也不会有什么副作用；如果有效，我们就方药与温灸双管齐下，这样可以缩短疗程。

实实在在的方证辨证分析，先灸后药的诊治方案的设计，加上热情自信主动的治病态度，终于化解了他的悲观与困惑，欣然同意了我的诊治计划。

1周以后，他笑吟吟地来学校找我，说艾条自灸1周全身感到几年来从未有过的舒畅，所有的症状都有所改善，曾经让他最为悲观的大便控制不住的现象也明显减少。显著的疗效使他相信了我，满怀信心地把1周前的处方拿去抓药了。服药后一切反应良好，就一直守方不变，同时每天自灸不辍。连续诊治3个月，所有症状消失，唯有神疲体弱状态难以消除。他的神疲体弱状态一直维持到现在。

如今他也70多岁了，白发干燥，精神憔悴，形体消瘦。体能衰弱到什么程度呢？别人把手搭在他的肩上，他也吃不消。

治疗期间，他每天来学校与我谈天说地，渐渐地也对《伤寒论》产生了兴趣。

一次他问道："为什么我吃了那些医生开的那么多方子都没效，你这个艾条熏灸就有效？同时呢，你的这个药吃下去很舒服。"

"这个是经方。"我说，"经方是很简练的，同时针对性比较强。"

随着他自己病体的逐渐恢复，他对经方医学的热情也日益高涨。他家的小孩伤风咳嗽都到我这里来诊治，我每处一方，他都穷根究底地问我为什么这样选方用药。久而久之，他竟能像模像样地为邻里摸脉开方了，真的让我大吃一惊。

有一天，夏成锡问我："经方医学这样有效而容易掌握的东西，中医界为什么不大力宣传与推广？"

"我也百思不得其解。"我回答说。

"这肯定不仅仅是认识问题，而是心里揣着明白故意装糊涂罢了。"夏成锡对我说，"对于装睡的人，随便怎样的呐喊都是不会醒过来的。"

"你的看法也有道理，可谓是一家之言吧。"我说，"这是一个令人费解的大问题，值得大家多想想。"

我有一个习惯，总喜欢动员有悟性的患者自学经方，让他们尽快地成为经方爱好者，这样就可以与我一起共同研究他的病情，使治疗少走弯路。正好碰上夏成锡也有这个特点，因此我们就交上朋友了。

课间答疑

问：患者夏成锡慢性肠炎治愈后，为什么还是一直体弱，几十年来都没有恢复？

答：这类问题中医医经类的理论就能够派上用场了。我试着做以下的解释，看看有没有道理。

中医认为"久病必虚"。夏成锡患慢性肠炎，多年腹泻，体重逐年减轻，体能越来越差，这不仅仅是慢性肠炎了，可以说是一个慢性的、消耗性的、进行性的虚劳病。虚则成瘀，所有的血管也就会出现不流畅，出现瘀阻，这个瘀阻就堵住了人体的营养供给的通道，又进一步形成了虚病，虚和瘀血之间互为因果。《金匮》有一篇叫"血痹虚劳病脉证并治"，为什么血痹和虚劳会放在同一篇？大概就是"久病必虚"与"久瘀成虚"互为因果吧？！我想这就是造成夏成锡体能恢复不了的原因。

为什么恢复不了呢？因为夏成锡是虚瘀体质，瘀血停滞，瘀不受补，同时虚不受攻，这样的状态就难以入手治疗，因此也难以恢复。

夏成锡既然是虚瘀体质难以恢复，为什么还能活得那么久呢？他的体能真的是差，我的手放在他的肩上他都吃不消，多年来什么重的活也不能做，可他却能无病无灾地活到70多岁。我认为，这是因为他的体能一直处于一种低水平的阴阳平衡状态。虽然瘦得皮包骨头，力气也不多了，但其生命还能维持着，这就叫低水平的阴阳平衡状态。夏成锡就是以这种状态而活着。

问：夏成锡艾条熏灸到底是怎么熏灸的？

答：当时是他自己熏灸的，没有隔姜，也没有做成什么形状。因为开始的时候他根本不相信，如果那么复杂、那么啰唆的话，他可能就不做了。当用艾条熏灸有了效果，就一直坚持自己用艾条熏灸，每天熏灸一个小时左右。他打了一个比方，说自己体内已经冰得像个冰窖，艾条放在穴位上熏灸，就像是放在冰窖上一样，疗效慢是必然的。当然，人体毕竟不是冰窖，熏灸了一周，就出现了明显的疗效，大便止住了，他获得了治愈的希望。

025　夏成锡的故事 2

夏成锡没受过多少教育，但是他的直觉思维，也就是野性思维非常活跃。发生在他身上的有些事，有时候是我们受过正规教育的人所想不到的，对我们医生的思维有一定的启发，也可以互补。

有一天，夏成锡来问我一个问题，他说："我的女儿已经 3 岁了，身体很健康，但有一个毛病令人头疼，就是容易要脾气，一要脾气就哭，哭起来就不停，好像是故意的，中医有什么好办法治疗？"

我想小孩子会哭是平常的事，这样的孩子多的是，从来没人提出这样的问题。夏成锡提出这个大家见怪不怪、熟视无睹的问题，我倒是有些奇怪，我认为他喜欢钻牛角尖，这可不是一个好习惯，就很不耐烦地对他说："这有什么办法！"他看我没办法也就走了。

过了几天，夏成锡又来找我。告诉我，他女儿今天又在要脾气了，说："天下的事情总是有办法，办法总是比问题多，自己已经想出一个办法来治疗他女儿这个毛病。"他知道我不相信，就请我一起去他家看他是怎么治疗的。假如治愈了，也有一个证明人。我觉得这事既滑稽又荒唐，就跟着他去了。

5 分钟就走到他家了。我还没有进门就远远地听见他 3 岁女儿的哭声，我们一进去她就哭得更响，他妻子在旁边左劝右劝也没用，越劝女儿反而一双小手越把眼睛捂住哭，眼泪却一滴也没有。

夏成锡就笑着对妻子说："你不要劝了，我今天就想听她哭，她哭的声音特别好听。我还请娄老师来一起听她哭。"说完后就泡了一杯茶给我，叫我安心地听他女儿哭。我不知道他在搞什么名堂，就随他坐下来听他女儿哭。他女儿一个人哭着哭着，见没人劝她就哭得更凶了，眼泪也开始流下来。夏成锡故作高兴地哈哈大笑，说："哭的声音越响越好听，我最喜欢听孩子大声哭了。"他一边用手帕把她的眼泪抹干，一边轻轻地拍着女儿的肩头说："继续哭，继续哭，不要停。"

大概发觉今天有些异常，他女儿一边哭一边偷偷地把手指缝张开，观察着周围的动静。她看到我们对她的啼哭不但没有生气，反而很安静甚至很高兴的时候，大概感到有点儿失望，所以哭声渐渐地低了下来，哭了大概已经有半个小时了。

夏成锡就趁机问她："为什么哭的声音低下来了？"他女儿边哭边说："我哭不动了。"夏成锡笑着劝她："再坚持一下，大家都爱听你的哭声。"

她抽抽泣泣了几下就不哭了。夏成锡继续问她："为什么不哭了？"

她说："我一点也不想哭了。"

夏成锡说："既然这样，今天暂时可以不哭了，明天想哭的时候再慢慢地哭……"

不等夏成锡讲完，他女儿就抢着说："我明天也不哭了。"夏成锡说："想哭告诉我们，我们很喜欢听的。"

就这样，他说自己的治疗已经结束了。从此以后，他女儿无故啼哭的毛病再也没有发生了。

这个事对我的教育很大，甚至可以说是引起了我思想上的一次震撼。它使我至少有三个方面的收获：

一是认识到人的受教育程度与智力水平不一定同步发展。夏成锡没读过几年小学，一直从事渔业生产，家里也没有人读过书，他能想出这个办法，并做出来，甚至成功了，是我根本达不到的。他跟我讲的时候，我一直以为是笑话，谁知最后竟变成一个事实。

二是了解了没有经过系统教育的人与经过系统教育的人，在思维方式上可能有很大的不同。受过教育的人，逻辑思维比较发达，慢慢会把与生俱来的野性思维掩盖过去；未受过教育的人，这种与生俱来的思维就比较完好地保存下来。

三是真实体悟到"因势利导"的效用与潜力。他不是阻止女儿哭，而是让她哭，这种"因势利导"的方法我想都想不到，突破了常规思维的惯性，让我开始认识到正治法的局限性及其原因。

后来，我怀着激动的心情把这个事情的经过告诉了阿骅表兄。他听了以后似有所思，好半天才说出了以下的看法：

传统中医认为，小儿喜欢啼哭应当从肝诊治，可是夏家女儿的啼哭却显然另有原因。对她来说哭闹并不是病，至少不是生理意义上的疾病。哭，对她来说是一种工具。我们表面上看去都是哭，但在深处却有着截然不同的内涵。

夏家女儿的啼哭如果从肝诊治的话，使用药物难免滥伐无辜，弄不好原本无病的机体倒会治出病来。夏家人由于女儿经常啼哭，也摸索出一套应对的方法：不哭时顺着她，尽量不让她恼，这样她就不会哭；哭了就哄她，千方百计满足她的要求，这样有可能止住她的哭。这一套方法，当时（1～3岁）有效，可是却造成误导——使女儿觉得：一哭什么目的都能达到。结果哭的次数愈来愈多，哭的程度愈来愈凶，更为糟糕的是，女儿的性格也愈来愈横蛮，愈来愈乖张。

夏成锡直截了当、明明确确地告诉女儿：凡是她不能得到、不应得到的东西，再哭也得不到，不信你可以试试看。女儿也聪明，当她知道哭不再是一种能使她要什么就能得到什么的工具时，她也就不再滥哭了。这个方法立竿见影，哭着的女儿当时就停了哭，长期的效果也应是良好的。不仅如此，更重要的是截止了女儿性格向横蛮乖张的进一步发展，女儿不再无理哭闹，并渐渐地变得温顺、娴静。

一个孩子喜哭，有三种不同的认识，三种不同的处理，三种截然不同的效果。想到这里，我不禁觉得做医师真难。

阿骅表兄为了了解此事的真实程度，特地拜访了夏成锡。当他了解到事情的细枝末节时，也产生了许多的感慨，认为夏成锡思维方式非常不一般。

这件事我一直记挂在心上。在中国历史上很多中医名家会用一种不是药物，也不是针灸的疗法，我们称之为"心理疗法"，夏成锡这种无师自通的疗法也是一种心理疗法吧！

张子和的《儒门事亲·卷七·内伤形·惊一百三》里记载他曾用"心理脱敏疗法"治愈县太爷夫人因惊得病的顽症。

县太爷的夫人由于夜里被小偷惊吓而患惊恐之病，稍微有声响便惊恐大叫，家里的人都小心行走，不敢发出声音，请了许多医生治疗，吃了许多药都没有效果。又请张子和来看，他想出了一个办法，我们现在分析就是一种"心理脱敏疗法"。

什么叫脱敏疗法呢？就是这个人对某样东西过敏，我们把这种东西稀释千分之一注射到他体内，等他过敏情况好点，再用百分之一的浓度注射，又好点；再用十分之一浓度注射，又再好点；再注射，就不再过敏了。

张子和的"心理脱敏疗法"的确是了不起。他叫 10 个人过来，每个人手里拿着一根棒子，他说一，1 个人就将棒子敲一下，夫人惊吓跳起；他说二，2 个人将棒子敲一下，夫人惊吓跳起更甚；3 个人敲下棒子，夫人惊吓就更甚一些；4 个人又更甚一些；5 个人、6 个人、7 个人……渐渐的夫人惊吓少了，等 10 个人都敲下的时候，夫人已经不怎么惊吓了。

《内经》云："惊者平之。"使惊吓的人感到很平常，就不再惊吓了。那为什么不 10 个人一起敲呢？因为如果 10 个人一起敲，她很有可能因过度惊吓而死。1 个、2 个、3 个逐渐增加，这就是一种不用药的脱敏疗法，即"心理脱敏疗法"。

张子和是个了不起的善用汗、吐、下疗法的医家，除了用药有独到的地方，同时也会针刺，还会心理疗法。所以，我们当一个医生，为患者服务，既要学会用药，也要学会针灸，还应学学其他外治法，还要了解一点心理疗法。

古代用心理疗法治疗疾病的例子，我在《汉书·枚乘传》中也找到了一个。枚乘（？—140），字叔，西汉淮阴（今属江苏省淮安市）人，辞赋家。他写了一篇赋《七发》。赋中假设楚太子有病，吴客前去探望，通过互相问答，构成七大段文字。

吴客认为楚太子的病因在于贪欲过度，享乐无时，不是一般用药和针灸可以治愈的，只能"以要言妙道说而去也"。于是他分别描述音乐的美妙、饮食的香甜、乘车在外的风险、游宴的繁华、田猎的威武、观涛波涌的奇观等六件事的乐趣，一步步诱导太子改变想法；最后又向太子引见"方术之士""论天下之精微，理万物之是非"，太子乃霍然而愈。

上面两个医者都是名人，受过高深的教育，而夏成锡没受过什么教育，见识也不多，竟然也能当场治好他女儿的"怪病"。所以，不要把逻辑思维和野性思维进行优劣比较，更不要认为逻辑思维是文明人的思维而野性思维是野蛮人的思维。

古人在没有文化、未开化之时的野性思维是"无意识理性思维"，具有"具体性""整体性"思维的特点；而现代人的逻辑思维是"有意识理性思维"。未开化人的具体思维与开化人的逻辑思维没有高下之分，而是互相平行发展，各司其职，人类的艺术活动与科学活动即与这两种思维方式相符。

经方医学中的医者，要用直观的野性思维去捕捉到患者身上相对应的方证，然后要用逻辑思维对捕捉到的方证进行一一的方证鉴别。由此可见，这两种思维在诊治过程中是互补的。

026 夏成锡的故事 3

　　大概是 5 年前，有一天我去夏成锡那里，他问我一个问题："娄老师啊，假如一个病证可以用一味中药就能够治愈的话，你开方的时候会不会就开一味药？"

　　这个问题我从来没有考虑过。我说："我们追求的是方证相对，假如这个方子只有一味药，当然就会开一味药。"

　　"嗨，你这个是空话，哪有一个方子只有一味药的？除非是单方。我看你们搞经方的人，都是方、方、方，一味药你们可能会轻视了吧？！"

　　我听出他话中有话，肯定有什么要跟我讲。我说："你有什么想法？"

　　"隔壁李老伯的媳妇，45 岁，患口干舌燥多年，夜间舌头干燥得难以伸转，痛苦欲死，难以名状，虽然到处求医也没有丝毫好转。后来她来我家询问你的门诊地点，我就顺便问了她的病情。"

　　"她的具体脉症如何？体质如何？"我好奇地接过了他的话题。

　　"中等身材，一般体质，月经正常。"夏成锡一边回忆一边叙说，"虽然口干舌燥，但是口水多，不欲饮水，口水有时甚至会流出来。多年来大便一直不正常，偏于溏薄、黏滞，45 岁小便就经常失禁，时有肢节疼痛。"

他这样讲，我脑子就在想是什么方。我说："有没有口苦、口腔溃疡、小便黄？心下有没有痞硬？"假如有的话，这样的情况就类似甘草泻心汤证。

"没有，都没有。没有口疮，也没有小便黄，也没有口苦。"

"前面几个中医师给她服过黄芩汤、半夏泻心汤、麦门冬汤、六味地黄丸、金匮肾气丸等方药，单方草药也吃了不少，都没有什么效果。她对服用中药已经极为厌恶了，就去试用针灸、推拿、刮痧疗法，但还是不见好转。"

"脉象如何？"我被这个病例吸引住了。

"这是一个假的问题。"夏成锡深思熟虑地跟我讲，"脉象的客观性是很少的。我认为每一个医生对同一个患者的感觉肯定是不一样的，我说脉象弦、滑，如何如何，你就会认可吗？你假如认可，说明你对脉象是不重视的。你就相信我讲的吗？你自己都没摸到，我说它滑，你就认为是滑，我摸得就那么准确吗？如果不认可，那我讲这个弦、滑又有什么意义？"

咦，真想不到他能提出这个问题。千百年来，可能还没有一个人敢于提出这个值得反思的问题。

他紧接着说，现在医案里面，一讲这个患者脉是什么，大部分人都认为脉就是这个样子。我就不相信！医案里写的脉象就这么准确啊？特别有些初学者，看病的时候也说脉，大家就根据这个进行讨论，这有什么意义？

你还没有摸过脉，你怎么就知道他摸的脉跟你摸的一样？所以，对脉不相信才是对的。比如舌象，有人说是红的，而我们自己去看时并不是红的，连舌象这个最简单、最直观的都有可能不同，更何况那么复杂的脉象？

我说："那个患者怎么样呢？不要转移话题啦！"

"老李伯的媳妇小便失禁，但是没有小便不利的症状和腹部悸动的体征。"夏成锡笑眯眯地说。

"我想起来了，"我突然回忆起半年前夏成锡介绍的这个患者："当时我在外地，记得我在电话里跟她聊了半天，但是方证的形象还是比较模糊。后来给她预约了门诊的时间，但是一直没有过来门诊。后来患者怎么样了？"

"是啊，患者知道一时半会儿碰不到你，就向我讨教了。"夏成锡笑容可掬，"我思来想去最后告诉她一味药"。

"啊！那么复杂的病，怎么就一味药啊？"

"哈哈，你想不到吧？！"他直言不讳，一点不客气，但是说的也是事实。他说："作为职业中医师，考虑那么复杂疾病的时候，是不会在处方上开一味药的吧？这就是你们的医生职业带来的局限性。"

也是，当医生面对那么复杂的病时，总是想要开一个方吧！谁会只用一味药！在《伤寒论》里，一味药的只有甘草汤。平时是讲用单方，但真正临证时，恐怕大家都想不到吧？

是啊，面对如此的疑难杂症，我是不会考虑使用一味中药的。

"你给她开了一味什么药？"我迫不及待地问。

"你猜猜？"夏成锡故意不告诉我。

"我一时猜不着，"我甘拜下风，"你就直截了当地告诉我好了。"

"乌梅！"夏成锡举起右手的食指晃了晃说："每次一个乌梅，空腹服用，含在嘴巴里，让它慢慢地融化，每天两到三枚。"

我呆住了，可仔细想想，觉得患者的病证和乌梅的药证的确相对应。

"患者反应如何？"我虽然已经预感到乌梅的疗效，然而还是一问到底。

"当天夜里嘴巴里就舒服起来了。"夏成锡得意洋洋地说，"一周以后，大便也开始成形，折磨她多年的小便失禁和夜间舌头干燥难以伸转的苦痛消失了。"

"后来呢？"

"为了巩固疗效，我嘱咐她再服用 1 周。"夏成锡志满意得地说，"治愈以后，半年来还没有复发。我告诉她，如果复发的话也不要害怕，还是 1 枚乌梅应该可以取效。"

我说："你是怎样想到她是一个乌梅证的呢？"

"老李伯的媳妇久病厌药，对我也不信任。"夏成锡从患者能不能接受他的治疗的角度来回答我的问题，"乌梅是食品，即使无效，患者也不在意。其实乌梅是一味好药，它既能滋润，又能收敛，面面俱到，她的病还真是非它莫属。"

是啊，夏成锡一味乌梅口含治愈多年口干舌燥与大便溏薄、小便失禁一案，令人刮目相看之余，还有很多进一步思考的空间。我后来翻阅民间单方时，集中发现好几处都有以乌梅治疗小便失禁的。在《名医别录》中发现乌梅的主治目标是："止下痢，好唾口干；利筋脉，去痹。"对照老李伯媳妇一案除小便失禁一症之外，其他诸症竟然丝丝入扣，妙不可言。

而夏成锡是肯定没有看书的，《名医别录》这些书他找也找不到。

听了夏成锡的乌梅一说，其用药取证使我耳目一新，真可谓是一味药治愈沉疴痼疾，而且是很难治的病。然而在他口里却非常轻松，似乎很正常。

大概过了 5 年了吧，我去他那里还经常问他："这个患者怎么样呢？好不好？"

他说："都好，患者身体健康，蛮好的！"

中医书友会曾转发了一篇浙江中医药大学林乾良教授写的文章，叫"化繁为简，一味药也能治病"，里面介绍了 65 种单方中药，非常好。我们搞经方的，或者搞中医的要重视这个问题。

这也使我想起了一个非常尊敬的前辈——叶橘泉老师，他有一本书叫《民间单方》，专门收录了民间单方，其中讲到金钱草治疗胆绞痛。

有个地区传说一个人用一味药治疗胆囊炎、胆结石，效果非常好。叶橘泉特地去那里，跟那个人谈，动员他把单方献出来，但那个人死活都不交。

叶橘泉先生也不放弃，就去住在那个草药郎中的对面。患者来找草药郎中看完病拿了药走出大门以后，叶橘泉先生就和患者说："来来来，我帮你看看！"就把里面的药拿出来看。但是那个草药郎中把药都研成了粉，看不出来。看了好多次都没结果。叶先生很耐心，一定要把这个治疗胆绞痛的药找出来。

最后，他终于找到了。因为那个郎中有一次草药研得不细，叶先生一看就知道这个是金钱草。

随后，他就去跟那个草药郎中核对，说："你这个药我知道了，是金钱草对吗？"

那个人又气又怕，说："我们几代人都是靠这个药吃饭，你讲出来，我们就没饭吃了。"

"不会的！你应该把自己的药公开出来，使大家能够研究这个药。"叶先生安慰道。

后来金钱草就成为治疗胆结石的专病专药。

我们搞经方、搞中医的，除了要研究整个方子的方证，也要深入学习如何使用一味药。

那时我还想到一个问题。夏成锡用一味乌梅把李老伯媳妇的病治好了，假如用针灸的话，我们要选择哪几个穴位呢？这应该是个很有意思的问题。患者虽说自己也针灸过，但很可能穴位不怎么准。大家也可以一起来思考这个问题。

课间答疑

问：像这个用一味乌梅治好的复杂病证，如果用针灸的话，应该从哪里入手，选什么穴位？

答：这看上去是一个选什么穴位的问题，其实更重要的，是要认识到这个病应该归到什么证。也就是从常规的方证对应的角度来看，它应该靠近《伤寒论》《金匮》里的哪一个方证，这个方证属于哪一种范围。也就是我们前面讲的，面对一个病证，首先要判断它应该用补的办法，还是应该用攻的办法。像这个病证，毫无异议地应该是用补的办法。补的办法就牵涉到三阴三阳，里面又分好几个层次，是补阳？还是补阴？或者是阴阳并补？这样一分的话，问题就会清晰。

知道这个病证要用补法了，那该从哪里入手呢？患者主述、症状那么一大堆，哪一个是最重要的呢？

你看患者体质一般，中等的身材，月经也正常，但是口干、咽燥、口水多多，不想喝水，大便溏薄、黏滞，小便经常失禁，还时有肢节疼痛。这么多症状里面最重要的，我觉得就是长期的大便溏薄、黏滞。而长期的大便溏薄、黏滞，就要考虑患者口渴与不渴。

患者虽然口干、舌燥，但是又口水多，不想饮水，这算是口渴还是不渴？应该算是不口渴！因为她不想喝水，而且口水多多，也就是不口渴。不口渴而下利、大便溏薄的话，这个就是三阴病。《伤寒论》里三阴病还要分阳虚、阴虚、阴阳并虚。患者属于阳虚甘草干姜汤证的范畴。也就是说，我们先从补阳气这方面入手，使机体暖和起来；暖和起来以后，不下利了，津液就不会流失；津液不流失，口干、咽燥就会好转；好转以后，体能好起来了，小便失禁也会慢慢地好起来，整个病证就会缓解。

所以，如果用针灸的话，也就要选择能够暖脾阳、治下利的这些穴位。我选的穴位应该是中脘、神阙、天枢、脾俞、足三里，采用艾条温灸法，每个穴位灸 5～6 分钟。这样就可以慢慢地使这个病逐渐地好转。

假如要我用方的话，我可能会选择甘草干姜汤，加上乌梅。当然这个病例已经过去了，不可以重复，但是作为一个讨论，并没有停止，最重要的是从这个病例里找到一种好的方法。假如从《伤寒论》的六经角度来看，像这样一个病证，应该属于一种厥阴证的范围。严格地讲，是属于乌梅丸的一个证型，因为乌梅丸应该是厥阴病的主方。柯韵伯在《伤寒来苏集》里就讲到这个问题，他说乌梅丸用于外感发热的时候，就是治疗四个症状——厥、热、吐、利。厥就是手脚冰冷；热，就是高热，比一般的热还要高。厥、热，你看这个变化很大。同时还有下利。那内伤呢？治疗内伤杂病主要是治疗久痢，这个在《伤寒论》条文里就讲到。宋本《伤寒论》第 338 条讲了一大堆乌梅丸治疗蛔厥以后，就提到了"又主久痢"。同时我们应该知道，这种久痢，一般就属于"不欲饮水"的，即使口干，也不想喝水。

当然，乌梅丸在临床上的使用并非那么呆板，叶天士就用此方治疗脾胃病、虚劳疟疾、痢疾等，在配伍方面也用到干姜。《临证指南医案》里就有乌梅、干姜、川椒、白芍、黄连、枳实、半夏等配伍成方的病例。后来吴鞠通整理的时候，就把它定为椒梅汤，放在《温病条辨》的第三卷里面。还有个减味乌梅丸，《温病条辨》里引入叶天士的医案，是治疟疾的，其中也配了干姜。除此之外，乌梅很少跟干姜配在一起，而是经常与白芍、麦冬、黄连、黄芩配伍，倾向于一种阴虚的、津液不足的病证。

　　我们的这个病例，看上去好像是舌头翻不过来，很难受，是个阴虚的。但是阴虚的患者，一般还会出现脉象细数、心悸、失眠、盗汗这一类症状，而这个患者身上没有，总体上还是阳虚为主，又加上津液的受伤，所以应该是甘草干姜汤的证，再加上乌梅。乌梅的药量在宋本乌梅丸方里的量是300个。再说夏成锡的这个病例也证明了乌梅作为主药，一味药也能够有效。而我们在临床上假如做一个比较完整的方证辨证的话，应该从脾胃入手，从甘草干姜汤入手，再加上乌梅；针灸则用灸法为主。

027　夏成锡的故事4

我还想跟大家讲讲夏成锡的故事。他的思维很少受到现代的逻辑思维的干扰，能够保持自己思维的敏感性。如果说知识包括常识、见识、胆识三个方面的话，那么夏成锡这三个方面都具备。

有一次，我碰见夏成锡，就问他："成锡，你平时看病的机会多不多？"

他说："我没有对外看病，都是给亲戚、朋友当当顾问，做做参谋而已。不过这个顾问与参谋，有时候也可以治愈沉疴痼疾，甚至还能救人性命呢。"

"成锡，为什么这样说？"我以质疑的口吻反问他，"你刚才说'救人性命'又是怎么一回事啊？"

夏成锡一脸兴奋地说："2010年春天的一个中午，我从外面回家吃饭，进门以后家中无人，就问邻居家里人到哪里去了。邻居说，我大哥的孙子夏望方中暑很严重，我侄子开车送他到温州大医院去了。

我一听顾不上吃饭，就乘车一路赶去了。到了医院急救中心，我女儿已经在那里，她是这个医院神经内科主任。她告诉我，患儿一度心脏停搏，现在正在抢救中，常规检查，包括脑CT都已查了，还没有确定病因，会诊结果以脑炎、脑疝为主要目标来做进一步的排查。

我一听就觉得整个诊断的方向错了。患儿并没有脑炎的发热等前驱症状，即使是脑炎也不会几个小时就发生心脏停搏的危象，我断定只有中毒才会发生上述的病情，于是就问我大嫂，夏望方上午吃过什么东西没有？大嫂说，大家一起吃了早饭以后，就抱望方去看病了。这几天望方肚子有一点儿不舒服，医师给他打了两针以后就回来了，回家后他就愈来愈不安，后来就把他送到这里来了。

我认为状元桥那个医师的用药可能有问题，马上就把大嫂讲的情况告诉女儿与诸位医师，同时挂电话与状元桥那个医师联系。在电话中，我了解到医师给夏望方注射的两种药物的名称，一种是ATP，另一种具体是什么药，现在忘了。当我把这两种药物同时注射的信息报告给主治大夫时，主治大夫通过对药物专家的咨询后，才知道夏望方的心脏停搏是因为上述两种药物同时注射所引起的中毒，于是整个抢救方案就改为以药物中毒为目标了。

经过了几个小时的抢救，夏望方终于脱离了生命危险。主持抢救工作的是一个主任医师，他对我的判断力赞誉有加，也为我不是一个职业医师而惋惜。他对我说：'假如你读过医科大学，一定是一个不错的医生。'"

听夏成锡说到这里，我忍不住问他："你是怎么回答的呢？"

"我说，如果我正正规规地接受医学理论教育，我对这个病例的诊断，可能也会和你们一样。正因为我没有受过正规的医学教育，所以能从常识出发判断是中毒。"

夏成锡这个人的确有这方面的直觉，直觉使他意识到在这么短的时间内引起的心脏骤停，不可能是感染性或传染性脑炎，因此能意识到这是中毒，只有中毒才符合这种病情。对这几个西医师来说，可能缺乏独立思考的能力，只是按教科书中说的逐个排查。

同时，夏成锡在面对权威时，敢于讲出自己的见解。夏成锡的女儿当时也在现场，她是医院的神经内科主任。夏成锡女儿认为他父亲是胡说八道，结果"胡说八道"的他讲对了。这里面的道理值得我们深思！这转换了一次方向的抢救，花了4万元，挽救了一个宝贵的生命。

这次诊断成功之后，夏成锡当然很高兴，他跟我讲这件事的时候就非常得意，说明他自己对事情的判断是对的，也说明他自己不顾权威，敢于说出自己的意见也是对的。

当然，他讲起话来也有点不客气。因为对这个病的诊断直接涉及他外孙的性命，如果还是按大医院医生的思路去排查，就会浪费时间，他外孙可能就有生命危险了。

俗话所说的"当局者迷，旁观者清"，虽然夏成锡对这个病例的判断也有偶然性，但也可以从中得到不少的经验教训。

我对这个病例就很感兴趣。我们平时常用分析、归纳、综合的方法，这样一种逻辑思维与先进医学检测方法的不断更新，往往是以医师自身觉知反应的日益迟钝、麻木为代价，所以努力保持自身觉知的敏感性对每个医师来说就显得格外重要。

我记得在20世纪80年代曾听过一个报告，这个报告说，北京大医院的一个中年医生，被派到美国去进修心外科。中国这位中年医生的心脏听诊技术非常好，在国内同行中是出了名的。美国医院的设备非常先进，什么疾病都可以通过仪器检查来确诊，医生平时的听诊技术就没有他这样准确。有个心脏病患者已经做了各种检查而得以确诊，但心外科的美国主任医生出于好奇，想验证一下北京来的进修医生心脏听诊的水平，就说："听说你的听诊技术很好，你听听这个患者的心脏哪里出了问题？"北京来的进修医生就去执行主任医生的指示，仔细听诊完之后就告诉他们听诊的结果。原来患者心脏里面有一个先天性的洞口，并且准确说出了洞口的面积有多大。

美国的医生们都听呆了！因为用先进设备查出来的结果和那位中国医生用听诊器听出来的结果一模一样。因此，医学必须高度重视对于活体生命的感觉，医生除了研究病因、病理、病位之外，更要用结构、关系、系统和秩序的思维来整体地解释病情与病势。如果是这样解释的话，那么上面夏成锡所说的病例一开始就会将脑疝、脑炎排除掉了。

是啊，在现代医学越来越重视理化、生化检测的今天，医生更加要警惕自身敏感性的丧失。

028　夏成锡的故事 5

夏成锡的故事，我们已经讲了好几个，我之所以一直记住他的那些故事，是因为他身上拥有值得我们学经方的人去学习的那种直觉思维。

2016 年 6 月，我受冯世纶老师的邀请到北京参加第六届国际经方会议，并做了题为《解构四逆汤》的演讲。在演讲中，我讲到了野性思维的重要性，其中以夏成锡为例做了说明。

当时我讲了一个问题，就是对于宋本《伤寒论》第 61 条条文中"昼日烦躁不得眠，夜而安静"的干姜附子汤证的理解与临床应用。这个问题是从夏成锡治疗的一个病例中发现的。夏成锡是我《中医人生》里一个喜欢钻牛角尖、久病成医的真实人物，他虽然没有受过正规的教育，但却是一个极有悟性的人。他对《伤寒论》与《金匮》条文的理解不一定都合理，但也不乏精到之处。40 多年来，我们一直密切交往，我时常在他的口中听得一些闻所未闻的、不按常理出牌的故事。这里叙说的就是他 7 年前遇到的一个病例。

一个从安徽来温州打工的 40 多岁农民，住在夏成锡家的附近。他患右侧偏头痛已经 10 多年了，自己也不当一回事，痛了就吃止痛药，不痛了就继续去上班，后经夏成锡介绍来我诊所诊治。

患者姓李，体形消瘦，神志迷糊，行动迟钝，面色暗黄，神经

　　娄绍昆一方一针解《伤寒》

质样，典型的小柴胡汤证体质。经西医 TCD 检查确诊为血管神经性头痛，主要有椎 - 基底动脉供血不足、两侧血流不对称、局部性的动脉硬化等病理改变。诊断很清楚，但多种疗法均不见好转。

他得病之初，是 1 个月发作 1 次，现在是每周多次发作。发作时有头晕、烦躁，发作过后一切如常，患者已经习以为常了。血压低，手凉不温。脉弦紧，舌淡红，苔薄白。腹诊发现，腹肌薄而紧张。大小便正常，食欲尚可。投四逆散加川芎、白芷 7 帖。患者回去以后就泥牛入海，一点消息也没有。开始我还惦记着患者的病情，后来也就忘掉了。

3 个月以后的一个夜晚，大概 9 点钟，我接到了夏成锡的一个电话。他不无得意地告诉我李姓患者的一些情况。

他说，患者服用四逆散加味后没有什么变化，发作次数、延续时间及程度都没有改善，因此就原方继续再服 7 帖。服后还是没有动静，患者就自行停止了治疗。夏成锡知道后就毛遂自荐为其诊治。

当他询问病情时，发现了一个没有引起所有医生注意的特异性症状，就是近年来偏头痛发作的时间都在白天，夜间相对比较平静。他想到了干姜附子汤条文中的"昼日烦躁不得眠，夜而安静"这句话，于是就投干姜附子汤 7 帖。方药为干姜 5g，附片 10g。

用这个方的时候，我们一般都会想到是三阴病的虚证，患者精神差，脉微细，而根本不会把"昼日烦躁不得眠，夜而安静"这句话拿出来当作一个独立的病证去考虑。夏成锡却认为，白天发作，晚上不发作，就可以用干姜附子汤。这是他对条文的理解，我们不大可能有这种直接的、野性的思维。

患者服药后，偏头痛在发作时比任何 ·次都要剧烈，由于事先夏成锡已经有过吩咐，交代过患者如果症状加剧不要恐慌，反而有利于疾病的治愈。因此患者继续服药不停，1 周后状态有所好转。于是原方连续服用 1 个月，偏头痛渐渐得以控制，只有偶尔发作几次，持续时间也不长，于是停药观察。停药期间，偏头痛没有发作。停药近 2 个月了，患者偏头痛尚未复发，夏成锡忍不住地兴奋，于是就打电话给我。

听了夏成锡的这个电话，我受到极大的震动与冲击。我一下子转不过弯来，语无伦次地发问："阿锡，你为什么会把《伤寒论》条文的内容直接用于患者身上呢？"

对于我的无理责问，夏成锡感到迷惑，他不高兴地反问："把《伤寒论》条文的内容直接用到患者身上不行吗？"

我无言以对，感到尴尬不已。转口说："你是对的，但是一般中医师治疗偏头痛是禁忌使用附子、干姜等药物的。你这不合常理啊！当时有没有考虑到这一点？"

夏成锡的回答更使我哭笑不得："你不是一再强调，方证辨证时不要考虑病机、病因、药性、药理吗？"

那个夜晚我辗转难眠，看来自己的内心对于随证治之的方证辨证的概念掌握得并不是那样地牢不可破啊！其实《伤寒论》中的条文明明白白，可我为什么就不会直截了当地去理解呢？一定要放在少阴病的基础之上呢？说一句老实话，几十年来我反反复复地读过、背过、教过这条条文，但是从没有像夏成锡那样去运用过，一次也没有！

再说我开始辨证也有问题。患者低血压，消瘦迷糊，面色暗黄，手凉不温，腹肌薄而紧张，应该具有太阴病四逆辈证的倾向，然而我根据患者为中年劳动者，腹肌紧张，认为情况不会太差，于是错误地判断为少阳病的四逆散证。夏成锡给他治好之后，我再反思，才发现他这个判断，于道理、于条文都对。

夏成锡在电话快结束时的询问，更使我羞愧难言。他有理不饶人地说："娄老师，请你告诉我，我对于'昼日烦躁不得眠，夜而安静'这句话的理解与运用有没有道理？有没有不够的地方？"

我非常震惊，也非常羞愧。等我缓过气来以后，我对电话那一头的夏成锡说："听了你的治疗病案我非常高兴，你的理解非常准确，你的判断非常直观。对于这一条条文的理解，你比我到位。但是你还要注意条文中的'不呕，不渴，无表证，脉沉微，身无大热者'这一段，这也是不可忽略的。它是表示病证处于三阴病阶段，或患者体能衰弱，这个判断是使用干姜附子汤的前提条件。"电话那一头没有反应。

我继续说："由于我没有认识到患者已经具有三阴病的脉症，并且迷惑于'腹肌紧张'的腹证，所以诊断和用药错了。"电话那边还是一声不吭，但是我感觉到他在不耐烦地听着。

"我没有治好这个病，也没有对这个条文有这样好的理解。这个患者在体能衰弱的情况下不呕，是无少阳证；不渴，是无阳明证；没表证，是无太阳病；脉沉紧，是阴证；身无大热，说明病性趋向虚寒。在这样的症状基础上才用这个方。但是你不要忽略这些症状是整个辨证的基础。患者不是三阴病阶段，不是体能衰弱，用此方就是不对的。"我讲的都是真实内心的话，既祝贺他辨证准确，又认为他没有理性分析，治好病只是一种偶然。然而电话那一头的夏成锡没有动静，他可能不大理解我这一套理论的说辞，也许他从根本上就不同意我的意见，也许他根本上就没有在听。

夏成锡的这个电话，促使我进行了一场严肃的思考。过去自己往往囿于教科书的思维，有时会忽视了最普通的常识。分析、归纳、综合的抽象思维往往以医师自身直觉思维的日益迟钝、麻木为代价，正如电影《肖申克救赎》中的一句台词所责问的那样："你的大脑是不是已经被体制化了？你的上帝在哪里？"因此，努力保持自身知觉的敏感性就显得格外重要。

后来，我运用夏成锡的方法，治疗过"昼日发作，夜而安静"的干姜附子汤证多例，比较有效的有2例。

一例是个12岁的女孩，哮喘经常发作，瘦长虚弱，脸色苍白，发作都在昼日，夜间很少咳喘，投药1周有效，继续治疗2周而治愈。

一例是个30岁的男青年，患慢性荨麻疹10年，发作频繁，差不多每日发作1～2次，每次发作都伴有恶风、烦躁和头痛。体质一般，大便稍结。发作都在昼日，夜间没有发作的记录，投药半月未见效果，继续治疗1个月后有明显减轻，发作时的头痛程度减轻，伴随的症状也减轻，后来失去联系，所以不能得知远期效果。但是这个病例的三阴证的基础、体能很差和腹肌很差都不明确，所以效果有是有一点，但远期效果不一定好。

所以我就更加觉得，用这个方，患者一定要有三阴证的基础。三阴证基本脉症是少阴证的提纲，"少阴之为病，脉微细，但欲寐也"。脉微细是指心血管系统功能低下，但欲寐是精神状态不佳，整个人感觉疲劳，想睡，但是又没有真正睡着。

想不到，6年以后，这个病案还有了一个后续的故事。2015年4月，《中医人生》繁体版在台湾漫游者出版社出版，出版以后我去了一趟台北。利用这个机会，我到了好多书店与图书馆去寻找汉方医学方面的资料。

有一天下大雨，我在台北图书馆里翻阅日本汉方医学文献。在千叶古方派医生的资料中，看到了和田正系的《汉方治疗提要》《草堂茶话》、藤平健的《中医临床新效全集》《汉方处方类方鉴别便览》《汉方选用医典》、小仓重成的《自然治愈力的力量》《汉方概论》（与藤平健合作）、伊藤清夫的《食养与汉方》、西泽有幸的《临床东洋医学概论》《东洋医学的导引》、山田光胤的《汉方处方应用的实际》以及寺泽捷年的《汉方开眼》《和汉诊疗学》等。平时渴望已久的书籍，一下子出现在眼前，真是大开眼界，一饱眼福啊！后来在翻阅秋叶哲生的《奥田谦藏研究·增补版》时，知道了奥田谦藏是千叶古方派的创始人，以上那些作者除西泽有幸以外，基本上都是他的学生。西泽有幸是柳谷素灵与矢数格的学生。读着读着，偶然看到了一篇研究有关《伤寒论梗概》的文章，其中提到奥田谦藏使用干姜附子汤临床心得的一段文字，让我眼前一亮，文章大意是"各种各样的疾病在体力减退的状态下，白天出现异常的状态，夜间变得轻松的话，就有适应这个（干姜附子）汤的可能性，这事值得我们再深入地研究下去"。

想不到奥田谦藏对于干姜附子汤的临床应用经验和夏成锡所治的病例不谋而合，真是不胜惊喜啊！这也许正是黑格尔所说的"历史的狡黠"吧！

这种穿越时空的"方证相对应"的实例既是事出意外，又是情理之中，这就是徐灵胎所谓的"方之治病有定"。

正像王宁元老师在其译作《金匮要略研究》译后小记中所说的："在某种场合、某种情况下，只有凭借《伤寒论》式思维才能够最大限度地逼近疾病的本质。"

029 艾条熏灸的神奇效果

自从我跟何黄淼老师学习针灸以后，用过各种针和灸的办法去治不同的疾病。针有强刺激的、弱刺激的，有留针的、有不留针的；灸有米粒灸、大点的豆灸，有直接灸的，还有隔姜灸的；也有针刺以后加灸，针刺时针柄加艾叶进行热灸的。

但是用得最多的，还是用艾条熏灸，因为艾条熏灸方便，特别对一些关节痛、水肿、胃病、腹泻都有非常好的效果，熏灸时间通常为半个小时，但有一次我用艾条长期熏灸，治愈了自己的急性关节挫伤。

那是在1972年，我们家在大家的帮助下，在青山村的西面山坳里，建了一间平房。新屋落成的前一天，我在工地抬石头的时候，有一整块大石条突然滑下来压我的脚背上，当时感觉麻了一下，然后整条腿就不能走了，痛得非常厉害。后来忍着疼痛一步一步走到附近的干娘家，花了不知多少的时间才爬上干娘家二楼——我弟弟阿六的房间。那时我经常住在干娘家，干娘家的阿六不仅是我兄弟，更是无话不说的朋友。当时，我的右脚背整个肿起来，又痛、又红，自觉右脚僵冷，胀痛得厉害，踝关节活动受制。阿六看我脚背这么红肿，劝我去医院，我没有答应。

根据《农村医师手册》的处理办法，应该用冷水浸泡，防止受伤部位的毛细血管出血而引起受伤组织的肿大。但是根据中医针灸理论来考虑，组织受伤后，气血运行不畅，假如用冷水处理受伤组织，日后就会导致"寒湿痹痛"。考虑到冷水浸泡可能会种下病根，我就决定用中医的办法来处理。当时想到的是两种方法：放血和用艾条熏灸。然而在受伤的时候马上放血，我还没有经验，而用艾条熏灸治关节炎我用过。说实话，艾灸治疗外伤到底有没有效，我还没有经验。如何去做呢？

我想每一位现代中医师，一生里总会碰到这样的场合，面临着选择。中医和西医两种医学，对于具体病的观点不一样，双方都有道理，有不同的诊治方法。我是从业于中医针灸的，就应该坚定地站在中医针灸的立场医治我自己的病。根据"不通则痛""不通则瘀""不通则胀""阴盛则寒""寒则收引、凝滞"，我决定用艾条在自己身上熏灸，试试看到底有没有效果。

想好以后，我就请阿六同时点燃两支艾条，在我胀痛的脚背上熏灸，气味很大，干娘也送了些吃的过来，我的心态逐渐放开，不安情绪慢慢平复，但是脚的胀、痛、冷还是一样。阿六继续帮我熏灸1个多小时，艾条用了4根，右脚的胀痛似有减轻，我想应该继续熏下去，但是要熏多少根艾条呢？我没有经验，书上也没有讲。我想，既然有所好转，就继续熏灸吧！

我就在这样的情形下睡去。后来听阿六说，他与另外一个人替我交替熏灸，一直不停地熏灸到晚上9点多钟才停了下来。停下来的时候，他看见我已经睡得又沉又香，脸上已经没有了痛苦的表情。他们前前后后熏了5个多小时，艾条用了20多根，整个房间如云山雾海。

第二天早晨我从沉睡中醒来时，已经是大天亮了，没有感觉到右脚有什么不舒服。我把右脚前后左右上下转动，居然没有什么障碍，真是不可思议，太离奇了！我跳了起来，右脚一点痛感也没有了。我蹬蹬蹬地跑下楼，大声地呼喊着："我好了！我好了！"

我真的好了，在这一天的建房劳动中跑来跑去，一点障碍也没有。艾条熏灸治疗未开放性外伤的神奇疗效在我自己的身上得到了验证。从那以后一直到现在，我的右脚活动自如，安然无恙。40年来，我也用这种方法治愈与减轻了不少类似患者的伤痛，这一疗法为我解决了不少的问题，让我建立了临床的自信。我想假如有一个感兴趣的医学家能够设计类似伤痛的实验模型进行专题研究，来解开"长时间艾条熏灸治愈未开放性外伤引起组织胀痛"的机制，那无疑会是一件很有意义的工作。

这种治疗方法，用现代医学来讲是不对的，用热熏的话会造成毛细血管难以愈合，反而会使伤情加重。但是，我的案例却说明用艾条熏灸是成功的。

后来我在各地讲课时说起这个案例，很多医生也模仿着治疗相关疾病，都取得了不错的疗效。

这个案例的心得：①在两难选择时，觉得中西医双方都有道理，如果你热爱中医的话，你可以用中医的办法去试，不然没这个机会。②生活不管多困难，但是不能失望，要想办法，人可以调动的资源总要比现有的资源多得多。

有个问题需要交代：如果这个患者经过一夜的熏灸，发现好得不多，或没什么改善，脚还是肿痛、麻木，这时如果用方药来治，应该用什么方法？请大家来思考一下。

一般人会想到，明显外伤造成了瘀血，气血不通，用方应该从活血、消肿、祛瘀、行气入手，假如有热，还要加清热凉血的药。

这样的思路对不对？

我认为假如用传统中医的辨治思路大致也是如此，但是如果用经方方证对应、随证治之的思路就有不同。我们首先要了解全身的情况，除了局部的麻木、肿痛以外，还有没有其他的症状，比如恶风、发热、口苦，其脉象有什么特点，有没有出汗，胃口有无影响，大便有无秘结。腹诊也是重点，小腹有没有瘀血停滞，有没有压痛，胸胁有没有苦满，心下有没有压痛，腹直肌有没有痉挛，胆区、脾区有没有叩痛，腹肌的状态、弹力如何。此外，还要看舌苔变化，舌头的颜色、大小，这些都要考虑。

然后找出适应方证，有可能是桂枝汤证，有可能是柴胡桂枝汤证，也有可能是大柴胡汤证。

还有个问题，如果经过一夜的治疗，没什么改变，其他症状也没有，那我们又应该怎么入手？如果全身其他症状都没有，我们就要考虑局部主症了，根据体质状态来使用活血化瘀药物，到底是桂枝茯苓丸，还是桃核承气汤，当然也不排除其他活血化瘀药。这是在没有整体症状，只考虑局部症状的情况下，才会使用活血化瘀的药方。

课间答疑

问：有时候局部的严重挫伤，还没有出现开放性伤口，但是出现局部红、肿、热、痛，甚至出现发热，有38℃、39℃，甚至40℃。这种发热，西医叫它吸收热，一般一两天之内会退掉。假如三四天还没有退的话，可能里面有化脓了，这时候的临床诊治该如何处理？

答：外伤后局部出现红肿热痛的状态，即使还没有发热，一般也不宜使用灸法。可采用的处理方法：

①在委中穴针刺放血。如果委中穴周围有静脉怒张，就可以在静脉怒张的地方放血；如果委中穴周围没有静脉怒张，就在委中穴放血。尽量能够多放一点，用三棱针或者注射针针头。注射针的针头比较细，有时候放不出来，放一两滴还可以，但要准备放血多一点的话，还是要用三棱针。三棱针要经常磨一磨，磨过之后再经严格消毒后才可使用。

如果受伤的局部看到瘀斑瘀点的话，也可以放血。唐山大地震的时候，很多伤员的肢体被大的石头压住而出现严重的外伤，抢救时，先用绳子把整个手臂或者大腿扎紧，然后搬开大石头，再在受伤局部所看到的瘀斑瘀点处用三棱针放血。实践证明，这种疗法效果比较好。

为什么要把整个手臂或者大腿用绳子扎紧呢？因为静脉的血停留久了会产生瘀块，假如不扎紧的话，石头一搬开，瘀块就可能会随着静脉血回流，造成循环系统内部血管的栓塞。

②假如外伤后的肢体出现红、肿、热、痛，可以用《千金要方》中的鸡鸣散。这个药方由 3 味药组成：制大黄 5g，当归 20g，桃仁 15g。

问：假如当时不用艾条熏灸，或者用艾条熏灸了效果不好，第二天患者全身没有什么症状，仅仅局部出现红肿紫暗冷痛，应该用什么方？当归四逆汤和活络效灵丹可以吗？

答：活络效灵丹是张锡纯的一个方子，治疗这种外伤也是非常好的，我认为这个思路是可以的。假如患者感到寒冷严重的话，也可以选用当归四逆加吴茱萸生姜汤合鸡鸣散。假如没用艾条熏灸，或是熏灸了以后没有效果的话，也可以在受伤一侧的委中穴放血。

以上处理有一个前提，就是全身没有其他的症状，腹证、脉象也在正常范围。如果患者全身的状态不稳定的话，就要重新考虑，随证治之。

030 远田裕正的"个体病理学"

　　日本汉方家远田裕正博士把水液的调节作为方证诊治疾病的核心，并在其基础上提出了"个体病理学"概念。这个"个体病理学"与西医学的基础"细胞病理学"相对应，成为汉方医学的基础。正如郭子光老师在《伤寒真诠在于存津液》一文中所说："伤寒治法之所以重视存津液，主要因为津液的存亡是证候传变、转化的决定性因素。换言之，一经病传变为另一经病，一证候转化为另一证候，是亡津液所致，而证候的好转、痊愈也首先是津液回复或'津液自和'的结果。"远田裕正在《日东医会志》23卷2号51页（1972）发表《汗下利之间协同的背反关系》一文，与郭子光老师的"汗液、尿液与大便的水液互相交流和影响"的观点同出一辙。远田裕正指出，在人体水液不足的病况下，通过干姜、甘草、附子等药以及它们组合的方剂，促进人体强力储水，使血管内水分得以恢复，肾脏的血流量改善后，恢复了经肾脏的排水反应。这一说法，其实就是四逆汤类方能够扶阳救逆的现代说法。

　　个体病理学的主要内容是什么呢？它主要讲的是人体内主要的三种基本生理反应，以及协同与拮抗的关系。这句话比较拗口，也比较长。我解释一下三种基本生理反应是什么。

　　人体在整个生命的活动过程中，水液的代谢是最为重要的。人体水液的进入是通过食物、饮水从口腔而入的；水液的排出则有三种形式：一是皮肤排水，即出汗；二是通过胃肠道排水，就是通过泻下和呕吐来排水；三是肾脏通过泌尿系统排水，就是通过利尿排水。这三种不同的排水，有互相协同、互相牵制、拮抗的关系。比如我们皮肤汗出多了，可能小便就少了，大便也少了；泻下多了，尿就可能少了，皮肤也可能干燥无汗。所以，用这种关系来解释《伤寒论》整个条文与方剂的组合，就有非常重要的作用。

围绕着水的代谢来解释《伤寒论》原理的，还有现代的国医大师郭子光教授，他写了一篇《伤寒真诠在于存津液》文章，详细地阐明了他的观点。郭老这篇文章的题目，是采用了清代名医陈修园《三字经》里的几句话而形成的。陈修园《三字经》云："长沙室，叹高坚，存津液，是真诠。"读了这几句话，我们就明白了他们的观点是什么。

"汗液、尿液与大便的水液互相交流和影响。"郭老讲的和远正裕田的"人体三种基本排水反应以及协同和拮抗关系"基本上是一致的，可见他们的医学观点略同，即《伤寒论》的核心问题是以研究水液代谢为中心，机体通过三种不同排泄水液的方法，来完成人体的生理、病理、治疗活动，三种基本排水反应之间是处于协同和拮抗关系。由此可见，他们都是在陈修园这种"存津液"医学思想影响下进一步细化的研究。《伤寒论》里记载可以通过观察小便，来判断津液的存亡。宋本《伤寒论》第 59 条讲："小便不利者，亡津液故也，勿治之，得小便利，必自愈。"临床上碰到一些病既不能够发汗，不能够泻下，也不能够利小便，就要等待（一段时间），等到小便能够自利，病就会痊愈。说明可以通过小便利或不利来观察病的预后，这种通过人体最基本的生理活动来观察全身水液存亡的方法，被临床证明是科学的。

远田裕正认为，西医学的基础是细胞病理学，而中医的基础是个体病理学。宋本《伤寒论》第111条讲："阴阳俱虚竭，身体则枯燥……小便利者，其人可治。"这点我们在临床上感触很深。患急性胃肠炎时，患者呕吐腹泻反复发作，一下子就处于脱水状态，此时一般很少有小便。经过治疗以后，患者的小便多了起来，吐泻也就减轻了；或者经过治疗以后，患者的吐泻也就减轻了，其小便也会多了起来。

临床之际我们发现，可以从小便利和不利观察到病的预后与去向。由此可见，这样一种思维方式对我们有启发作用。这个新的思维模式，也是中国古代关于津液医学思想的进一步深入与细化。远田裕正那本书的名字叫作《伤寒论再发掘》，就是在这个基础上的一种新的认识。

上叙内容对我们理解整个《伤寒论》方的重要组合（组方）非常有用。

如果用远田裕正"个体病理学"的观点来划分方证群的话，可以划分为两大类：一类是储水作用的方剂，如三阴病的扶阳剂（如甘草干姜汤、四逆汤）、补阴剂（如芍药甘草汤、猪苓汤）、阴阳并补剂（如芍药甘草附子汤、真武汤）等具有储水作用；另一类是排水作用的方剂，其又可以分为强排水与弱排水：麻黄汤、桂枝汤是强排水的发汗剂，十枣汤、承气汤类是强排水的泻下剂，白虎汤、柴胡汤类是弱排水的利尿剂。总之，可以分为发汗、泻下、利尿和储水四类。如果把六经与四类治法联系起来的话，就是太阳病——发汗，阳明病——泻下，少阳病——利尿，三阴病——储水。

三阴病的治法是储水，储水后才能恢复肾脏的排水反应。这一观点，也可以在冯世纶老师的著作《经方传真——伤寒杂病论·临床方证对应法》的太阴病（里阴证）篇中找到共识。他把归属于太阴病篇的方剂分成两类：第一类是温中祛饮类方剂；第二类是养血利水类方剂。温中、养血是前提和条件，祛饮、利水是后果和目的。远田裕正与冯世纶的两种说法，看似天南地北，其实是异途同归。他们都认为三阴病的治法是储水，然而其结果是津液自和之后"小便利者，其人可治"（宋本《伤寒论》第114条）。

在远田裕正的个体病理学中，可以看到甘草对于《伤寒论》药方组成的重要性。

《伤寒论》里最重要的药就是甘草，没有甘草就没有《伤寒论》。最初时，因为甘草是甜的，所以用药时为了矫味的需要都拉着甘草一起使用，自然形成许多与甘草配对的方剂。比如，桂枝甘草汤、芍药甘草汤、甘草干姜汤、大黄甘草汤、甘草麻黄汤等药方。由此可见，利用甘草配伍，并不是人的理性思维所为，而是甘草的甜味吸引着人们自然而然地去做，结果发现既容易入口又有疗效。几经反复沉淀，渐渐地形成了《伤寒论》里最基本的药对。如果把这些最核心的药对再进一步进行配伍，《伤寒论》整部书中的基本药方就会在无形之中呈现了出来。

后来发现大黄是排水，若加上储水的甘草，排水与储水相反相成，这就是配伍中非常重要的拮抗作用。而同类的就发生协同作用，比如芍药是储水的，加上甘草组成芍药甘草汤，发现它止痛、防痉挛作用更好，这就是相辅相成的协同作用，使得机体的储水作用更明显。

还有甘草干姜汤，干姜很辣，与甘草在一起就不怎么辣了。后来发现干姜和甘草在一起，止汗、止泻作用得到增强，甘草、干姜的配伍是协同作用。然后在这个基础上加上一味附子就变成四逆汤。四逆汤类方有好多个方剂，如四逆加人参、茯苓四逆汤、通脉四逆汤等，这一大类的方子都是从甘草干姜汤开始的，甘草在这里起协同作用。

日本汉方家发现人体三种基本排水反应以及协同和拮抗关系，与甘草的发现有很大关系。根据这点，大塚敬节专门写了一本书叫作《汉方的特质》，他把"甘草"作为核心药物来展开讨论，把桂枝甘草汤、芍药甘草汤、甘草干姜汤、桔梗汤（桔梗甘草）、甘草麻黄汤、大黄甘草汤都解读为甘草所衍生的方剂，在这些重要核心方剂的基础上，再渐渐地结构成《伤寒杂病论》中的其他方剂。这个太重要了，它把整个复杂的方证分得清清楚楚，从简单到复杂，其路径我们都清楚了。

远田裕正更是进一步地深入研究，他在《伤寒论再发掘》里明确地提出，《伤寒论》的组方由于甘草的参与，成了经方医学汤方形成过程的第一原则。所以我们可以讲，没有甘草，就没有《伤寒论》。甘草是储水的，其路径是水的代谢，互相协同，互相拮抗，最后就形成了我们所讲的个体病理学的医学基础。

讲一个病例来说明。

10岁男孩，腹泻2个月，2016年10月12日初诊。急性肠胃炎，上吐下泻。急诊住院治疗后，基本上好了。可回家以后，大便一直次数多，每天少则2次、多则6次，不像急性肠胃炎那样厉害，所以就找中医调理。

舌苔薄白，脉浮紧，恶寒，头疼，项强。我们看这个病例应该用什么方？男孩出汗的情况一般，虽然条文里讲葛根汤证应该是"无汗"，其实一般没有自汗就可以。患者就是葛根汤证。服用了1

剂葛根汤以后，大便恢复正常。康治本《伤寒论》第13条（宋本《伤寒论》第32条）讲："太阳与阳明合病者，必自下利，葛根汤主之。"明确地提出葛根汤证而下利者在太阳病的情况下可以通过发汗来止泻。

这里有个问题需要讨论一下。太阳病我们比较明确，比如恶风、脉浮紧、头痛。那阳明这两个字就有点费解了，在医学理论上讨论就比较复杂。一般认为这里的"阳明"一是指"太阳温病"，二是指"胃肠系统"的下利。

我们可以运用个体病理学的水液代谢理论，发汗法和泻下法具有拮抗关系，发汗多了泻下就少；反之也一样，泻下多了发汗就会减少。

有人会问，那为什么还要个体病理学——水的代谢这一类的理论加上去呢？这个所谓的理论，其实就是我们看得见摸得着的道理，汗法可以看到发汗，泻法可以看到泻下，和法就是利尿。只有储水稍微有一点抽象，等于把所有的药分成四大类，也就是四个方向的方证分类。六经是六个方向辨证，比较复杂。现在把三阴病方面变成一个方向，在方证分类上就变得简洁清楚。

经方医学是有方向性的经验主义。方证对应、随证治之是经验主义的做法，加上一个水代谢的四个方向辨证以后，所有方证分成四大类，就成为以法类方的有方向性的方证辨证了，这样一来临床诊治就变得既简单又有效。

031　柯韵伯称桂枝汤是群方之魁

　　桂枝汤是《伤寒论》的第一首方，历代医家都给予其很高的评价，柯韵伯称其为"群方之魁"，陈修园、徐灵胎以及现代的黄煌老师、冯世伦老师也都是这样认为的，可见桂枝汤是一个非常重要的方子。

　　日本汉方家也有相同的认识，尾台榕堂在《类聚方广义》里讲道："桂枝汤者，盖经方之权舆也。《伤寒论》肇始于桂枝汤，《金匮要略》发端于瓜蒌桂枝汤，必非偶然。"这也是讲桂枝汤非常的重要。浅田宗伯写的《勿误方函口诀》则说："此方为群方之祖，古方以此方为胚胎者有百余方，其变化运用无穷。"

　　因此可以说，要读懂《伤寒论》，首先要读懂桂枝汤；假如能够读懂桂枝汤，就等于读懂了半部《伤寒论》。

　　我们在学习运用桂枝汤的时候，首先要知道桂枝汤的方证，也就是它的治疗目标。一方面，桂枝汤治疗平素体质虚弱、恶风汗出的外感者；另一方面，它也可治疗其他一般虚证体质引起的恶风汗出的各种杂病。总之，只要符合桂枝汤的方证——体质虚弱、恶风、汗出、脉浮弱，桂枝汤就可以应用。

　　桂枝汤中一共只有5味药：桂枝、芍药、生姜、大枣、甘草。日本汉方家远田裕正研究认为，构成《伤寒论》最核心的药物是甘草、生姜、大枣、桂枝、大黄、干姜6味药。虽然康治本《伤寒论》中有42味药，宋本《伤寒论》有80多味药，但最重要的就是这6味药。而桂枝汤里就占了其中的4味：桂枝、甘草、生姜、大枣，从中我们也可以看到桂枝汤的重要性。

远田裕正研究认为，这六味药中最重要的药物是甘草。有时我们会觉得甘草是可有可无，不过是调和诸药、解毒而已，其实在经方里面并不是这样。

首先从组方来看，和甘草相伍的2味药的方和2味药的药基证就很多，如桂枝甘草汤、芍药甘草汤、甘草干姜汤、甘草麻黄汤、栀子甘草基、柴胡甘草基、大黄甘草汤、黄芩甘草基、知母甘草基、石膏甘草基、桔梗甘草汤、茯苓甘草基。

"药基"，也就是我们经常讲的药对。"药基"虽然还没有形成一个方，但它是组成一个药方的核心部分。大塚敬节说过，《伤寒论》最重要、最核心的方，都是由甘草组成的药基（药对）而形成的。因此，他认为甘草影响到整个《伤寒论》的组方。远田裕正更指出甘草是《伤寒论》组方的第一原则，而我们过去对甘草在桂枝汤里的作用却重视的不够。

生姜、大枣也是整个《伤寒论》核心药物里面的两味药。古人发现，在药方中加上这两味药可以保护胃肠，因为药物多多少少对人体尤其是胃肠总是有一点伤害的；生姜大枣还可以增加食欲，确保胃肠在整个治疗过程中处于安全的状况。因此，姜、枣、草都是非常重要的。

《中医人生》里很多地方都讲到桂枝汤。有一章讲到我和邻居汪阿姨的一次谈话，汪阿姨谈到她自己常用到的16个方子，其中一个就是桂枝汤。

我问："汪阿姨，你是如何使用桂枝汤的？"

她说："我用桂枝汤治疗伤风感冒效果很好，普通人的伤风感冒一般加葛根，因为总是有头颈部不舒服；身体结实的人要加麻黄；咽喉痛加生石膏、桔梗；咳嗽气喘加杏仁；对于平时形寒肢冷、体弱多病的人要加附子。"

我说："汪阿姨，患者伤风感冒有发热，甚至体温升高的时候，你也是这样使用吗？"

在经方还没有普及的那个年代，一般人很少会想到伤风感冒发热的时候用桂枝汤，认为这个是表热证，再用辛热的药好像不对。而汪阿姨是这么说的：

"一般感冒发热，体温升高的时候，只要有恶风、恶寒就可以用。如果患者口苦得厉害，就要加柴胡、黄芩；如果口干得厉害，就要加生石膏。真的发烧超过40℃的时候，也要考虑到医院里去，以防万一。但是经我治过的人当中，还没有人因为感冒发热吃了药而再去医院的。"她很自信，说明桂枝汤治疗外感发热效果很好，不过要加减。

在我自己50多年的临床实践中，运用桂枝汤治疗外感发热的情况极为普遍，这方面的例子就不多讲了，我只讲一个看上去好像不是桂枝汤的适应证，但是最后却用桂枝汤治好的例子。

20岁的男青年，半个月前骑摩托不慎翻车，排气管把左小腿内侧烫伤，以致皮肤肌肉溃烂。经西医烫伤专科治疗半个月，肌肉溃烂未见好转，疼痛依然。于1998年8月15日，由人扶撑着前来我诊所诊治。患者中等身材，面色微黑，双眉紧锁，一脸痛苦的表情。经查看，左小腿内侧约5cm×5cm大小的皮肤溃烂，臭气难闻，疼痛不已。另有：脉数，舌淡红苔白，烦热（体温37.5℃），头痛，恶风，有汗，口干不欲饮水，食欲尚可，小便淡黄，大便稍结、2天1次。患者说，因伤口疼痛影响睡眠，半个月来体重减轻了4kg。

按照病因病机的传统思路来看，暑热天气，皮肤溃烂，臭气难闻，疼痛不已，脉数，烦热，头痛，大便稍结，小便黄，应该是属于一种热证吧？但是从经方方证相对应的角度来看，他还有比刚才讲的症状更为重要的主症：发热、头痛、恶风、有汗，即桂枝汤证具备，因大便结由来已久，属于习惯性问题，故先投予桂枝汤治疗。

服药3天后，于8月18日复诊。患者说，服药后出汗比以前多了许多。恶风、头痛及伤口疼痛均有明显减轻，皮肤肌肉溃烂处也日渐愈合，体温已经恢复到正常状态。根据以上症状，改投玉屏风散加当归善后。2个月后，电话随访，得知服药后伤口日渐愈合，现在一切如前，左小腿内侧烫伤处已经平复，稍有淡淡的瘢痕。

这个烫伤病例，假如不是用经方方证对应这种思维方式的话，很难想到用桂枝汤来治疗。其实，我们用桂枝汤针对的目标并不是烫伤，而是这个患者恶风、汗出、体质虚弱的状况。也就是说，我们使用桂枝汤的治疗目标是桂枝汤证，而不是烫伤，这是最重要的概念，一定要搞清楚。桂枝汤的治疗范围，可以是任何疾病的任何阶段，只要符合于桂枝汤的方证都可以。

我讲了烫伤病人用桂枝汤的医案后，很多医生围绕着这个问题展开了讨论。程国栋医师认为，并不是烫伤患者都能一律使用桂枝汤的，还是应该方证相对应才行。这是很对的。我们经方不是专病专药，即使桂枝汤能够对一些烫伤病人取得效果，也不能因此就认为桂枝汤是治疗烫伤的专病专方。我们还是要坚守有什么方证用什么药方的原则，这句话听来好像是绕口令，其实是一句大实话。

有位医生说，自己遇见类似的烫伤病人一般会用四妙勇安汤。

假如这个患者没有恶寒、发热等表证，而是具有四妙勇安汤证的话，用四妙勇安汤也是符合经方方证对应的用法。但是假如你光是盯着患者局部肢体的溃烂红肿，以及其他一般的热证，而没有看到其表证，还专门用这个方子的话，就不一定对了。

还有一位医生说，假如烫伤患者出现了桂枝汤证，而局部皮肤一直还有溃烂的话，可以考虑桂枝汤加黄芪。这个思路也非常好。我当时用的是玉屏风散加当归，虽然用药有点不一样，但是也取得了疗效。方证辨证正确与否，只有临床疗效才是真正的判断标准。

黄杨医生认为，是不是可以考虑栝楼桂枝汤？因为天花粉这个药对于溃烂是有作用的，所以用栝楼桂枝汤是不是更好一点？这样的思路也是对的。在已经诊断为桂枝汤证的前提下，这些问题都不是最主要的问题。说天花粉具有解毒作用，能使创面好转等，这就牵涉到一种药物的功能。经方医学的方证对应重视的是方、人、病，而对于药物的功能不是我们考虑的核心问题。

《伤寒论》诊治疾病的方法，就是医生在"方证相对应"框架下的随证治之。在寻找方证对应的过程中，医者只要基本上掌握了这个系统的规律、大的方向，临床上都会有效。我们讲的大的方向就是汗剂、下剂、利尿剂和补剂这样四个方向下所选择的方证。如医案中的桂枝汤证，即使有人用了栝楼桂枝汤等，出现了一些差异，也可以在治疗过程中逐渐地调整。在方证相对应的大方向下使用桂枝汤，这是讨论的前提条件，假如离开了这个大的方向，使用了桂枝加黄芪汤或桂枝加附子汤，那就不一样了。栝楼桂枝汤证基本上和桂枝汤证差不多，而桂枝加黄芪汤证、桂枝加附子汤证就已经不跟桂枝汤证相对应了，用证型分类的话，它们已经不属于解表剂了。

桂枝加黄芪汤与玉屏风加当归汤的作用相类似，它们之间的差距还不是很大。我跟女儿莘杉两个人每天一起出门诊，我们诊治的大方向一般都是一致的，但是小的差异总还是有的。每当出现小分歧的时候，我们都会互相讨论一番，有时候能够取得共识，有时候则是各自保留意见。

有关方证辨证时出现了一些分歧，我在《中医人生》里专门讨论过，这就类似于打靶一样，即使是一个经过训练的专业射击运动员，他也不可能每一发子弹都能够打中红心而获得十环，但也不至于离开靶位脱靶，能够打中靶位上大的圈圈应是起码的要求，假如连个靶位都打不中那就是大方向错了。偶然脱靶，打到别人的靶上去了，这样极端的情况也不是没有，这个就是另外一回事了。只要打中了靶，即使两环、三环，总的方向基本上就对了。同样道理，任何一位高明的医生，也不可能是每个病证诊治都准确无误，十全十美。作为中医辨证用方，只要"打中了靶"就有可能产生效果，临床医生也都是在不断纠正错误中前进的。总之，在大方向一致的情况下，有差异的问题都不大。

032　桂枝汤的解构及临床应用

　　桂枝汤的构成，是一个非常重要的问题。分析方剂的构成，就是从药物的角度、药基的角度来分析。

　　把桂枝汤拆开来看，一共是 5 味药，通过对这 5 味药的仔细研究，可以发现桂枝汤是由 3 个"药基"组成的，分别是桂枝甘草基、芍药甘草基和生姜大枣基。桂枝甘草基和芍药甘草基其实就是桂枝甘草汤和芍药甘草汤，二者都是由核心药物（桂枝和芍药）与甘草配伍而成。

　　在桂枝汤形成之前，人们已经分别总结出：桂枝甘草汤可以治疗患者大汗出后，出现"心悸""头痛"与"心下悸"的症状，芍药甘草汤可以治疗"脚挛急疼痛"与"腹痛"的症状。后来碰到有的患者同时具有这两方面的症状，就尝试进行合方治疗，通过很多次实践的检验，这两个方、3 味药，用于治疗这类患者是有效的。

　　此外还发现，如果在此基础上再加生姜和大枣，效果会更好、更稳定，于是就把这 5 味药确定下来，即"桂枝芍药甘草生姜大枣"方群，用于治疗"心悸、心下悸、汗出、头痛、腹痛、脚痛"这样一些病证。

　　后来这个方群又被用于治疗跟原来方证不太一样的情况，比如患者出现发热、恶寒、头痛、汗出，"头痛"和"汗出"好像是可以用这个方群来治疗，但是"发热"和"恶寒"不在上述 5 个病证范围内，于是就依据"头痛"和"汗出"用这个方群试试看。谁知道药吃下去后，效果特好，热退下来了，也不恶寒了，汗也不出了，头也不痛了。再经过长期实践，就把这个方和这些症状归纳起来：发热、恶寒、恶风、汗出、头痛可以用桂枝芍药甘草生姜大枣汤治疗。当时传授学徒的方法，主要通过口耳相传，因此桂枝芍药甘草生姜大枣的排列次序不能随便变动，如果随意变动就难以记忆。后来进入文明社会以后，有了文字，药物组合的记忆就由死记硬背渐渐让位于文字。这样，药物组合的排列次序也就不重要了。考虑到 5 味药连起来读很费劲，就以开头的第一味药"桂枝"来简称"桂枝芍药甘草生姜大枣"药物组合，所以就称之为"桂枝汤"。

总之，没有外感，出现汗出、头痛、恶风，桂枝汤可以治疗；得了外感，出现发热、汗出、头痛、恶风、恶寒，桂枝汤也可以治疗。可以说，现在的桂枝汤及其方证，是通过一步一步的实践、发展而形成的。所以我们不要把一个方子看得过于神秘，不妨把它拆开来分析，这样可以更好地理解其内在联系及其与适应病证之间的联系。

近百年来，很多日本汉方家就做过解构方剂这个工作，如著名的长沢元夫、远田裕正、田铟隆一郎等人。他们通过方剂的拆解、分析，总结出对药基的理解，让我们更容易理解一个方子的结构和应用，从而提高临床疗效。后面，我们对每一个方证都要把它的来历和结构搞清楚。下面我们继续讲桂枝汤的适应病证，主要有 5 类：

第一类，适用于体力弱、体形瘦的人。这种人小时候多病，常常发烧，伴有扁桃体肿、淋巴结肿。日本汉方家认为这种人的体质属于腺病质体质。

第二类，临床症状多见恶风、恶寒、容易汗出。

第三类，腹诊的时候，腹肌稍微紧张（一般人的腹肌摸上去是有弹性的），不过还没达到像两根棍子一样的程度。

第四类，急性病、感染性疾病过程中出现发热、恶寒、汗出。

第五类，没有发热的慢性病。

以上桂枝汤的这5类适应病证，对于学习桂枝汤的人一定要搞清楚，尤其要把内在关系搞清楚。这里还有方向性辨证的前提，就是这类人虽然"体力弱、体形瘦""脉象弱"，但是整体辨证还在三阳病的范畴，还没有陷入三阴病。假如已经陷入三阴病，就要考虑是桂枝新加汤、桂枝加附子汤等证了。

目前临床使用桂枝汤普遍存在两个问题：

一是"不敢用"，主要体现在两个方面：

第一个方面，不敢用桂枝汤治疗外感发热病。桂枝汤治疗外感发热病的时候，其脉象一般是浮数弱。然而长期以来外感病被划分为外感风热和外感风寒两大类，其中外感风热其脉数，外感风寒其脉浮紧或浮缓。假如表证患者出现发热、脉数，就会被误认为这个病应该归在外感风热，就不会考虑使用桂枝汤、麻黄汤、葛根汤和大青龙汤等发散风寒的方剂。在他们所学的知识里面，外感风寒的脉象只有书本上描述的脉浮紧或浮缓，其实这种说法本身就有问题，因此桂枝汤治疗外感发热病这条路就被挡住了。

第二个方面，桂枝汤也很少被用来治疗杂病，比如皮肤病、关节痛、植物神经功能紊乱导致的汗多、头痛等。对于这些杂病，如果伴随有桂枝汤的特异适应证，应该是可以用桂枝汤的。但是现在，如果患者没有发热，很多医生就不敢使用桂枝汤。为什么不敢用？因为他认为书本上讲桂枝汤证应该都有发热、恶风、头痛，而现在患者没有发热，所以他们不敢用。因此，我们讲桂枝汤的时候，就特别强调它的特异性症状：恶风，恶寒，有汗，脉浮弱；外感时有发热，不外感就没有发热。这个是一定要强调的，否则，再好的方不用就非常可惜了。

第二个问题是，不能灵活处理桂枝汤的特异适应证。我们反复强调它的特异适应证是恶风、恶寒、有汗、脉浮弱，但是临床上我们碰到一些桂枝汤证患者，有恶寒、恶风，但是没有汗，那可不可以用呢？

也是可以用的！只要这个患者恶寒、恶风，体质虚弱，脉象是浮弱的，即使没有汗，也可以用桂枝汤。假如患者体质比较好，脉象比较浮紧，在这种情况下出现无汗，我们就不能够用桂枝汤，应该用麻黄汤。我们虽然强调桂枝汤适应证的常规状态是有汗的，但是任何事情，有常规也有特殊。患者没有汗，要分开来看：体质比较虚弱，恶风恶寒，脉象不紧，那么"没有汗"就不妨碍我们用桂枝汤；体质比较好，恶寒恶风，脉象紧，我们就用麻黄汤。

说到脉象，《伤寒论》里的条文有的有脉象，有的没有脉象。没有脉象的条文说的是这个方的常规适应证，例如宋本第十三条："太阳病，头痛发热，汗出恶风，桂枝汤主之。"这个条文没有脉象，患者出现头痛、发热、恶风、有汗四个典型症状，就可以直接用桂枝汤。但是假如患者头痛、发热、恶风、无汗，那你就需要用脉象去鉴别了。因此，可以说无汗、体质弱、脉象松弛也是桂枝汤非常规的适用范围。

大塚敬节在《金匮要略研究·黄疸病》里解释桂枝汤时就明确讲到这一点：平时我们讲桂枝汤是解肌的，解肌这个概念我们要搞清楚。《伤寒论》里面，桂枝汤既可以用于汗自出的场合，也可以用

娄绍昆一方一针解《伤寒》

于汗不出的场合。麻黄汤我们说它是发汗剂，桂枝汤是一个增强身体的、具有强壮意义的药方，因此是强壮剂。黄煌老师也认为，桂枝汤是强壮剂。也就是说，《伤寒论》使用强壮剂治疗外感发热的情况是存在的，虽然看似是非常规，但是《伤寒论》的整理者就是特地借这些条文来告诫我们：常规和非常规的情况都是存在的。

整理者把桂枝汤作为《伤寒论》里第一张药方，其意义是深远的。

那后世用补益剂治疗外感发热甚至高热的情况有没有呢？当然有！譬如补中益气汤。

我在《中医人生》里跟仲万春先生有一段对话：

"你知道李东垣最重要的方是什么吗？"我听见仲先生在问。

"补中益气汤。"我随声而应。

"李东垣的补中益气汤，就像张仲景的桂枝汤一样，是他整个医学世界中核心的方剂。"仲先生说，"它和桂枝汤，原来的功效都是调和营卫和补益中气，但是在脾胃虚弱者的外感热病表证阶段却能够起到解表退热的作用，所以我认为李东垣是张仲景的好学生。他生前唯一手订的《内外伤辨惑论》不仅仅是一部论脾胃的医籍，更是一部诊治外感热病、温病的著作。张景岳就说过：'补中益气汤，凡劳倦伤脾，中气不足，以致外感发热者宜此。'明确指出补中益气汤可以治疗虚人外感发热。不仅如此，我发现李东垣在《内外伤辨惑论》中的语言风格、行文习惯也效仿仲景的笔法。譬如：'如风湿相搏，一身尽痛，以除风湿羌活汤主之。''肩背痛，汗出，小便数而少，风热乘肺，肺气郁甚也，当泻风热则愈，通气防风汤主之。'等。"

所以说，后世使用补益药物治疗外感发热是大有人在的。

课间答疑

问：难产的时候为什么会使用解表剂？

答：这是个非常重要的基本概念问题，需要展开讨论一下。

在《皇汉医学》里，就记载了用麻黄汤治疗难产的病例。难产的时候为什么会用解表剂呢？难产那么危急，我们都说"急则治标"，难道说感冒发烧的桂枝汤证、麻黄汤证比难产还急吗？

太阳病，整体的抗病方向是向上的、是向表的，而难产的时候，人体抗病的方向一般是趋下的，只有向下才能帮助把胎儿产出去。胎儿产不出来，应该看作是一种里实证。根据《伤寒论》的辨治原则，应该是"先解表、后治里"，这是几千年被临床所证实的一个不能违背的规律，难产也一样。

陆渊雷先生认为，"表、里、上、下"不仅指病位，更是指人体的抗病趋向。表与上是一组抗病趋向，里与下是另一组抗病趋向，"表、里、上、下"究其实质就是两种抗病趋向。这个观点重要极了，它把抽象概念具象化了。

陆渊雷先生认为，从阴阳学说的角度来看，表与上称之为"阳"，里与下称之为"阴"。这里的阴、阳是指抗病趋向，与病证的性质无关。太阳病的头痛、项强是人体的抗病趋向向上，但是真正的目的其实是向外；阳明病的承气汤证是人体的抗病趋向向下，但是真正的目的其实是向里。太阳病的所有症状与脉象所产生的表证是人体的抗病力量欲达到出汗的目的；阳明病承气汤证的所有症状与脉象所产生的里证是人体的抗病力量欲达到泻下排毒的目的。这时候，病邪所产生的毒害已经轻微，但是特殊的代谢所产生的废料囷积于肠道，人体抗病能力下降，大便难、腹满痛、转矢气、热结旁流等皆人体抗病能力下降之象。陆渊雷先生的真正用意是什么呢？

陆渊雷先生认为："无论何事，力专则易成，力分则难成，力分而力之方向相反者，尤绝对不可成。"人在发病时候宝贵的抗病力的抗病趋向也是一样，抗病力专则疾病容易治愈，抗病力分散则疾病难以治愈。我们使用方药一定要保持和抗病力的抗病趋向一致，这样才能够达到因势利导的效果。譬如当病人出现太阳与阳明兼病时，《伤寒论》通常是先解表后攻里，假如遇到必须要急下的病人，也可以先行攻下以后再解表，但从来没有发表与攻下并施，合为一方的。使用合方的时候一定要注意到人体抗病力的抗病趋向，特别是解表与攻里的方药一般不能合用，即使遇到太阳与阳明兼病时也要分先后治疗，这样才不会阻碍抗病力的抗病趋向。

由此可见，难产的时候如果太阳阳明合病，一般要先使用解表剂。当然，遇到必须要急下的病人，可以先行攻下，在现在就是使用剖宫产手术了。还有一种情况，如果产妇出现表证与三阴病同在的情况，就是产妇体能疲惫，又有表证的时候，应该使用什么样的药方呢？这就是表阴证，就要用桂枝加附子汤或麻黄附子细辛汤、麻黄附子甘草汤了。

问：请问桂枝汤和补中益气汤都能够治疗中虚外感，它们的区别是什么呢？或者说李东垣是从什么角度认为桂枝汤不适用于中虚外感，另外创制了补中益气汤？

答：补中益气汤和桂枝汤看上去好像都能够对脾胃虚的外感发热起作用，但是它们所治疗的范围以及其方证的特异性脉症都不一样。这个问题就涉及方证鉴别中的"同中有异、异中有同"，就像黑格尔所讲："世界上的很多问题，假如从同中有异、异中有同入手的话，可能会找到比较快的一条捷径。"补中益气汤和桂枝汤都能够治疗中虚外感，它们在治疗目标，也就是症状方面有相似的地方，如都有发热、头痛等症状，但是在中虚外感的病因病机方面，两者还是有差异的。

桂枝汤虽然能够治疗中虚外感，但它毕竟不是补气剂，也不是补中剂，而是解表剂。从根本上讲，桂枝、生姜都有明显的趋表性，归属于"汗、下、和、补"四法中的"汗法"。而补中益气汤是一个补气剂，属于四法中的"补法"。简言之，桂枝汤是汗法，补中益气汤是补法；桂枝汤是解表剂，补中益气汤是补益剂。从方向性辨证就鉴别清楚了这两个方的不同。

桂枝汤是群方之魁，柯韵伯认为它能够滋阴和阳、调和营卫。从这样的描述来看，桂枝汤就好像是一个补益剂似的，其实这里柯韵伯省略了桂枝汤最重要的"解肌发汗"的作用。

服用桂枝汤的时候，《伤寒论》强调："服已须臾，啜热稀粥一升余，以助药力。"即服桂枝汤后要喝热稀粥，这就使我们想到了小建中汤中的饴糖，说明桂枝汤也有类似于小建中汤的补益作用。但是小建中汤里芍药与桂枝的比例是2：1，而桂枝汤中芍药与桂枝的比例是1：1，两相比较就知道桂枝汤"解肌发汗"的作用要大于"滋阴和阳、调和营卫"的作用，而小建中汤则以"滋阴和阳、调和营卫、建中止痛"的作用为主。

补中益气汤来自李东垣的《脾胃论》，他认为这个方能够补气升阳、甘温除热，主治气虚发热证。但后世用这个方更多的是治疗脾胃气虚和气虚下陷、内脏下陷这一类病证。我想李东垣创造这个方子——补中益气汤，其用意可能是为了补充《伤寒论》中的理中汤、建中汤这些治疗太阴病的方，在"理中""建中"之外再加上"补中"，从而使太阴病的治疗更趋全面。

当然，补中益气汤在临床上也能像桂枝汤一样，通过调和、补气、补益，起到对外感热病退热的作用。但是桂枝汤治疗太阳表虚证，而补中益气汤的治疗对象就不那么狭窄了。其所治的发热可能是太阳的，也可能是少阳的，还有可能是阳明外证的，即所治疗的脾胃气虚发热的患者，可有"恶寒发热"，或"往来寒热"，或"发热无恶寒"的症状。而桂枝汤的治疗目标则基本限定在一个太阳表虚证。

补中益气汤中的人参、甘草、白术这三味药组成了人参甘草白术基，是一个具有补气作用的药基，它构成了补中益气汤的核心。那和它类似的药方有什么呢？就是四君子汤、六君子汤。它们都有人参甘草白术基，不过四君子汤和六君子汤还有茯苓，而补中益气汤没有茯苓，另有黄芪、当归、生姜、大枣、柴胡、升麻、陈皮，其中的升麻柴胡基，有退热、解表的作用。当然，升麻柴胡基的用量在补中益气汤的总体比例上是很少的一部分，所以其方剂总的功效还是属于补气的。

总之，补中益气汤偏于补气，桂枝汤偏于解表。

问：补中益气汤是治疗太阴的补益剂，为什么能够对于外感发热起作用呢？

答：外感发热，应该讲是指三阳的一些发热。因为从《伤寒论》的角度来讲，"病有发热恶寒者发于阳，无热恶寒者发于阴"，阴病一般讲是没有发热的。我们也只能够以此为前提去讨论这个问题。也就是说，补中益气汤可以治疗太阳的发热，也可以治疗少阳的发热，还可以治疗阳明外证的发热。那是为什么呢？对这个问题，历代医家，包括李东垣自己，一直都在思考，想把它讲清楚。李东垣最后把它定位在阴火这个概念上，即其发热是中气下陷、阴火上乘所造成的。

那要从伤寒六经的角度去看的话，应该怎么看？我看应该是伤寒六经的合病，这样看应该比较清楚。我认为，补中益气汤证就是一个三阳病的发热和太阴气虚的合病。诊治时要先治太阴，所以用补中益气汤。服药后，有两种可能性：其一，三阳的发热症状解除了；其二，三阳病的发热依然如故。如果三阳病的发热依然如故的话，可以再用桂枝汤或者柴胡剂或者白虎汤。我们不要把"甘温除大热"的治法简单化，认为用了补中益气汤就一定会把三阳的发热症状解除掉。

由上可知，当一个患者出现比较明显的太阴病症状，精神疲劳、四肢倦怠、腹肌比较软、脉象比较弱，又有太阳的发热、恶寒、有汗的症状，出现太阳太阴合病时，我们先治太阴，这就叫"甘温除大热"。大热在《伤寒论》中就是指表热和阳明腑实证的潮热。

《医宗金鉴·伤寒心法口诀辨合病并病和脉证并治》中就提到，如太阳病脉反沉、少阴病反发热，它是少阴太阳合病，也就是说阴病和阳病可以同时发生。补中益气汤证就是三阳病里的一种或者两种和太阴病合病，我们从补气治疗太阴入手用补中益气汤，这个病的外感发热也就退了。

而"阴火"这个模糊的概念曾使人陷入无休止的病机病因的争论，没有多少实际意义。对临床中医师来讲，更重要的是两个方证的临床鉴别。

我们已经知道，虽然桂枝汤与补中益气汤都可以治疗外感发热，但它们诊治的方法是不一样的：一个是汗法，针对太阳病的表虚证；一个是补法，针对太阴与太阳或少阳或阳明外证的合病。

补中益气汤证除了外感发热以外，还有四肢疲倦、食欲减退、动则气短、口干、喜热饮、脐上悸动、腹壁软弱，甚至有轻微的胸胁苦满等症。一比较，就知道和桂枝汤证完全不一样，两者仅仅是在外感发热这点上相似，没有外感发热的时候，桂枝汤证和补中益气汤证的区别就更加明显了。

问：桂枝汤证、桂枝麻黄各半汤证、桂枝二麻黄一汤证、麻黄汤证之间是如何衍变的？

答：桂枝汤证、桂枝麻黄各半汤证、桂枝二麻黄一汤证、麻黄汤证之间的衍变，涉及方证之间中介证的研究。如太阳伤寒用麻黄汤发汗以后表证仍然存在者，就是桂枝汤证。然而从麻黄汤证衍变为桂枝汤证并不都是一步到位的，中间的状态应该就是麻黄桂枝各半汤证、桂枝二麻黄一汤证。麻黄桂枝各半与桂枝二麻黄一汤是小剂量的麻黄汤和桂枝汤两种不同比例的合方，用来解决太阳病发汗后表证仍然轻微存在的问题。桂枝麻黄各半汤和桂枝二麻黄一汤哪一个药方发汗的力量强一点呢？根据方名的含义，应该是桂枝麻黄各半汤比桂枝二麻黄一汤发汗的力量强一点。但从药方中麻黄与桂枝的分量来考量，有人提出了相反的意见："桂枝麻黄各半汤中，麻黄用量一两，分三次服，也就是每次八铢；而桂枝二麻黄一汤，麻黄十六铢，分两次服，每次也是八铢，麻黄用量就相等。那么桂枝前者用量一两十六铢，分三次，每次十三铢多一点；而后者桂枝用量一两十七铢，分两次，每次二十铢多一点。从桂枝用量来讲，后者很多。麻黄用量一样，桂枝更多，按道理不应该是桂枝二麻黄一汤发汗力更强。"我认为，还是应该从两个方证的脉症来鉴别其异同为好。桂枝麻黄各半汤、桂枝二麻黄一汤以及桂枝二越婢一汤的存在，是太阳病方证深入细化的结果，康治本《伤寒论》中没有这些发汗解表的小方，一直到宋本中才出现。

问：请讲讲越婢汤的加减方。

答：越婢汤的加减方有越婢加术汤、越婢加半夏汤等。康治本里面还没有越婢汤，一直到《金匮要略·水气病脉证并治》里才出现。条文云："治风水，恶风，一身悉肿，脉浮不渴，续自汗出，无大热者，越婢汤主之。"《金匮要略》中越婢汤的加味方，主要有越婢加术汤与越婢加半夏汤。

越婢加术汤证的脉象，《金匮》条文提到是脉沉："里水者，一身面目黄肿，其脉沉，小便不利，故令病水。假如小便自利，此亡津液，故令渴也，越婢加术汤主之。"但是临床家们都认为，越婢加术汤证的脉象应该是浮大，特别是日本汉方家，如大塚敬节、矢数道明都这样认为。

越婢加半夏汤证主要有越婢汤证，咳嗽上逆上气，脉象也是浮大的，患者喘得厉害时眼睛都会突出来，《金匮》条文云："咳而上气，此为肺胀，其人喘，目如脱状，脉浮大者，越婢加半夏汤主之。"同时下面还提到，假如这样的情况有烦躁，要用小青龙汤加石膏。

越婢加术汤和越婢加半夏汤是吉益东洞最喜欢使用的药方，他用这两张方治疗水肿，也治疗关节痛。

宋本才出现有关桂枝汤与越婢汤的合方，就是桂枝二越婢一汤。在康治本里没有合方，《金匮要略》中也没有合方，所谓的桂枝去芍加麻黄附子细辛汤并不是合方，它只是桂枝汤的加味方。有兴趣的话，可以去看看远田裕正的《伤寒论再发掘》一书。

远田裕正认为，学习越婢汤、越婢加术汤、越婢加半夏汤在治法上的归属、方证的构成以及治疗目标也是非常重要的一环。他的解析如下：

1. 越婢汤归属于中度的和法

越婢汤（麻黄、甘草、生姜、大枣、石膏）：麻黄、甘草＋生姜、大枣＋石膏。

越婢汤治疗目标：一身悉重，喘而渴，自汗出，恶风者。

一身悉重（麻黄、甘草），喘（麻黄）而渴（石膏），自汗出（甘草、生姜、大枣），恶风者（甘草、生姜、大枣）。

2. 越婢加术汤归属于高度的和法

越婢加术汤：越婢汤＋白术。

越婢加术汤治疗目标：越婢汤证而小便不利者。

越婢汤证（麻黄、甘草、生姜、大枣、石膏），小便不利（白术）者。

3. 越婢加半夏汤归属于中度的和法

越婢加半夏汤：越婢汤＋半夏。

越婢加半夏汤治疗目标：越婢汤证而呕逆者。

越婢汤证（麻黄、甘草、生姜、大枣、石膏），呕逆（半夏）者。

问：人参，现在用什么替代?

答：《中药学》教材里的人参主产于我国吉林省白山市的长白山脉，又称"吉林人参"。秦汉以前，东北地区不归当时汉人朝廷管辖，所云人参是生长在上党地区（山西境内）的一种参，有人认为这种品种现在已经绝种。郝万山先生认为，仲景人参之功效介于今天的吉林人参和西洋参之间，主张用吉林人参和西洋参各半来代替仲景时代的人参。陆渊雷则用太子参替代《伤寒论》中的人参，所以当时的同道们称他为陆太子。而我一般治疗三阳病时都是用党参来替代人参，在治疗三阴病时才使用红参或别直参替代大论中的人参。

033 桂枝汤证的穴位治疗

我们这个课程的题目"是一方一针解《伤寒》",这里的"方"主要是指"经方",而"针"则主要就是指穴位。为什么要讲穴位呢?因为每一个方证都有它特定的穴位适应证、对应的穴位组合,我们可以依照方证的辨证方法,不用药,而用穴位来进行诊治。可以说,这是整个中医学诊治内容上的一个重要部分。所以我们既讲方证,又讲针灸穴位。

我们这里所讲的有关针灸的内容,是配合方证的,跟一般针灸学诸多取穴治疗方法有所不同,它是《伤寒论》里面的针灸学,是带有总论性质的针灸学。临床医生如果在这种理论指导下一手抓方证,一手抓针灸,将会如虎添翼。

举个简单的例子:假设一个体质瘦弱的患者,现在出现恶寒、发热、头痛、有汗、脉象浮弱等证候,这显然是桂枝汤证;如果现在既没有桂枝又没有芍药,甚至连生姜、大枣也没有,那你用什么治呢?我们还有针灸!那取哪些穴位呢?基本上可以取 5 个穴位来代替桂枝汤的作用,它们分别是风府、风池、头维、外关、合谷。再强调一下,这 5 个穴位所针对的情况是患者在外感的时候,有发热、恶寒、恶风、汗出、头痛症状,如果症状不一样的话,穴位还需要调整。

已经学过针灸的人，掌握了这个方法，同时又掌握了《伤寒论》的方证辨证，就能针药结合，内外合治。如果光是搞内科，还不懂针灸的话，也可以从"一方一针解《伤寒》"这个课程里学到一些东西。我在临床上往往都是方证辨证的同时，结合针灸等外治方法，内外并治。如我用桂枝汤治疗不孕症。

不孕症是妇科常见病，妇科对这个疾病是有分类的，总是有一个固定的方案在那里，常规辨证就是在不孕症已经规定好的方子中选择，一般都不会选择桂枝汤。而方证辨证只要在不孕症患者身上发现了相对应的方证，就可以用相应的方治疗。下面这个患者就是如此。

张某，26岁。初诊于1985年10月7日。婚后3年未孕，月经初潮16岁，一直先期，量多期长，色淡质稀。基础体温双相，卵泡期短，黄体不健。检查：形体消瘦，神疲乏力，肤色苍白。多年来时觉恶风自汗，微微发热，但体温正常。脉浮濡而略数，舌淡红，苔薄白腻，腹诊无特殊。

这样的病例，我抓住桂枝汤最重要的主症，也就是特异性症状：发热、易汗出、脉象浮濡等。按桂枝汤证论治，投以桂枝汤3剂。解肌祛风，调和营卫，温摄经血。处方：桂枝、生白芍、炙甘草各10g，大枣5枚，生姜5片。同时针刺左右风池穴，风府穴。针药后恶风稍减，自汗略敛，发热转微，脉浮濡不数。上方加当归10g，川芎6g，继服7剂。

当月月经适期来潮，量中，色暗红；偶有恶风自汗。桂枝汤加味，桂、芍量减半守方半月，诸症悉除，停药观察。来月，经停有妊，后足月产一女婴。

治疗的时候，我的切入点有两个：一个是看体质状态。用日本人的研究来说，患者属于腺病质体质，后来一问，果真如此。小时候扁桃体经常痛，经常出现感冒、淋巴结肿大这类症状。平时还恶风、自汗，她说从小就这样，体质方证非常典型。二是症状方证也非常典型。所以综合各方面情况，就是桂枝汤最符合了。她的主诉是不孕症，但是已经经过中医妇科辨病分型的多年治疗而无效，现在使用通治法的随证治之，认定是桂枝汤证。虽然不孕症不是桂枝汤证的主要治疗目标，但是也可以把它看作是桂枝汤的治疗范围。

此案患者，用伤寒六经辨证来分析，属持续多年的太阳中风证，她虽有"恶风自汗，微微发热"等自觉症状，但由于体温正常，就没有引起医家应有的重视。此案治疗时，由于严格掌握桂枝汤证的基本脉证，并且重视患者的体质药证（形体消瘦、肤色苍白、恶风自汗等属于"腺病质体质"），然后综合各方面的情况，就选择了桂枝汤。由于方证契合，针药并用，多年月经先期之病，短期之内一举纠正，随后出现可喜疗效。

针刺穴位是用风府、风池这两个穴位相结合。承淡安先生曾经说过，风府针对的是项背的强直而恶风，风池针对的是头痛和恶心。宋本《伤寒论》第12条就谈到"恶心"："太阳中风，阳浮而阴弱。阳浮者，热自发；阴弱者，汗自出。啬啬恶寒，淅淅恶风，翕翕发热，鼻鸣干呕者，桂枝汤主之。"那"恶心"说明什么问题？说明脾胃长期是虚弱的。头维针对头痛，属于局部取穴；外关针对鼻鸣、干呕、发热、恶风；合谷的治疗对象是鼻鸣、发热、头痛。在承淡安先生的《中国针灸学》里面有很多他的治疗病例，大家可以去看看。

同时，对于穴位和药物之间的关系，他说："针或灸的取穴，都是以症状为定则，这就跟方证、药证以症状为定则，而不是以病因病机为定则非常符合。如果说你认为某一个穴位代表某一个药，那是不可能的。"在这里他给我们提出了警戒，并不是说合谷就等于桂枝、头维就等于生姜等。针灸与方证结合的关系是一组穴位对应一个方证，而不是一个穴位等于某一个药，这是我们今后学习的时候应该注意的，也是我们要养成的思维方法。

但是，让我们感到不安和慨叹的是，承淡安先生所创立的以方证为对象的一整套针灸理论和方法，目前还没发现有人在使用。我在临床上也都是以药物为主，碰到觉得应该针药结合的时候才配合针灸，当然这跟环境条件也有一定关系。由于现在的大多数中医院的内科和针灸科是分开管理的，那针药结合也就碰到了瓶颈。今后国家政策可能对这方面会有所放松，到那时，我们要把承淡安先生宝贵的经验发扬光大。

这也是我把以方证为对象的针灸取穴内容放到"一方一针解《伤寒》"里讲的意图所在。

034　最早学习，但使用最少的麻黄汤

麻黄汤，就如黄煌老师所说的那样：是学得最早、用得最少的方。其实，临床上使用麻黄汤的机会很多，但是很多医生不敢用，也可能是不会用。

我最早接触的是日本汉方医学，他们把麻黄汤、葛根汤等都以方证对应的方式去用。因此，我很早就开始用麻黄汤，同时对它的重要性也比较重视。临床上发热恶寒、无汗、肢节痛、气喘都敢用，但是对于高热，当时的我还是不敢用，因为受温病医学的影响，认为早期高热属于温病，不能用辛温解表的方剂。后来我看了一篇文章，就敢用麻黄汤治疗高热了。

20世纪初，当时《小说月报》的主编恽铁樵的14岁长子在1916年高热后夭亡，次年其二子、三子又先后因高热而夭折，恽铁樵痛定思痛，遂深入研究《伤寒论》，同时问业伤寒名家汪莲石先生。1年后第四子又病，发热恶寒，无汗而喘，太阳伤寒的麻黄证显然。请来的名医，虽熟读《伤寒论》，但都不敢用伤寒方，豆豉、山栀、豆卷、桑叶、菊花、杏仁、连翘等连续不断，遂致喘热益甚。恽铁樵踌躇徘徊，彻夜不寐，直至天明才果断地开了一剂麻黄汤，他对夫人说：3个儿子都死于伤寒，今慧发病，医生又说无能为力，与其坐着等死，宁愿服药而亡。夫人不语，立即配服。一剂肌肤湿

润，喘逆稍缓；二剂汗出热退，喘平而愈。

于是恽铁樵更加信服伤寒方，钻研中医经典，亲友有病也都来请求开方，而所治者亦多有良效。一日某同事的小孩伤寒阴证垂危，沪上名医治疗无效，恽铁樵用四逆汤一剂转危为安。病家感激万分，登《申报》鸣谢曰："小儿有病莫心焦，有病快请恽铁樵。"求治者日多一日，恽铁樵业余时间已应接不暇，遂于1920年辞职挂牌，开业行医。不久门庭若市，医名大振。

这个故事让我知道，高热也是可以用麻黄汤的，而不是温病学家说的高热、脉数只能用辛凉解表的药物。

但是，当时有很长的一段时间，我只是会用麻黄汤治疗发热，还不懂得用麻黄汤治疗内伤杂病，后来看了范中林一本书里的第一个医案：太阳证发热（长期低热），才明白麻黄汤不只治疗外感发热的麻黄汤证，内伤低热属于麻黄汤证的也可以使用。范中林医案如下：

郭某，女，24岁。北京某医院医务人员。

病史：近3年来，常间歇性低热。1976年3月，感冒发热，曾服用感冒冲剂、四环素等药。其后经常自觉畏寒发热，常患扁桃体炎和关节痛。腋温一般在37.4～38℃，偶尔在38℃以上。曾查血沉25mm/h，其他如白细胞和基础代谢均正常。注射卡那霉素后，热暂退，但始终呈间歇性发作。自1978年初以后，每日皆发热2次，体温在37.5℃上下，虽经治疗未愈。1979年3月来诊，按太阳伤寒证发热论治，两诊热退。

初诊：3月1日。今晨自觉畏寒发热，测体温37.4℃，畏寒发热、身无汗，两膝关节疼痛，面色正常，唇淡红，舌质淡红而润、微紫暗，苔黄夹白较腻，脉浮紧。此为太阳伤寒表实证，法宜开腠发汗、安中攘外，以麻黄汤主之。处方：麻黄 10g，桂枝 6g，甘草 18g，杏仁 15g。2 剂。后予桂枝汤善后痊愈。

看到这则医案以后，我震动很大。原来并不是说突然发热的就是外感，长期慢性的就是内科杂病，不能用外感的思路。这些概念不一定是正确的，但是它们总会在脑海中左右着你的判断。

因为我们看病一般都会从概念入手，一看长期低热，这肯定是内伤发热，谁会想到这也是麻黄汤证。这个概念有时候就会变成我们使用麻黄汤的拦路虎；没有这个概念，我们就会根据当时的症状，具体问题具体分析。

这个病例对我影响非常大。正是在这个病例的指导下，我开始对一些所谓的杂病，初看好像不应该是麻黄汤证的，根据方证辨证的原则，都使用麻黄汤治疗了，其中很多病例都非常典型。

我的一个学生的姑母病三叉神经痛 7 年，发病时上、下牙及太阳穴剧烈疼痛，为此拔去 3 颗牙齿，白天痛尚能忍，夜晚痛不欲生。就诊时：恶风，烦热，无汗，脉浮紧，体能尚可，予麻黄汤。隔日清晨患者敲门，诉一日未睡。我大惊问："头痛、牙痛吗？"对曰："虽一日未眠，但头不痛、牙不疼，太阳穴亦不疼痛。"我问："何时服药？"答曰："晚上 8 点服第一煎，11 点服第二煎。"我说："药是对证，唯服药时间差矣。"据此予四逆散，又在太阳穴静脉怒张处刺血、拔罐，同时告知复发后再来就诊。后杳无音讯。1 年后问该生，回答其姑母病已愈。

该患者无发热，所以发热不是麻黄汤的特异性症状，不是外感发热的麻黄汤证可以没有发热。范中林的医案使我懂得了在内伤杂病上使用麻黄汤。

我临床使用麻黄汤的情况，概括为以下几个方面：

①包括流感在内的各种热病初期与中期。各种热病在初期的症状和流感一样，这种感染性症状的前驱症都是相似的，假如有发热、恶寒、头痛、无汗、关节痛、脉象浮紧，都可以用。

②支气管炎、肺炎、支气管哮喘。

③关节肿痛以及软组织疼痛。

④鼻炎以及鼻血。《伤寒论》有条文讲，鼻血是由于瘀滞的热停滞在里面，从鼻孔找到出路，现在用麻黄汤解决了周围的情况，鼻血也会停止。人们往往有时以为都流鼻血了，还用麻黄？其实有麻黄汤证就可以用。

⑤夜尿症。

⑥肠炎。

⑦不虚弱的小儿鼻塞。前提是小儿不虚弱，不能有自汗的症状。这是从日本人那里学来的，日本人甚至把这一条放在麻黄汤应用的第一条。我治疗过好多例，效果是比较好的。

麻黄汤应该讲是外感热病的常用方，也是内伤杂病的常用方。特别是外感发热，如果不学会使用的话，自己的小孩发热，还要去吃西药，作为一位中医师，的确有点说不过去。所以我在《中医人生》里面，就以"太阳表证第一课"为标题，讲了麻黄汤、葛根汤和桂枝汤的使用，诊治外感发热既是每个中医师进入中医大门的第一课，也是考验每一个经方医师是否合格的终生考题！

这里比较难的一点是，到底把太阳病当成表寒证还是表热证？

我认为太阳病是表热证。有人听到可能会感到不习惯。一贯认为太阳病是风寒束表，是表寒证，怎么是表热证呢？我们从文字上解释，太阳病本身是表证，太阳是阳证，那么太阳病就是表热证了。那么，表热证怎么会使用辛温解表，用麻黄、桂枝呢？

那是因为表热证虽然有恶寒和发热，但发热这一症状是机体在对抗疾病时候的反应，尽管体温达到40多度了，但是体能上还有恶寒，说明身体的发热反应还不到位、发热还不够，所以我们用热的药吃下去，"身如燔炭，汗出即散"，体温就退掉。

那什么时候不能用呢？很简单，不恶寒只怕热就不能用了，所以古人讲"有一分恶寒便有一分表证"。如果恶寒厉害，那就说明更应该使用麻黄汤了。

发热重、恶风寒很轻的就可以用辛凉解表的银翘散、桑菊饮。这两个是非常好的方子，只是有时候用得太早了，用在恶寒、高热的时候就不对，等到没有恶寒或者很轻、高热的时候就可以用了。这个阶段的病证应该是离开或将要离开太阳病的阶段了。还有一点要知道，辛凉解表银翘散的治疗目标中还有一点恶风恶寒，因此方中还使用了一味辛温解表的荆芥，这也是表证一定要辛温解表的一个有力的佐证。

课间答疑

问：出汗与否对于方证辨证有何意义？

答：患者的汗出或不汗出，是一个非常重要的症状。譬如对于太阳病的方证鉴别，《伤寒论》就依据汗出与否来鉴别是太阳中风桂枝汤证还是太阳伤寒麻黄汤证。正如宋本第13条和第35条所云："太阳病，头痛发热，汗出恶风，桂枝汤主之。""太阳病，头痛发热，身疼腰痛，骨节疼痛，恶风无汗而喘者，麻黄汤主之。"

汗出与否可以分成两种：一种是皮肤腠理比较疏松的人就容易出汗，皮肤一般比较湿润；另一种是皮肤腠理比较致密的人则不容易汗出，皮肤比较干燥。

这种分类，对于某些皮肤病的方证鉴别也是一种常用的方法。日本汉方家坂东正造在《病名汉方治疗的实践》一书中介绍山本严结构主义医学时就说："治疗一般皮疹的主方有两个，湿润性的使用消风散，干燥性的使用当归饮子。"

但是临床上如果仅仅依据上面的分类，即根据容易出汗的湿润性皮肤和难以出汗的干燥性皮肤去进行方证辨证的话就显得简单化了。就像桂枝汤证，既容易出现在皮肤比较粗疏而容易出汗的人的身上，也会出现在皮肤比较致密而没有汗出的人身上。因此，仅仅以容易汗出与否来判断桂枝汤证是困难的。对于桂枝汤证的诊断，依据脉象的浮缓和体质的虚弱，再加上恶寒、恶风等症状，可能更为确切。

汗出与否，仅通过问诊、望诊往往比较难以确定，除非是大汗的时候。临床诊断有汗出无汗出，医者用手在患者的颈部、背部或手臂的皮肤上触摸倒不失为一种好的办法。触摸皮肤感到干燥或湿润，就可以诊断为无汗或有汗。患者自己对于汗出与否往往表达得不一定准确，而触摸皮肤就可以知道。

同时要了解到，太阳病表证的汗出一般是全身性的汗出，少阳病的汗出往往是局部出汗，在颈以上的出汗较多，阳明病的汗出也是全身性的。

出汗的具体部位也是方证辨证的一个重要指标，就像《金匮要略·水气病脉证并治》中提出的，黄芪桂枝五物汤证是"腰以上汗出，下无汗"。又如宋本第111条提道："太阳中风，但头汗出，悸惊而烦。"这个病虽然是太阳中风，但出现这样一种头部出汗的话，就可能趋于向少阳过渡了，宋本第147条就提道："但头汗出，往来寒热，心烦，柴胡桂枝干姜汤。"这样的证，前面加一个"但"字，就说明只有头部出汗，其他地方没有汗。还有栀子豉汤也提到"但头汗出"，茵陈蒿汤也提到"但头汗出，小便不利，有黄疸"，这些都是局部有汗，而其他地方没有汗。

再看看范中林的这个病案，患者脉象浮紧，但是舌苔有黄加白，比较腻。患者3年来常连续性低热，同时恶寒，扁桃体肿，关节痛，体温一般在38℃上下。血沉高，白细胞、其他基础代谢都正常。刻诊：畏寒、发热，体温37.4℃，身上无汗，两个膝盖疼痛，脸色正常。患者年龄比较轻，嘴唇还是淡红的，应该体能还是可以的。

你看整个病状像一个麻黄汤证，但是舌苔不像，好像是黏腻苔，有一种湿在里面，同时他注意到已经有关节痛，因此他想是不是可以用麻杏薏甘汤。麻杏薏甘汤这个方不是麻黄汤加上薏仁，而是麻黄汤去掉桂枝加上薏仁，它是《金匮》的药方。《金匮》云："病者一身尽痛，发热，日晡所剧者，名风湿。此病伤于汗出当风，或久伤取冷所致也，可与麻黄杏仁薏苡甘草汤。"通过对条文的理解，应该是麻杏甘石汤证。这个方证有什么症状？发热，没有恶风、恶寒，已经无大热，其实就是说没有表证了。没有表证，其实就是没有恶寒，还有发热的，现在有汗出、气喘、口干、口咳这样的症状。

吉益东洞认为，麻杏薏甘汤证应该是麻杏甘石汤证不表现为气喘，没有烦、口渴不明显而有关节疼痛这样的一种状态。这个患者发热，又有膝盖痛，而且一般应该是肿痛。肿痛的症状非常重要，肿痛才能够显示薏仁的这个作用。麻杏薏甘汤证，其疼痛一般都是肿痛，从《内经》的角度来讲，就是湿痹。湿痹，是肿的；痛痹，是特别痛的；风痹，是游走性的；热痹嘛，就是风湿化热了。《内经》痹证就是这样的分类。像这种有薏仁的类方，包括薏仁汤，一般都是治疗关节的肿痛，而这个患者没有讲肿痛，从这一点看也有点不大适应。还有这个患者发热、恶寒，而麻杏薏甘汤证是发热不恶寒。另外，这个患者是没汗的，而麻杏薏甘汤证一般是有汗的。可见，麻杏薏甘汤不怎么适应。

痹证作为一个单独疾病，常用方子可以分三类：一类是针对实证的，一类是针对虚证的，还有一类是针对虚实之间的中间状态的。麻黄汤、麻黄加白术汤，这是针对偏实的关节疼痛；桂枝加附子汤、桂枝加白术附子汤、白术附子汤，是针对偏于虚的关节疼痛；桂枝二越婢一汤、麻杏薏甘汤，则是治疗虚实中间型的关节疼痛。

麻黄汤是汗剂，麻杏薏甘汤就是和剂，就是利尿的。

问：麻黄怎么煎煮？

答：《伤寒论》里提到麻黄要先煎去沫，这是一个古法，是最原始的一个方法。因为不先煎的话，可能会出现发汗过多，或者对咽喉的刺激。现在的药店一般遇到处方上写麻黄先煎，有的配药的人就很不高兴，觉得麻烦，认为并没有什么死板的规定。而我们学经方的人还是应该注意，特别是麻黄用量超过10g时，还是要先煎为好；假如只有二三克、四五克，有时候不先煎也可以，不一定要那么死板。

035　麻黄汤的解构、临床医案及针刺疗法

　　我们说从流溯源，返璞归真，就要回到还没有六经以前的前经方时代，去探究麻黄汤是怎样由 1 味药变为 2 味药，又由 2 味药变为 4 味药的。

　　日本汉方家裕田远正对麻黄汤的构成做如是叙说：麻黄与甘草形成一个麻黄甘草基，桂枝与甘草形成一个桂枝甘草基，这两个基连起来就是麻黄桂枝甘草基。在麻黄桂枝甘草基的基础上加上杏仁，就变成麻黄桂枝甘草杏仁汤。这个汤的方名，开始的时候可能就是麻黄桂枝甘草杏仁汤，后来有了文字，为了方便记忆就简称为麻黄汤。

　　麻黄是一个重要的药，但不能说它是君药。麻黄、桂枝、甘草其实都非常重要。君、臣、佐、使这样的说法，是中国进入封建社会以后，以宫殿里面的君、臣关系来比拟药方中各种药物的组成，这是不合理的。桂枝汤难道就是桂枝起作用吗？芍药的作用并不比桂枝少！麻黄汤就是麻黄起作用吗？其实桂枝的作用也非常厉害！假如麻黄汤没有桂枝，可能就不会发汗，比如麻杏甘石汤就不会发汗，反而会止汗，它可以退热、止汗、平喘。

　　同时我们还要进一步了解麻黄汤里的药证，麻黄汤的 4 味药各自起什么作用？它们的主要症状有什么？

麻黄汤的主要治疗目标前面已经讲了，有的讲麻黄八证，有的讲麻黄六证，这里把它再归纳一下就是恶寒、头痛、无汗、气喘、身体疼痛、脉象浮紧。在外感病过程中，它有发热一症；在杂病里面一般没有发热的症状。这几个症状应该是麻黄汤的治疗目标。那我们看一下，药物对疾病是怎么针对的？

根据裕田远正的研究，麻黄汤中的药证：恶寒是桂枝、甘草；喘是麻黄、杏仁；无汗是桂枝、麻黄、甘草；头痛是桂枝。大家考虑一下，为什么"头痛"是桂枝证呢？因为桂枝治疗上冲；身体疼痛是桂枝、麻黄、甘草；有发热的话，那什么药针对发热？是桂枝、甘草。

麻黄汤组成药物的剂量，康治本是这样的：麻黄三两，我们现在一般用10g；桂枝二两，一般用6g；甘草二两，一般用6g；杏仁70个，一般用12g；宋本其他都一样，唯独甘草不同！甘草本来是二两，但宋本里是一两。

通过这种药物剂量的演变，就可以了解麻黄、甘草的拮抗作用。麻黄汤发汗，开始是麻黄三两，甘草二两。但是到了宋代，可能因整个时代、气候各方面变化，觉得甘草二两太多，发汗的效果不好，就把甘草减为一两。从中可以看出，在药物剂量的演变过程中，药物的拮抗或者协同关系是非常重要的。

根据现代药理研究，麻黄可以促进心脏的搏动，增加心脏对全身血液的供应，由于皮肤、肾脏血流量的增加，促进了经皮肤与肾脏的排水。

桂枝的基本作用是扩张皮肤血管，把血流引到皮肤上来，也就是趋表的作用；增加心脏的输出量，促进经皮肤的排水反应，也就是排汗。这里要注意，桂枝的趋表性一般是排汗，但是和芍药配伍时却能调和荣卫而止汗，可见桂枝汤作用的多重性和复杂性。麻黄汤的作用比较单一，麻黄与桂枝的主要作用是同一的，都具有趋表性，即发挥扩张血管、增加体表血流的作用。麻黄、桂枝的协同作用的配伍，加强了趋表排汗的功能。

在康治本中，一共有 7 个发汗的药方，即桂枝汤、桂枝去芍药汤、桂枝加葛根汤、葛根汤、葛根加半夏汤、麻黄汤和青龙汤。它们具有共同的药基，就是桂枝甘草基。桂枝甘草基与汗液调节有深度的关联，注意这里用的是"调节"两个字。可见桂枝甘草基是发汗剂的最核心的 2 味药。

远田裕正把《伤寒论》中的所有药物，梳理出最重要的 6 味药，其中就有桂枝、甘草。

大家要考虑一个问题，麻杏甘石汤为什么不会发汗？麻黄虽然促使心脏搏出量增加，但是没有桂枝，就无法把血液引到皮肤方面上来，其结果是肾脏方面的血流量增大，促进了肾脏的利尿作用，随即也就排除了胸部潴留的水液，改善了呼吸困难（气喘、咳嗽）的症状。

药方具有相对稳定性，然而其稳定性也不是一成不变的，变与不变决定于病证的变化与否，当病证变化时，药方也需要加减。

这里讲一个我应用麻黄汤加减的例子。

2015 年冬的一天，一个永强老乡带他的孙子来诊所看病。一进门他就非常兴奋地和我打招呼，我有点被他的热情搞蒙了。他说自己 15 年前因为胸闷多年到处求医，西医诊断为慢性支气管炎、心脏植物神经功能紊乱症，后来被我治愈。他从口袋里拿出一张保留多年的处方递给我，处方上写着 5 味药，是麻黄汤加茯苓。我随后找到了原始的病例记载资料。

李某，男，51 岁，温州永强人。主诉：胸闷 3 年。

初诊：1999 年 3 月 15 日。壮实矮胖体型，面色暗黑，皮肤干燥，平时少汗，口淡，口水多，早晨咳吐出大量稀痰，嗜睡打呼噜，嗜烟酒。自述 3 年前感冒发热咳嗽，热退、咳嗽消失后就一直胸闷至今。脉实，舌淡红，苔白厚；心下至脐部悸动，腹部肌肉紧张不虚。投麻黄汤加茯苓 5 帖。处方：

麻黄 10g（先煎），桂枝 10g，杏仁 10g，甘草 6g，茯苓 15g。

二诊：3 月 19 日，病者喜形于色。自述服药后 1 小时，出现烦躁欲汗不能的症状，随后小便次数增多，尿的排出量一次多于一次。夜间睡觉时，胸闷的程度有所减轻。第 2 帖、第 3 帖服药后就没有上述尿频的症状。3 帖药后，胸闷减轻，口水、稀痰也大为减少。给予原方 5 帖，减少麻黄的分量。处方：

麻黄 6g，桂枝 10g，杏仁 10g，甘草 6g，茯苓 15g。

患者这次来是 2015 年 12 月 5 日，回忆起 15 年前的治疗经过仍记忆犹新。他说，第 2 次诊治服药以后，胸闷似乎消失，早晨咳吐稀痰减少，就停药观察。15 年来，戒烟慎酒，胸闷一直都没有复发，偶有咳吐稀痰，依然嗜睡打呼噜。

这次来，我给他腹诊了 1 次，心下至脐部悸动不明显，腹部肌肉紧张有度。

当时的病例，我现在把它总结一下。之所以判断是麻黄汤加茯苓证，有以下几个因素：

第一是体质因素。患者壮实矮胖，面色暗黑，嗜睡打呼噜，腹部膨大、肌肉紧张结实是典型的寒滞质体质，适合的药方有麻黄汤类方与五积散等。

第二是药证、方证考虑。患者有皮肤干燥无汗、口淡多口水、脉实的麻黄汤证和胸闷、早晨咳吐出大量稀痰，以及最重要的心下至脐部的悸动，这是典型的茯苓桂枝甘草基证，就是我们讲的苓桂术甘、苓桂枣甘、茯苓甘草、五苓散这一类方证，都有类似的症状。

还有一个对胸闷比较好的，就是茯苓杏仁甘草汤。茯苓杏仁甘草汤来源于《金匮要略·胸痹心痛短气病脉证治》。

皮肤干燥无汗是麻黄汤的证，口水多、痰多就是茯苓杏仁甘草汤的证，处方就是把两个方证合起来。同时处方中的甘草麻黄基的治疗目标就是"喘急息迫"。

这个病证的治愈，有人可能会觉得这么简单，药也那么少，病也不重。患者自己说是疑难病，但我认为这算是疑而不难，真正的疑难病是很难治的。西医诊断为慢性肾炎、慢性肝病、中风之类的是真正的疑难病。而这个患者3年的胸闷没有得到治愈，只是由于治疗上不得当而已，所以很容易就能取效。

麻黄汤证，假如用针灸是不是也可以治疗呢？

《伤寒论》里面，麻黄汤证没有明确提出针刺什么穴位。我在临床遇见麻黄汤证的患者，无法买到药物的时候，比如有时候在没有中药店的山区，有时候在离乡镇很远的农村，有时候夜里出诊，都会出现无法购买到药物的情况，这时就是用针灸等外治法的机会，用针灸代替药方治疗。

一般讲，麻黄汤证可分为两类：一类是有发热，属外感的；一类是没有发热，属杂病的。上面讲的那个例子，就是在没有发热的情况下，一直感到没汗、皮肤干燥、胸闷、恶寒，这就是没有发热的麻黄汤证。

针刺，一般都是选合谷、经渠、风门等穴位，这些穴位都具有发汗的作用，针对一些没汗、汗出不来、脉象浮紧的状态。假如患者有发热，一般针刺大椎。

麻黄汤证里面的痛症是很多的，针灸时就要分别对待。头痛为主的，一般针刺风池。针刺风池的时候要小心一点儿，针尖要向鼻尖的方向，刺 0.6～1 寸，不要超过 1 寸。

如上肢痛，一般针刺肩髃。手臂抬起来，找到穴位以后，向极泉的方向，可以针刺深一点儿，2～3 寸。下肢痛一般针刺阳陵泉，可以直刺，也可以斜刺，一般针刺 1～1.5 寸。腰背痛，一般针刺委中，可以针刺 1.5～2 寸。

这些穴位是随着麻黄汤证所出现的痛症分别选用的；而合谷、经渠和风门这三个穴位是都要刺的，无论是发热，还是有疼痛都要刺。如前面讲的那个病例，有麻黄汤证，在无发热的状态下，兼有痰多、胸闷，那又该怎么针刺呢？一般针合谷、经渠、风门。因为疼痛不很明显，所以不用加其他穴位；接下去就是针刺内关和丰隆。丰隆要直刺 1～1.5 寸，起化痰的作用。

总之，在没有药的情况下，碰到麻黄汤证，也可以针刺，同样可以取得一定的效果。当然，假如跟药物配合起来，那是最好的。

036　高热良方——大青龙汤

大青龙汤在《伤寒论》《金匮要略》中都有出现，这首方只有 7
味药：麻黄、桂枝、甘草、杏仁、生姜、大枣、生石膏。

大青龙汤与麻黄汤的区别有两个：一是大青龙汤中麻黄的用量
是麻黄汤的一倍，麻黄汤中麻黄用量是三两，大青龙汤中用六两；
另外一个区别是，大青龙汤中加石膏、生姜、大枣。这里加石膏是
针对烦躁、口渴而清里热，加生姜和大枣的目的是保护肠胃。

大青龙汤的适应证是在麻黄汤证的基础上，再加上烦躁、口渴。
后来有人概括为大青龙汤证重要的五症：发热、恶寒、无汗、口渴、
烦躁。还有人认为是 4 个症，没有口渴。

我临床上碰到外感发热病的时候，用这首方是很普遍的，只要
对证，疗效是非常好的。只要患者符合上面讲的 4 个或者 5 个症的
时候，一般一帖药或二三帖药热就退了；甚至有的患者来不了诊所，
在电话里面讲病情，没有切脉，但症状比较典型，体质也不是很差，
也可以用这首方治疗，效果也是蛮好的。当然，能来诊所现场诊断
那就更好。

绍兴一个朋友的妻子，高热住院 20 天，原因不明。当高热时，
西医用冰敷、用激素就汗出热退，但是退热不到 2 天又发热。朋友
打电话过来寻求中医治疗。询问得知患者有发热、恶寒、肢体疼痛、

头疼、咽喉肿痛、手足烦热、无汗等症。这基本上是大青龙汤的方证，我开了大青龙汤2帖，患者服后效果很好，热退、恶寒减少，但是还有点恶风，开始有汗出，再服桂枝汤3帖而出院。

在《伤寒论》和《金匮要略》中对于大青龙汤的临床应用只有3条。宋本《伤寒论》第38条："太阳中风，脉浮紧，发热恶寒，身疼痛不汗出而烦躁者，大青龙汤主之。若脉微弱，汗出恶风者，不可服之，服之厥逆。筋惕肉瞤，此为逆也。"第39条："伤寒，脉浮缓，身不疼，但重，乍有轻时，无少阴证者，大青龙汤发之。"《金匮要略·痰饮咳嗽病脉证并治》中载："病溢饮者，当发其汗，大青龙汤主之，小青龙汤亦主之。"这一条文与宋本第39条有互相呼应的关系。

我国出版的高等中医药院校教材中，不管是《方剂学》还是《中医内科学》，都没有把大青龙汤当作一个主方，如《方剂学》是作为麻黄汤的加味方附于麻黄汤条后，可见对它不是很重视。

我国唐代著名医学家孙思邈晚年得到《伤寒论》，他对书中发热的处理非常认可，但当时朝廷里面的太医对治疗外感发热用桂枝、麻黄是不认同的，因此他叹息《伤寒论》这本书不能广泛的流行。他反复读过《伤寒论》之后，总结出治疗外感太阳病的3个最重要的方子："夫寻方大意不过三种：一则桂枝，二则麻黄，三则青龙，凡疗伤寒不出之也。"可见他对青龙汤非常重视。

我在临床上基本上是根据前面所述的大青龙汤4个症或5个症而使用的。但有时也会遇到不恶寒的患者，恶寒不明显，我就减少麻黄的用量，成人本来用12g就减到6g，按普通麻黄汤的麻黄用量来使用。因为我们是处在江南地区，普通成人用麻黄汤，麻黄用量一般是6～10g，大青龙汤中麻黄用量12～15g。若这个患者不恶寒，麻黄用量就 6g，生石膏一般用量 30 ～ 60g。有时候碰到一些高热不恶寒的患者，出现头痛、烦躁这样的症状，加大生石膏用量到60g。

我这是受到日本大村光明氏所写的《大青龙汤管见》一文的影响。他认为，临床上不恶寒的患者这个方也可以用，甚至有的患者有汗也可以用。也就是说，大青龙汤的 5 个症：发热、恶寒、无汗、口渴、烦躁，不一定那么严格的都要齐全，少一个问题也不大。大村光明氏用的是颗粒剂，与我们药物可以加减的情况还有所不同。我在临床上用大青龙汤，这 4 个症或 5 个症是要有的，而患者不恶寒的时候，就减少麻黄分量，加重生石膏用量。效速者一剂而愈，迟者需要 3 剂方愈。

大青龙汤这首方对治疗高热效果是非常好的，甚至是神奇的。但有的时候这个方证辨别并不那么容易，患者正在发高烧的时候，是不是烦躁很难看出来。这种情况不仅是一般医生，就连日本很有名的医生山脇东洋，他在诊断时也有分辨不出是麻黄汤证还是大青龙汤证的情况。这一史实还关系到吉益东洞的出山，有时间与大家再聊。

大青龙汤证在没有药物时，也可以用针刺取效。穴位是在麻黄汤证的基础上，再加上针对内热烦躁的几个穴位。

一般来说，大青龙汤证用的穴位有两组：第一组合谷、经渠，这是针对麻黄汤证的，左右两边针刺，重刺激；第二组有烦躁、口渴就要增加足三里、曲池、间使，都是两边针刺，重刺激。一般都要留针，有条件的话一天针 2 ～ 3 次。我当年在龙泉水利工地上就曾用针刺治疗过四五例，当时针后都留针。患者高热非常厉害的时候，一天针几次，针刺后患者因为口渴而多喝水，出汗，效果非常好。以后，我碰到大青龙汤证一般都配合用针刺，但更多的是大椎针刺放血、拔罐。

我自己的女儿有一次咽喉疼痛，她没有告诉我，自己找点药吃。第2天高热、恶寒、没有汗，咽喉痛得厉害，身上关节也痛得厉害，这才到我这里来。我马上开大青龙汤给她吃，同时针刺大椎刺血、拔罐；因咽喉痛，故少商也刺血。针刺、服药之后大概1个多小时，她就出汗了，到了夜里咽喉疼痛就明显减轻，体温也下降了一些；第2天早上咽喉不痛，体温正常，就上班去了。针药结合起来效果就很好。当时给她开的方中，生麻黄 10g，生石膏 60g。

037 大青龙汤的应用与解构

今天，我们来看一下大青龙汤在康治本里面是怎么叙述的。大青龙汤出现在康治本的第 16 条和第 17 条。

第 16 条："太阳中风，脉浮紧，发热，恶寒，身疼痛，不汗出而烦躁者，青龙汤主之。"我们读条文的时候如果仔细一点就会发现，在我们的记忆里太阳中风的脉象应该是浮缓的，而这里是浮紧。整个条文叙述的症状很像麻黄汤证，但是比麻黄汤证多了一个烦躁。麻黄汤证的脉是浮紧，所以这里在用词上和名称上好像有点对不上。历代注家也都注意到了这个问题，一直在争论。

再看第 17 条："伤寒，脉浮缓，身不疼，但重，乍有轻时，无少阴证者，青龙汤发之。"读下来也会发现和前面同样的问题，为什么是"伤寒，脉浮缓"？太阳伤寒应该是脉浮紧，这样的条文交叉到底有什么深意呢？

我们再看，康治本第 17 条叙述的症状与第 16 条有很大的不一样，但和太阳中风一样，都强调这是阳证而不是阴证。所以，由此就引起了争论。

我们加以研究的时候，就猜测康治本第 17 条讲的内容会不会是杂病里面的一种，比如浮肿病或者其他疾病。我们看《金匮要略·痰饮咳嗽病脉证并治》所载："病溢饮者，当发其汗，大青龙汤主之，小青龙汤亦主之。"（当然，在《金匮要略》里，青龙汤分大青龙汤和小青龙汤，宋本《伤寒论》里青龙汤也分大青龙汤和小青龙汤，但康治本《伤寒论》里没有分）溢饮病的人会很笨重，有的是浮肿，《金匮要略》认为这种患者"当发其汗"，康治本《伤寒论》第17条也是"青龙汤发之"，这两处条文用的是同一个字——"发"；两处条文所描述的症状，也有相同的地方。

所以，人们就猜想，青龙汤可能有两种临床表现：一种在外感热病里，有发热，出现的症状是脉浮紧、恶寒等；一种在杂病里，如溢饮病、痰饮病，没有发热，出现的症状是脉浮缓、全身很重等。

但是把这两个条文放在一起读的时候，总觉得前面这个"帽子"——太阳中风、太阳伤寒与脉浮紧、脉浮缓，给我们的理解带来了比较大的困难。因此，研究者、临床家们就觉得，是不是要对照其他一些条文，向前对照或向后对照，到底怎样好一点呢？

我们先看宋本《伤寒论》，特别是38条，讲的内容多一点："太阳中风，脉浮紧，发热恶寒，身疼痛，不汗出而烦躁者，大青龙汤主之。若脉微弱，汗出恶风者，不可服之，服之则厥逆，筋惕肉瞤，此为逆也。"条文后面有将近一半多的文字在说明什么情况下不能用。阴证不能用（脉微弱），还有桂枝汤这类证（汗出恶风）不能用，即使脉是正常的也不能用，用后可能对体能有消耗，会出现脱水，水液代谢平衡失调，还可能会导致缺钾。古代临床看到的这样一种筋惕肉瞤现象，与真武汤证有点相似，所以，发汗过多会出现与真武汤证患者一样"站不住"的情况。同时在药方的后面也交代，假如服一次就出汗了，不可服第二次，假如服后汗出如水流漓，病反而不治，身体反而会受到消耗。

可见，从康治本《伤寒论》到《金匮要略》，再到宋本《伤寒论》,"伤寒学"一直在发展,越来越精到,越来越成熟。我们现在强调学习前面版本,并不是说后世版本不成熟、不好,而是为了方便入门。入门的时候知道原来是什么样的,这样学就方便一点。宋本《伤寒论》第39条跟康治本《伤寒论》第17条差不多,我们这是向后看其发展。

假如向前看呢?就是说,在康治本之前是什么样的?当然我们无法知道。不过日本的远田裕正做过这方面研究,他写了一本书叫《伤寒论再发掘》,再向前发掘,就是徐灵胎讲的"溯流以寻源",返璞归真。远田裕正大胆地把条文做了调整,调整以后的条文,初学者就感觉特别的贴近和亲切,同时觉得可能原本就是这样吧?!我们把它连起来读一下:"发热,恶寒,身疼痛,不汗出而烦躁者,青龙汤主之;身不疼,但重,乍有轻时者,青龙汤发之。"这样的条文看上去非常的质朴、清爽。可能有的人会觉得很不习惯,不仅仅去掉了六经,还去掉了脉象,于是就怀疑这样会不会影响对条文的理解呢?

我们看一下康治本《伤寒论》第5条原文:"太阳病,头痛发热,汗出恶风者,桂枝汤主之。"假如把"太阳病"去掉,变成"头痛发热,汗出恶风者,桂枝汤主之",那不是很通顺吗?这样的条文就是方证对应。前面没有"太阳病"的话,当阳明病出现这样的症状,我们也用桂枝汤,当太阴病出现这样的症状,我们也用桂枝汤,那就方便多了。没有了"太阳病"这3个字,读者反而解放出来,方证直接变成独立的单位,不然的话,初学者认为太阳病可以这样用,阳明病就不能用。我们把"太阳病"去掉,就变成一方一证,一旦出现"头痛,发热,汗出恶风",桂枝汤就有使用的机会。这就回到了徐灵胎所讲的"方之治病有定,而病变化无定"的状态,此时,只要守住方，把方证作为第一要义，我们就可以比较自由地应用了。

我们再看康治本《伤寒论》15条："太阳病，头痛，发热，身疼，腰痛，骨节疼痛，恶风无汗而喘者，麻黄汤主之。"假如把"太阳病"这3个字去掉，变成"头痛，发热，身疼，腰痛，骨节疼痛，恶风无汗而喘者，麻黄汤主之"，文义就非常通顺，也没有影响对方证的理解，这样麻黄汤甚至在没有发热的情况下和在杂病里也可以使用。在杂病里使用麻黄汤，"太阳病"不需要，甚至"发热"也不需要，即"头痛，身疼，腰痛，骨节疼痛，恶风无汗而喘者，麻黄汤主之"。据此我们可以在关节痛、浮肿、皮肤病等病证上使用麻黄汤，既不需要"太阳病"3个字，也不需要"发热"的症状。

因此，我认为远田裕正的工作是有意义的，但是不能说他这样做就最好。对我们初学者来说，它只是一个最初的理解，后面再加上六经的方向性的辨证，《伤寒论》就丰富了，就得到了升华。这个我们以后慢慢地学，不然，初学者一开始就碰到像"六经"这样很复杂的名词就呆住了。

康治本《伤寒论》中的青龙汤和宋本《伤寒论》里的大青龙汤方，其药方中的药物与药物的分量基本上是一致的："麻黄六两（去节），桂枝二两（去皮），甘草二两（炙），杏仁四十个（去皮尖），生姜三两（切），大枣十二枚（擘），石膏如鸡子大（碎）。"

这个方子的现代分量是多少呢？"麻黄六两"，我一般使15g左右，体质强壮的多一点，用20g，体质弱的用12g；"桂枝二两"，我一般用6～10g；甘草一般用6g，"杏仁四十个"，一枚杏仁大概是1g，古代和现代差别不大，40个就是40g，分3次服用，我习惯用40除以3，所以一次用12～14g；"生姜三两"，三两大概三钱，假如店里面没有生姜，我们就用家里的，三钱大概相当于1元钱的钱币大小5片；"大枣十二枚"，比较小一点的红枣，我们现在一般用4～5枚。"石膏如鸡子大"，我们现在的鸡蛋一个大概30g左右，古代的鸡蛋可能还要小，30g左右应该可以了。在《伤寒论》里，一枚鸡蛋这么大的石膏，算是最小用量了。在《金匮要略》木防己汤里，鸡子大的石膏用12枚，算起来就300～400g了。临床上碰到一些没有恶寒症状的患者，我往往麻黄减少，石膏增加一倍，用60g，这样效果比较好。

另外，我们初学的时候要重点了解青龙汤的构成，这非常重要。麻黄汤怎么来的？原来只是麻黄一味药，后来配合就形成麻黄甘草基；桂枝甘草和麻黄甘草这两个基再合起来，就变成麻黄桂枝甘草。考虑到患者有哮喘，呼吸困难，再加上杏仁，就变成麻黄桂枝甘草杏仁，主治发热、恶寒、头痛身痛、骨节疼痛、无汗气喘。青龙汤前面4味药（麻黄、桂枝、甘草、杏仁）跟麻黄汤一样，只是麻黄的量加倍。由于多了一个烦躁症状，所以要加上石膏。为了加强中间麻黄汤和生石膏之间的联系，在它们之间再加一个生姜大枣基。当然，生姜大枣基还可以维护胃肠的功能，增加机体的营养与体能。

加生姜大枣基，是《伤寒论》方剂构成上的一个重要原则，远田裕正把这个原则称为构成第二原则。

那第一原则是什么呢？第一原则就是加甘草。

第二原则是加生姜大枣。所有的方里面开始可能都加过生姜、大枣，尽管现在有的方里没有，那是因为有的方加上以后，发现效果反而不好，所以就不加了。麻黄汤就没有加，它可能开始也加过，只是效果不好，所以就去掉了。如泻下作用比较厉害的方子一般都加大枣，比如我们很熟悉的十枣汤，为什么组成是十个枣和芫花、甘遂、大戟？这样一个强烈的泻下逐水剂，为何用大枣作为方名？

因为大枣起到了保护胃肠的重要作用。还有葶苈大枣泻肺汤，葶苈子比较厉害，方里也用大枣，可见大枣保护肠胃是非常好的。生姜、大枣作为一个基，除了保护胃肠，还可以加强药基与药基、药基与其他药物之间的和谐配伍。

所以，我们要知道，麻黄汤证再加上一个烦躁的石膏证，就成为青龙汤的方证了。这个多好记啊！麻黄汤证我们已经非常熟悉了，麻黄八症、麻黄五症、麻黄四症等，恶寒、无汗、头痛、身痛这一类症状，再加上一个烦躁的石膏证，这给我们理解青龙汤的方和证带来了很大的方便。

总之，我们要知道前期人类的这种直观、整体的野性思维。野性思维我们也称它为无意识理性，后来有了文化，有了文明，人类思维的逻辑性加强，逐渐进入有意识理性。有意识理性当然非常好，假如没有理性，现在人还是生活在那种蛮荒的年代。但是有意识理性也有一个问题，它一出现就把野性思维掩盖与压制了。编写《伤寒论》的人也一样，前人书里只是条文方证，也就是只有临床事实的记载，后人就加上了自己主观的观点。主观的观点是理论，并不一定是事实，同时永远无法得以证明。临床事实只有真假之分，主观的观点就有了是非之争。我们倡导回到前经方时代，并不是说后经方时代不好，而是前经方时代的条文方证是客观的临床事实，是经方医学最基础的阶石。

038 小青龙汤的应用、医案与解构

小青龙汤在临床上应用非常广泛。为什么用青龙来取药方的名字呢？传说中的"龙"有两方面能力：在天上可以行云布雨，在水里可以翻江倒浪。行云布雨就是出汗，翻江倒浪就是利水，因此，它有很大的能量。取名青龙还因为作为小青龙汤主药的麻黄，颜色是青色的缘故。

小青龙汤方在康治本里没有出现，一直到《金匮要略》才出现小青龙汤、小青龙加石膏汤。到了宋本《伤寒论》也出现了小青龙汤，其主要的病因病机为"伤寒表不解，心下有水气"，这10个字的确概括得非常好。

"伤寒表不解"，意思是说患者还有点恶寒、发热无汗、脉浮紧、头痛、身痛这些表证存在；"心下有水气"，则说明其痰饮、吐出来的东西如清水状，同时可能在心下有轻微压痛、悸动。

小青龙汤证在临床诊治的时候要注意，"痰"是鉴别的重点。因为"心下有水气"，所以首先痰就比较多、清稀，容易吐出，有时如泡沫状，吐到地上很快变成水一样，这种症状就是小青龙汤适应的特殊情况。

有的患者会感到舌凉，这也是非常重要的鉴别点；假如有鼻涕，也多是比较清稀的，假如鼻涕有黄稠的，说明已经有化热，使用小

青龙汤时就要小心了，需要加药，一般和麻杏甘石汤合方。

有的患者，因为长期有痰饮在身体里，就会表现出来脸色偏暗，特别是眼圈、两侧脸颊部位，刘渡舟先生称之为"水色"，临床上要注意这一点，有的患者平时可能不会表现出来，但是只要一感冒，这个"水色"的症状就会出现。小青龙汤证的脉象，有外感的时候，脉是浮紧；无外感时，脉浮就不明显，但是紧一般都有。假如脉象是细微的，就要小心，用这个方子就要仔细考虑，一般不适合用此方。因为细微多是虚人的脉象，假如直接使用小青龙汤，有的患者会汗出不止，四肢厥冷；也有的患者会出现鼻子出血、头晕、头痛、失眠等等症状。

小青龙汤证患者的舌头，一般讲变化不大，舌苔一般是白的，同时有水滑，看上去很湿润，甚至张口会有口水滴下来。舌头假如实质发生变化，比如胖大、嫩、齿痕，那就要小心，说明痰饮长期在体内，造成阳气不足，那在使用的时候，就该考虑加附片，如果有恶寒，就更应当用附片，当然量不用很多，一般 5～10g。

以上叙述的几个症状，就是临床使用小青龙汤时经常碰到的。而咳嗽这类症状，一般使用时是咳嗽多点，气喘少一些。因为小青龙汤一般是针对咳嗽的，小青龙汤方子本身就是麻黄汤加减，把杏仁去掉了。如果有的患者既有咳嗽又有哮喘，甚至哮喘很厉害，那杏仁就要加进去。这点书里都有交代，在小青龙汤的加减里面都讲到这个问题。

医案：

某男，35 岁，其母亲陪同来诊。咳嗽 1 年，看了很多中西医，已经不信药物。后经劝说，愿再试服一次汤药。视其舌体淡，苔水滑样，有黑眼圈，否认失眠熬夜，夜间咳嗽不多，不影响睡眠；痰涎清稀不稠，形如泡沫，落地顷刻化水，容易咯出；脉紧，舌色淡嫩。为小青龙汤证。处方：麻黄6g，桂枝6g，干姜6g，细辛3g，五味子6g，半夏10g，白芍6g，甘草6g，附片5g，3剂。

此方连服3剂后，咳嗽减其大半，后以苓桂五味甘草汤加干姜、细辛，又服6剂，咳嗽基本控制，交代患者灸中府穴，左右轮换灸，每天5分钟。咳嗽了1年的疾病就这样得以治愈。

从这个病例可以看出，小青龙汤是非常厉害的，只要是对证，一年来的咳嗽，马上就会见效。同时要记住，用小青龙汤治好后，不要还坚持用它，要换用茯苓、桂枝这类方子。《金匮》里面专门有一章"咳嗽痰饮篇"，讲到如何使用苓桂五味甘草汤的加减方。

下面来谈谈小青龙汤的治疗目标。日本汉方家对小青龙汤有深入研究。他们认为小青龙汤的形成，是麻黄汤治疗某种咳嗽，其人虽然有表证、咳嗽、气喘，但是治疗无效，无效后就考虑，这个咳嗽有什么两样？发现这种患者咳嗽厉害时，腹直肌很痉挛，同时有干呕，痰与之前不一样，是水样痰、不黏稠。由此一步一步进行加减变化而形成。

因为腹直肌很紧张，有芍药甘草汤的证，因为原方有甘草，所以只加上白芍；干呕加干姜、半夏，不加生姜是因为痰的颜色特别稀薄，干姜效果比较好；再说杏仁治喘比较好，治咳嗽较差，因为小青龙汤证咳嗽不多，因为条文里面讲到"微喘"，所以去掉杏仁，加上对水样痰特别有效的细辛、干姜、五味子，这三味药是一个药对。

所以，小青龙汤的组成，就是麻黄汤加缓解腹直肌紧张的芍药甘草汤，治干呕的半夏、干姜，治痰清稀的姜、辛、味，去掉杏仁。这就是小青龙汤的形成过程。

使用大青龙汤的时候，要特别重视服用注意事项。陆渊雷曾有一个触目惊心的医案，某年暑假开学时，有位同学讲起有人在夏天跳入井里取物，井水深、极凉，那人上来后马上裹棉被，但还是止不住哆嗦，很快就发起高烧，脉浮紧、发热、恶寒、身疼痛、无汗、烦躁，一派大青龙汤的典型症状，这位同学于是就开了大青龙汤给他，那人喝了一剂后体温就降下来了。该学生也没有做交代出汗后不能喝第二煎，就返校了。

陆渊雷得知其没有交代服用注意事项，而且没有加生姜、红枣，即令学生马上回老家处理，哪知此人已经死亡。古时没有输液急救，患者出了大量的汗后导致电解质紊乱死亡。听了这个病例，大家就知道大青龙汤是非常厉害的。那小青龙汤是不是就没有什么可交代的呢？

不！在《金匮要略》咳嗽痰饮篇里专门论及服小青龙汤后会出现脉微、手足冰凉、气从小腹上冲咽喉胸口、脸热如喝酒状、小便难、头晕等症状，同时指出，出现这些情况，应该用茯苓桂枝五味甘草汤以及它的一系列加减方来处理。这个需要注意。

由于小青龙汤比较温燥，历代医家使用时都非常谨慎。比如叶天士治疗咳嗽就很少用到这个方子，《临证指南医案》里治疗咳嗽的100多个病例中，大多是用桑叶、杏仁、桔梗、麦冬、沙参之类的，用到小青龙汤的只有少数几例，而且也是麻黄、细辛分开使用，有麻黄就没有细辛，有细辛就没有麻黄，这也是防止它温燥的一种方法。

人们大多是通过加减来减少其副作用，其中应用最多的是加石膏，《金匮要略》治肺胀肺痿篇中就有论及，用来治疗小青龙汤证加烦躁者，因为长期痰饮，会化热出现烦躁，所以用小青龙汤加石膏来治疗。

有的医家认为痰饮长期停滞会导致阳虚，故主张加附子，上述案例里就是加了附子来治疗阳虚症状。

对于脉微细、手脚冷的症状，就不可用小青龙汤，中日医家都这样认为，就像矢数道明说的：脉细弱、手脚冷，不可以使用小青龙汤。

有学员曾提出一个问题：小青龙汤后面7个加减方里面有一个"若喘，去麻黄，加杏仁半升"，麻黄和杏仁都是治疗喘的，为什么去掉麻黄而加杏仁呢？

那是因为麻黄有强烈的驱表性，当患者表证不明显时，强烈的驱表性会分散药力，而杏仁驱表力弱，平喘利尿作用相对较强，所以去麻黄加杏仁，也是在理法当中的。

课间答疑

问：如何鉴别小青龙汤证、苓桂五味甘草汤证、苓甘姜味辛汤证，以及苓甘姜味辛夏汤证、苓甘姜味辛夏仁汤证、苓甘姜味夏仁大黄汤证？

答：《金匮要略·痰饮咳嗽病脉证并治》中记述了用小青龙汤治支饮咳喘所出现的变证，以及改用桂苓五味甘草汤以后用药的加减变化，都是属于随证加减药物的范例。所以唐容川曾说："仲景用药之法，全凭乎证，添一证则添一药，易一证亦易一药。"

小青龙汤证包括两个方面的内容：一是心下或胸中有水气上冲，二是太阳表热证。综合起来就是，太阳表热证引发了内在的水气上冲，临床症状有脉浮、恶寒、咳嗽、气喘、咯痰清稀、流清水样的鼻涕。

苓桂五味甘草汤证，和小青龙汤证一样也有咳嗽气喘，但是没有咯痰清稀与清水样的鼻涕，有手脚冷，因为有气上冲，所以有面部烘热的感觉，头面部很重，好像戴着面具一样，小便不利而尿量减少，脉沉弦。

苓桂五味甘草汤去掉桂枝加上干姜、细辛，就变成苓甘姜味辛汤，这个方证很多症状又回到了小青龙汤证，譬如有咳嗽气喘，痰与鼻涕量多而清稀，容易咯出。但是苓甘姜味辛汤证没有表证，即没有恶寒、头痛、脉浮，而出现沉微细脉，由此可见其已经向阴这个方面转化了。

在这个基础上，假如这个患者有呕吐的话，再加上半夏，就是苓甘姜味辛夏汤证。在这个证的基础上，再有出现轻微浮肿的，那就是苓甘姜味辛夏仁汤证。假如再伴有面热如醉，面部很烫、很热，如果还有大便比较秘结一点儿的话，这就是苓甘姜味辛夏仁大黄汤证。

你看《金匮》用了那么多的篇幅，把只差一味药的方证做了多么详细的鉴别。

小青龙汤证，是既有心下胸部的水气上冲，又有趋向于表的，或者是由于表所造成的病证；而苓甘姜味辛汤证这一类方证则是偏于阴证了，它们的脉象都比较沉微细，并且出现了手脚冰冷，还有胸满这一类症状。这个我们应该区分开来，并不是说有发热表证的小青龙汤证用小青龙汤，如果没有表证的小青龙汤证就不用小青龙汤，而用苓甘姜味辛夏汤，不是这样，这是错的。只有患者整个体能上、脉象上、腹证上都表现为一种阴象的、虚象的时候，才能用苓甘姜味辛这一类方。

问：小青龙汤证假如脉象微细，那是什么方证呢？因为课里面讲到小青龙汤证有时候出现脉微细的话，就不能够用小青龙汤。那应该用什么呢？

答：我喜欢用小青龙汤加附子。病例中的那个患者，脉象其实也没有微细，但是从体质状态来看带有虚象，所以我也加了附子。加不加附子不一定就是脉象所决定的，还有体能，还有腹证，需综合判断。

如果小青龙汤证脉象是微细的，还应该有一些其他症状。还有什么呢？手脚冷，胸满，甚至浮肿等，我们可以选用前面讲到的苓甘姜味辛汤、苓甘姜味辛夏汤、苓桂姜味辛夏仁汤。就是说，这些小青龙汤证的患者，如果脉象微细，同时有手脚冷、胸满、浮肿的，可以选用这一类方。假如小青龙汤证的患者，痰水多，鼻涕多，咳嗽气喘、呼吸困难、短气，出现神疲乏力、形寒肢冷，腹肌软弱，比前面手脚冷还进一步，可以用什么方呢？就用前面的这几个方子——苓甘姜味辛汤、苓甘姜味辛夏汤、苓甘姜味辛夏仁汤加上附子，我自己临床经常就是这样用的。

问：小青龙汤加附子，是不是小青龙汤又加上了一个麻黄附子细辛汤？因为你看，加了一个附子以后，方里就有麻黄，有细辛，那不就是一个麻黄附子细辛汤吗？

答：这个问题我是这样看的。在方药组成结构上看，小青龙汤加上附子的确出现了麻黄附子细辛汤的一个组合，然而当时我的着眼点却是加上附子等于加上一个四逆汤。为什么呢？因为这个人的体能差，脉象假如比较无力，腹证比较虚一点，就符合四逆汤的一个目标，而小青龙汤里面用干姜、甘草等，加上附子，就等于加上四逆汤。四逆汤证毕竟是少阴病的一个典型方证。讲到精神状态是"但欲寐"，讲到脉象是"脉微细"，其中也包含着体质上的虚证。我治的那个患者脉象是紧的，只是腹证比较虚一点。虽然脉症不符，但是整体上看来体能上的虚证比较明显，因此也可以用四逆汤进行治疗。四逆汤并不是一定要到冷汗淋漓，需要抢救的时刻才能使用，只要是阳虚的患者出现脉沉微细，或"但欲寐"的精神状态，或腹肌弹性差等体质虚弱这样的病态都可以用。这是第二个问题。

问：小青龙汤，在没有表证的时候，单凭"心下有水气"的咳嗽，也可以使用吗？医案中的患者，如果一开始就用苓桂剂，加上干姜、附子、细辛、五味子，会不会也有效果呢？

答：这两个问题是很有深度的。小青龙汤证在没有表证症状的时候，单凭"心下有水气"的咳嗽，当然可以用小青龙汤！只要患者有咳嗽、气喘、水一样的痰、水一样的鼻涕，有短气，痰容易吐出来，量比较多，或者有心下痞，或者心下有振水音，都可以考虑用小青龙汤。但是还有一个条件，就是患者的体能、脉象、腹证不虚。也就是说，在患者的体能、脉象、腹证不虚的状态下，出现上述的咳嗽、气喘、水一样的痰、水一样的鼻涕等症状，即使没有表证也可以用小青龙汤。

当然小青龙汤也可以用于一些没有咳嗽的病证，譬如溢饮证、关节腔积水等，只要在脉象、体能、腹证等方面都不虚，也可以使用小青龙汤。其实我们只要打开《金匮》就知道，《金匮》里面讲各科杂病的诊治，基本上都是没有发热、恶寒这一类表证的。《金匮》云："咳逆倚息不得卧，小青龙汤主之。"就是说咳嗽上逆、气喘、短气，甚至躺不下来，可以用小青龙汤治之，这就是一个没有表证，只有咳嗽、气喘的一个患者。《金匮》还讲到溢饮："病溢饮者，当发其汗，大青龙汤主之，小青龙汤亦主之。"《金匮》还提道："妇人吐涎沫，医反下之，心下即痞。当先治其吐涎沫，小青龙汤主之。涎沫止乃治痞，泻心汤主之。"小青龙汤证也会出现一种心下痞的腹证，可以先用小青龙汤治疗吐涎沫。这个小青龙汤证的妇人，没有出现发热、恶寒的表证，也同样可以使用小青龙汤。

那"小青龙汤没有表证的时候，单凭心下有水气这样的咳嗽可以使用吗"？回答是"当然可以"。不过"心下有水气"和"心下有水饮"还不一样，"心下有水气"是处于一种水气迷茫状态，是胸部和心下部的一种痰气，形成了痰以后所吐出来的是清稀的、量多的、容易咳出来的，并且容易出现胸闷短气的症状。

如果我医案里的患者，一开始不用小青龙汤加附子，而用苓桂剂加上干姜、附子、细辛、五味子，效果会不会也一样？这里讲的苓桂剂，应该是专指苓桂五味甘草汤，因为在咳嗽、气喘的时候，苓桂五味甘草汤比苓桂术甘汤、茯苓甘草汤、苓桂枣甘汤更加合适，在《金匮》里也是苓桂五味甘草汤去掉桂枝加上那些药物的。我们就以苓甘姜味辛夏仁汤作为一个代表，和小青龙汤进行比较。两者都能够治疗咳嗽频发，痰清稀、容易咳出，鼻水清稀，短气，呼吸困难，但是苓桂姜味辛夏仁汤这一类方证，一般心脏功能比较弱，所以脉象比较沉细微，同时还出现浮肿、四肢冷，而小青龙汤证是没有的。大塚敬节用一句话概括了小青龙汤证和苓甘姜味辛夏仁汤证之间的关系，非常经典。他说："苓甘姜味辛夏仁汤，它治疗小青龙汤证的阴证。"小青龙汤加附子和苓桂剂加干姜、附子、细辛、五味子，具有相同的治疗目标，然而后者要比前者更虚，因为后者的方里没有麻黄、芍药、半夏，而增加了茯苓。正如《金匮》里讲到的，麻黄如果用在脉象细微、手脚冰、胸满的患者身上，患者一般就会感到四肢麻痹。就是说，苓甘姜味辛夏仁汤这类方剂，如果加上麻黄，"逆而内之者必厥"，就会出现手脚冰冷的厥证。为什么会这样呢？《金匮》的回答是"以其人血虚，麻黄发其阳故也"。《金匮》中的这一段话，就是针对苓甘姜味辛夏仁汤这类治疗咳嗽喘息的方剂中为什么没有麻黄而言的。

039　神奇的桃仁承气汤

桃仁承气汤有时候也叫桃核承气汤，主要是因为版本不一样，康治本、宋本、成本都为"桃核承气汤"，《玉函经》、康治本则为"桃仁承气汤"。核，相当于内果皮，所以讲"桃仁"更为合理。

我们要认识桃仁承气汤，首先应该知道它是怎么构成的？它是调胃承气汤加桃仁、桂枝，调胃承气汤是这个方的核心，再加上治疗瘀血、冲逆造成一系列症状的药物。

那调胃承气汤是怎么组成的呢？首先是一味大黄，和甘草一起组成了大黄甘草汤；再在大黄甘草汤的基础上加芒硝，变成大黄甘草芒硝汤，就叫调胃承气汤。为什么说调胃？主要是因为有甘草这味药，以及这样的配伍，可以使胃肠的阻滞得到畅通，使正气得到恢复。

桃仁承气汤的特异性症状主要是：以腹部充实有大便秘闭倾向作为腹证的基础，同时伴有瘀血证，瘀血证主要是嘴唇、牙龈出现紫暗；少腹急结也是瘀血停滞的状态；脉象涩，不怎么流畅。另外还有上逆的症状，包括面部升火而红或烫热、头部有热或有暗红色，严重的甚至会发狂。下肢有瘀血，腹部也有瘀血，下肢瘀血更为严重，血流不畅，所以下肢冷。概言之，就是腹部充实有便秘倾向，伴瘀血证，少腹急结，上逆甚（面部升火而红烫热甚至发狂，下肢瘀血而冷）者作为桃仁承气汤的特异性症状。

为了说明这些特异性症状在临床上的表现，我先举一个例子。这是一个感染性脑炎患者，使用桃仁承气汤治疗成功的案例。

张某，女学生，17岁，永强人。因为跳水救人，头部严重跌伤而感染，高热，体温40℃，昏迷，住大医院抢救。西医诊断为感染性脑炎。经抢救1周后，虽然已经苏醒，体温38℃，但喜笑不停，眼睛视物不清，在她眼前举手指也难以分辨出几个。

初诊：1987年5月30日，患者满面通红，密布药疹，口臭喷鼻，下肢冰凉，1周没有大便，小便黄臭难闻，月经延迟1周。腹部充实胀满，小腹拒按，压之疼痛，左下腹坚结。

这个病证是非常典型的桃仁承气汤证，我们前面讲的腹部胀满、小腹压痛、小腹急结，以及瘀血的症状都有。瘀血症状主要表现在：整个嘴唇暗、小腹急结，还有外伤史，脉象为涩脉、不流畅，大便闭结，同时有上热下寒这种上冲的症状。桃仁承气汤3帖：

桃仁15g，生大黄10g（后入），甘草5g，芒硝10g（冲），桂枝10g。

针对这样的情况，我还建议配合刺血治疗。观察到患者太阳穴周围静脉怒张，可以针刺一个点放血；委中穴周围静脉怒张，也要放血；尺泽穴位置静脉怒张，也要放血。放血肯定是好的，但因为当时在医院，患者还不怎么清醒，有抗拒的样子，所以最后就算了，先服药。假如放血的话，我认为可能会恢复得更快一点。

3天后复诊，体温正常，喜笑不停的病象不复存在，眼睛视物恢复正常。第1天夜间接连排便3次，量多而秽臭异常。第2天月经来汛，色紫有块，诸症随之渐渐地减轻，口苦口臭、尿黄、面部药疹稍有改善，小腹压之疼痛减轻，左下腹急结减轻，但是还残留有上热下冷的病象，遂开了桂枝茯苓丸和黄连解毒汤合方5帖，药后基本治愈。

这个病例在诊治过程中，要跟几个方证鉴别一下。一个是桂枝茯苓丸证，一个是当归芍药散证。它们都治疗瘀血停滞，但是有程度上的不同，有动态的和静止的、实证和虚证的区别。从总体上讲，桃仁承气汤证是一种活动性的（冲逆得厉害），而桂枝茯苓丸证则相对静止一点，两者都偏于实证。

桂枝茯苓丸证的主要症状：中等以上体质，体能是比较好的，中等程度的下部瘀血、上部充血，上冲不很强烈，此例的第2次治疗，方子改为桂枝茯苓丸，就是因为患者脸上有点红，脚上有点凉，是中等程度。而原来使用桃仁承气汤的时候，患者冲逆的症状很厉害，脸上红得不得了，眼睛都看不到东西了，话乱讲，这种动性的冲逆很厉害。桂枝茯苓丸证另外还有腹部充实，脐上部大动脉亢进而按之应手有压痛；下腹部压上去弹性比较好，深部有抵抗，特别是左小腹压痛明显。平时还有头痛、眩晕、肩部疼痛等症状；嘴唇偏于紫色，舌头偏于暗色，特别是舌头翘起来，舌下静脉颜色比较暗。

现在大多把桂枝茯苓丸定为专门治疗子宫肌瘤之类的疾病，我认为不准确。临床上应该以患者的体质、腹证，特别是瘀血的诸多症状作为使用标准。

日本人还发现一个用腹诊测定桂枝茯苓丸证的方法：在肚脐下面两个横指，再向左两横指处这样一个点，假如压上去有疼痛、有急结，就认为是桂枝茯苓丸腹证的一个典型表现。我在临床上发现有的患者有，有的患者没有。

当归芍药散证与桃仁承气汤证、桂枝茯苓丸证相比是偏虚的，它是贫血性体质。这样的人有疲劳倦态，有气无力，眩晕耳鸣，心悸动；左下腹部有压痛，压痛的程度当然没有桃仁承气汤证、桂枝茯苓丸证那么强烈，腹部肌肉的弹性不怎么好，有点软；月经不顺，还有痛经；在肚脐的上面、左边、右边，甚至肚脐的下面这几个位置也有悸动，不过程度没有桂枝茯苓丸证那样厉害。

所以，桂枝茯苓丸和当归芍药散这两个方是我们使用桃仁承气汤的时候需要加以鉴别的。

桃仁承气汤的条文包括康治本第 31 条和宋本第 106 条，特别是康治本第 31 条更加简洁一点："太阳病，热结膀胱，其人如狂，血自下，下者愈。但少腹急结者，与桃仁承气汤。"

讲这个病处于一种太阳病阶段，是感染其他东西造成的，由于感染以后，热和瘀血就停滞在盆腔部位，也可以是膀胱、子宫，反正都是在盆腔这个位置。这个人出现"如狂"，由于"气"的上逆，精神上受到很大的刺激。"如狂"往往也是桃仁承气汤证。

桃仁承气汤反复讲到"谵语，血自下，下者愈"。这句话有两种解释："血自下"，是自身通过尿道、肛门或子宫出血，而出血一般不是正常的鲜血，还有脓血这一类的东西，排出去就好了；不会自己排出的话，就在小腹位置，特别是左边小腹形成急结，这也是桃仁承气汤的一个适应证。

桃仁承气汤的用量：一般用桃仁 12 ～ 15g，大黄 10g（一般生大黄后入，看当时的情况也可用制大黄），甘草 3g，芒硝 10g（冲），桂枝 6g。我的常用量基本是这样。

宋本第 106 条跟这个条文差不多，不过加了一些东西。在"太阳病不解，热结膀胱，其人如狂，血自下，下者愈"之后，加了"其外不解者，尚未可攻，当先解其外。外解已，但少腹急结者，乃可攻之"。这是后来的人根据临床情况而添加的文字,讲的是表证还在,不能够马上用桃仁承气汤,应该等到恶寒、发热这类症状解除了才可用。

那解表用什么方呢?这就要看当时的情况,像上面那个女患者,第一天住院,除了昏迷以外,高热的时候还有恶寒,还有其他的症状,如果马上用中医治疗,我们就要根据她有没有汗、恶寒的程度等来选择葛根汤、桂枝汤或者麻黄汤进行治疗。外热解除,就是指恶寒恶风没有了,从中医来看,患者虽然有发热或烦热,但是已经没有恶风恶寒了,这就表明外热已解,就可以用桃仁承气汤进行治疗了。

远田裕正对桃仁承气汤的药证做了研究,并进行了梳解。桃仁承气汤证最重要的三个证:一个是瘀血证,是指全身的瘀血证;二是腹证,即小腹急结;三是上逆证,也就是上热下冷这类上逆得厉害,表现为眼睛看不到、发狂等症状。

症状和其相对应的药物:瘀血证主要对应桃仁;少腹急结对应桃仁、大黄、甘草、芒硝,这4味药都针对少腹急结;上逆很厉害,则对应桂枝。

我认为远田裕正对此方的药证梳解,对我们了解这个方非常重要,临床应用加减时就方便一点。当然,首先要有方证,然后才研究药。《伤寒论》的条文本来就是以方的形式先出现,药证是我们后来研究出来的。药证也要知道,否则加减就无法进行了。

课间答疑

问:假如少腹急结的腹证不明显,是否有使用桃仁承气汤的机会?如果有的话,应该抓住哪些最重要的症状和体征?

答：少腹急结是桃仁承气汤证的金指标，但是在少腹急结不明显的情况下，使用桃仁承气汤的机会还是有的。少腹急结是一个腹证，而腹证是"四诊"中的重要一环，正如我在《中医人生》中所说的那样，腹诊对于诊断和辨证来讲是"无之必不然，有之未必然"。这句话就指出了腹证在临床上的重要性、不可替代性以及非绝对性。没有了腹诊，对于经方的方证辨证来讲是不可想象的，正如王宁元博士所说的那样："腹证虽是局部的表现，但能够充分反映全身机体的病理反应，从而以局部腹证可诊断全身的疾病、证型，提出治疗总原则。经过治疗，局部腹证的消失，也反映了全身机能的变化。无论全身疾病如何危重，症状千姿百态，但只要有一个主要腹证，即可选相应之方，疗效颇佳。这样灵活运用于千变万化的临床实践中，对每个病、证都有辨证治疗的作用。腹诊，对每个病证都有特定的腹证，每个腹证都有对应的方剂，每个方剂都有特殊的腹证指标。"

具体到桃仁承气汤证的腹证——小腹急结，应该把"无之必不然，有之未必然"这句话改一下，即桃仁承气汤证的小腹急结，"有之是必然"，但并非"无之必不然"，临床上没有少腹急结的桃仁承气汤证很多，举例如下：

1. 体能壮实、长期大便秘结的患者，大多是桃仁承气汤证。

2. 体能不虚而小腹部有压痛的神志异常者，大多是桃仁承气汤证。患者虽然没有小腹急结，但是小腹部还是有压痛，或者肚脐旁边有压痛，这也是桃仁承气汤证的一种表现。

3. 体能壮实且便秘的妇女痛经者，大多是桃仁承气汤证。

4. 体能不虚而便秘的瘀血体质者，大多是桃仁承气汤证。

问：桃仁承气汤的条文中，有"但小腹急结"一句。在《伤寒论》中经常看到"但"字，这是什么意思？仲景为什么要这样用呢？是不是想强调什么？

答:《伤寒论》中的"但"字有多种含义。

其一，它代表"只"或"仅"，表达唯一、只是、仅仅这样的意思。

其二，指"均"或"都"的意思。

其三，是"不过""但是"的意思。

《伤寒论》里的"但"字，第一种意思最多，第二种意思也有，第三种意思比较少。

我们就来看看《伤寒论》里面"但"字第一种意思的条文。

康治本第 14 条:"太阳和阳明合病，必下利，但呕者，葛根加半夏汤主之。""但呕者"中的"但"，意思为"仅仅只有"；"但呕者"就是"仅仅只有呕吐"。太阳和阳明合病，假如不下利了，而仅仅只有呕吐，那么就用葛根加半夏汤去治疗。

康治本第 17 条:"伤寒，脉浮缓，身不疼但重，乍有轻时，无少阴证者，青龙汤发之。"这里的"但重"，就是身体不痛，"只有"重，"但"也是第一种意思。

康治本第 23 条:"发汗，若下之后，反恶寒者，虚也，芍药甘草附子汤主之；但热者，实也，与调胃承气汤。"条文以恶寒和发热作为辨别虚实的指标，"但热者"的"但"，也是"只有"的意思，即"只有恶热"。

康治本第 31 条:"太阳病，热结膀胱，其人如狂，血自下，下者愈。但少腹急结者，与桃仁承气汤。""但少腹急结者"中的"但"，也是"只有""唯有"的意思，"但少腹急结者"就是"只有少腹急结"。

康治本第 34 条："伤寒，发汗而复下之后，胸胁满微结，小便不利，渴而不呕，但头汗出，往来寒热，心烦者，柴胡桂枝干姜汤主之。""但头汗出"的"但"，是"只有""唯有"。"但头汗出"就是"唯有头部出汗"，而全身其他地方没有出汗。

康治本第 35 条："伤寒，发汗而复下之后，心下满而硬痛者，为结胸。但满而不痛者，为痞，半夏泻心汤主之。"条文中的"但"，也是"只有"的意思。"但满而不痛"就是"只有满而不痛"。康治本第 46 条："阳明病，发热，但头汗出，渴，小便不利者，身必发黄，茵陈蒿汤主之。"条文中的"但"，是"只有"的意思。"但头汗出"就是"只有头部汗出"。说明患者只有头部汗出，而其他地方没有汗，又加上小便不利，病邪没有出路，所以发黄。

康治本第 51 条："少阴之为病，脉微细，但欲寐也。"这里的"但欲寐"是什么意思？大家想想。患者脉象很微细，仅仅、只有想睡，这样听上去，好像有点不顺。"仅仅""只有"想睡是什么意思？其实是在讲，"少阴之为病"的发病过程中，开始的时候除了脉象比较微细，几乎没什么症状，而"脉象微细"一般人也很难发现，只是精神比较差一点，想睡非睡的样子，即"但欲寐"以外，没有其他什么特殊的症状。也就是说，患者全身整个代谢功能低下，在这个阶段看不出已经患了病，但其实已经是个重病了。所以这里"但欲寐"的"但"字，还是"只有"的意思。"但欲寐"就是"只有想睡"这一点症状，就是患者看上去唯有一个想睡的症状，其他症状都不明显，而其实病证已经陷入阴证。譬如打仗，如果战场上没有了什么炮声、枪声，反而是非常危险的事情。听不到枪声的战争是最可怕的，因为我方阵营已经没有力量抵抗，大部队可能已经撤退了。三阴病出现的症状不多，病情好像非常平静，脉象微细，仅仅只有一点想睡的样子，如果医者不小心，患者可能很快就出现休克了。很多小孩患急性肺炎，严重的阶段都会出现这样一种现象，所以这里的"但"字非常重要。

以上所举的条文，都是康治本里面的"但"字的第一种意思。康治本里面的"但"字也有第二种意思，即"均""都""都是这样"之意，只是用得比较少。如康治本第42条："伤寒下后，不解，热结于里，表里但热，时时恶风，大渴，舌上干燥而烦，欲饮水数升者，白虎加人参汤主之。"这里的"但"字，就是"都""均"之意，"表里但热"就是表和里都热。

在整个康治本的条文里，"但"字的意思就只有这两种。

040　让我受益匪浅的两则桃仁承气汤证医案

　　桃仁承气汤的特异性作用以及神奇的效果，我是看了一本书以后才认识到的。这本书就是日本汉方家鲇川静《经验汉方治疗学》（中译本是《中医治疗经验》）。书中有一篇"中医之味"的文章，讲述了一则桃仁承气汤临床应用的医案：

　　"去年我内侄女去东京某医院生产，不多时就来电报，说是患脑膜炎于危笃，当时就想到准是感冒与瘀血的毛病误诊为脑膜炎了，电嘱延中医。中医去一诊，给了桃核承气汤，排下大量恶臭的大便，而危笃的'脑膜炎'竟痊愈了。后来她坦言道：那时才真感到幸而有位是中医的姑夫。"

　　40年前我在读这本书时，就被其深深地吸引了，为文章中一个个医案的疗效激动不已。这篇"中医之味"的文章对于西医诊断为"脑膜炎"的患者，这种非常危险的产后发热，怎么能这么快就治疗好了呢？

　　然而鲇川静先生在这则医案里，只是做了故事性的描述，并没有具体告诉我们桃核承气汤治疗产后高热的临床目标，也没有讲清楚主治医生是谁，只是泛泛地一笔带过。

　　后来，1980年炎夏的一个中午，我在老家信河街一家小小的旧书店的杂书堆中发现了大塚敬节的《汉方诊疗三十年》精装本。这是 1967 年由吴家镜翻译的台湾正言出版社出版的繁体字中文译本。那天我高兴得难以言表，心里反复揣摩着这本书的不寻常来历，它百回千转不知道经过多少人的手翻指捻，才鬼使神差般地到了我的手中。直到现在，当时手里拿着这本书时那种沉甸甸、爱不释手的感觉还清晰、甜美地保留在我的记忆深处。

读着读着，读到 235 页时我的眼睛突然一亮，在一则"分娩后意识不清的患者"的医案中，我寻找多年未果的治愈鲇川静先生内侄女产后高热的主治医生浮出了水面，他就是鲇川静的老朋友大塚敬节！大塚敬节在那则医案中，详细记载了他诊治鲇川静内侄女的经过。当时大塚 37 岁。比起鲇川静记述的医案，大塚敬节的叙说更为详尽与周全，诊察过程中医者、患者以及护士的反应等细节的描写非常生动，让人身临其境。这个医案使我收获不少，感慨不已。原文如下：

患者是我的亡友鲇川静氏的亲戚，业医师某氏的太太，年龄为 25 岁。

初诊为 1937 年 8 月 15 日。患者于 4 天前在某医院分娩，但是后发生好像脑膜炎的疾病，经医师宣告已经没有希望。往医院出诊，在医师的道义上有所不宜，所以曾想予以拒绝，但患者是在该医院服务的医师的太太，且有鲇川氏的电报，故又不便勉强拒绝，所以决定前往出诊。

25 岁的患者完全意识不清，一切问诊均不可能，而手在乱动用力，几乎无法诊脉。诊腹时勉强得知下腹部压痛，左少腹急结，体温 38～39℃，大便自分娩以后一直不通，小便则用导管导尿，只喝少许的水与米汤，医院宣告已经没有希望。投桃核承气汤，服 2 次之后，就有 4～5 次的下利，体温上升至 39.8℃。

娄绍昆一方一针解《伤寒》

害怕的是服侍的护士。她似乎曾在心里暗想，时常听说产后的下利是可怕的症状，但那个汉医的家伙却毫无忌惮地使用下利，真是蛮不讲理的东西。我曾接到电话，告称剩下未服的一部分，已被护士藏起来。可是，翌日体温降为37℃，意识也清楚了。周围的人亦几乎因此而感觉惊奇，请我再前往诊察。

再前往诊察的结果，患者的意识已恢复常态，小便也能自然排出，且亦出现食欲。还有37.5℃的发热。于是再投一剂桃核承气汤，使其充分泻下，结果体温也恢复正常了。

我作为一个经方的初学者，最喜欢这样的书，读了以后更加明确了桃核承气汤的使用范围与目标，以及应用时可能出现的瞑眩现象。

譬如这个产后高热患者，第一次服用方证相对应的桃核承气汤后，不但没有神清热退，患者相反地多次下利，体温更上升到39.8℃，医院的护士惶恐万分，偷偷地把中药藏了起来。在这个时候，如果为医者的意识里方证的概念不清晰，后续的诊治理念就会犹豫不决，其诊治的结果可能就会功败垂成，不仅会造成治疗失败，还会对方证相对应的诊治方法产生动摇，导致裹足不前、半途而废。对于方证对应的诊治，还要注意瞑眩现象，我把瞑眩现象放到最前面讲也就是为此。有时候严重的疾病，就会出现瞑眩现象。

桃核承气汤证临床上很常见，我用此方治疗过痛经、脑外伤、肩周炎、耳鸣、癫痫、习惯性流产、更年期综合征、结肠炎、前列腺病、角膜炎、荨麻疹、痈疖、各种出血、黄疸等病证，只要方证相对应，特别是腹证相对应，就能取效。

我自己也曾治疗过产后高热。如：温州永强新河村一个青年妇女，12天前足月顺产1个男婴，产后第3天恶寒发热，中医囿于产后不敢用药，西医用大剂量抗生素治疗未果。

刻诊所见：高热持续 10 天不退，恶热烦躁，略有恶风，头疼不已，时有谵语；口干厌食，喜水润口但不欲饮水；大便秘结，已经 5 天未排；小便淡黄而短；产后至今恶露一直量少，腹满不适时有疼痛；乳汁量少，胀痛欲哭；脉象滑数，舌暗红苔黄厚，少腹部压痛。这是一个典型的桃核承气汤证。处方如下：

桃核 12g，大黄 5g，桂枝 10g，芒硝 5g（冲），甘草 6g。2 帖。

二诊时得知，服药后当晚至今，拉了多次大便，排下大量的污秽物，其臭气满屋。然而高热开始下降，意识开始清醒，头疼也大为减轻，污黑的恶露增多，乳汁通畅，胸腹胀满感觉明显消减。

患者神疲乏力，仍有烦热，体温还有 37.7℃，面色稍红，口干喜饮凉水，病属竹叶石膏汤证，故开竹叶石膏汤原方，不做增损而投之 2 帖，数日后得知已经痊愈。

这个成功病案，使我更加坚定了方证相对应的观念。看好一个病，等于上了一个台阶，这个台阶不仅是技术上的，还有信心上的。这除了得益于《伤寒论》之外，与学习鲇川静与大塚敬节的桃核承气汤治疗产后高热医案也有极大的关系。

总之，我在自学经方过程中深深地感到，读书、临床、思考要紧紧地围绕着建立与巩固方证相对应的理念才能进步。

041 大承气汤的构成及鉴别应用

　　大承气汤是经方医生手里的一个非常重要的武器，掌握好这个方子，只要方证对应，可以使一些疾病在短期内被治愈。

　　曹颖甫先生在上海很有名，他有个外号叫"曹承气"，有时又被称为"曹一帖"。的确，他用大承气汤治疗一些患者时，常常一帖药就治愈。姜佐景整理的《经方实验录》，是经方医生必读之书，其中有一些典型的病例的确不错。

　　姜佐景是温州瑞安人，在上海工作。开始是在电报局工作，后来因为父亲被庸医误治而亡，故自学中医。学中医后开始给朋友、亲戚看病。

　　《经方实验录》中记载了这样一个病例：友人施朝贵，崇明人也，服务上海电报局。甲戌孟秋某晚，匆匆邀诊乃弟病。入其室，见病者仰卧榻上。叩其所苦，绝不应。余心异之。私谓施君曰：乃弟病久耳聋，无所闻乎？抑舌謇不能言乎？则皆曰：否。余益惊异。按其脉，一手洪大，一手沉细，孰左孰右，今已莫能记忆。因询家人以致病之由。

　　曰：渠前任某军电职，因事受惊，遂觉神志恍惚。每客来，恒默然相对；客去，则歌唱无序。饮食、二便悉如常人，惟食时、阙上时有热气蒸腾，轻则如出岫朝云，甚则如窑中烟，状颇怪特。前曾将渠送往本市某著名医院诊治，经20余日，医者终不识其为何病，既无术以疗，故于昨日迁出，请先生一断。

余细按其腹，绝不胀满，更不拒按。沉思良久，竟莫洞其症结。于是遂谢不敏，赧然告辞。越日，施君告余曰：舍弟之病，昨已延曹颖甫先生诊治。服药后大泄，阙上热气减。余闻而愕然，遂急访之，并视所服方。忆其案尾略曰：此张仲景所谓阳明病也，宜下之，主以大承气汤。方为：生大黄（三钱），枳实（三钱），芒硝（三钱，冲），厚朴（一钱）。

一帖药吃完头上热气除，神清。后出现两胁胀痛，一帖小柴胡汤症除。后来又出现自汗多，一帖桂枝加龙牡汤治愈。这样一种情况，3个一帖就把病治愈，所以曹颖甫又被称为"曹一帖"。

姜佐景深服曹颖甫医术之神，遂拜其门下，后整理《经方实验录》，影响很大。后来姜佐景到台湾写了一本书——《伤寒论简明教材》，是《伤寒论》的精解读本，也是我们学习《伤寒论》必读的一本书。

这样的怪病，我们一般很少碰到。我们平时用大承气汤，一般都是根据腹部的症状，这是最重要的。当然，在用这个方子前，曹颖甫也不一定很有把握，他是根据这样一种状态而理解为大承气汤证。

这是一种默会知识，要通过自己的理解，因为和书上讲的不一样。书上讲，大承气汤脉象是沉实、沉迟，从来没有讲过一手脉洪大，一手脉沉细，也从来没讲过头上冒烟。作为一个医生，在现场能够处理这样的问题，这就是出神入化，非常了不起。

我们用大承气汤的时候，首先要了解这个方是怎么构成的。它是调胃承气汤的大黄、甘草、芒硝这三味药里，去掉甘草，加上厚朴、枳实，所以跟调胃承气汤有非常重要的关联。

在康治本里是没有小承气汤的，只有调胃承气汤、桃仁承气汤和大承气汤，它们都有非常重要的两味药——大黄、芒硝。小承气汤是在《金匮》里才出现的，它是没有芒硝的。所以，日本学者认为，承气汤主要是指大承气汤、调胃承气汤和桃仁承气汤，而小承气汤是后来才有的。承气汤的系统里面，开始是大黄、芒硝组成的方子，是没有小承气汤的，这一点非常重要。

"大"的意思是指比调胃承气汤的作用大，它的药效作用超过了调胃承气汤的治疗范围好多，所以叫"大"。

特别是用药，在康治本里边凡有用到枳实的，一般都称"大"。例如，大柴胡汤和小柴胡汤，小柴胡汤没有枳实，大柴胡汤有枳实，所以叫大柴胡汤。有的人会提出异议，那大青龙汤、大陷胸汤、大建中汤都没有枳实啊？它们是没有枳实，但是在康治本《伤寒论》里面，这几个方子本身就没有"大"字，就叫青龙汤、陷胸汤和建中汤，而有"大"字的大柴胡汤、大承气汤都有枳实。

临床上这3个方都是以腹部胀满、大便闭结作为一个指标的，那么，怎样进行鉴别呢？这里我们先从大黄甘草汤讲起。

尾台榕堂在《类聚方广义》里对这几个方进行的对照，是我们临床医生比较好掌握的。大黄甘草汤的治疗目标：大便秘结而急迫者。大便秘结主要是大黄所针对的症状；急迫是疼痛，神志方面感到很紧张，这是甘草所起的作用。当然，这样的人症状偏实，这个方主要是用来治疗怀孕后呕吐。我们一般认为，呕吐的人不能用大黄，其实也并不是这样。所以，只要这个人有大便秘结而急迫，即使有呕吐，这个方子也可以使用。《金匮要略·呕吐哕下利病脉证并治》："食已即吐者，大黄甘草汤主之。"呕吐可以说是大黄甘草汤的应用性症状，而特异性症状是大便秘结而急迫。

调胃承气汤，是在这个方的基础上加上芒硝，所以它的治疗目标，即特异性症状，就是大便秘结急迫而实者。加上一个"实"，意思就是它所有的表现比大黄甘草汤更实，比如脉象、腹证、精神状态、体力状态，人的体质各方面都偏于实，就可以用调胃承气汤。《伤寒论》中其他条文讲了好多症状，如汗多、谵语、发高热，这些都是应用性症状，不一定会出现。

大承气汤的适应证就比调胃承气汤证更加厉害，是腹坚满，或下利臭秽，即热结旁流，或有燥屎；而小承气汤的适应证是腹满而不坚硬，虽然大便硬，但没有燥屎。

调胃承气汤是实，但是对腹部的要求没有那么严格，而从小承气汤开始，腹部是实满，不是虚满，腹肌的弹力强；到了大承气汤，不仅是满，而且是坚满，腹肌的弹力更强，腹部有燥屎。

承气汤的这些病变部位都指向肠，那为什么叫调胃承气汤呢？因为《伤寒论》里，胃就是指肠，而心下是指胃，用词不一样。所以，调胃承气汤的"调胃"其实就是调肠。结胸证的部位，是从心下开始一直到整个腹部压痛。那为什么说是结胸呢？这是胃肠以外的腹膜炎症，腹腔积水，以至影响到整个胸部积水，所以胸部、腹部都胀满疼痛，从心下至少腹硬满而痛，这个腹部肌肉按上去是板状腹，甚至反跳痛。我们需要加以鉴别，一个是肠道内的梗阻、炎症，一个是肠道外的腹膜的一种炎症。承气汤证比起结胸证还是好多了，陷胸汤证就非常厉害。

这3个承气汤比较难以鉴别。日本著名的汉方家鲇川静在考虑使用承气汤时，也苦于难以区别3个承气汤的主症。他说："熟练的人可能没有问题，而在我却未易顿悟。也许咎不在我，书中表达这病证总不大切合。时常读到一些名句，都觉对了而又不对。"

教科书是这样鉴别这 3 个方证的：证重势急的，用峻下的大承气汤；证轻势缓的，用和下的小承气汤；邪实正伤的，用缓下的调胃承气汤。这种鉴别对我们有启发，但偏于抽象。

还有一种鉴别方法：痞满燥实者为大承气汤证，痞满实而不燥者为小承气汤证，燥实而不痞满者为调胃承气汤证。这样，从一个方面来鉴别这 3 个证是有好处的，但我觉得还是有点抽象。我觉得还是用腹部的胀满程度、压痛程度，以及燥屎的程度来鉴别，从这样的角度去鉴别比较好一点。

如大便的秘结，同时感到急迫，然而腹部没有胀满，就是我们讲的大黄甘草汤证。

刚才讲的是 3 个汤证的鉴别，现在我讲一个病例。

王某，女，70 岁，永强人。有精神病史，因为与邻居吵架而引起精神分裂症发作，指天骂地，嬉笑不停。

2001 年 7 月 5 日初诊。患者，口臭异常。汗多肤热，口渴抢饮冷水，大便多日未排，小便黄臭，夜间还能入睡。脉象滑数，舌红苔焦黄。腹部充实胀满，全腹坚硬拒按，压之大呼疼痛而破口大骂。大家判断一下使用哪个药方比较合适？

对。当时就是投大承气汤加生石膏。处方：生大黄 10g，枳壳 10g，厚朴 10g，芒硝 15g（冲），生石膏 60g，3 帖。

7 月 9 日二诊。神情沉默，有羞愧之色。服药后第 2 天排便多次，排除大量秽臭大便后，神智渐渐清醒，口臭口苦。脉滑，舌红苔黄。腹部稍有胀满，全腹压之稍有抵抗，小腹压痛。投桃仁承气汤 3 帖，服后趋于安静。1 年后，复发跌入河中而亡。

042　茵陈蒿汤与黄疸 1

茵陈蒿汤治疗黄疸已经成为常识了，但是临床上要做到方证对应，并不是那么容易。

首先，我讲一下茵陈蒿汤的构成。日本汉方家远田裕正博士经过对茵陈蒿汤的多年研究得出一个成果，记录在《伤寒论再发掘》里面。他讲，在上万年前，人们可能就已经发现茵陈可以用来治疗黄疸，栀子能够治疗胸中烦躁，大黄能够通大便。开始可能只是运用单味药，后来发现，茵陈虽然能够退黄，但是用茵陈一味药去治疗黄疸，多数情况下只能有效，却不能治愈，能够治愈的这些人往往黄色比较鲜明，同时有小便不利的情况，而有效但没能治愈的那些患者，除了黄色鲜明和小便不利以外，还有胸中懊侬、不安，于是就把栀子加进去，加进去以后发现对这一类患者的效果特别好。但还有一些患者，虽然已经用茵陈配伍栀子去治疗，但还是没能治愈，经过仔细观察，发现这些患者都有腹部胀满、大便秘结，于是就把大黄也加进去，效果特别好。后来就把这个方固化下来，推广出去，用于治疗出现黄疸、小便不利、头上汗多、胸中懊侬、腹部胀满、大便秘结这些症状的患者。在历代医家的大量实践过程当中，肯定有人在这个方的基础上还进行过加味，比如加厚朴、柴胡，但是发现效果都不好，所以流传下来就是现在的茵陈蒿汤。

康治本："茵陈蒿六两，栀子十四枚掰，大黄二两酒洗。右三味，以水一斗二升，先煮茵陈减二升，内栀子大黄，煮取三升，去滓，分温三服。"

这3味药的药量比例很重要，日本很多研究药物的专家就这个药量比例问题反反复复做了很多动物实验，得出《伤寒论》中茵陈蒿汤的这种药量比例的利胆退黄效果最好，这个比例和药味搭配是黄金搭配，假如不根据这个比例，或者加上、减掉某个药，效果就比较差。可见，这个药物比例非常重要。同时，尾台榕堂在吉益东洞的经验基础上，加上自己一辈子的思考，总结出茵陈蒿汤的四个治疗目标，即一身发黄，心烦，大便难，小便不利，并记录在《类聚方广义》里。

我们把这3味药和这4个症状对照起来看：一身发黄是茵陈的治疗目标；心烦是栀子的治疗目标；大便难是大黄的治疗目标；小便不利是茵陈、栀子共同的治疗目标。当然，我们使用这个方的时候，还要跟茵陈五苓散、大柴胡汤、栀子柏皮汤等进行鉴别，一定要在鉴别的状态下准确地使用，才能达到非常好的效果。临床上，特别是对于出现茵陈蒿汤证的甲肝患者，可以很快取效，而对于出现茵陈蒿汤证的乙肝患者，治疗时间可能长一点。以下这个病例就可以很好地说明。

1988年，上海流行甲肝，人心惶惶，医院住院患者爆满。我有个亲戚的女儿，当时12岁，也出现了黄疸。住院（临时病床）治疗，诊断为乙肝大三阳。一般来讲，那段时间因出现黄疸而入院的患者（多数诊断为甲肝的患者）经过治疗后，1～2周就可以出院了，2月8日我去看她的时候，她已经住院二十几天了，虽然经过治疗，但是黄疸还是退不下来，肝功能未能恢复。

初诊：黄色鲜明，没有恶寒恶风，烦热，颈部头部汗多，纳呆恶心，口渴口苦，大便秘结、2天一行、量少，尿黄臭；以肚脐为中心的腹部，包括小腹部、肌肉紧实、自觉心下痞。脉象弦硬，舌红苔黄腻。投茵陈蒿汤5剂（茵陈10g，栀子6g，大黄3g）。

2月15日电话二诊：服药后，黄疸已退，尿量增多、黄臭，诸症也有明显好转。但是大便还是秘结，小便还是黄，于是药量稍做增减。处方：茵陈15g，栀子5g，大黄2g，7帖。

7天以后，再去医院检查，肝功能各方面正常，人也舒服了。像这样一种情况，方证对应，疗效就非常明显。这里有几个问题是需要考虑的。

第一，医院给她吊过盐水，吃过中药，而且中药处方里也有茵陈、栀子、大黄这3味药，但不止这3味药，还加了柴胡、黄芩、半夏（当地医生的处方：茵陈15g，栀子10g，大黄3g，柴胡10g，黄芩10g，半夏5g），当地医生可能认为肝病加上柴胡、黄芩总不会错吧。

其实，强调方证对应的经方医学，是不能够仅凭医者的主观意识去加药的，一定要有胸胁苦满或者往来寒热，才能够加柴胡、黄芩。那么半夏针对恶心呢？我认为也不应该加。因为这个方子的治疗目标，我们刚才只讲了4个（一身发黄、心烦、大便难、小便不利），但是这4个是主症，它还有次要症状，包括口苦、口干、口臭、恶心、胃口不好。次要症状不是不管，而是主症解决以后，这些次要症状就会自己好起来，所以不要主观地任意加药。再说，在加药之前，你并没有做过类似的实验，这些药加上去以后，随意性就更大了，也因此影响了疗效。说句不好听的话，这种加法就是画蛇添足。日本人的实验已经告诉我们，在茵陈蒿汤的基础上加1味药，整个方子的利胆、利尿、退黄的力量就会减弱。这也说明了加药是很难的，只要这个方子对证，基本上就原方不动地去用才是最好的选择。

第二，这个12岁的小女孩在那天晚上把我开的中药喝下去以后，第2天解出来的小便又黄又臭又浑浊，此后黄疸就明显地退下来了。其实这个现象古人早就观察到了，在宋本《伤寒论》里面，茵陈蒿汤的下面有个服药后的交代："尿如皂角汁状，色正赤，一宿腹减，黄从小便去也。"

皂角汁是什么？首先皂角是一种植物，它的果实也称为皂角，成熟以后从皂角树上掉下来，过去人们就捡来当肥皂用。皂角汁的颜色带有一点褐色而浑浊。茵陈蒿汤服药后排出的尿就像皂角汁一样，而且小便排出以后"一宿腹减"。古人观察得很仔细，同时也证明了茵陈蒿汤证的次要症状里面就包含了腹部胀满。这个服药后的现象在康治本里没有，也证明了康治本是最原始、最古朴的，而宋本这样的补充当然更好一点。所以说每个版本都有它的优点，我们之所以强调康治本，并不是说它最好，而是因为它最早，可以使我们从源头里知道古代的经方是怎样的。宋本较康治本所添加的内容有很多地方使得内容更完善、更丰富，甚至升华，但是也有一些添加的条文和词句掩盖了原来最原始的词句。所以我们现在强调学习康治本要大量对照后世的《伤寒论》版本，比如宋本《伤寒论》、成本《伤寒论》、《玉函经》、唐本《伤寒论》，对于各个版本条文的类型、增加的内容，我们要研究哪些增加的内容是对的、好的，哪些增加的内容是不怎么样的。

第三，服药以后还有一个很奇怪的现象，就是患者反馈：小便通了以后，原本头颈部出汗多的症状也消失了。这就印证了远田裕正所讲的：从个体病理学来讲，汗、下、利之间存在协同的背反关系，这种关系可以体现在小便排了，汗就减少。这类现象非常有意思，临床上患者服药后的症状变化是非常生动活泼的东西，只要我们掌握好经方，知道如何鉴别使用，会从中得到很多乐趣，同时也为患者解除痛苦。

课间答疑

问：假如这个病案的患者大便黏滞不爽的话，还可以用茵陈蒿汤原方吗？

答：我认为，只要存在茵陈蒿汤证，就是大便比较黏滞不爽，也可以使用茵陈蒿汤原方。因为茵陈蒿汤中的大黄除了泻火通便之外，还可以活血退黄。再说，大便黏滞不爽也是大便难的一种表现。

问：此病案是不是可以用三仁汤加减治疗？

答：三仁汤证与茵陈蒿汤证从病因病机的角度来看，都是湿热，其临床表现也有一些相同的症状，如烦热、口苦、胸闷、胃胀、小便黄而不利、大便不畅、舌苔腻等。但是三仁汤证特有的头痛恶寒、身重疼痛、肢体倦怠、面色淡黄、胸闷不饥、午后身热、苔白不渴、脉弦细而濡等湿重于热的脉症是茵陈蒿汤证所没有的。我所举的病案，患者出现颈部汗多、口渴、小便黄臭等症状，如果用三仁汤加减的话，方证就无法相对应。

问：病案中的患者，在第二诊的时候，黄疸已经退了，小便也增加了，为什么茵陈反而由 10g 增加到 15g？

答：我在临床上使用茵陈蒿汤治疗黄疸的时候，如果患者服药有效，黄疸已退，小便也增加，常常会接着用一味茵陈代茶饮，让患者再服用一段时间。茵陈的用量 15～20g。我的体会，这样的处理对此病的预后有利。根据现代医学研究显示，茵陈对提高肝病后人群的免疫能力有利。

043　茵陈蒿汤与黄疸2

对于黄疸病，茵陈是一个专药，不管是治阳黄的还是阴黄的方子往往都有茵陈，甚至是有些胸胁苦满的黄疸病，我们用柴胡剂的同时，有时也用到茵陈，因为它退黄、利水、利胆的效果比较好。因此，茵陈与黄疸就"裹"在一起了。作为一个疾病，知道茵陈这个药能够退黄，这当然是一个好的事情，求之不得。

我们专病专治的时候，往往要抓住疾病的群体性公共性症状。适应于疾病群体性、公共性症状的药就强调为专药，而茵陈治疗黄疸就是专药的代表。但是，茵陈除了治疗黄疸这一群体性、公共性症状外，它还能治疗其他疾病，而其他疾病不一定有黄疸，由于它是治疗黄疸的专药，如果没有黄疸，往往会使人辨证失去方向。所以，从疾病总论的角度来讲，茵陈蒿汤除了治疗黄疸还能治疗很多病，也就是说，治很多病的时候，我们更强调疾病具体的个体性，假如个体性中有茵陈蒿汤的方证，我们就可以用茵陈蒿汤。但是，有时我们首先要把茵陈蒿汤最大的专长去掉，就是它治黄疸的这个专长，也就是说我们治疗其他病，这个病是没有黄疸的，假如你把茵陈蒿汤治疗黄疸这一专药专治的特点绝对化了，碰到一个没有黄疸而明明是茵陈蒿汤证的病，你也会放过。

李某，男，40岁，中医业余爱好者。有荨麻疹史，这次发作瘙痒已经 6 个月。全身疙瘩此起彼伏，曾用药治疗未能控制，也服用过荆防败毒散、越婢汤类方（大丘疹）、白虎汤类方（多汗口渴）、逍遥丸（烦躁）……2014 年 1 月 12 日初诊：躯干及四肢有蚕豆大的红色风团，搔之就充血，压之褪色，转眼之间就蔓延全身，密集成片。伴体质壮实，面色黄暗，头部汗多而臭，口渴，烦躁，尿黄臭而短，大便秘结、多日一行。苔黄腻，脉沉实。腹诊：腹部肌肉紧张结实，心下痞。投三黄泻心汤加荆芥、防风 7 帖。

按：当时分析完症状以后，进入脑中的就是三黄泻心汤证。因为这一类的症状也曾经治疗过，就在其基础上加荆芥、防风。

1 月 20 日二诊：服药后，大便已排，依然燥结量少。荨麻疹发作次数未有减少，严重程度依然。再开温清饮加荆芥、防风 7 帖，病情仍毫无进展。

按：我想，像这样一种病，伴有大便秘结、腹部结实、小便黄短、烦躁口渴这些症状，那一定是离不开黄连、黄芩这一类药的。再考虑到日本汉方对顽固性长期的皮肤病，有使用荆芥、防风配合温清饮的经验，故用此方。

2 月 15 日三诊：分析前两次失败原因，三黄泻心汤、温清饮应该面部充血而红色，有容易出血的倾向，并且温清饮皮肤应该干燥，腹直肌痉挛。而患者面色暗黄，没有出血的倾向，并且皮肤湿润。记得《中医诊疗要览》记载，屈均氏以茵陈蒿汤为治荨麻疹之常用药方。思考再三，患者虽无黄疸，然而茵陈蒿汤证具备，遂投茵陈蒿汤：茵陈 30g，栀子 10g，大黄 6g，7 帖。

按：茵陈蒿汤没有黄疸的应用指征：大便秘结，腹部结实，小便黄短，烦躁口渴，头部汗出，面色黄。

2 月 23 日四诊：服药后，排出大便黏稠秽臭，尿量增多黄臭。

荨麻疹已经停止发作。其他诸症也有相应消退。继续守方：茵陈30g，栀子10g，大黄3g，7帖。隔天服1帖。

五诊为了改善体质，茵陈蒿汤减量继续隔日服用7帖。半年后随访，未见复发。

这个病例告诉我们，茵陈蒿汤的特异性症状，第一个当然就是黄疸，但是治疗其他病，按照总论的立场，黄疸这个主症必须去掉，但多多少少会反映出脸色黄，而其他茵陈蒿汤证的症状必须符合。这提示我们，一味药、一个方不一定是专病专药专方，有时候去掉最重要的专药的对象，也可能治疗其他疾病。比如把葛根汤的治疗方向定在治疗发热、恶寒，那就永远只能治疗外感病，但是如果把发热的症状去掉，剩下的症状也能对上的话，葛根汤就能治疗皮肤病、颈椎病、关节病、浮肿等。

通过分析茵陈蒿汤和黄疸的关系，可知它既是治黄疸的专药，也可以跳出治黄疸的圈子治疗其他病，比如荨麻疹等诸多疾病。

044　注意"呕而发热"也是小柴胡汤的治疗目标

外感发热时的小柴胡汤证，一般会出现"往来寒热"，然而也有例外，也有出现"呕而发热"的小柴胡汤证。初学者对于"呕而发热"的小柴胡汤证可能不注意，我们通过下面这个病例加以说明。

这个病例是有关我妻子一次外感发热的诊治。当时是1973年5月，虽然时间已经过去很久远了，但是仍记忆犹新。在整个的诊治过程中，我感触很深。我的妻子，30岁，虽然体型比较瘦，但是体质还是比较好的。

那天，妻子晚饭后恶风，腹泻1次，嗜卧。她自认为休息一下就会恢复，因此没有和大家打招呼就去睡觉了。到了夜晚9点，她身体越来越感到烦热而不舒服。我给她测体温，已经有39℃，呕吐，疲倦，无恶寒，胆区叩痛，脉浮细数。考虑到体质因素，综合各方面，开了小柴胡汤。

柴胡15g，黄芩10g，半夏7.5g，生姜3片，党参10g，甘草10g，大枣3枚。药煎好后，去渣再煎1次。因为在《伤寒论》中，小柴胡汤和泻心汤类方，这种和法的方子，一般都是去渣再煎。

当时针的穴位：外关、阳陵泉，留针5分钟。

3小时后，体温还是39℃，但是呕吐减少，热型发生变化，之前只发热不恶寒，现在是往来寒热了，继续服了第2煎的中药。凌晨 5 点，发汗后体温 38℃，无恶心呕吐。上午起床后，还有恶风，但比昨天舒服一些，有食欲，还是疲倦。上午 9 点测了体温 37.5℃，有恶风，感觉关节痛，胆区也有叩痛。

我依据当时的状态和症状，投柴胡桂枝汤 2 帖，服药后症状消失；到了傍晚，体温恢复正常，36.5℃。

这是一例外感发热的诊治，很普通，很一般，然而其中也牵涉不少值得思考的问题。首先，我们要对发热的热型进行鉴别。

这个病例是外感发热，根据体质与当时的神色形态，以及脉症就排除了三阴病。患者初诊时应该属于少阳病的一个范畴。她开始的时候出现的发热症状，没有恶寒，明显不是太阳病的发热恶寒的表证状态。少阳病一般是往来寒热，相似于现代医学的间歇热，而她不是这种热型。这里就会引起医者的迷惑。这种发热伴有呕吐的病况，其实《伤寒论》中已有记载，宋本第 379 条："呕而发热者，小柴胡汤主之。"它这里就没有讲往来寒热，而是像病例里讲的一样，只是发热没有恶寒。发热不恶寒，像阳明病的弛张热，然而阳明外证白虎汤证与白虎加人参汤证没有呕吐；阳明腑证一般有潮热，当然还有一系列其他症状，如腹部疼痛拒按、大便闭结，但这个病例都没有。

少阳病柴胡汤证并不都是往来寒热，这一点对于初学者很重要。"呕而发热者，小柴胡汤主之。"这个条文很简略，我们读的时候要特别注意。

再回顾一下上面的病例。她刚开始起病的时候，没有跟我讲她的病情就去睡觉了。后来才告诉我，刚开始起病时就有感到恶风、有腹泻。大家考虑考虑这像《伤寒论》里叙述的哪一条呢？这就是康治本第 13 条："太阳与阳明合病，必下利，葛根汤主之。"当时如果用葛根汤马上给她吃，可能就会好得更快，呕吐也不一定出现，因为从她开始发病到呕吐起码有两三个小时。

还有就是康治本第14条："太阳与阳明合病，不下利，但呕者，葛根加半夏汤主之。"这就是病情进一步了，原来是下利、恶风、脉浮紧这样一种葛根汤证，不处理接下去就是呕吐了，因为她恶寒的时候没有注意，等到她发热不恶寒时，已经转到阳明少阳里热了。

治疗过程中，在发热、呕吐减轻的同时还出现了恶风、关节痛，胆区也有叩痛，已经由少阳转为太阳少阳并病了，也就是宋本第146条所说的柴胡桂枝汤证，条文云："伤寒六七日，发热，微恶寒，肢节烦疼，微呕，心下支结，外证未去者，柴胡桂枝汤主之。"至于脉象浮细数，说明开始脉象上还存在着表证，但是在其他方面已经没有表证了。宋本第37条讲过："太阳病，十日已去，脉浮细而嗜卧者，外已解也。设胸满胁痛者，与小柴胡汤。"她就是这种只想睡而躺在床上、脉浮细又数的状态。

此外，为什么会出汗呢？

病邪总是要通过一个渠道去排除吧？！或通过出汗去排，或通过呕吐去排，或通过胃肠道去排，还有就是通过小便去排。小柴胡汤属于和法，应该是从小便排的。

那为什么吃小柴胡汤出汗后，患者升高了的体温降下来呢？陆渊雷对这个问题的回答是："柴胡汤非汗剂，服汤而汗出病解，乃所谓瞑眩也……经验所及，柴胡汤瞑眩，多作战汗；泻心汤之瞑眩，多为下利；诸乌附剂，多为吐水，其他则殊无定例。"

同时我们用这个方，体质因素也是重要的。一般小柴胡汤证是一种腺病质和一种瘦型的筋骨质，这两种体质的人都比较瘦，脸色比较黄，上腹角比较狭窄，也就是说，剑突下的两个肋骨弓的夹角不会超过 90°的。

以上这几个方面，是通过条文的理解、其他医生的经验以及对体质、脉象的把握等而形成的。

还有一个问题要交代一下。上面这个病例发生在夜里，已经买不到药，而我在家里边已经备有药包，所以就可以派上用场，配好了一个小柴胡汤。那这个药包里面到底要有多少药呢？

这是汪阿姨传给我的。她把 20 味中药放在信封里，做成一个药包，有时候夜里突然发病，买不到药，就可以用药包里的。用完了就马上买来补充进去。每年天气好的时候都把药包放到外面晒一下。

《伤寒论》最重要的是 6 味药：桂枝、甘草、大黄、大枣、干姜、生姜。

还有呢？白芍、麻黄、杏仁、葛根、柴胡、黄芩、半夏、党参、生石膏、知母、附片、枳壳、白术、茯苓，这样一共 20 味药。假如把每一味药买个二三十克放在信封里，再做成一个袋放在自己家里，走到哪里就背到哪里，特别是到山里去，或是到什么地方去旅游，出现意外时，就可以当场配制出好多的方。

大家想想，起码可以组合成多少个方？应该基本上把《伤寒论》最重要的方子都涵盖在里面了。

这 20 味药，一共只有 500 多克，花的钱也很少，但却可以保命。经方医生与经方爱好者的家里，都应该有这个药包，碰到急难的时候，就可以解决很多问题。

课间答疑

问：黄芩加半夏生姜汤证中有没有腹痛的症状？

答：宋本第 96 条小柴胡汤方后，讲到了"若腹中痛者，去黄芩，加芍药三两"。小柴胡汤去黄芩加芍药，可以看作是小柴胡汤去黄芩加芍药甘草汤。芍药甘草汤，是治疗虚性腹痛的首选方。我在讲黄芩加半夏生姜汤的形成中已经提到，黄芩汤是由黄芩甘草基和芍药甘草基加在一起构成的。黄芩甘草基针对下利，芍药甘草基针对腹痛，这样就构成了黄芩芍药甘草基；后来再加上大枣，这样黄芩、芍药、甘草、大枣四味药就组成了黄芩汤。黄芩汤的治疗目标就是少阳病的下利、腹痛。如果黄芩汤证又有呕吐，就要用黄芩汤加半夏、生姜去治疗，黄芩加半夏生姜汤就是这样构成的。在《伤寒论》中黄芩加半夏生姜汤是极为重要的方子，以它为核心演变成了小柴胡汤的类方和半夏泻心汤、泻心汤的类方。

可以肯定地说，腹痛是黄芩汤证的主症，也是黄芩加半夏生姜汤的主症。

问：小柴胡汤证与柴胡桂枝干姜汤证的内在联系到底是什么？

答：柴胡桂枝干姜汤是小柴胡汤去半夏、生姜、人参、大枣，再加上牡蛎、栝楼根、桂枝、干姜。柴胡桂枝干姜汤主要由四个药基所组成，即柴胡黄芩基、牡蛎栝楼根基、桂枝甘草基和甘草干姜基，这四个药基的排列在康治本里面是有序的："柴胡半斤，黄芩三两，牡蛎二两（熬），栝楼根三两，桂枝三两（去皮），甘草二两（炙），干姜一两。"但是在宋本里，柴胡桂枝干姜汤方后药基的有序排列就消失了，变成了"柴胡半斤，桂枝三两，干姜三两，栝楼根四两，黄芩三两，牡蛎二两，甘草二两"。宋本的编者按照方名药物的前后次序把柴胡、桂枝、干姜这三味药排列在了方子的前头，这就丢失了原始本《伤寒论》的历史记录。

康治本柴胡桂枝干姜汤中紧密排列在一起的柴胡黄芩基、牡蛎栝楼根基、桂枝甘草基和甘草干姜基，在宋本的方中被拆散了。柴胡黄芩基主要是针对"胸胁满微结""往来寒热"等症状，牡蛎栝楼根基主要是针对"小便不利、渴"等症状，桂枝甘草基主要是针对"有头汗出"这一症状，因为"有头汗出"是"气上冲"的桂枝甘草基证的重要主症。

问：鼻血病案里用了白芍，到底应该用白芍还是赤芍？

答：在仲景时代，白芍和赤芍没有分，使用的时候可以白芍、赤芍各半。我治疗出血病证并不一定用赤芍，因为白芍也是作用于血分的。

问：如果用柴胡桂枝干姜汤加附片，那其中的栝楼根与附子配伍不就属于"十八反"了吗？您怎么看？

答：是的，柴胡桂枝干姜汤加附片，就涉及栝楼根和附子的配伍问题；还有附子粳米汤中的附子和半夏，甘遂半夏汤中的甘遂跟甘草，栝楼瞿麦汤里的附子跟栝楼根，这些配伍也都属于后世所讲的"十八反"。对于这个问题我们应该这样看：经方医学的这些方子，大多是在后世医学所提出的"十八反"之前早就有了，而且很可能不是早十年、百年，而是早了几千年，甚至上万年，都经过了长期临床实践的检验。2000多年来，《伤寒论》医学体系得不到大的发展，而后世医学理论却占据了主流地位。"十八反"理论就是其中的一种，这种理论对于经方医学的发展是一种障碍，我们学经方的人当然可以不去管它，但是药房的人会以"十八反"理论作为配药一个标准，提出质疑，或者阻止，这个也是没办法的事情。不过随着经方医学的发展，这些问题都会慢慢地解决。我所开的处方，经常就有附子和半夏配伍，开始的时候中药店的人也是讲七讲八，后来我给他们做解释，把《伤寒论》《金匮要略》翻给他们看，问题也就得到了解决。

045 小柴胡汤的来龙去脉

上次讲到小柴胡汤证的临床表现与《伤寒论》条文有时候看上去不一致，需要通过体质、脉象等方面去理解，不然的话，有些病例开始没有恶寒发热，就是往来寒热时，就会认为不是少阳柴胡证，而可能误治。同时，这个病可以针药并治，开始时针刺外关、阳陵泉，对整个病证的控制和治愈肯定是有用的。

那么，小柴胡汤方证是在什么环境中形成的呢？人们是不是一开始就发现了小柴胡汤？这肯定不是的。

人类认识事物的过程总是从简单到复杂的，用方也是从一味药到两味药、三味药，再到几味药拼在一起，形成一个方子，这个过程是非常漫长的。清楚这点，对我们学习方证辨证、药证辨证是有用的。不然总觉得这些方是某个很聪明的人想出来的，那就完全是两回事了。

古人很早就知道，生病时发汗、泻下或吐对人体治病有帮助，自然发汗、自然吐泻，有些病就会好，于是人们就有意识地依照这种自然趋向加以人工的干预，如有的人发热就用火烘烤，让他发汗，结果对有的病有作用，而更多的场合反而不好。《伤寒论》就反对这种用火烤出来的发汗，认为对人的阴液消耗很大。

人为的吐、泻，在民间也都有。记得小时候到了夏天，外公就让我吃芒硝，说什么"千金难买六月泻"，说什么吃芒硝后一年都不生病。我吃过几次，很苦很难吃。用泻下法，很多病可以治好，但往往也会误治。

当一个患者发热，古人用发汗的办法，但没有作用，热不退；之后又用吐法和泻法，还是没有作用，患者发热、呕吐等症状依然还在，这时若再发汗、再吐、再泻肯定是不行了，人们就想到，这种患者是禁止汗、吐、下的，这是经验得来的。这种情况，有时不治比治好，因为再发汗、再吐下，对治疗不仅没用，反而还要消耗体液，因此说"不治等于治"，这就是有人说的"有病不治，常得中医"。但是，不治疗总不是个办法，于是人们就去找汗、吐、下以外的治法，终于通过黄芩汤、黄芩加半夏散及汤的加减找到了不汗、不吐、不下的和法，这个和法的代表方剂就是小柴胡汤，因此小柴胡汤又有一个名字叫"三禁汤"。

根据日本汉方家远田裕正、长泽元夫考证，小柴胡汤是黄芩加半夏生姜汤，去掉芍药，加柴胡、人参。黄芩加半夏生姜汤证的主症是下利、腹痛、呕吐。之前黄芩汤证的主症是两个，即下利、腹痛，后来有呕吐就加上半夏、生姜。而现在患者也是下利、呕吐，但是没有腹痛，患者还有胸胁苦满、胃口不好，根据他们当时已经掌握的药证知识知道，芍药是治腹痛的，柴胡是治胸胁苦满的，人参是治疗心下痞、调胃口的。患者下利、呕吐，没有腹痛，所以去芍药；胸胁苦满，就加上柴胡；有胃口不好、心下痞，就加上人参。这样一加，就变成了小柴胡汤。所以，小柴胡汤就是黄芩加半夏生姜汤少一味芍药，多两个药即柴胡、人参，再根据经验配上药物分量，就形成了小柴胡汤，这就是小柴胡汤来龙去脉的"来龙"了。

那小柴胡汤的"去脉"呢？也就是它的治疗目标。通常认为柴胡剂证是不会有下利的，但在《伤寒论》里面，下利也是柴胡汤的一个治疗目标。宋本《伤寒论》第165条："伤寒发热，汗出不解，心下痞硬，呕吐而下利者，大柴胡汤主之。"原本黄芩汤是可以治疗下利的，形成小柴胡汤后渐渐地发现，治疗下利并不是柴胡剂的特异性症状，因此慢慢地下利这个症状就不怎么提了。然后就逐渐知道了柴胡剂的治疗目标，最重要的柴胡、黄芩主要治疗胸胁苦满、往来寒热；心下痞满是人参、黄芩的主要治疗目标；呕吐主要是半夏、生姜的治疗目标；嘿嘿不欲饮食、胃口不好是人参、大枣、甘草的治疗目标。这样每一个药证都紧紧地围绕着方证，互相配合发挥着自己的作用，这就构成了小柴胡汤。

这里还要讲一下小柴胡汤的基础方——黄芩汤。黄芩汤的形成，其实也是从一味药到一个方。先是黄芩一味药，可以治下利，后来配上甘草，汤药的口味好一些，就形成了黄芩甘草汤，治疗下利也就更有把握了。但是有的病证不仅仅是下利，还出现肚子痛、腹直肌紧张，因为芍药甘草汤可以治疗腹痛，于是就将它们拼起来，就是黄芩芍药甘草。一般胃肠的病证都会加上大枣，起到保护胃肠的作用，这样就有了4味药。所治疗的症就是两个，一个下利，另一个腹痛。若再出现呕吐，就加上半夏、生姜，就是6味药。这六味药在临床上使用的效果会怎样呢？我想肯定不怎么好！有人就会说，既然效果不好，那有什么用呢？

这要用历史的眼光来看。在当时缺医少药的情况下，黄芩汤、黄芩加半夏生姜汤能够治疗一部分疾病，已经是非常了不起了。那时还没有虚实这一类的概念，随着医疗实践的发展，才慢慢知道了黄芩汤、黄芩加半夏生姜汤对虚证是没有用的，就是对三阴证也没有用，甚至会加重病情。之后在黄芩加半夏生姜汤的基础上逐渐派生出两组方子，一组是柴胡剂，如小柴胡汤、大柴胡汤、柴胡桂枝干姜汤这一类，在康治本《伤寒论》中柴胡剂只有这三个方子，后来宋本中又增加了柴胡桂枝汤、柴胡加龙骨牡蛎汤、柴胡加芒硝汤及四逆散；另外一组是泻心汤，即以生姜泻心汤、半夏泻心汤、甘草泻心汤作为主体的一组方，也包括黄连汤。

这样一步步发展，开始肯定不是很成熟，方证、药证的使用范围也不是很清晰，后来逐渐发展成熟起来。我们这样去了解经方医学的发展历史，去认知《伤寒论》，才能认识到古代这些东西虽然开始比较粗糙，但它是客观的记录，反映了时代的轨迹。

现在来讲讲大柴胡汤的形成过程。患者出现胸胁苦满、胃口不好、恶心呕吐，用小柴胡汤去治疗，可是疗效不好；进一步观察，发现这些患者的体质比较好，胸胁苦满比小柴胡汤严重，呕吐更强烈，因此用小柴胡汤没有效果，于是就要调整用药。由于患者胃口好，就不用人参、甘草；患者腹部紧张、腹肌坚硬，就加上白芍、枳实；患者呕吐还是很严重，就加大生姜的用量，大柴胡汤的生姜用量是五两，小柴胡汤生姜用三两。大柴胡汤对应的证是心下急、呕不止，这个"急"在古代是"坚"的意思。这个患者体质非常好，剑突下的两侧肋弓夹角大于90°，同时胸胁苦满非常明显，心下非常硬甚至压痛，呕吐也止不住，腹直肌很紧张，这些就是大柴胡汤的方证。这样的患者如果大便秘结，宋本以后的《伤寒论》就在大柴胡汤中加大黄。宋本《伤寒论》中就提到，大柴胡汤不加大黄恐不为大柴胡汤。其实，当时的小柴胡汤和大柴胡汤比较，小柴胡汤有人参、甘草，而大柴胡汤没有；大柴胡汤有枳实、白芍，而小柴胡汤没有；大柴胡汤生姜用五两，而小柴胡汤生姜用三两。大柴胡汤中的枳实行气消胀，故治疗腹肌紧张、腹部硬满就有效了。通过这样的分析，我们就知道小柴胡汤来龙去脉的"去脉"了。

小柴胡汤药物的加减化裁，还可以衍生出柴胡桂枝干姜汤。即小柴胡汤方证又有口渴、不呕吐的，就去掉半夏，加上栝楼根；胸胁苦满明显的，加上牡蛎；"但头汗出"，脐部悸动，胸胁支结，加桂枝；栝楼根、牡蛎、桂枝可以治疗小便不利。这就是由小柴胡汤衍生出来的柴胡桂枝干姜汤。

小柴胡汤的来龙去脉，可以简单归纳为：它是由黄芩加半夏生姜汤发展而来的，并随着方证、药证的变化衍生出大柴胡汤、柴胡桂枝干姜汤。在康治本这个阶段，已经完成了这个衍变过程。

《伤寒论》小柴胡汤的条文在康治本与宋本中是不一样的。康治本第26条："伤寒中风，往来寒热，胸胁苦满，嘿嘿不欲饮食，心烦喜呕，或胸中烦而不呕，或渴，或腹中痛，或胁下痞硬，或心下悸，小便不利，或不渴，身有微热，或咳者，小柴胡汤主之。"

条文以"伤寒中风"开头，说明这个病可能是从桂枝汤证传变过来，也可能是从麻黄汤证传变过来。后面的或然证那么多，日本的汉方家们认为小柴胡汤证后面的 7 个或然证治疗时只使用小柴胡汤，不做药物加减，因为康治本中小柴胡汤条文后面的方剂没有进行药物的加减。但也有的汉方家认为小柴胡汤证后面的七个或然证不设药物加减，是提示我们发生小柴胡汤证的过程中有可能出现合病。如果是合病，那这里面的内容就多了。如果有柴胡汤证，又有口渴，可能就要考虑和白虎汤合方使用，或者与五苓散合方，因为有口渴，小便不利；有腹中痛，可能就要进一步考虑与小建中汤、黄连汤这些治疗腹中痛的方合用；心下痞硬，是不是要将小柴胡汤转换为大柴胡汤，或者与大柴胡汤合方；心下悸动，小便不利就要考虑与苓桂术甘汤这一类的方子合方；潮热、谵语、腹胀痛拒按、便秘，就要考虑承气汤；咳嗽有疾，泻清水样便小青龙汤也要考虑。

而宋本《伤寒论》就不是这样，它把这个问题讲得很清楚，认为小柴胡汤证后面的 7 个或然证在使用小柴胡汤时都还要做药物加减，小柴胡汤的 7 个加减方等于是 7 个不同的方证。如口渴、不呕吐，就要去半夏，加栝楼根等。对小柴胡汤后面 7 个或然证的认识，中医业界一直都存有争论，我们应该知道，把它作为一种参考。

国内教科书都只讲宋本《伤寒论》的说法，日本汉方家龙野一雄也支持这种说法，认为治疗 7 个或然证就是在小柴胡汤的基础上进行加减。而大塚敬节等其他日本汉方家则认为并非如此。《伤寒论》的条文毕竟是经过整理的，在整理过程中，其原文难免有所不同。《伤寒论》里有关小柴胡汤的条文就有很多，内容涉及病名、病因病机、治法等，因此，学习经方、学习方证相对应，就要对《伤寒论》的条文进行整理。

吉益东洞就让他的学生读《伤寒论》时，当读到有病名、病因病机的条文时就标注出来先不读它。先记住、学会有方药、有症状的条文，然后再尽可能去体会、理解病因病机那些条文。陆渊雷也是这样的思想，我受他的影响是很大的。陆渊雷在《国医药学说整理大纲草案》中说，古代的医书说小柴胡汤治少阳病，邪在半表半里，胸胁苦满，往来寒热，心烦喜呕，脉弦细；说病在少阳是名也，说邪在半表半里是论也，说小柴胡汤中的七味药是方药也，说胸胁苦满乃至脉弦细是药方所针对的治疗目标。他提出一个问题：为什么不直接讲小柴胡汤治疗胸胁苦满，治疗往来寒热，治疗心烦喜呕，治疗脉象弦细呢？一个方直接就是一个证就可以了嘛！为什么还要说小柴胡汤治少阳病，邪在半表半里呢？当时我读《伤寒论》总是觉得云里雾里的，经他这么一讲就豁然开朗了，就是一个方一个证。

由此可知，经方医学的重点就是方证相对应。但方证对应并不是那么简单，刚才讲的那个病例，开始可能认为方证不对应，当读多了、读熟了就知道，它的脉、症状和体质状态都是对应的。因此，我们要多读《伤寒论》，熟读《伤寒论》，最好把它背下来。你熟读了，背熟了，理解了，再看别人是怎么用的，再看书学习，经过自己的反复体会、反复实践，小柴胡汤的证治就会真正进入你的脑子里。

娄绍昆一方一针解《伤寒》

046 大小柴胡汤证的比较鉴别

　　大柴胡汤证和小柴胡汤证在临床上有许多相同症状，都有口苦、咽干、目眩、胸胁苦满、心烦喜呕，只不过大柴胡汤证的程度强烈点，小柴胡汤证的程度轻一点。

　　但是它们的区别也非常明显：小柴胡汤证的心下痞硬的"硬"是没有抵抗力的，压下去无力，同时胃口也不好，患者各方面都显得比较虚弱，脉弦细；而大柴胡汤证的患者比小柴胡证的患者要强健壮实得多，并且患者的呕吐非常强烈，呕不止，心下的痞硬也很明显，甚至有压痛。大柴胡汤证胸胁部与心下部压下去的抵抗力和腹肌弹力，是小柴胡汤证无法比的。更重要的，是大柴胡汤证的腹部比较结实、胀满，而小柴胡汤证的腹部相对比较无力一点，但不至于很软。一般情况下，小柴胡汤证的大便情况尚可，而大柴胡汤证的大便偏于秘结。临床上，大便秘结严重的要加大黄，反之就不加大黄。大柴胡汤证若跟承气汤证相比，主要的不同点在于：大柴胡汤证虽然腹部胀满，但上腹部的结实、压痛和胀满超过中下腹部，而承气汤类方证主要是在肚脐周围胀满、疼痛和压痛。

　　总之，大柴胡汤证和小柴胡汤证的症状有相同部分，而不同部分也很明显，除了上面这些外，还有一个更重要的区别，就是体质方证不一样。

体质方证这个词是日本人有地滋发明的，他主要研究证型的体质。假如这群人都是大柴胡汤证体质，他就称这群人为大柴胡汤证患者群，用大柴胡汤才能解决；假如这群人都是八味丸证体质，那就是八味丸证患者群；假如这群人是小柴胡汤证体质，那就是小柴胡证的患者群。日本人对体质一直都非常重视，在古方派还没有兴起之前，其民族医学里面就已经有"肌肉质、筋骨质、腺病质、营养质、寒滞质"这样不同的体质分类。我在《中医人生》里面有一章专门讲了这个问题。

森道伯（1867—1931）是体质治疗学的先驱，他在《汉方一贯堂医学》一书中把整个日本人的体质分成三个类型，即脏毒证体质、解毒证体质和瘀血证体质，这三种体质对应 5 个方。他根据这个体质分型进行治疗，取得了很好的效果。体质方证就是指，某种体质对应某个方，就可以用这张方去治疗，这基本上是固定的。

小柴胡汤证一般是腺病质。什么叫腺病质？就是从小扁桃体、淋巴结等经常痛，经常感冒，体质虚弱，抵抗力弱，剑突下的上腹角小于 90°，腹肌弹力中等偏弱，有易犯肺结核的倾向。《红楼梦》里面的林黛玉就很像这种体质，森道伯认为这就是小柴胡汤证体质。

大柴胡汤证体质则叫筋骨质，肌肉结实，不胖，比较精干，抵抗力强，腹肌弹力偏强，上腹角大于 90°。奥巴马就很像是这种体质的人。小柴胡汤证胸胁苦满的抵抗力不强，而大柴胡汤证胸胁苦满压下去很硬，抵抗力强，很有弹性。同时，两个胁肋压痛一直到心下，心下痞硬，甚至压痛。这种体质的人容易患肝胆、心脑血管方面的病。

临床上，如果掌握了体质方证和临床方证这两种方证的话，那辨治就不会困难。下面举两个例子。

娄绍昆一方一针解《伤寒》

陈某，女，20 岁。干咳 2 年，后经 X 线检查确诊为肺结核，开始正规的抗结核治疗。治疗一段时间后，眼睛发黄，小便也发黄，检查发现肝功能出了问题，可能是服用利福平这类对肝功能损害很大的药物所导致的。她不得不停药，改为中医治疗。在各地经过两年的中医治疗，于 2004 年 10 月 5 日到我这里来诊治。

症状：口苦、咽干、目眩，胸胁苦满，心烦喜呕，胆区叩痛，月经量少，脉细数，以及肺结核的低热、盗汗、干咳、咯血等症状都有。从病的脉症来看就是阴虚，但是舌头不红，舌苔薄白。身体瘦弱，小时候经常出现感冒、扁桃体痛，是典型的腺病质患者体质；上腹角狭窄、腹肌弹力中度等各方面都表现为典型的小柴胡汤证。所以投小柴胡汤，1 年治愈。

治疗期间曾感冒，用过桂枝汤或柴胡桂枝汤；胃痛，用过小建中汤；月经过后，用小柴胡汤和当归芍药散，但基本方是小柴胡汤，这个病就治好了。这个病例除了临床方证很明确外，体质方证也非常明确。假如从病的概念去看，就会用补肺阴药，那疗效就很难说了。

另外一个是流鼻血的病例。患者江某，女，30 岁。2016 年 7 月 20 日来诊。因为婚变，经闭 2 年，服药多反而心烦失眠。近 3 个月来，每天鼻子频频出血，量少色红，服多种中西药无效。口苦、咽干、目眩，心烦，尿黄。体质为筋骨质，肌肉结实，上腹角呈钝角。心下痞硬压痛，腹部结实胀满，大便秘结、臭，小便黄短，是个典型的大柴胡汤证合大黄甘草汤证。投大柴胡汤、大黄甘草汤的合方：

柴胡 15g，黄芩 10g，半夏 10g，枳壳 10g，白芍 10g，甘草 5g，大枣 3 枚，制大黄 6g，7 帖。

1 周后，鼻血止，但腹证没有完全改善，口苦、咽干、目眩好了一些，但也没完全好。为了改善体质，坚持服用此方1个月，月经来潮，停药观察。我希望患者继续服药，但后来她再没来找我。

这个患者的体质方证和临床方证也都比较清楚，一般这种情况，我们就用原方，不用合方和加减。后期一个月的治疗，柴胡由前面的15g改为10g。

这个方里面缺一味生姜。为什么不加生姜？有两个理由：一个是患者对姜敏感，吃了姜以后，经常会胃痛；二是没有恶心呕吐，小柴胡汤证喜呕，生姜三两；大柴胡汤证呕不止，生姜五两；她没有呕，故生姜就不用。

另外，她背部的至阳穴极为疼痛，第7胸椎下很痛，我就叫她每天按压2次，每次2分钟。还有一只脚上的太冲穴位也痛。在治疗过程中，因为有效，她就坚持每天按压这些穴位，一两周后至阳穴位就不痛了，不痛还要继续按压，为什么？不痛是假的。她停了几天，又痛了，所以就坚持按压。

这两个病例虽然用方不同，但都是通过体质方证和临床方证相结合进行辨治，从而都取得比较好的疗效。

047　柴胡桂枝干姜汤

　　柴胡剂在临床上应用最广泛的有小柴胡汤、柴胡桂枝汤、大柴胡汤、柴胡加芒硝汤、柴胡加龙骨牡蛎汤、柴胡桂枝干姜汤，以及四逆散。

　　其中的小柴胡汤，大塚敬节认为对于适应性的体质是万病之良药。他认为本方能够把机体自愈的功能发挥到最大限度。它应用的机会很多，但是它也有副作用，用得不好，有的人会出现无缘无故的烦热，甚至出现低热，所以一定要方证对应。

　　大柴胡汤是柴胡剂中最有力量、治病最能够迅速取效的方子。黄煌老师、胡希恕老师、冯世纶老师和刘渡舟老师，都是使用大柴胡汤的高手，他们那些精彩的病例都能够给我们起到示范的作用。

　　柴胡桂枝干姜汤是一个奇妙之方，能治疗很多疑难病证。冯世纶老师继承胡希恕老师的学术体系，临床常用柴胡桂枝干姜汤合当归芍药散，疗效非常好。

　　今天我就来讲讲柴胡桂枝干姜汤，日本汉方界对这个方子也非常重视。1996年12月10日，日本汉方界在东京召开一个研讨会，专门研讨柴胡桂枝干姜汤。大会的报告中，有动物实验的研究，有药理作用的研究，有中日临床应用的比较，还有一位医生做了柴胡桂枝干姜汤腹证的示范。

这位医生认为，可以从腹证的三个方面来抓住这个柴胡桂枝干姜汤证：一个是腹肌的弹力，它介于柔软到稍微柔软之间。腹肌力量大致可分为五等：柔软、稍微柔软、中间、稍微强力和强力。该方证偏于柔软。第二个是胸胁苦满的程度，该方证的胸胁苦满是轻度到中度。假如把胸胁苦满分为轻度、中度、高度三等的话，它就是在轻度到中度之间。第三个就是肚脐上面的动悸。这个认识受到与会者的肯定。

那我们首先就来讲柴胡桂枝干姜汤的治疗目标。

《伤寒论》原文已经比较完整地反映了这一点。康治本第34条、宋本第147条就明确地指出："伤寒五六日，已发汗而复下之，胸胁满，微结，小便不利，渴而不呕，但头汗出，往来寒热，心烦者，此为未解也，柴胡桂枝干姜汤主之。"

那柴胡桂枝干姜汤是怎么来的呢？也是在小柴胡汤证的基础上，不呕不痞，所以要去掉半夏、人参；上冲而口渴，上冲加上桂枝，口渴加上栝楼根；胸腹有悸动，小便不利，其中胸腹悸动是水饮停滞的一个表现，所以加牡蛎、桂枝、干姜，它们都带有利小便、去水饮的作用。这样就形成了柴胡桂枝干姜汤。

这个方子里的7味药可分为四组：第一组是柴胡、黄芩，主要针对胸胁苦满、往来寒热；第二组是牡蛎、栝楼根，主要针对口干、小便不利，《金匮》里边就有栝楼牡蛎散；第三组是桂枝、甘草，主要针对悸动以及整个头部、颈部的汗多，身上汗不多，导致水饮停滞、小便不利、口渴，这个和茵陈蒿汤有点相似；第四组是甘草干姜汤，主要是防止水液的流失。这就是柴胡桂枝干姜汤的整个结构，其治疗的目标也很明确了。

对于柴胡桂枝干姜汤证的机制中医界议论纷纭。有人认为这是少阳病偏寒证，有人则认为是少阳病和太阴病合病，也有人认为这就是厥阴病，还有人认为是少阳病里有水饮停滞，即头汗出、小便不利都是水饮停滞的一种表现。我倾向于最后一种，即少阳病里的一种水饮病。其实这些争论都不重要，重要的是它的治疗目标，柴胡桂枝干姜汤的治疗目标就是体能偏弱，胸胁苦满、往来寒热、口渴、小便不利、整个肚脐上的悸动，同时有头汗出，这几个症状非常重要，临床上只要把握住了这个治疗目标，疗效就会好。

我曾治疗一个原因不明发热的病例。24 岁的女学生，发热已经半年，曾经住院，诊断也是原因不明的发热，出院以后体温还是 37.5～37.6℃。心情郁闷，体重渐渐减轻、消瘦。初诊是 2013 年 3 月。脸色苍白，干咳，烦热，恶寒，腰腿特别冷，头部、颈部汗特别多，没有食欲，小便黄而不利，口干口渴，但是不想喝水，脉象数而弱。腹诊整个腹部肌肉软弱，有胸胁苦满但不严重，敲上去也有痛；脐部悸动，特别是脐上悸动得很明显。

你看患者胸胁苦满轻微，没有心下痞硬，这跟大柴胡汤证的心下痞硬压痛、胸胁苦满强力不一样；虽然食欲不振与小柴胡汤证相同，但是没有恶心呕吐，这一点跟小柴胡汤证的呕吐恶心不一样；腹诊，整个腹部肌肉软弱、手足不温，跟四逆散证的两条腹肌很拘紧、手脚凉也不一样。柴胡桂枝干姜汤证有点接近柴胡加龙骨牡蛎汤证，但是要比它更虚，同时也没有胸满烦惊的症状，所以综合上述脉证与其他柴胡剂的方证鉴别以后，基本上就认定是柴胡桂枝干姜汤证。于是，就用了这个柴胡桂枝干姜汤。

服药以后，稍微有点效果，但是仍然还有恶寒、自汗，可见这个证不光是一个柴胡桂枝干姜汤证的少阳病水饮湿阻，同时还有三阴病夹杂在里面。考虑到脸色特别苍白，因此，就在前面的方里加上附片 5g。又服了 10 天，体温就恢复到 36.6℃，恶寒全部消除，头颈汗多也没有了。继续给她吃这个方子，一个月以后恢复正常。

这个将近半年的原因不明发热案，因为方证对应，所以疗效特别好，特别是后来复诊加了附片非常重要，因为这个病证已经是柴胡桂枝干姜汤证加上三阴病的附子证，已经有阴证的东西夹在里面，所以如果不加附子，很可能疗效还是不行。这个病例提示我们，临床上即使方证对应，治疗目标明确，在特殊情况下也需要随证加减。

当然这个加减也是有原则的，一定要符合于所加这味药的药证。我这里加的附子就是这样，患者吃了这个药还是恶寒，还是自汗不止，因此就要用桂枝汤加附子。我用柴胡桂枝干姜汤，本身对头部自汗就有作用，它通过利尿，就是调节水液代谢的过程，通过利尿使水湿有了出路而止汗，但是用了柴胡桂枝干姜汤还没有达到治疗目标，所以还要通过加附子才能够解决恶寒、自汗的这种阳气不足。

若要用针灸应该怎么处理呢？一般我是针刺和艾条熏两种办法同时使用。针刺穴位是大椎、间使、中脘、阳陵泉、阴陵泉，每个穴位针刺手法用中等刺激，留针 10 分钟。艾条熏灸背部的脾俞，每个穴位每次 10 分钟，每天熏 1 次。一般我都是用这些穴位来对应柴胡桂枝干姜汤证，其机制是以大椎、间使治疗往来寒热，假如患者没有往来寒热，这两个穴位就不要灸；中脘、阳陵泉治疗胸胁满结；阳陵泉、阴陵泉主要是引水气下行，通过尿道排出体外。艾条熏灸脾俞主要是温补脾阳，加强脾脏温化水液的作用。有时候也可以用艾条在中极进行熏灸，以引导膀胱气化。

048 白虎汤与热痹

　　白虎汤是《伤寒论》里解热退烧的一个典型方子。古人认为白虎在四神里，主要是和法，它不像汗法、泻法那么强烈，而是像秋天天气一样的一种和法。其实这里讲的和法就是利尿的方法，用它来治疗很多非虚证发热的病，没有怕风、恶寒的症状，也没有腹胀痛、便秘的症状疗效是很好的。临床上用这个方的机会很多，张锡纯就特别喜欢用石膏，我临床上也常用此方。

　　我用这个方治疗热痹，一般都要加上苍术、桂枝，很少单独使用。同时，也经常配合针灸一起用。

　　那白虎汤如果不加减的话，跟热痹之间有没有一种直接的联系呢？以前都没有考虑过这个问题，直到 2000 年碰到一个病例，虽然这个病例治愈到现在已经有 17 年了，但所留下的问题却令我一直在思索！

　　贾某，女，35 岁。旅游骑马摔伤后，左膝关节肿胀疼痛 1 年余，近 1 个月症状明显加重，上楼梯尚可，下楼梯痛不可忍。曾经西医诊断是膝关节炎、滑膜积水，治疗 3 个月有效，但停药复发，所以转投中医治疗。

　　中医诊为热痹，投越婢加术汤、桂枝芍药知母汤、木防己汤等方药，并加针灸有效，然而难以坚持。

2000年8月就诊。患者自觉烦热，口渴，欲冷饮，汗多，这是白虎汤的典型症状。左膝关节肿大，局部灼热。舌淡红，薄白苔，脉象滑数。腹诊，腹肌弹力中等偏强。白虎汤证很明显，再加上桂枝。我认为桂枝白虎汤比起白虎汤来，应该更好一点，所以投桂枝白虎汤7帖。

其实此证也非常像桂枝芍药知母汤证。四妙散证不像，为什么呢？因为她舌苔不黄腻，肢体也没有沉重的感觉，胃口还可以，一般用四妙散的话，这几个症状比较重要。虽然也是热痹，但从病因病理来讲，湿的成分比较多，所以舌苔反映出是黄腻；湿多就身体沉重，关节活动不利，但患者都没有。所以我认为还是桂枝白虎汤证。处方：生石膏60g（先煎20分钟），知母15g，甘草6g，粳米20g，桂枝15g。7帖。

患者服了3天药就过来了，说药吃下去，手脚烦躁，又失眠，咽喉又痛，这个药方不对！初诊的时候，我用天平疗法（是一种针刺的方法。在肢体疼痛的对侧进行针刺。左侧病刺右，右侧病刺左）给她进行了针刺，在对侧针了两个膝眼，她觉得有点舒服，想这次还真跟其他医生不一样，针的比较好，但是这个药她说不行。

我想来想去想不通，这样方证对应的方子为什么不行呢？

她讲了一句，以前医生开的药方吃下去都很辣，这次也一样。我又看了之前的方子，越婢加术汤里有麻黄，桂枝芍药知母汤里既有麻黄也有桂枝，木防己汤里也有桂枝，那是不是桂枝这个药对她不行？

我想这个证就是白虎汤证，这一点是认定了，那么就干脆不用桂枝，专门用白虎汤。专用白虎汤治疗热痹的报道我见到的不多，我自己也从没有这样用过。那单用白虎汤治疗此病，会不会有效呢？虽然我认为还是加上桂枝要好一点，但是她对桂枝这类药似乎有反应，那就把它去掉！所以，最后决定就用白虎汤，也是有点歪打正着。

于是就让患者将剩下的4帖药中的桂枝去掉，接着吃。吃完后，就有了效果，红肿疼痛大为好转。以后就守着这个方，并配合天平疗法进行针刺，左脚痛就在右脚的膝眼进行针刺，不留针，针刺1寸左右。后来我还教她自己每天针1次。她觉得很奇怪，患处不针刺，反而在对侧针刺，我说这个叫天平疗法，是日本的一个教授发现的，我一直在用这方法治疗，是有效的。这样，她就一边吃药，一边针刺，一个半月后痊愈。

这个病例后来随访1年，其间没有复发。现在有没有复发就不知道了。总之，当时1年的随访还是比较好的。

病是治好了，可是我心里的结并没有打开。为什么说心结没有打开呢？就是白虎汤里面的石膏、知母，究竟能不能治痹？我一直还在思考这个问题。一般认为，白虎汤的四大症，就好像一个刚跑完一百米的运动员一样，大热、大汗、大烦、脉象洪大，这是容易理解的，而要治痹，往往都要加上苍术、桂枝、麻黄这一类。那单用白虎汤能不能治疗热痹呢？我就在思考，白虎汤证的特异性症状里面有没有热痹？若有，它是特异性症状里面的主症呢，还是客症呢，或者是白虎汤的治疗范围？

如果是治疗范围就没问题，因为只要符合方证辨证，任何病都是可以治的。主症肯定不是，因为很多使用白虎汤的患者，都没有痹证。那是不是客症呢？我要求证的是这个问题。

我突然想起年轻时读宋本《伤寒论》，读到太阳篇与阳明篇交接处，有三条条文，其中第176条就是讲白虎汤的。

白虎汤在我的印象里，主要是三个方面：第一个是治疗一般外感发热，原本是桂枝汤这一类，因失治误治，转化为白虎汤证的，这里面没有痹证的可能性。第二个就是刚才讲的第176条："伤寒，脉浮滑，此表有热，里有寒，白虎汤主之。"这里没有讲症状，只是讲了一种病理状态，但我有一种直觉，可能就是这条条文。还有一条，就是厥阴病里边讲的"脉滑而厥，里有热"用白虎汤，这就是所讲的治疗热厥，因为厥阴篇里还附录了一部分是厥证的治疗，所以白虎汤治热厥。一般都认为，白虎汤所治之厥证是假象，后来才知道，这个厥并不是假象，而是临床上一种感染性休克前的一些症状，它跟休克只有一纸之隔，为了预防休克就经常在白虎汤里加人参，因为此时也是非常严重的。

那么，这三个方面的条文，内在有没有联系？这样的条文排列是不是有什么新的秘密在里面？我脑子里一直纠缠着这个问题。年轻时读到那个条文时，我曾去翻阅陈修园的《长沙方歌括》中有关白虎汤的内容，其子陈蔚在这里有个按语，我当时印象很深刻，但还不懂是什么意思。

他说《伤寒论》里面有三个方面的病证可以看到白虎汤：一个就是一般的阳明外证；一个就是他认为的风寒湿化热、化火之痹证；另外一个就是热厥证。他认为其中最有疑问的就是太阳篇的"伤寒脉浮滑，此表有热，里有寒"的这一条。他说一般所讲的风寒湿燥火这些气在《伤寒论》的太阳篇里都讲到了，《伤寒论》不仅治风寒，而且还能够治疗风寒湿燥火所致的病证。

我的理解是，风寒湿本身造成的痹证，风寒湿化火的痹证，还有心悸、脉结代、心动悸的炙甘草汤证，也是风寒湿化燥造成的津液不足，因此就讲到了炙甘草汤是润燥的，而恰恰这样几条条文都排在了一起，这个就有点意思了。

宋本《伤寒论》的第 174 条、第 175 条、第 176 条都指向痹证，前两条是桂枝附子汤、桂枝附子去桂加白术汤以及甘草附子汤，之后就是白虎汤，再后面就是炙甘草汤。陈蔚在白虎汤条按中明确指出：原本此方列于太阳条"甘草附子汤"之下者，言外之意，见风寒湿燥火之气俱括于太阳之内，且下一条"炙甘草汤"亦即润燥之剂，可知《伤寒论》非只治风寒二气也。我当时读的时候还模模糊糊，现在我带着问题倒过来有意识地去找答案，就比较清楚了。这几条条文排在一起，可能就是提示我们《伤寒论》不仅治风寒所致的一般发热，还治疗风寒湿所造成的痹证。这个痹证既有常说的风寒湿痹，就是桂枝附子汤、白术附子汤、甘草附子汤证，也有风寒湿化火的白虎汤证，还有风寒湿化燥导致津液不足、心脏受伤的炙甘草汤证。这以后我又进一步去找这方面的根据。

我在吴宜兴的《伤寒论方证新识》这本书中找到了类似答案。这本书大约出版于 2006 年，书中讲《伤寒论》第 174 条、第 175 条、第 176 条、第 177 条，是作者有意安排在一起的，就是讲一种风寒湿痹证，以及由此影响心脏的炙甘草汤证。174 条讲桂枝附子汤、桂枝附子去桂加白术汤证，既有病因病机——风湿相搏，又有症状——身体痛烦，不能自转侧，不呕不渴，还有脉象——脉浮虚而涩，是风寒湿造成的关节疼痛。第 175 条，"风湿相搏，骨节疼烦，掣痛不能屈伸"，也是讲这种风寒湿痹证，只是症状更重一点，"近之则痛剧，汗出短气，小便不利，恶风不欲去衣，或身微肿者，甘草附子汤主之"，症状和病因也都有了，但省略了脉象。第 176 条也是讲这一类病证："伤寒脉浮滑，此表有热里有寒，白虎汤主之。"只有脉象，省略了病因病机"风湿相搏"，也省略了症状"骨节烦痛，掣痛不能屈伸，近之则痛剧"，然而它却点出了"表有热里有寒"这个病机。"表有热"，指出这是风寒湿相搏以后转化为火热的病证；"里有寒"，则指病因为风寒湿。这样一解释，其意思就比较清楚了。

可我还是怀疑，白虎汤里面的这几味药就能直接治痹吗？是不是治疗范围影响所及呢？

后来我看到了日本汉方家田畑隆一郎编著的《比较伤寒论》，他把奥田谦藏的《伤寒论讲义》与宇津木昆台的《古训医传》两本书进行比对，其中最有争议的就是关于"表有热，里有寒"。

对于这一句话，历代医家争得一塌糊涂，有的认为这个寒是写错了的，有的认为这个寒本身就是指邪。田畑隆一郎在书里就对这个问题做了解答，我认为特别好。他引用宇津木昆台《古训医传》里边的注释：这个地方的寒不能够理解为虚冷、寒冷，此寒是指紧缩、收藏、闭藏的意思。他说冬天的虫、草、木都藏了起来，泉水也冻了起来，冻起来不是指冷，而是一种凝滞的状态，意思是指在人体内部，由于各种原因造成人体的气血水的凝滞。这个寒就意味着人体内部气血水的凝滞。

那这个凝滞是因患者体质造成的呢，还是由于热所导致的呢？我想是两者兼而有之。结合上面的病例来看，患者是骑马膝盖受伤而致病，可能局部的气血就有凝滞，也可能是由热带来的。

后来想到，因热而造成人体气血水的凝滞应该更多。为什么呢？我想到了厥阴篇中的热厥用白虎汤。热厥是什么？就是全身的气血凝滞，即所谓的微循环障碍，它是由于感染而造成的休克，感染就相当于热证，也就是热证造成了气血水的凝滞。而刚才讲的热痹用白虎汤，也是由于热造成局部（如膝盖或者某一个关节的气血水）的凝滞，只不过一个是全身整体的，一个是局部的而已，其基本病机是一致的。

这样就对《伤寒论》条文中白虎汤三个方面的叙述有了一种新的理解：一个是讲特异性症状，就是主症烦渴、汗出、脉象滑；第二个是讲这种热造成人体某一个关节、局部的气血水的凝滞，就是热痹；第三个是讲这种热会造成全身气血水的凝滞，那就是热厥了。

在田畑隆一郎编著的另外一本书《伤寒论之谜》里还找到了知母和石膏这两味药的药证：主治大烦渴，解里热，能治疗背部的微恶寒，烦躁，骨节疼烦。这就明确地指出了白虎汤主要的特异性症状就是石膏、知母这两味药的药证，即大烦渴，其药理作用是解里热。同时指出其客症是背部稍微有点恶寒，还有骨节疼烦。明确指出了石膏、知母可以治疗骨节疼烦，只不过不是它的主症，主症是大烦渴。也就是说，石膏、知母是白虎汤的主药，其主要的治疗目标是大烦渴、汗出，而其特异性症状里的客症还有骨节疼烦，也就是关节痛。这样就终于把这个问题搞清楚了。

概而言之，白虎汤可以治疗一种全身的里热，既没有恶寒，也不是虚的这样一种热证，这种热证发展会造成局部的气血水的凝滞，导致热痹；若造成全身气血水凝滞的话，就会出现热厥。

课间答疑

问：怎么理解白虎汤类方证中的大热？有没有一个指标能衡量高热、中热还是低热？

答：问题中的"大热"，大概是指高热、畏热的意思，而《伤寒论》中的白虎汤类方证却是"无大热"，如宋本第 169 条云："伤寒，无大热，口燥渴，心烦，背微恶寒者，白虎加人参汤主之。"《伤寒论》中的"大热"有两种含义：一是表热，如麻杏甘石汤证是没有表热的方证，其表述是"无大热"，如宋本第63条云："发汗后，不可更行桂枝汤。汗出而喘，无大热者，可与麻黄杏仁甘草石膏汤。"二是大热，是指阳明腑实的潮热，如大陷胸汤证是没有阳明腑实潮热的方证，其表述也是"无大热"，如宋本第136条云："伤寒十余日，热结在里，复往来寒热者，与大柴胡汤；但结胸，无大热者，此为水结在胸胁也，但头微汗出者，大陷胸汤主之。"

如果以问题中"大热"是高热、畏热的意思来回答这个问题的话，那白虎汤证中的高热就是可以从临床的症状上表现出来的，如脸红、汗出、口干、气粗这样一种状态下的发热，就可称之为高热；而中热的临床症状就没有这么厉害；低热甚至没有什么临床表现，只是患者自己感觉有点烦躁而已。白虎汤类方证的"无大热"，一般发热的同时都没有恶寒的症状，只是津液损害到一定程度，可能背部有恶寒，或者手足出现厥冷。这种背部恶寒或者手足厥冷需要和太阳病的全身恶寒、恶风区别开来。同时，到底是高热、中热，还是低热，对于白虎汤的应用来讲不是很重要的，并不是说高热就一定是白虎汤证，外感太阳病的方证中也经常出现高热。

总之，不管是高热、中热，还是低热，只要有脸红、汗出、口干、气粗，同时伴有汗、小便利，就是白虎汤类方证。小便利是非常重要的，如发热、口渴而出现小便不利的话，可能就是五苓散证了。

临床上用的更多的是白虎加人参汤。而白虎加人参汤证，其口渴的程度严重，用《伤寒论》的话来说就是"大渴，舌上干燥而烦，欲饮水数升"，同时出现间歇性的恶风或背部轻微的恶寒，这就是患者体能衰退的表现。《伤寒论》中所描述的"时时恶风"或"背微恶寒"就是一种值得高度警惕、将要陷入阴证的前兆。当然对于外感热病中白虎加人参汤证的诊断，需要结合整个病程发展过程中的种种脉症来鉴别，千万要避免把这种"时时恶风""背微恶寒"当作是太阳病的症状，这个非常重要。

白虎汤在临床上经常用于没有发热的场合。白虎汤的应用范围很广，并不限定在外感发热，而除了外感发热以外，其他病证使用白虎汤都是没有发热的。如治疗热痹，患者自己并没有感到发热，体温也正常，也没有怕冷，只是疼痛关节的局部用手摸上去感觉有点烫，一般就可以使用白虎汤。糖尿病也经常出现白虎汤证或白虎加人参汤证，而患者也都没有发热的感觉。

问：有的患者发热以后自己服了退热药，体温退下来了，以后体温再次上升，这样算不算往来寒热？对于往来寒热怎么理解？

答：在外感热病中，一天以内先怕冷，后出现发热，发热的时候没有怕冷，怕冷的时候没有发热，这样一种状态，就是"往来寒热"。假如一天之内出现好几次的先怕冷后发热的状态，那就不是严格意义上的"往来寒热"了，如宋本中桂枝二麻黄一汤证的"若形似疟，一日再发者"还是属于太阳病的范围。

"往来寒热"还要考虑到"往来"的状态，有时候的"往来"状态表现为定时发病，这也可以是一种特殊的"往来寒热"。如岳美中碰到过一个患者，都是在夜里12点钟的时候昏迷，他认为这是定时发作的病，就用小柴胡汤治好了这一怪病。

问：小便不利是指没有小便，还是小便不通？

答：宋本《伤寒论》里有关"小便不利"的条文将近40来条，方方面面都讲到了。小便不利包括小便难、小便少，甚至没小便。一般都把"小便量少"作为小便不利的一个指标。其实，"小便难，小便难出"也是小便不利的一种表现；而"不小便""没有小便"则是小便不利最严重的状态。与"小便不利"相反的就是"小便自利"，也就是一般所讲的"尿量过多"。

问：白虎汤证一定要有大汗吗？

答：一般认为，白虎汤证有大汗、大热、大烦、脉象洪大等脉症。常规的白虎汤证应该是有汗，但是不是所有白虎汤证和白虎加人参汤证都一定会有大汗呢？这就是一个值得研究的问题。

如宋本第26条"大汗出后，大烦渴不解，脉洪大者，白虎加人参汤主之"讲到了"大汗出"。第219条"三阳合病，若自汗出者，白虎汤主之"可能出现全身有汗。而第168条"大渴，舌上干燥而烦，欲饮水数升者，人参加白虎汤主之"就没有讲到大汗。第69条"口燥渴，心烦，背微有恶寒，白虎加人参汤主之"也没有讲到一定是大汗。

宋本第170条也讲到出现"渴欲饮水，无表证"，就可以用白虎加人参汤。口渴想喝水，又没有表证，当然这里还有省略，一般讲这个口渴，小便是自利的，假如小便不利，口渴饮水、无表证，可能就不一定是白虎加人参汤证，苓桂术甘汤证或五苓散证这些都有可能。第222条"渴欲饮水，口舌干燥者，白虎加人参汤主之"也没有讲到大汗。

由上可见，白虎汤证应该是有汗的，但也并非一定要有大汗，从整个条文来看，口渴欲饮水应该比大汗还重要一点。

对于汗的问题，我们是要高度重视。

在太阳病阶段要用汗法，患者有汗的，是表虚的桂枝汤证。但是桂枝汤证也并不一定都有汗，有时候也不出汗，这就应该辨脉，假如脉是浮紧的，那不出汗、怕冷、发热，就为麻黄汤证；如果脉象是浮缓的，即使不出汗也还是桂枝汤证，这个非常重要。

阳明病则是全身潮热，到处出汗，所以说，出汗出得很厉害，条文以"反汗出濈濈然者，是转属阳明也""伤寒转系阳明者，其人濈然微汗出也""阳明病……手足濈然汗出"等词语加以说明。反之，阳明腑实证如果没有全身大汗出，则会出现更为严重的黄疸病。正如宋本第200条所云："阳明病，被火，额上微汗出而小便不利者，必发黄。"

属于阳明外证的白虎汤证，其出汗就不一定是全身大汗了。

还有一点要注意，三阴病一般不出汗。三阴病假如汗出如流，那就叫脱汗，就是脱证，患者就要陷入休克了，这个也非常重要。

总结一下：一般情况下，白虎汤证应该是有汗的，但是有些脉象洪大，腹证不虚的患者，出现烦躁身热、口渴舌燥、小便自利，即使没有汗出，也是白虎汤证。

问：阳明病除了承气汤类证外，还有白虎汤证、白虎加人参汤证等，因此即使没有胃家实，是不是也不能完全排除阳明病？

答："阳明之为病，胃家实是也。"明确指出了阳明腑实证才是严格意义上的阳明病。从方证的角度来看，承气汤类方证、大陷胸汤证、十枣汤证这一类使用下法的方证才归属于阳明病。

白虎汤证在宋本《伤寒论》里属于阳明外证，应该归属于少阳病的范畴。

我们先从六经和治法的关系入手来讨论这个问题。

治疗太阳病一般使用"汗法"；治疗阳明病一般使用"下法"；治疗少阳病一般使用"和法"；治疗三阴病一般使用"补法"。

从六经和四神的关系来看，主管太阳病位的就是青龙神，主管少阳病位的就是白虎神，主管阳明病位的就是朱雀神，主管三阴病位的就是玄武神。

青龙神位首当其冲的就是麻黄汤与桂枝汤，白虎神位首当其冲的就是白虎汤与小柴胡汤，朱雀神位首当其冲的就是十枣汤与大承气汤，玄武神位首当其冲的就是四逆汤、真武汤与黄连阿胶汤。三阴病，是虚证，虚证可分为阴虚、阳虚、阴阳并虚，但总的方向就是虚。

白虎汤属于少阳这个位，是清法、和法，而不是下法，阳明腑实证才是下法。白虎汤不属于阳明腑实证，因此把白虎汤证叫作阳明外证。既然是阳明外证当然就不在阳明之中了。《温病条辨》把白虎汤称为辛凉重剂，是解表剂中的一个重剂。阳明外证和辛凉重剂，这两种说法都表明白虎汤证是一种半表半里的状态，从理论上讲就属于少阳的范畴。

这样讲就应该清楚了，不用再争来争去。其实从徐灵胎"不类经而类方"的角度看，这些争论都是没有意思的。为什么这样说呢？无论怎么争来争去，最终还是要落实到白虎汤证上，是根据方证辨证，而不是根据它是属阳明还是属少阳。临证时，只要是白虎汤证用白虎汤就好了，管它是少阳病还是阳明外证。这些理论轿夫有时候不利于方证辨证。

当然，汗、和、下、补这四种方向性辨证还是需要的。如果一个方证排除了虚证，排除了太阳表证，排除了阳明腑实证，剩下的就是少阳病。白虎汤证不是虚证，也不可以发汗，不可以吐，不可以下，那就归属于少阳病。《温病条辨》称白虎汤为辛凉重剂，正因为它有一种清里热的作用，所以讲辛凉重剂也说得过去，但肯定不是辛温解表发汗剂。当然白虎汤证也不是下证、吐证，不能汗，不能吐，不能下，那是什么呢？三禁证，就是少阳证。

有时候一提到"三禁方"，就会想到小柴胡汤。其实三禁方的范

娄绍昆一方一针解《伤寒》

围很大。《伤寒论》里面有一个暗示，就是整个《伤寒论》的方大部分都是少阳病的方。正因为它太多，范围太大，不能一一讲到，所以都散在于其他的各个篇章里面，而少阳篇里的条文却很少，宋本只提到一个小柴胡汤，康治本更是只有一条"少阳之为病，口苦咽干目眩"提纲证，没有一个药方。

白虎汤证中的"小便自利"非常重要，小便如果不利的话，看上去与白虎汤证相似，其实已经变成五苓散证，或者猪苓汤证了。总之，临床应用白虎汤时，先排除虚证，然后排除表证，再排除下证，最后根据白虎汤证主要的临床表现去定位，定下来后，你说它是阳明外证也好，说它是少阳也罢，都没关系，反正是白虎汤证就行了。

在《伤寒论》里本身就存在临床事实与后来理论叙述上的矛盾。如柴胡桂枝干姜汤有人认为是厥阴病方，有人认为是少阳病和太阴病的合方，还有人认为就是少阳病方，争来争去。其实，理论上各种各样的说法都有道理，但是只要认为它是柴胡桂枝干姜汤证，这个方向就定下来了，只要临床上脉诊、方证、腹诊都对上了，用这个方就是了。学习《伤寒论》不要陷入理论争论的陷阱，如果陷进去拔不出来就可能耽误一辈子。我们要记住徐灵胎"类方不类经"的观点，这个观点了不起，是经验之谈。

049　麻杏甘石汤

今天讲如何把握麻杏甘石汤证。

麻杏甘石汤治疗喘息性肺炎等疾病的效果是肯定的，特别是对小儿的效果特别好。当然，其效果好的前提，就是方证相对应，并不是针对喘息性肺炎等病名。假如方证不对应，这个方子也是有副作用的。

首先，要知道麻杏甘石汤的治疗目标，概括起来就是咳嗽气喘、发热、自汗、口渴这样四个症。此外，体能是比较实热的。如果是虚证，比如三阴病，也就是精神特别差，脉象特别微细，甚至是数，就要排除在外。对于腹肌无力，或者腹壁虽然紧张，但重按后下面是空的，也不能使用麻杏甘石汤。总之，在脉象、腹证不虚的情况下，只要符合咳嗽气喘、发热、自汗、口渴这四个症，就可以使用。

要掌握这四个症，不光是背下来，还要和其他的一些重要的方证进行比较、鉴别。比如和麻黄汤证比较，这两个方证都有发热、咳嗽气喘，但是其发热的热型和状态是不一样。麻黄汤证的发热伴有恶寒，而麻杏甘石汤只发热，没有恶寒。此外，最重要的是麻黄汤证是无汗而气喘，而麻杏甘石汤证是有自汗的症状。

除了以上两点外，麻黄汤证还有肢体疼痛、头痛、腰痛等症状，而麻杏甘石汤还有一个非常突出的症状就是口渴。所以，麻杏甘石汤的四个症，光是背诵，不比较可能还是不清楚，一比较就知道它和麻黄汤证有哪里不一样！一个有汗一个无汗，一个无恶寒一个有恶寒，一个口渴一个没口渴，一个无肢体疼痛一个有肢体疼痛。这样就清楚了！

此外还要知道，整个方证状态，方证和方证之间都是有内在联系的，知道一个方证的来龙去脉，能帮助你掌握它的方证。那麻杏甘石汤证的来龙去脉是怎样的呢？我们得从头说起。

讲方证的来龙去脉，就是讲方证群的衍变。如大家都比较熟悉桂枝汤证，有恶寒发热、头痛、有汗、脉象浮缓的脉证。桂枝汤证和麻黄汤证之间，有一个麻黄桂枝各半汤证；麻黄桂枝各半汤证就是桂枝汤证和麻黄汤证的中间方证。麻黄汤证和白虎汤证之间的方证就是麻杏甘石汤证了。麻杏甘石汤证，正是太阳病表热实的麻黄汤证向里转化。本来是表热证，现在向里热衍变了，因此"无大热"。"无大热"就是既没有了表证的恶寒，又没有阳明腑实证的潮热。

总之，一个一个方证，它们互相都有联系。由桂枝汤证，演变为桂枝麻黄各半汤证，再到麻黄汤证、麻杏甘石汤证，再到白虎汤证，这样一步一步地衍变。整个《伤寒论》里113个方子都可以连成一个方证圆圈。知道了一张方子的演变，就知道它在这个方证圆圈里边的位置，前面是谁，后面是谁。当然还要知道这个方怎么形成的。

前面讲了，麻杏甘石汤是由麻黄汤衍变过来的，那具体是如何形成的呢？

麻黄汤证，本来是无汗而气喘，现在这个患者发热、气喘，但是有汗。有汗，当然就不能够再发汗了。我们知道，麻黄桂枝这一对药基，连在一起就会发汗。也就是说，要拆分去掉一个，发汗的作用就会减少。那到底是去掉桂枝，还是去掉麻黄呢？就发汗而言，当然是麻黄更加强烈，但是麻黄如果没有桂枝的趋表性，也起不了发汗的作用，而且还要考虑到有气喘的主症，麻黄能够治咳嗽喘息，而桂枝没有治疗咳嗽喘息的功效。这样看来，当然是去掉桂枝。

桂枝去掉以后，还有口渴、有汗，有里热。里热、口渴、欲水、不恶寒、汗出，这就是石膏证了，所以加石膏。这样麻黄汤去掉桂枝加上石膏，就构成了麻杏甘石汤。

同时，对麻杏甘石汤条文也要把握住。康治本只有一条条文，就是第19条，其内容基本跟刚才总结的差不多，但对条文里的某一些词也应该熟悉。

"发汗后，汗出而喘，无大热者，麻黄杏仁甘草石膏汤主之。""发汗后"就是指用了麻黄汤后，虽然出了汗，但这个病没有好，病证向里面走了，表已经没有恶寒，而里热还没有发展到阳明腑实证的潮热，病证出于阳明病外证阶段。有"汗出气喘"，也就是汗出而气喘，一般都有口渴，这就是麻杏甘石汤证了。

此外，还应该与桂枝汤证比较一下。桂枝汤也汗出，那么与麻杏甘石汤的汗出有什么不一样呢？小孩子有时候不会讲话，什么恶寒不恶寒，他不会表述。那汗出就是一个很重要的症状了。桂枝汤证的汗出是没有气味的，是清稀的，而麻杏甘石汤证由里热所出来的汗是黏稠比较臭的！这也非常重要。

药物方面，起码应该知道它的比例。麻黄是四两，相当于12g；甘草是它的一半，二两，相当于6g；杏仁50个，相当于10g；石膏半斤，相当于24g，也就是说石膏的量，应该是麻黄的一倍。由于石膏的有效成分难以煎出，如果不先煎的话，量还要多一点。石膏当然是用生石膏。这样算起来，麻黄假如用12g的话，那石膏起码用30g。这样的药物剂量比例就组成麻杏甘石汤这个方。

以上都是把握麻杏甘石汤证的关键。此外，还有一个问题，也非常重要。刚才讲的第19条是康治本的，而在宋本里有两条条文讲到麻杏甘石汤，一条是第63条，一条是第162条。这两个条文的文字基本上都一样，就是开头有一点点不同，大家仔细看一看。

宋本第63条："发汗后，不可更行桂枝汤，汗出而喘，无大热者，可予麻黄杏仁甘草石膏汤。"宋本第162条："下后，不可更行桂枝汤，若汗出而喘，无大热者，可予麻黄杏子甘草石膏汤。"杏子就是杏仁。

区别就是条文开头的"发汗后"与"下后"的这两个词语不同，这给我们什么提示呢？大家想一想。一个是发汗后造成的，这个发汗很可能是误汗，麻黄汤用得太多了，或者用得太少了，都有可能。发汗后，病没有得到及时的治疗，或者这个病非常重，即使是正确的发汗，还是向里热转化。这种情况最多，传染性疾病是很厉害的，即使第一阶段治疗非常准确，去掉了一部分病邪，可剩下的病邪还是要进去的，这时就不能用桂枝汤了。外感热病，麻黄汤发汗后，患者还有发热恶寒，不可以用麻黄汤，一般可以用桂枝汤。但是现在已经没有表证了，没有恶寒了，就不能用桂枝汤，所以就做了这样的交代。

第二个是"下后"，可能是用了调胃承气汤类方药。为什么下？太阳病有时候就要下，太阳病并不一定就是桂枝汤证、麻黄汤证、葛根汤证。有些人是处于太阳病阶段，但却是调胃承气汤证。然而这条条文的患者是疑似的调胃承气汤证，误下了以后，出现了"汗出而喘，无大热"的症状。本来汗出气喘、有恶寒发热的话，可以用桂枝加厚朴杏子汤，但是现在的情况不一样，出现"汗出而喘，无大热"的症状，那就是麻杏甘石汤证。

总之，两个条文告诉我们，这个病的来头不一样，一个是"发汗后"，一个是"下后"。

现行的中医学在讨论分析疾病的时候，都非常重视引起疾病的病因，比如淋雨、饥饿、伤食、外伤、虫咬、烧伤、烫伤、发汗后、下后、吐后等原因。从理论上讲，辨证施治应该关注这些病因。可是，当你读了《伤寒论》条文以后就会明白，上述的这些原因并不重要。因为无论起因是发汗后、吐后，还是下后，只要方证对应，都是可以用同样的方子去治疗的。正如上面提到的宋本第63条和第162条，方证对应才是第一位的。这些病因在方证辨证中有一定的参考意义，但不能够把这些病因就当作治病的对象。

譬如伤食、外伤、烫伤等因素，如果针对这些病因治疗，可能就脱离了辨证施治。比如伤食，就要消导化食，要用保和丸；烫伤，就要针对热毒进行处理；外伤，就认定是瘀血证等。其实都是抓住了抽象的病因概念而放走了具体的脉证。如果患者外伤以后出现恶寒、发热、有汗、头痛，脉象浮缓，针对这些脉证，该用什么方药呢？是用活血的方药呢，还是用桂枝汤呢？当然应该选用桂枝汤。

方证第一位，以方证为核心，这个是必须再三强调的。这个观念一直以来都非常混乱，还需要进一步深入研究，加以澄清。

日本现代汉方家远田裕正，根据康治本麻杏甘石汤的药物排列次序，认为麻杏甘石汤这个叫法是不对的，这个方子应该叫麻黄甘草杏仁石膏汤，石膏要放在最后。因为麻黄甘草杏仁石膏汤中，麻黄第一位，甘草第二位，杏仁第三位，石膏第四位。为什么这样排列呢？因为麻黄汤，麻黄是第一位，桂枝第二位，甘草第三位，杏仁第四位，现在把桂枝去掉，第二位的位置就空了，但并不是把石膏补上来放在第二位，而是原来第三位的甘草变成第二位，第四位的杏仁变成第三位。麻黄甘草杏仁形成了麻黄甘草杏仁基，最后加上石膏就是麻黄甘草杏仁石膏汤。如果麻黄甘草杏仁基加上薏仁，就是麻黄甘草杏仁薏仁汤。可是到了宋本时代，麻黄甘草杏仁石膏汤的名字就变成了麻黄杏仁甘草石膏汤了。当然，麻杏甘石汤读起来顺一点，也方便一点。由此可见，康治本是原始本，在这里可以找到方子命名的规律。

此外，还要知道麻杏甘石汤的适应腹证。麻杏甘石汤证的腹证上虽然没有什么特殊表现，但还是要通过腹诊了解腹壁肌肉的弹性状态。假如腹肌很软，麻杏甘石汤就不能用，因为它的治疗目标是腹壁肌肉紧张度良好。假如出现同样的症状，但是腹壁紧张度不好，就可能是阴证，那这个方子就不适用了，可能就要用桂枝加附子汤。如果腹肌紧张度更差，按下去腹肌很软的，可能就要用到真武汤这些方子了。总之，到底是哪个方证，就要具体分析。可见，腹诊是非常重要的。

脉象也很重要，麻杏甘石汤证的脉象力度还是可以的，如果脉象细微那就不行了。脉数没关系，这个证有时候会有发烧，发烧时脉当然就要数了。总之，脉细微就不能用此方。

以上把麻杏甘石汤证最重要、最关键的东西都讲了，大家听了以后还要重新把它整理一下，有序地做一个排列，前前后后进行思考，这样临证时才不会感到慌张。千万不要认为这个方证很简单，就连民国时期著名的经方家恽铁樵，都对这个方证产生过疑惑，认为这个方子是治疗无汗而气喘，有大热的。曹颖甫的学生姜佐景就曾经批评了恽铁樵的这个观点。姜佐景1968年在台湾出版的《重编伤寒论》里面就说：麻黄杏仁甘草石膏汤治肺热，白虎汤治胃热，两者原属并肩……乃曰恽铁樵先生竟欲易之为"无汗而喘，大热者"。而恽铁樵说麻黄汤证由原来的未发热发展到发热，应该用这个方子治疗。麻黄汤证怎么就变成没有发热了啊？我们可以看条文第3条："太阳病，或已发热，或未发热，必恶寒，体疼、呕逆、脉阴阳俱紧者，名为伤寒。"这里就讲了太阳伤寒的症状群，太阳伤寒就是麻黄汤证，它一开始可能未发热，后来出现的发热是病势所趋，由郁而发，还要兼夹恶寒。而麻杏甘石汤证说的"无大热"不是真的没有发热，而是既没有了表证的恶寒，又没有阳明腑实证的潮热。表证的恶寒没有了，只有发热。这个"无大热"往往让我们感到困惑，其实这个证是由表入里，由寒化热，这是姜佐景讲的。麻黄汤证变到麻杏甘石汤证，原来的无汗就转为汗出，气喘虽然还存在，但是变成了热喘，这些是主证，抓住主证就可以举一反三了。

接下来讲一个麻杏甘石汤治疗热性咳喘的病例。

我一个同学的外孙女，两三岁时出现发热、咳嗽、气喘，到医院去看，说她是哮喘，要住院治疗。每次发作都要去住院一个星期，回来以后体温是退了，气喘也平了，结果反反复复。但是体能变差了，而且孩子住院也受到了惊吓，尤其是夜里孩子睡着的时候要打针，孩子都怕得要命。我同学非常心疼，就打电话问我中医是不是可以诊治？我说当然可以，哮喘为什么不能处理？！他说孩子哮喘发作得很严重，搞不好会有生命危险。这个当然了，任何病的治疗总是有风险的。他原本早就想找我看，但是他的女婿不相信中医，可孩子反反复复地发作都好几年了，从2岁开始一直到5岁都是看西医，住院治疗，他女婿也操累了心，也就不反对看中医了。

我去看的时候孩子正处于发作期，高热，体温39℃，有汗，同时气喘严重，口渴也强烈，没有恶寒。我曾讲过如何看小孩子有没有恶寒，就看她耳朵前面那块肌肉有没有起鸡皮疙瘩，这个孩子没有，我就知道了这是麻杏甘石汤证。方子按照小孩的量开出去，连续吃几天就好了，孩子体能也恢复得很快。

这一次治好以后，过了八九个月又发作了，本来两三个月就要发作一次的。这次发作跟上一次有点不一样，汗没有了，所以就不敢再用麻杏甘石汤，而用了王鹏飞的青黛饮，再加上银杏、寒水石。这个加味的方子我用了几十年了，遇到不是很典型的麻杏甘石汤证的患者，我就用这个方子，效果也非常好。这次治好了以后，情况就好多了。几年后她又复发了，刚好我到外地去了，老同学电话跟我联系不上，于是就带她到西医院，还是要她住院；又去中医院，医生说这个病比较麻烦，最好到西医院治疗。他犹豫了，想到这次发作的症状跟上次用青黛饮的症状很对得上，没有出汗，就是发热、气喘、口渴，于是就让他外孙女还吃这个方子，吃下去效果非常好。我回来以后他高兴得不得了，说这个方子怎么好怎么好，还说自己当时怎么害怕。王鹏飞是北京的"小儿王"，他的这个方子疗效非常稳定，不过也一定要辨证，也要方证对应才可以用。

我在《中医人生》里面讲了，用青黛饮的时候，一定要找到方的治疗目标，按照方证对应，这样该方也就变成经方了。总之，麻杏甘石汤常用来治疗感染以后出现的支气管哮喘或者哮喘型支气管炎，或者肺炎，效果比较好。

课外加餐：麻黄杏仁甘草石膏汤

辨别麻黄杏仁甘草石膏汤证首先是方向性辨证：神色形态不虚，腹肌弹性中度以上，脉象不虚弱，然后在此基础上如果具有四个特异性主症：发热、气喘、汗出、口干，就可以确定是麻杏甘石汤证。

当临床上出现相似的方证，能不能判断出来是麻杏甘石汤证就能衡量一个经方医生的临证水平了。

我现在就给大家做几个练习。

假如一个非虚证的患者，出现高热，口干或口渴，汗多，没有气喘，应该是什么证？麻杏甘石汤证的三个主症都有，就是没有气喘，这就是白虎汤证，或者白虎加人参汤证。

假如一个非虚证的患者，出现发热恶寒，烦躁，口干，四肢疼痛，应该是哪个方证？发热口渴与麻杏甘石汤证相似，不相似的症状有恶寒、无汗、烦躁、身体有疼痛，这就是大青龙汤证。

一个非虚证的患者，出现咳嗽气喘，痰很清稀，有鼻水，也恶寒，有发热，有干呕，小便量减少。发热、气喘跟麻杏甘石汤证相似，哪里不一样呢？痰的质量不一样，有恶寒，同时还有点干呕，还有小便量减少，这是什么证？这个就是小青龙汤证。

一个非虚证的患者，出现发热、口渴、自汗、气喘，麻杏甘石汤证的四个症都有。但是，有浮肿的倾向，脉象比较浮大，而麻杏甘石汤证的脉已经不浮了，因为已经没有恶寒，这是什么证呢？这是越婢加术汤证。

这些方证鉴别都要十分熟悉，临证的时候才能用心里已经具备的本质方证，直观地捕捉到患者身上的具体方证。

另一个问题，就是麻杏甘石汤也并不限于治疗哮喘，治疗哮喘应该讲是特异性治疗，但是除特异性治疗外，有时还可以治疗其他病，甚至治疗一些意想不到的病。只要一个患者，出现刚才讲的四大主症，就要考虑使用这个方，有时候可以把这个患者的主诉放在一边。

我举个例子来说明一下。

久泻（范文甫医案）

上海一名贾，年三十余，形气壮实，饮食如常，而苦于泄泻，日五六次，已五月余。遍历名医，投清利、峻攻、固涩、温脾、温肾之剂皆无效果，邀余至上海往诊。余按其脉，右寸独紧，其余皆平，呼吸略气促，便意迫急。余曰：此乃肺移热于大肠之候也。肺与大肠相表里，肺有余热则下移大肠，大肠受之，则为暴注下利。前医治病，未求其本，故而不效也。投以麻杏石甘汤，麻黄用 9g。药后当夜得微汗。次日余按其脉，右寸转平。告曰：此将愈之兆也。果然，即日泄泻停止。五月之病，安然而愈。（《近代名医学术经验选编·范文甫专辑》）

腹泻使用麻杏甘石汤，不是按主诉展开辨证，而是使用方证相对应的通治法取效。

050　苓桂术甘汤 1

今天讲苓桂术甘汤和苓桂类方及与茯苓桂枝甘草基的关系。

苓桂类方包括苓桂术甘汤、苓桂枣甘汤、茯苓甘草汤、苓桂五味甘草汤等方子。苓桂类方在临床上的应用非常广泛，其神奇的疗效常常被人们津津乐道，特别是苓桂术甘汤，其治疗效果出神入化，譬如常用于心悸头晕，甚至治疗眼科疾病，真的可以达到药到病除的效果。

日本有个汉方家叫山本严，他写了一篇文章叫《对苓桂术甘汤的研究》，发表在《汉方の临床》1975 年第 12 期。他把人群分为两大类型体质：云雀型和夜枭型。云雀型体质的人从早到晚精力充沛，不常患病，但是一生病就是大病。胃肠非常健康，食欲旺盛，有力气，耐力也好；从年轻的时候起就同失眠无缘，起得早，睡得也好，躺不下的地方都能立刻睡着。这些人在年轻时身体健康，精力充沛，可是到了中年之后就不那么好了。夜枭型体质的人，同上述云雀型体质的人完全相反，一年到头不断地诉苦，容易疲劳，没有力气，头痛，臂酸，纳呆，口苦，上逆，胃痛，眩晕，手足冰冷。早上不愿起床，夜间不想睡。这些申诉在体检时又很难被发现，大多限于自觉症状。这些人每天早上都赖在被子里不肯爬起来，星期天更是一直睡到中午，属于"朝寐夜游"者，有人称之为"夜游神"。容易发病，出现症状及诉说烦恼的年龄大体上是20岁，女的在第一胎出生之前，30岁时最懒，过了40岁慢慢就不太埋怨了，60岁一过，反而精力饱满起来，可以活到70～80岁。夜枭型人申诉的主要症状中有眩晕、心悸、头痛和肩凝，这些是苓桂术甘汤的适应证。这种体质方证的临床分类和诊治经验，对我们临床有很大的帮助。

山本严是继大塚敬节、矢数道明之后，整个日本现代汉方界很有名气、影响较大的汉方家，他的临床治疗效果也非常好。他的著作《山本严的临床汉方》日文版有900多页，《汉方治疗44个铁则》定了44个非常重要的规律，《病名汉方治疗之实际》也是很厚的书。有一个医生叫和田光明，也非常有名，他写了一本书叫《山本严的临床汉方》，专门研究山本严，对他的思想体系和辨治疾病的拿手要点都讲得清清楚楚。

山本严的这篇文章，把苓桂术甘汤与人的体质联系起来了。受此影响，我曾碰到一个患者，就用山本严的思路，把他治好了。

这个患者，动一动、走一走就感到气不够用，心脏检查也没什么大的毛病，医生说是气虚、气陷，屡用补中益气汤类方无效，六君子汤这些也吃过了，没用。后来我看了山本严的这篇文章，受到启发，就从体质这方面考虑，根据他一年到头不断地诉苦，容易疲劳，没有力气，早上不愿起床，夜间不想睡觉的特点，把他诊断为夜枭型体质而投苓桂术甘汤。服药1周就有效果，坚持服药3个月，动辄气短的毛病就渐渐地消失了。

其实，《金匮要略·痰饮咳嗽病脉证并治》里就讲到这个病："夫短气有微饮，当从小便去之，苓桂术甘汤主之，肾气丸亦主之。"而我开始读的时候并没有跟这个病例联系起来，后来才恍然大悟，原来这个病就是痰饮造成的，并不是心脏病，所以心脏检查没有什么问题。但是，这个病变的状态持久不好，将来也可能会影响心脏。疾病的"疾"是一种变动状态，而到了"病"，就已经固定为结构性的了。已经有症状出现，但检查不出来，说明还处在"疾"的阶段。从这个角度看，中医治疗可以说是预防性的。在这个病证还没有形成心脏病之前，只出现功能性症状的时候就把它治好了，这是中医的优势。

苓桂术甘汤类方还有好几个著名的方子，都非常奇妙，而且相互之间的关系也很有意思，值得去好好研究。学习经方，研究方证相对应，是个很有意思的事情。一个病治好后，你回过头来慢慢琢磨、思考，往往会有茅塞顿开、豁然开朗之感，得到一种新的启示和升华。

康治本《伤寒论》第21条："发汗若下之后，心下逆满，气上冲胸，起则头眩者，茯苓桂枝甘草白术汤主之。"其中茯苓四两，桂枝三两，甘草二两，白术二两。四两就相当于12g，三两相当于9g，二两相当于6g。也就是茯苓12g，桂枝9g，甘草6g，白术6g，药量是这样一个比例。宋本中的这个条文，大部分文字是相似的，只是在"起则头眩"之后，多了"脉沉紧，发汗则动经，身为阵阵摇者"这一句话。这句话不应该存在于苓桂术甘汤条文内，很可能是真武汤条文错简到这里来的，这个以后再慢慢谈。

康治本里苓桂术甘汤的药物排列是茯苓、桂枝、甘草和白术，而宋本不一样（茯苓、桂枝、白术和甘草）。有人认为，排列不一样有什么关系呢？煎药和药物顺序的确没什么关系，但在没有文字的古代，条文是以口诀背诵的形式保留下来的，这样保留下来的药物顺序是不能变的。康治本常常留有那个古代口诀条文的影子，到后来这个影子就渐渐淡薄了。我们要研究一个方，就要看康治本，才会知道这个方的来历。

苓桂术甘汤一共只有4味药，它是怎么构成的呢？日本汉方家远田裕正对此有专门研究。他认为，这个方子最初应该是桂枝甘草基。桂枝甘草汤在宋本里有，而在康治本没有。为什么在原始本的康治本中没有出现呢？远田裕正说，这就好比建房子一样，开始需要脚手架，房子建好了以后，脚手架就拆掉了，桂枝甘草汤就像脚手架一样，所以后来就看不到。到了宋本，可能发现古代有桂枝甘草汤，就又把它加进来了。

桂枝甘草汤证是什么呢？就是大汗出以后，心悸、心下悸。宋本第64条里讲得很清楚："发汗过多，其人叉手自冒心，心下悸，欲得按者，桂枝甘草汤主之。"这种心悸很难过，要用两只手压在自己的胸口上，才觉得舒服一点。对宋本第64条条文，杨大华老师做了很好的解读："先是以心悸为主，叉手自冒心，心悸缓解，但心下悸得以突出欲得按，如果腾出手来自按心下，则心悸又复作。心脏剧烈搏动与腹部主动脉异常搏动是同时发生的，病人却不能同时顾及。""发汗过多，极有可能是大青龙汤使用过度。麻黄含有麻黄素，具有兴奋心脏，增强心肌收缩力，增加心率的作用。此处心悸、心下悸或与麻黄的副作用也有关系。"

在这里，我们要重视茯苓桂枝甘草基在苓桂类方结构中的作用。茯苓桂枝甘草基是在桂枝甘草基的基础上再加茯苓。茯苓桂枝甘草基非常重要，由它组成了苓桂术甘汤、苓桂枣甘汤、茯苓甘草汤和苓桂五味甘草汤等方剂。而桂枝甘草基是核心药基，加上安神利水的茯苓后，其治疗腹部悸动上逆的作用就更为稳定有效。

苓桂类方证的共同症状是"悸动气逆、小便不利"，但悸动气逆的部位不一样，所以要分别选择相对应的方药。

悸动在胃脘并伴有恶心呕吐，就是茯苓甘草汤证；悸动在脐下并欲作奔豚的，就是苓桂枣甘汤证；悸动在心下或胸中，并伴有起则头眩，就是苓桂术甘汤证。

今天讲的苓桂术甘汤证，它的主要症状就是悸动气逆、小便不利，其悸动在心下或者在胸中，并且伴有体位性头晕，即"起则头眩"。

刘渡舟老师把苓桂术甘汤、茯苓甘草汤、苓桂枣甘汤分别称为"上焦悸""中焦悸""下焦悸"。

《伤寒论》里有一个很有意思的方子，就是桂枝去桂加白术茯苓汤。这个方子的诊治目标是"脘腹部满微痛，小便不利"，治疗脘腹部满微痛，兼小便不利，效果非常好。此方生姜、大枣、白术是合在一起使用，并且方中前面的3味药是茯苓、芍药、甘草，而苓桂类方是茯苓、桂枝、甘草。

苓桂类方，有茯苓甘草汤（即苓桂姜甘汤）、苓桂枣甘汤与苓桂术甘汤，它们是茯苓桂枝甘草基分别加生姜、大枣、白术而构成，与它们相对称的就是桂枝去桂加白术茯苓汤，其药物排列顺序是芍药、甘草、生姜、大枣、白术、茯苓，这就是茯苓桂枝甘草基和茯苓芍药甘草基特异的对称关系。示意图如下：

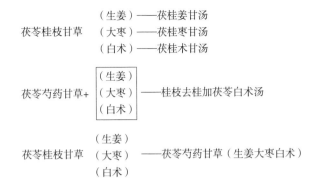

　　刘渡舟老师也发现了这个对称关系。他用了"火中爆豆"这个词来形容当时发现这一对称性现象时的惊喜状态。所以我们要讲苓桂类的方子，讲它的药基、构成及跟生姜、大枣、白术的关系。

051 苓桂术甘汤 2

苓桂术甘汤的应用非常广泛，不仅能治疗一般的杂病，还可以治疗许多疑难病证，其应用的范围往往会超出我们掌握的那几个方证。

苓桂术甘汤一般的方证，大家可能比较熟悉，即心中逆满，气上冲胸，起则头眩，口干，小便不利。同时，腹部悸动明显，有一种上冲、上逆的样子，造成头痛、头晕、耳鸣这些症状。但是，有时也会出现另外一种情况，就是胸胁苦满，这个往往会跟柴胡证混淆。我自己就曾经遇到这样的病例，使我真正认识到了苓桂术甘汤的疑似症状。

这是 1998 年的一个乙肝病例。患者，某女，30 岁。大三阳活动期，谷丙转氨酶、谷草转氨酶都 300u/L 多，胆红素三项均超标；血常规的三大指标都偏低。请假在家医病。

肝脾肿大，头晕头痛，眼睛胀痛，口渴口干，小便不利，尿色淡黄，大便溏软，月经量少色淡，经期延迟。舌淡胖大有齿痕，脉象弦细。脐上至心下按之悸动应手，腹部肌肉柔软，胸胁苦满。投柴胡桂枝干姜汤，开始 1 个月有效，各项指标大有改变。继续服用 2 个月，各项指标在此基础上就没有大的改变。

我就很疑惑，怎么不继续改善呢？对证的话疗效应该比较好

娄绍昆一方一针解《伤寒》

啊？我就一直在想这个问题，翻了很多书，同时也静静地在思索，问题到底出在哪里？为什么开始有效，后来又停滞在这里？

想来想去，就想到肝脾肿大而造成的"胸胁苦满"到底算不算柴胡证的胸胁苦满？我过去看大塚敬节、矢数道明、清水藤太郎三人合著的《中医诊疗要览》中关于胸胁苦满叙述的时候，只留下粗粗的印象，没当回事，这次带着问题重新看，就很清楚了。书中说，肝脾肿大，特别是出现右侧胸胁不适症状的，并不一定就是胸胁苦满，假如误认为是胸胁苦满，用柴胡剂效果可能不是很好。即他们认为肝脾肿大不能等同于胸胁苦满。

过去在这个问题上我没有注意，总是认为肝脾都肿大了，怎么会不是胸胁苦满呢？可书里明明讲得很清楚，看来还是自己读书不细。书里还说，伤寒、肺炎、钩端螺旋体（外耳氏病）这些疾病有时也会造成肝脾肿大，这时把它作为胸胁苦满，用小柴胡汤和大柴胡汤是有效的，但是对于肝癌、肝硬化这些疾病，假如肝脾肿大，用小柴胡汤和大柴胡汤，就不能奏效了。这里也包括一般严重的、慢性的肝脾肿大，也不能算真性的胸胁苦满。这给我的触动很大。于是我就重新思考这个病例，假如去掉胸胁苦满，那苓桂术甘汤证的指征就很明确了：小便不利，口渴，头晕，头痛，还有就是眼睛胀痛。日本医家就讲过，眼睛胀痛，不管是眼压升高导致，还是其他一些眼睛疾病引起，都要考虑苓桂术甘汤，只是自己还没有实践过。腹诊方面，腹肌是软的，这个跟苓桂术甘汤证有点不像，苓桂术甘汤证的腹肌应该是中等力度，但患者有腹部悸动，这个是符合。另外，患者呈贫血貌，而苓桂术甘汤证一般很少出现贫血貌。

这样把主要症状和腹证重新梳理一下，就很像苓桂术甘汤证。其实只要往这个方向一想，就不会觉得难了，主要是之前没有认清肝脾肿大与胸胁苦满的关系，从而把我的思路阻碍了。

其实，《金匮要略》痰饮病篇里就讲到了这个问题："心下有痰饮，胸胁支满，目眩，苓桂术甘汤主之。"这个病例就是如此。患者口干，小便不利，腹部悸动明显，是"心下有痰饮"的表现；"胸胁支满"，就是说胸胁部位好像有东西顶住了一样，这个患者的肝脾肿大可以说明存在胸胁支满；"目眩"体现在哪里呢？就是头晕、头痛和眼睛胀痛。这些都对得上。此外，康治本《伤寒论》第19条云："心下逆满，气上冲胸，起则头眩者，茯苓桂枝白术甘草汤主之。"患者主要症状跟这条所描述的也很像，脉弦也接近沉紧。

日本汉方家吉益东洞认为，眼睛不好的话，可以用苓桂术甘汤治疗。他在《方机》中说，此方加味可以治疗"眼痛生赤脉，不能开者"。还有藤平健，他本身就是一位眼科教授，也反复讲过，他临床最常用的药方当中，苓桂术甘汤排在第一位。可见苓桂术甘汤是可以治疗眼睛不舒服的。这样就清楚了。

可见，有时候就一个障碍——以为胸胁苦满就是柴胡证，就会误导我们。

那是不是单用苓桂术甘汤就行了？不行！还应该考虑其他情况。患者长期以来体能不好，贫血，脸色苍白，月经量少色淡，经期延迟，以及腹肌软弱，舌淡胖大有齿痕，脉象弦细。因此，她的头晕也就不仅仅是水饮的问题，也有血虚的因素在里面。那怎么办？我考虑加入一个补血调经的四物汤。这样用苓桂术甘汤和四物汤的合方，也就是《中医诊疗要览》之联珠饮：

茯苓 15g，桂枝 10g，甘草 6g，白术 6g，当归 10g，川芎 10g，白芍 10g，熟地黄 15g。

这个方子里面苓桂术甘汤的药物比例是按照《伤寒论》原方的

比例。给她吃 7 剂试试看。

7 天以后，她来了，说各方面感到轻松了，特别是头晕明显改善，眼睛不舒服的症状有点好转。她眼睛虽然胀痛，但是眼压检查正常，就是一种眼睛不舒服的感觉，吃了药后也感到轻松了。于是，还是这个方子服用 1 个月。再检查，各项指标又有改善。这样就在联珠饮的基础上加加减减，坚持服用了 1 年，各项指标恢复正常，大三阳转为小三阳，整个人的体能等各方面都恢复了。

直到现在，这个患者还跟我经常有来往，稍微有感冒什么的都来，所以就知道她的情况，后来一直都比较好，这么多年了，原来的病证一直没有反复。

当时我还跟这个患者讲，假如配合针灸或者穴位按摩，可能会好得快一点，但是她不接受。她的心情当时很烦躁，而服药以后，身体的状况有所改善，她也就无所谓，觉得反正服药有效，做针灸、按摩的效果应该也差不多。

时过境迁，现在回过头来想，这个患者假如配合针灸，应该用什么穴位呢？我当时给她建议的是这样几个穴位：第一个是中脘，艾灸中脘其实是最好的，但是她懒得自己熏灸，就建议她在中脘这个位置做穴位按摩；第二个是足三里，因为当时我检查的时候，她的足三里有压痛；还有一个是三阴交。这三个穴位和药物配合起来，对于水饮的排除是非常好的。当初假如能够配合用的话，我想疗程是可以缩短的。

052　五苓散与茯苓甘草汤的鉴别

在外感热病的过程中，由于大量的发汗或者不正当的泻下等原因往往会造成水液代谢紊乱，也就是所谓中度脱水的"水与电解质平衡失调"的状态。古人的经验之一，就是通过苓桂类方通阳利水来纠正脱水，解除水液代谢紊乱，而西医学则通过静脉输液来解除这种"水液电解质平衡失调"。古代没有静脉输液，但苓桂类方能通过肠道输液的方式，把肠道里面的停水吸入动脉和静脉，以解除水与电解质平衡失调。

苓桂类方如苓桂术甘汤、苓桂枣甘汤、茯苓甘草汤和五苓散都能够通阳利水，既然如此，那五苓散与茯苓甘草汤是不是就可以互相替代使用？当然不行。理法方药辨证和方证辨证的不同点就在这里。治法虽然是一个，但是具体的方证还是不同的，假如只是抓住了"法"，而不重视方证，仅仅是治法对头，而方证不对应的话，还是会用错的。过去曾经讨论过，是法大于方，还是方大于法，作为经方医学，法当然不排除，但我们更重视的是方。

茯苓甘草汤与五苓散，都可以治疗大汗、泻下之后出现的中度脱水状态，有时候还能治疗感染性疾病如发热还没有好，又出现小便不利这类症状。这两个方子，五苓散证是口渴、小便不利，而茯苓甘草汤证是不渴、小便不利，并有呕吐、心下悸动。

　　　　　　　　　　　 娄绍昆一方一针解《伤寒》

那么，古代是怎么区别这两个方子的呢？我想，可能是通过药物的剂型，或者通过药物的比例等方面进行治疗目标的鉴别，至于其中的道理是什么，古人是不知道的。到了现代，人们已经不满足于仅仅知道这样做而不知道为什么这样做。

　　日本对经方从实验角度做了一些研究，由此认为，外感热病过程中的五苓散证，是高渗性缺水，往往是低血容量状态伴有的高血钠，所以特别口渴和小便不利。由于甘草这味药具有盐皮质激素样的作用，会促使血钠潴留，所以不适应高钠低血容量性的五苓散证，故方里没有甘草。相反，茯苓甘草汤证是低渗或等渗性的缺水状态，所以一般不会口渴。这样我们就知道了，古代两张组成、功效差不多的方药，为什么其方证会有口渴与不口渴的区别，这对于我们理解这两张方子的治疗目标和内在关系是有帮助的。

　　《伤寒论》的条文、方证，貌似错综复杂、交叉缠绕，其实内在有一种或多种有序的结构，只是我们还不知道其奥秘所在而已。如茯苓甘草汤证、桂苓五味甘草汤证中常出现四肢厥冷的症状，我们认为这种四肢厥冷与水饮有关，称之为水厥，因此，临证时就要跟四逆汤类方证进行鉴别。

　　宋本《伤寒论》第365条云："伤寒厥而心下悸，宜先治水，当服茯苓甘草汤，却治其厥，不尔水渍入胃，必作利也。"此病宜先用茯苓甘草汤治水饮，假如误治，先用四逆汤治厥，就会导致病证恶化。

　　又如《金匮要略·痰饮咳嗽病脉证并治》中桂苓五味甘草汤的条文："青龙汤下已，多唾口燥，寸脉沉，尺脉微，手足厥逆，气从小腹上冲胸咽，手足痹，其面翕热如醉状，因复下流阴股，小便难，时复冒者，与茯苓桂枝五味甘草汤治其气冲。"其中也提到了治厥。

由于使用不对，服用小青龙汤后出汗过多，导致人体血容量不足，水电解质紊乱，甚至出现手脚冰冷。以上大段条文里面的重点就是手脚冰冷、气上冲胸、手脚麻痹、脸上发热、小便难、头晕等症状，可用桂苓五味甘草汤治疗这种由于水的停滞所造成的四肢厥冷。

对于四肢厥冷，如果临证时不注意的话，容易与四逆汤证的寒厥相混淆，因此，就要对水停造成的四肢厥冷和四逆汤证的寒厥加以鉴别。如果你不知道这种以利水药为主的方子，其方证也会出现手脚冰冷，就如我们之前讲的苓桂术甘汤证也会出现胸胁苦满一样，临证时就会出现问题。只有认清这些问题，在临床上才有一定的把握。

为了进一步说明这个问题，我举一个日本汉方家大塚敬节治疗矢数有道肠伤寒病的医案。这个医案非常可贵，充分说明了苓桂类方跟四逆汤类方使用时相互鉴别的重要性和不容易。患者是矢数道明的弟弟矢数有道，他们几个弟兄都是一贯堂医学创始人森道伯的学生，追随在森道伯的身旁学习《伤寒论》。矢数道明和弟弟矢数有道、哥哥矢数格三人都是日本近代医学史上著名的汉方家。

1933 年，矢数有道患肠伤寒病住在他恩师森道伯的医院里治疗。某天，其学友大塚敬节接到矢数有道病情严重的通知，就前往市谷某町的医院隔离病室探望。大塚敬节看到矢数有道满头汗出如雨，四肢冰冷。这两个症状很容易让我们联想到四逆汤证。矢数有道因为高热不退，所以心情郁闷，认定自己是难治的四逆汤证，但是大塚敬节并没有受他叙述的影响。刻诊所见：脉数，每分钟 120 次，没有出现肠伤寒病的相对迟脉。体温 39℃以上，但是口不渴。满头汗出如雨，四肢冰冷。尽管《伤寒论》里讲少阴病口渴，太阴病不口渴，可根据现有症状，除了不口渴，其余都像是一个典型的少阴病四逆汤类方证。

矢数有道说自己今天早晨开始出现强烈的心悸亢进，一小时前接受葡萄糖与林格氏液的皮下注射时，发现大腿内侧注射部位注射以后一直高高地隆起，想必自己身体对这些注射液已经完全不能吸收。一定是由于自己心衰到了极点。一想到自己的身体如此状态，就紧张得全身汗出如水。小便情况也不正常，晨起后一次小便也没有。

通过以上叙述，主症已经基本明确，面对如此的高热、肢冷、心悸、小便不利、汗多而不口渴的病证，应该如何展开方证辨证？

大塚敬节果断地告诉矢数有道，这不是四逆汤证，而是苓桂类方证。他根据宋本《伤寒论》第73条"伤寒汗出而渴者，五苓散主之；不渴者，茯苓甘草汤主之"，诊断为茯苓甘草汤证。随后，茯苓甘草汤被火速煎煮成汤药。

大塚敬节所引用的条文除了缺少"肢冷"一症外，其他方证都对应。但是没有"肢冷"，总觉得有缺失。那"肢冷"在哪个条文里呢？就在《金匮要略》里，它已指明"肢冷"是茯苓甘草汤证之一。可见大塚敬节一下子就抓住了牛鼻子。

矢数有道服完1剂以后，大约过了半个小时，流汗不止的症状就消失了，高高隆起的大腿内侧注射部位竟然也完全吸收了，而且从傍晚到夜里，排出了大量的小便，矢数有道感到全身非常舒适轻松。如此重症，由于中医药的介入却能迅速地恢复而出了院。神奇的疗效完全出乎我的意料。

对于四肢冰冷一症，首先要辨清是四逆汤证的寒厥，还是白虎汤证的热厥，或是四逆散证的气厥，或是苓桂类方证的水毒厥等，否则就会像矢数有道那样歧路亡羊，不知所措，甚至缓急不分做出错误的判断。此时对《伤寒论》的熟悉程度就会起到决定性的作用，因为先人早已在千万次的试错中积累了宝贵的临床经验，《伤寒论》第356条就明确地讲到了水毒厥的脉证和寒厥四逆汤证的鉴别与诊治步骤，所讲到的水逆证看上去非常像四逆汤证，但是其实不是。

这一个病案使我受益匪浅，时至今日，矢数有道茯苓甘草汤证的情景依然历历在目。起初，我只是感叹连矢数有道先生这样资深的汉方家也有辨证失手的时候，更何况我们这些后学者，当引以为戒。随着时间的推移，越发感到这个医案的价值。大塚敬节记录的文字是可数的，但其示范效应却深远广大。

053 半夏泻心汤类方

半夏泻心汤类方应用范围非常广，除了用于消化系统的各种病证外，还可用于神经系统、心血管系统及皮肤疾病。

日本著名汉方家大塚敬节走上汉方之路就跟这一类方有关。

大塚敬节青年时代有一段时间患了很严重的口疮，无论怎么用西药都治不好。后来，他拜汉方家汤本求真为师，汤本求真治愈了他多年未愈的口疮。汤本求真根据他大便溏薄、心下痞硬等情况，就给他开了甘草泻心汤。没想到吃了以后，口疮就彻底好了。这对大塚敬节的影响很大，成为他日后走上汉方之路，并为之贡献自己一辈子力量的一个重要因素。

我在《中医人生》里边也讲了自己学习运用半夏泻心汤类方的经历。对于这一类方的运用，最重要的是要掌握它的主证，其中一个是心下痞硬，压下去的时候硬，但是不痛；患者自己可能会感到按压的部位不舒服，但是压久了、压深了反而觉到舒服，并不像小陷胸汤证、大陷胸汤证、大柴胡汤证那样一压住就不舒服。这说明还有一种虚的状态在里面，所以方里用到了人参。另一个证是有呕吐或者恶心的感觉。还有一个就是肠鸣，有的人还有下利。再强调一下，心下痞硬、呕吐、肠鸣下利这几个症状非常重要，它们几乎是半夏泻心汤证、生姜泻心汤证、甘草泻心汤证所共同具有的，也正因为如此，我们还要搞清楚它们之间的鉴别，尤其是在初学时就应该把握住。

那怎么鉴别呢？生姜泻心汤证，最重要的是有一种呕吐的感觉，而且比较强烈，你看，它用了大剂量的生姜；同时还有干噫食臭，这个也非常重要；再就是胃里很不舒服，有一种讲不出来的难过。栀子豉汤证是胸里边讲不出的难过，而这里是胃里边有讲不出来的难过，这也是掌握生姜泻心汤证的一个重要点。

甘草泻心汤证的大部分症状跟半夏泻心汤证差不多，但它有一种精神不安，这是一个非常重要的特征。另外，甘草泻心汤对口腔黏膜及肛门黏膜的破损，有一种非常好的对治效果。

除了掌握此类方证这些主要症状的鉴别以外，还要跟黄连汤证、泻心汤证及黄连解毒汤证做鉴别。熟练掌握这些鉴别以后，临证时就可以在一刹那抓住主证，然后进行有规律的、有序的鉴别，鉴别清楚以后，再用这个方子就比较放心了。

现在日本汉方家特别重视研究此类方构成里面的两味药的药证。吉益东洞做的是一味药的药证研究，黄煌老师写了一本书叫《张仲景50味药证》，也对一味药的药证进行研究。而现在日本汉方家做的是两味药药证的研究，这也是非常重要的，甚至被认为是《伤寒论》的秘密。

也就是说，《伤寒论》的秘密在两味药的药证里面可以体现出来。从这个角度来看，半夏泻心汤类方有两个非常重要的药基，或者说药对。

一个就是黄连和黄芩，在名字含有"泻心汤"的方剂里面，黄连和黄芩都是一起用的。假如不是黄连和黄芩同用，它往往就不叫泻心汤。你看黄连汤、黄芩汤，它们就不叫泻心汤，因为黄芩汤里边没有黄连，黄连汤里面没有黄芩。泻心汤，就是由黄连、黄芩、大黄三味药所组成的，可见黄连、黄芩这两味药在整个半夏泻心汤类方中的重要作用。还有一个药基是干姜和半夏。这两味药在小青龙汤里出现过。生姜泻心汤虽然叫生姜泻心汤，但也有干姜、半夏，只不过干姜仅用了一两而已。还有一味药，就是人参。因此，就可以把黄连、黄芩这两味药和干姜、半夏、人参这三味药连起来去记，也就是黄芩、黄连作为一个方子，半夏、干姜、人参作为一个方子。这样，七味药里已经有了五味药，再加上大枣、甘草，半夏泻心汤这个方子就成了。搞清楚这些后，临床上使用它或者自己处方的时候，就会灵活用这些药对。

为了让大家能够对这个方有所理解，我先讲一个病例。

某女，60岁，2015年10月就诊。当时她进食非常困难，吃一点东西就要停下来，好像食道噎住的样子。但是她又说自己没有噎住，就是吃的时候慢点而已，也没有痛。胃病已经10多年了，近几年加重，医院胃镜显示：慢性浅表性胃炎；排除食道肿瘤、胃肿瘤。现吞咽慢，进食后半小时到1小时就会呕吐，吐出部分食物。有时候呕吐物带有痰沫，还有嗳气，大便比较软，形体比较瘦，但是脸色还不错。假如脸色不好，体能又很差的话，就不符合半夏泻心汤证了。半夏泻心汤这个方子体现的是一种和法，假如体能很差，脉象很弱，腹肌很软，脸色很差，出现以上的症状，就不能考虑用这个方子，这个也非常重要。

她这样病了几年，脸色还可以，腹肌弹力还不错，中度，但是在心下部位按下去有痞硬，她自己也说不舒服，压她腹部比较硬，有抵抗，但是深深地压住反而有点舒服。没有失眠，没有口腔溃疡，也没有出血，脸也不红。假如有脸红这样的情况，也要考虑一般的泻心汤（黄连、黄芩、大黄）。情绪很激动的，容易出血，也要考虑到黄连、黄芩这一类。假如口腔溃疡，精神不安，失眠，要考虑甘草泻心汤这一类。假如呕吐强烈，胃里面有讲不出的难过，嗳气又臭，类似伤食的情况，就要考虑生姜泻心汤。再一个，她也没有整个腹部的痛，假如整个腹部痛，就是要考虑黄连汤。这些方证都要一个一个予以排除，这样就能肯定是半夏泻心汤证。处方：

半夏 10g，黄连 3g，黄芩 10g，大枣 3 个（中等的），党参 10g，干姜 5g，甘草 6g。

她吃下去就觉得舒服了。前后整整服了 2 个月。2 个月以后慢慢地进食就顺利了，体重也逐渐增加，体能各方面都很好。后来一直随访，病情比较稳定。这个病例的治疗过程，很重要的一步就是进行症状鉴别。

下面我们再看看现代日本人是怎样研究半夏泻心汤的，以及其研究的成果。

现代日本人对半夏泻心汤的研究基本上是研究每一味药物所起的作用，而远田裕正则是把一个药方里面的药证和整个方证结合起来进行考虑。日本汉方家对《类聚方广义》非常重视，而《类聚方广义》认为半夏泻心汤的治疗目标就是三个：呕、心下痞硬、腹中肠鸣，没有包括下利。远田裕正对这三个治疗目标的药物分配是：呕吐，主要是半夏、干姜。心下痞硬，包括黄连、黄芩、人参。人参的心下痞硬就是压下去硬，但是弹力差，再压到下面，患者反而感到舒服。如果仅是黄连、黄芩的话，压下去就是硬的，不会出现压到里面反而舒服的情况，所以这里的人参也在起作用。腹中肠鸣，牵涉三味药，甘草、大枣、黄芩。黄芩，针对自下利，一般腹中肠鸣、肠道蠕动快的话都会伴有下利。甘草、大枣是保护整个胃肠，特别是对肠道黏膜的保护。甘草甘缓，和缓能够放松肠道，放松就不会肠鸣。一般肠鸣音一分钟是要超过19次的，有的一分钟有20次，甚至达到40次，这样就会造成腹泻。由上可知，一个是研究它的治疗目标，就是药证；另外一个是研究和药证对应的药组里的每一味药，对重要的症状是怎么分配的，这个也非常重要。

还有最近的一个研究，就是寺泽捷年编著的《和汉诊疗学》中所提出的。

首先，他把半夏泻心汤归到少阳病。半夏泻心汤类方的定位，我们过去并没有搞清楚，每个人的定位都不一样，而寺泽捷年把半夏泻心汤定位于少阳病。少阳病就是和法，假如用四神去分类的话，和法是属白虎类，所以跟白虎汤就有点关系。其次，书里边有一个章节叫少阳病期的病态和治疗，他把少阳病的病态分为六型：第一型是胸肋型，咳嗽、胸闷、心悸这一类病有相对应的方；第二型是心下痞硬型，就是泻心汤这一类的方；第三型是胸胁苦满型，属于柴胡剂这一类；第四型瘀血型，包括一些祛瘀血的药物、方剂；第五型是肠型；第六型是水滞型，包括苓桂类的方剂。

他把第二型心下痞硬型里边常用的十来个方子分成了偏实、中间型和偏虚三类，并按从实到虚的次序排下来，依次是三黄泻心汤、黄连汤、半夏泻心汤、延年半夏汤、甘草泻心汤及茯苓饮、茯苓泽泻汤、二陈汤、小半夏加茯苓汤。当然有些方不是《伤寒论》或《金匮要略》的方，如延年半夏汤就是《万病回春》的方子，但是它也主治心下痞，而且使用也非常广泛，所以也把它列在这里，供参考。

同时他把这些方证各自直接的、比较特异的症状列了一个表，可以看得一清二楚。三黄泻心汤证，主要是颜面充血，精神不稳定，容易出血，如鼻子出血、痔疮出血，大便比较秘结，这个跟大便比较软的就大不一样了。黄连汤证，主要是腹痛，上热下寒，胸内有苦闷的感觉，好像栀子豉汤证一样，同时有动悸。半夏泻心汤证，主要就是心下痞硬，肠鸣，同时有呕逆，大便比较软。这本书里没有提到呕逆，实际是应该包括在内。延年半夏汤证，主要是左边肩部有疼痛，同时站立的时候胸口部位有压痛，敲打他的左肩胛部位，反而会感到很舒服。后面有个体质方面的提纲，里边提到的打肩综合征，就是延年半夏汤证。这个方子以后你们慢慢会用到，非常重要。还有甘草泻心汤证，主要是精神不安，口腔里面有溃疡。再下面的我就不细讲了。

总之，他先把半夏泻心汤证归为少阳病，而少阳病又分六型，其中第二型就是心下痞硬，这对我们整体掌握《伤寒论》是有用的。我在前面讲到，临证时需要练习一种直观的诊治办法，就是一看到这个病，通过腹诊就基本知道是半夏泻心汤证，接下来第二步就要用到他的这个方法了，即对心下痞硬型范围内常用的这十来个方子进行比较、鉴别。所以，对日本的这种研究我们要非常重视，他们花了那么大力气研究的东西，我们如果一点都不知道就说不过去了。大家可以留意一下王宁元老师即将要翻译出版的寺泽捷年的书。

054　半夏泻心汤类方——黄连汤

　　半夏泻心汤这一类的方子，除了可以治疗一些胃肠道的疾病外，还可以治疗月经不调、闭经类疾病，治疗这一类疾病，有时候就会超越"先辨病，后辨证"这种常规的辨证方法。

　　白某，女，35岁。月经闭止2年，西医做了各种检查，诊断有脑垂体、卵巢、内分泌这些病变，治疗效果不明显。面诊看到患者满面通红，她主诉说胃里有冷痛，整个腹部不舒服，但是能熬得住，上班也还可以。早晨偶有恶心，特别是刷牙的时候。滑脉，精神状态尚可。别人见她满面通红，说她身体好，但是她自己有讲不出的难受。舌淡红，舌苔薄白无异样。腹诊：腹肌中度的弹性，心下痞硬，小腹肚脐部位无压痛，通常在月经闭止已2年的情况下，此处应该有压痛，但是她没有。

　　面对这样的闭经，开始的思路，自然是循着月经不调的思路去寻找疾病的方证。对月经不调（包括闭经），我临床常用8个方子，这8个方子的方证可以大致按虚、中、实分成三型。

　　虚证型，第一个方子是薏苡附子败酱散，用这个方子主要是按压右少腹有抵抗，同时有放射感，皮肤特别是手脚的皮肤干燥，甚至有白带长期不好，但她都没有。

　　第二个方子，要考虑芎归胶艾汤，适应一种贫血的面貌，人非常疲倦，这些跟此患者不搭界。

第三个方子是当归芍药散，这是最常规的治疗闭经方。一般在腹诊时，左边有压痛，但这个压痛喜按，脸色是贫血貌，手脚应该冷，肩不舒服，头重，这样的人经常出现月经不调。此患者满面通红，整个小腹部都没有什么情况，手脚也不冷，所以也不是这个方子。

第四个方子是温经汤，也常用，其适应证是整个小腹部有抵抗、有压痛，皮肤粗糙，特别是嘴唇感到干燥，并且像三味黄芩汤一样手脚心都感到烦热，还有睡不着觉，而此患者没有这些症状。以上这4个方子的方证是偏于虚的，虚的程度像楼梯一样一级级上去。

接下去就是中间型的方子。那么，中间型也好，虚证型也好，以什么为根据进行鉴别呢？就是以脉证、精神状态及腹部的按压这三个方面来衡量。

第四、第五个中间型的方子，是逍遥散或者丹栀逍遥散。背部突然出现烦热，同时还会出现精神状态不正常，从逍遥散这个名字就知道，患者是有情绪郁闷的。同时在月经前，胸部会有胀的感觉，腹肌也好、脉象也好、精神状态也好，都是中间状态，再出现月经不调、闭经，就适合用逍遥散，而这个患者都没有。

第六个方子就是偏于实的。首先考虑的是大黄牡丹皮汤，一般右边的小腹会出现压痛，同时这个压痛有扩散，有大便秘结。一般认为这个方是治疗肠痈的，但其实它的治疗范围很广，凡是偏于实的一种血瘀证都可以用，而此患者小腹没有压痛，所以也排除了。

第七个方子是桂枝茯苓丸。桂枝茯苓丸是左边的小腹压下去有抵抗，有发散性的疼痛，有压痛，同时，患者容易出现肩痛、腰痛、腹痛，甚至痛经这些症状。此患者左小腹没有这些症状，所以也排除了。

第八个方子是桃仁承气汤。也是左小腹按压有抵抗、有压痛，用三个指头划过去，会出现小腹急结这种特殊的症状，压痛向大腿、腹股沟扩散。同时大便秘结，手有时候反而是冷的，乃因闭阻所导致。这些症状，这个患者也都没有。

这样，我常规用的这8个调经方子，从虚到实都过了一遍，此患者都不符合。那就不能只局限于这8个方子。

《伤寒论》是疾病总论，随证治之，但是也有一个前提，就是要进行常规的、比较单纯的这类疾病的几个重要方证的鉴别。

比如明明这个疾病是闭经，可却想到其他疾病去了，这就不合情理了。首先就要把有关月经不调这方面的情况，从虚到实常用的8个方子都分析一下。现在讲临证思维过程，当然要讲得具体、复杂一点，其实真正临证时都不用多想，很多时候都是直观的，腹诊一检查，小腹部没有那些体征的话，基本上就可以排除很多方证。

现在患者的情况是，满面通红已经1年，胃中冷痛，腹部不舒服，早晨恶心。脉象滑，舌苔正常。腹诊：腹直肌中等，不虚也不怎么实；心下痞硬，压下去硬，但是压得深也并不觉得特别难过。这就说明是虚实相间的证。

大家考虑一下，这个心下痞硬，从讲过的半夏泻心汤、生姜泻心汤、甘草泻心汤、延年半夏汤这一类方证中，看看哪个像？是不是都不怎么像？！而最像的应该就是黄连汤证。

黄连汤证最重要的有以下几点：第一点是不虚不实的心下痞硬；第二点就是恶心，下利不明显；第三点是腹中不舒服，同时有胃冷痛，有时胸部感到热，有的人不是胸部热，而是脸上热。这个患者就是脸上热，胃中冷，没有腹泻，这样一种半夏泻心汤证类的，几个特征连起来就清楚了。

康治本《伤寒论》第39条："伤寒胸中有热，胃中有邪气，腹中痛，欲呕吐者，黄连汤主之。"宋本是第173条。

"胸中有热"就是胸中有烦热这种感觉，好像栀子豉汤类证。但是栀子豉汤证心下按压不会痞硬，所以很好鉴别。现在这个患者不是胸中热，而是脸上热，这是一种冲热的症状。黄连汤里边一个非常重要的药物，就是桂枝，而桂枝是治疗冲热的，头痛、头晕、脸红及胸部的热，都是冲热所造成的症状，所以就更加符合了。

"胃中有邪气"，这里用了一个"邪"字，其实就是胃里有冷的感觉，所以用干姜、半夏。在古代"邪"字就等于"寒"字，《孟子》里称坏的人就说是"寒人"，"邪人"就是"寒人"。不好的东西，就是寒的东西，文字上有这样一种用法，所以"胃中有邪气"就是"胃中有寒气"，这就清楚了。

再回过头想想，这里的"寒"就是"邪"，是致病的各种各样的原因，而并不是哪一种具体的邪，"伤寒"就是"伤邪"，即被邪所伤，所以《伤寒论》其实就是《伤邪论》，《伤寒论》就是被邪所伤之大论，讲的就是疾病总论。这个"邪"字非常重要，所以需要解释一下。

"腹中痛"，这个患者腹不舒服，胃里边冷痛也算是腹中痛。

"欲呕吐"，是指呕吐不明显，患者早晨刷牙的时候有点恶心，比较轻的呕吐。

"黄连汤主之"，所以就用这个方子：半夏8g，黄连9g，桂枝10g，党参10g，干姜10g，甘草10g，大枣5枚，14剂。

在吃药过程中，月经来了，来得还挺多，有血块，甚至还有点痛。她说奇怪的是月经过了以后，满脸的红也慢慢地退去了。2周以后她来复诊，非常高兴。但是腹诊的时候，心下的痞硬还是存在。

虽然脸上红好点了，胃中冷、早晨呕吐也好点了，但是腹证还没改变，说明这个病没有那么容易治，还要慢慢地调。这样又调治了3个月。

这3个月的月经基本每个月都来，不过时间不怎么准，量也不怎么多。患者说这样基本上就可以了，吃了几个月中药，实在是不想吃了，于是她就把中药停了下来。

停药2年以后，我们进行回访，病情还稳定，月经每月来，但时间总是推后一点，有时候推迟五六天，有时候推迟十来天，量还是不多。满面通红的症状没有再发生。应该说这个病例还是比较成功的。

这里要交代一句：用这个方要去渣再煎，跟小柴胡汤、半夏泻心汤类似。

下面就讲一下黄连汤的治疗目标。这个治疗目标是根据日本尾台榕堂《类聚方广义》研究的结果，我基本上是按照他的思路进行辨证、思考的。

第一个是心下痞硬；第二个是腹痛；第三个是呕吐；还有一个是心烦、上冲者。心烦，包括胸中热、脸上红。病案中患者虽然没什么特别的心烦，但她的脸那么红、那么烫，就可以看作是心烦。

大家看一下这5个症状：心烦、心下痞硬、腹痛、呕吐、上冲。远田裕正针对这5个症状再进一步研究，方中的这些药物是怎么配合的呢？在这些症状里，哪些药物起主要作用？

心烦，主要是黄连。脸红这种症状也是黄连的适应证。黄连证是充血、出血，脸上这样红就是充血。

心下痞硬，这里提到的是人参，但我认为这个定位还不够。方里虽然没有了黄芩，但是黄连对心下痞硬应该还是有作用的。远田裕正可能考虑，黄连、黄芩拼起来是泻心汤，现在去了一个，就失去泻心汤作用了，所以治疗心下痞硬就没有黄连，而认为是人参的治疗作用。这个有待研究。

腹痛，是黄连、甘草、大枣。黄连治疗腹痛，这个非常重要。甘草缓急止痛，大枣也一样，保护胃肠。

呕吐，主要是半夏、干姜。我们平时都讲半夏、生姜配合使用治疗呕吐。干姜也止呕，只是它偏重于治疗下利。虽然在这里没有下利，但是呕吐也可以治。前面已经讲了，半夏、干姜、人参这3味药在半夏泻心汤这一类方里面，包括黄连汤里面是一个核心，这里干姜对呕吐起作用。

还有上冲。上冲的表现是什么呢？火、热向脸上走，造成脸上的充血。还有胃里很不舒服，一阵阵有种上逆的症状，这就是桂枝、甘草。

这些药证看上去那么简单，其实是花费了好多时间和精力才总结出来的，我们应该好好记住，记多了，记熟了，自己就会灵活加减了。这就是黄连汤药物的排列。

这个方子的构成也非常重要。它是由半夏泻心汤，去掉黄芩，加上桂枝而成。特别是通过康治本的排列就知道，本来半夏泻心汤是按半夏、黄连、黄芩、人参、干姜、甘草、大枣的顺序排列，变成黄连汤的时候，排列顺序就变为黄连、人参、干姜、桂枝、甘草、大枣、半夏。半夏由第一味变成最后一味，为什么呢？因为已经是黄连汤了，当然黄连要摆在第一位，又是由半夏泻心汤转化过来的，那半夏就放在最后，就好像退休了，只能放在最后一样。

这里人参、干姜作为一个核心的药，然后是桂枝、甘草，由于黄芩不要了，加进了桂枝，桂枝跟甘草又是一个药对。再就是大枣，最后是半夏。

为什么去掉黄芩？大家思考一下。因为没有下利的症状。黄芩汤本来是治疗下利腹痛的，现在没有下利，所以就去掉了黄芩。同时有了上冲的症状，脸红、胸部烦热等，所以加上桂枝。

总之，黄连汤的构成就是半夏泻心汤去掉黄芩，再加上治疗上冲的桂枝。以上，通过这样一个病例，讲了半夏泻心汤类方里面的一个常用方子——黄连汤。

055　半夏泻心汤类方——甘草泻心汤

甘草泻心汤，临床上治什么病？很多人都关心这个问题。我在《中医人生》里边已经通过汪阿姨的故事回答了这个问题。南京的张简斋医生，当时是全国最著名的中医之一，他用这个方子用得非常好。汪阿姨曾经跟他学习过一段时间，所以知道他用这个药方治疗过很多消化道的疾病、神经系统的疾病，甚至眼科的疾病、关节的疾病、妇科的疾病，包括肝炎、胃炎、肠炎、口腔溃疡、失眠、癫痫、癔症、嗜睡、梦游症、结膜炎、巩膜炎、泪囊炎、关节炎、风湿病、神经痛、子宫内膜炎、盆腔炎等，非常多。但要注意，上面说的只是甘草泻心汤的治疗范围，而不是其方证的特异性症状。

那甘草泻心汤证的特异性症状是什么呢？第一是心下痞硬，而且这种痞硬按久、按深以后有一种无力感，压到最下面它的底力不是最强，跟大柴胡汤证、大陷胸汤证及小陷胸汤证的那种越压越痛、越压越硬的痞硬不一样，这个辨别是最重要的；第二是肠鸣，有时候肠鸣过后还会出现腹泻，腹泻可以看作是肠鸣的附属症状；第三是呕吐；第四是伴有心烦不得安。

接下来就要了解甘草泻心汤里的单味药或者药基所起的作用。

心下痞硬，主要由黄连、黄芩、党参对治，这种特殊的心下痞硬可以从药物的配伍分析得知：黄连、黄芩针对的是压上去硬，是一种实的状态，而深压、久压有无力感，则体现出一种体能虚的状态，由人参来对治；腹中肠鸣，主要由甘草、大枣、黄连对治；心烦、精神的兴奋，由黄连对治；不得安，主要由甘草来对治，甘草对非常不安的状态很有用，紧张也是一种不安的表现；再一个是呕吐，主要由半夏和干姜对治。以上就是甘草泻心汤中药物所起的作用，是应该掌握的最核心的东西，虽然看似有点枯燥，但最好要做成卡片，把它牢牢记住。

《伤寒论》对甘草泻心汤证的主要症状已经叙述得比较清楚，而对于某一种病的治疗，以及对专病专药方面的叙述则主要记载在《金匮要略》里。《金匮要略·百合狐惑阴阳毒病脉证并治》里面讲到一些奇怪的症状，特别是狐惑病。狐惑病主要是指一种既有精神上的症状，又有黏膜溃烂，比如咽喉的溃烂、口腔溃烂、外阴部溃烂这样一种病证，还可能伴有脸色改变（其面目乍赤、乍黑、乍白）和声音改变（蚀于上部则声喝，音 yè）。面对这样一种病证，就用甘草泻心汤治疗。

后来把这个方子移用于治疗口腔溃疡，也取得了很好的效果。不过，我还是认为，一定要抓住它的特异性症状，就是前面讲的这组症候群。在这组症候群存在的情况下，伴有口腔溃疡，它的使用价值就特别高；假如没有以上症状，用它去治疗口腔溃疡的话，效果肯定是不好的。

对这个方子药物的组成、剂量及配比，也要引起重视。半夏泻心汤、生姜泻心汤中的甘草都是三两，而甘草泻心汤中的甘草用到四两。宋本《伤寒论》的甘草泻心汤没有人参，而《金匮要略》的甘草泻心汤中有人参三两；半夏半升，相当于现代 7～8g；黄芩三两，相当于 10g；黄连一两，干姜三两，大枣 12 枚，相比康治本中的黄连三两而言，宋本中的黄连一两有减少。

这个方子的药量比例非常重要，使用这个方的时候，一定要按它的比例用药，比例要比剂量多少更重要。日本人用药量比我们还少，只有我们的三分之一或者五分之一，但也能取得效果，正是因为他们严格根据这个比例用药。

需要注意的是，即使在狐惑病这一章里面，也并非只用甘草泻心汤一张方来治疗。狐惑病，与现代的白塞综合征很像，所以有人就把它当作白塞综合征，其实两者之间还是有差别的，不能完全等同。而对狐惑病的治疗也不是只专用一个方子，根据狐惑病对皮肤和黏膜造成损害的位置不同，有的用苦参汤，有的用洗剂，有的则用雄黄去熏。如果眼睛出现目赤如鸠鸟、睫状体出现炎症的时候，用赤小豆当归散；咽喉痛得厉害、吐脓，用升麻鳖甲汤。就是说也要进行辨证治疗，即在专病的情况下，再辨证分型治疗。我们讲《金匮要略》是先辨病，再分证，进行方证辨证。把比较单纯、比较典型的病集中起来研究，也是非常好的认识方法。因为不是一个方子的专病专治，而是有先辨病后辨方证分型的专病专治，所以不能把它简单化。更不能认为，口腔溃疡或者白塞综合征就是用甘草泻心汤。总之，在具体临证时，一定要落实在痞、呕、肠鸣、心烦不安这四个特异性症状上，只要对证，疗效就是非常好的。

前面讲过，大塚敬节下决心学习汉方，就是因为他自己从12岁起就患了口腔溃疡，同时胃肠虚弱，经常腹泻，被这个病困扰了整整18年。直到1930年，他拜汤本求真为师的时候，汤本求真通过腹诊发现他心下痞硬，才确定他的胃肠虚弱、经常腹泻、口腔溃疡是甘草泻心汤证，并用这个方把他治好了。治好以后，他亲身感受到方证辨证是发挥汉方疗效的关键，从此走上了汉方之路。所以，

　　　　　　　　　　　　娄绍昆一方一针解《伤寒》

我们反复强调一定要用方证辨证，在辨别方证的特异性症状的基础上来使用甘草泻心汤。

甘草泻心汤是怎么演变过来的，这个也应该知道。可以说甘草泻心汤是在黄芩加半夏生姜汤的基础上衍变过来的。黄芩加半夏生姜汤由黄芩、甘草、芍药、大枣、半夏、生姜共6味药组成。因为肚子不怎么痛，呕逆也不是最厉害，故去掉芍药、生姜；由于心下痞硬，加上黄连三两；由于肠鸣下利严重，加干姜三两，再把已经三两的甘草增加到四两。这样就构成了甘草黄连黄芩干姜大枣半夏汤这个方子。甘草泻心汤在《金匮要略》里面是有人参的，而《伤寒论》里没有。因此，假如腹诊时发现心下部位压下去比较硬、有底力，并且压久、压深以后也没有无力感的，就不加人参；假如心下痞硬压下去的时候感到一种比较虚弱的情况，有底力不足，就加人参。现在临床一般都是用人参的，其实临证时可以用也可以不用，主要取决于心下痞硬的程度。

黄煌老师对这个方子非常熟悉，用得也非常好。提到狐惑病，我们想到的往往只是口腔、生殖器等的损害，而黄煌老师则提到非常重要的一点，认为这个方子主要对黏膜性疾病有修复作用，不仅是口腔、咽喉、胃肠、肛门、前阴的黏膜，还包括泌尿道黏膜，甚至呼吸道黏膜、眼结膜等。这个观点使我们大开眼界，在临证中可以在方证辨证的前提下拓宽思路，大胆使用。

半夏泻心汤类方的方证在临床出现的时候，也可以用针刺方法进行治疗，特别是在一些山区，在一些难买到药的地方，针刺也不失为一种很好的方法。当然也可以药针结合。

如半夏泻心汤证，针刺穴位可选择中脘、内关、公孙、太渊、足三里，这几个穴位一般都用中等刺激。

生姜泻心汤证所选择的穴位稍微有点不一样，一般选择中脘、内关、天枢、足三里，也是用中等程度的刺激。

甘草泻心汤证，选择中脘、内关、天枢、足三里，再加上气海，这几个穴位都用轻刺激，手法要轻。

如没有条件搞针灸，还可以选用其他外治法。可以找背部的压痛点，特别是在患者背部督脉上找到半夏泻心汤这一类方子的压痛点。这些压痛点可以用指压法，教患者回去自己每天按压。

我发现一般在半夏泻心汤类方方证的患者多在督脉上的至阳穴出现压痛点，同时在胃俞、脾俞、胆俞、肝俞等穴位上也常出现。临证时，找到这些穴位中压痛最明显的，并做上记号，或者就给患者讲清楚在哪里，反正以痛为腧，与周围一比较就知道。这样配合药物使用也是一个好办法。

几乎每一个胃肠道出现病变，判断为半夏泻心汤证的患者，我都要让他们在已经发现的压痛点上自己按压，每天2次，一次2分钟左右，这样能明显提高疗效。针药结合、内外合治是非常重要的方法，我们不应该放弃。在方证辨证基础上的针药合治是承淡安先生开创的，这种方法我们要继承下来。

通过以上讲的这些方的整个构成，几个方子的主治变化，以及不同方子之间的衍变，可以知道方剂的变化是有规律可循的。为什么呢？因为疾病的发生、发展是一个客观的、连续的过程，有动态的状态在里边，所以作为治疗它的方子，内在也是有规律性的、有序的。从黄芩汤、黄芩加半夏生姜汤、半夏泻心汤、甘草泻心汤、生姜泻心汤，一直到黄连汤，就可以看到方证证型过渡的一种形式。通过半夏泻心汤类方的讲解，我们就要注意到方证之间的动态关系。

056 黄芩汤也能治腰痛

黄芩汤在《伤寒论》里有举足轻重的地位，虽然药只有4味，但是它可以和其他药配合，构成好几组重要的类方。

可以跟黄连配合，组成"泻心汤"类方，前面讲过的半夏泻心汤、生姜泻心汤、甘草泻心汤、黄连汤，就是这一组。

还可以和柴胡、人参在一起组成小柴胡汤，以小柴胡汤为基础，又可以分出柴胡桂枝干姜汤、大柴胡汤，这是康治本里的3个柴胡剂。宋本就更多了，柴胡加龙骨牡蛎汤、柴胡加芒硝汤、四逆散都是由此分化出来的。

一般认为黄芩汤是治疗下利的主方，其实黄芩汤除了治疗腹痛、腹泻，同时伴有心下痞的病证外，还可以治疗其他的病证。现在举一个我治疗的病例，通过这个病例，讲一下黄芩汤治疗其他病证的思路及它的原理。

患者，男性，38岁。腰痛已经3个月了。2017年来看的，人非常健壮，嘴唇红红的，脸色很好，口苦口臭，大便溏薄黏臭，小便黄臭。还有怕风，夏天电风扇稍微吹吹还可以，空调就绝对不行。无汗。舌红苔黄，脉象浮滑。腹部弹性中度偏强。腹肌弹性假如由虚到实分五等的话，他就是四等。两条对称的腹直肌，又粗又硬，这种腹证，若伴有胸胁苦满，那就是四逆散证，但患者无胸胁苦满，那就是芍药甘草基的腹直肌证。

患者怕风，无汗，身体疼痛，所以予以葛根芩连汤和葛根汤的合方，因为患者的腹直肌痉挛，故用芍药甘草汤，且芍药的量加重。先服 6 剂。

事先告诉患者，服药后可能腰会更疼。果然，不到 3 天，他就打电话说，腰痛得不得了。我告诉他，可以吃止痛药，这个方药是止痛、止泻的。那为什么反而会痛呢？我给患者解释说，这是瞑眩现象，是病和人的抗病力量在斗争。

第 7 天，患者来复诊，腰痛比最严重的时候要好点，也能出汗了，也不恶风了，但腰部还是痛，痛之外还加上热，局部皮肤烫烫的，大便溏薄黏臭，小便黄且很臭。脉象由浮滑转为滑数。腹肌还是紧张，这就符合黄芩汤证的症状，即大便黏臭、次数多，整个腹肌痉挛，痉挛的肌肉压下去很硬，是中度以上的底力，按心下稍微有点痞。而他的这种疼痛，就是芍药甘草汤所适应的，所以就投黄芩汤。

黄芩 20g，白芍 30g，生甘草 20g，红枣 10 枚（比较大一点的），6 剂。

6 天以后，腰痛明显减轻，局部热的感觉也没了。让他再吃 6 天，这个病就基本上痊愈了。

这个病例就告诉我们，因为黄芩汤的构成里有芍药甘草汤，所以它对骨骼肌疼痛也有作用。芍药甘草汤除了心脏的疼痛和胸痛以外，对于肠道这一类平滑肌，以及全身的骨骼肌，也都能够松解痉挛而止痛。所以，该病例用这个方，也是方证对应的。

对于黄芩汤的这种治疗范围，乍看条文，往往是看不出来的，就像黄煌老师讲的，有的条文的叙述是不充分的，但是条文里边会透出一些信息，特别是有些条文经过整理以后，会呈现一些新的东西。

康治本第 40 条："太阳和少阳合病，自下利者，与黄芩汤。若呕者，黄芩加半夏生姜汤主之。"这个条文就很明确，黄芩汤可以治疗下利，如果有呕吐的话，就加半夏、生姜。

这里需要进一步研究的是"太阳和少阳合病"。这个方里只有 6 味药，而这 6 味药里并没有麻黄、桂枝这样的太阳病解表的药，那怎么能说是治太阳病的呢？治疗少阳病，一般认为柴胡剂是代表，可这个方里也没有柴胡，怎么能说是太阳和少阳合病呢？

我们如果再仔细看看，就会发现，这个方中的 6 味药里，有一个桂枝去桂汤，还有一个小柴胡去柴胡人参汤，也就是说桂枝汤有 4 味药，小柴胡汤有 5 味药，从这个角度说它是太阳少阳合病，是不是就有道理了？

上面的案例所治疗的病证似乎超越了黄芩汤的治疗范围，其实这种情况历代医家也都有研究。明代医家戴元礼在他编著的《证治要诀》里面就讲到，黄芩加半夏生姜汤是治太阳少阳合病的，因此它能够治疗头痛、腰痛、往来寒热、胸胁疼痛而呕者。

同时，我们更应该看到，芍药甘草汤作为一个广泛治疗腹痛、脚痛、腰痛、肌肉痛、关节痛的方子，在临床上用得最多的就是治疗关痛。如芍药甘草附子汤，近几十年来有很多临床报道，包括日本很多汉方家，对急性腰痛、椎间盘突出症，只要出现腹肌紧张，腹证相符，同时体能偏于虚，并有寒冷的情况，就可以使用它。

黄芩汤的 4 味药，如果倒过来看，就是芍药甘草加黄芩汤，再加一个大枣。芍药甘草附子汤能够治疗腰背疼痛、关节痛，芍药甘草黄芩汤同样能够治疗腰背疼痛、肢节关节疼痛。只不过一个表现为恶寒，脉象比较沉；一个表现为脉滑，同时有大便溏薄黏臭、小便黄臭、口苦口臭这类湿热的症状。它们共同具有的腹证，就是整个腹部两侧腹直肌很紧张、很粗，只要抓住了这一点，就抓住了它的要领。

课间答疑

问：黄芩汤课上所讲的病例，开始的时候用葛根汤合葛根芩连汤再加赤芍，为什么要加赤芍？为什么患者吃了以后表证解除，腰痛反而加剧？这是不是瞑眩反应啊？

答：为什么要在葛根汤上加芍药呢？因为在临床上碰到的葛根汤证、桂枝汤证、桂枝加葛根汤证患者，虽然其腹证可出现腹直肌比较拘急紧张，但还不至于太厉害，而这个患者腹直肌拘急紧张很严重，同时腹直肌也很粗，所以就加了芍药，等于说是加了一个芍药甘草汤，但并不是知道他以后腰痛会加剧，这不是瞑眩反应，而应该是辨证不准确。

问：用黄芩汤治疗痛证，是不是腹诊时都具有腹直肌紧张？如果腹证不具备腹直肌紧张，是不是就完全排除了黄芩汤证呢？

答：黄芩汤证是少阳病，黄芩汤临床上应用比较多的有三种情况：一种是下利、全腹痛；第二种是痛经，就是小腹痛。引起腹痛的原因都是内脏的平滑肌痉挛，一个是肠道平滑肌痉挛，一个是子宫的平滑肌痉挛，两种疼痛都会出现腹部的腹直肌紧张、痉挛。用黄芩汤治疗这些病证的时候，一般讲腹直肌的痉挛是一个重要的指标，但也不是绝对的，有的患者也有可能腹直肌并不紧张的，但只要符合少阳病的口苦、咽干、目眩的诊断，又有下利、腹痛、小便黄臭这一类的症状，即使腹直肌不紧张，有时候也可以用黄芩汤。

娄绍昆一方一针解《伤寒》

还有第三种就是少阳病的热痹。为什么要讲是少阳病的热痹呢？因为此类患者一般应该有口苦、口干，还可能出现小便黄臭，患处的关节红肿热痛，关节周围的一些肌肉比较挛急、紧张。临床上类风湿关节炎、风湿性关节炎患者出现上述症状的时候，都可以用黄芩汤。如膝关节红肿热痛的滑膜炎，关节周围的软组织也都肿胀不适，就可以用这个方治疗。

　　此外，临床用黄芩汤的时候，不管患者腹直肌挛急不挛急、紧张不紧张，其腹肌的弹性都应该是中度或者中度以上，如果腹肌弹性很弱，那用这个方子就要谨慎了。

　　问：如果患者符合黄芩汤证，而且腹直肌紧张度很强，在用黄芩汤的时候，想要加大芍药的用量，但是患者又有明显的便溏下利，这样会不会加重下利呢？此时药物的配伍应该怎样做调整？

　　答：这是一个非常有深度的问题，也可以说是提出了黄芩汤里的芍药怎么用的重要问题。《伤寒论》里对于黄芩汤的使用应该讲是非常谨慎的，除了宋本第172条提出"太阳和少阳合病，自下利者，与黄芩汤"外，为了不让黄芩汤的使用走偏，又特意在第333条提出"伤寒脉迟，六七日"不能用黄芩汤的警示。这里的重点是"脉迟"两个字，主要是指阳气虚，患者本身阳气不足。黄芩、芍药都有清热的作用，黄芩的清热一般清湿热，而芍药的清热，应该是补阴凉血，两者都不利于阳气虚的人。脉迟为寒，阳气不足，"今与黄芩汤，复除其热，腹中阴冷，当不能食"，就会出现病情加重，胃口也不好，腹中感觉阴冷。假如因误用而变成"除中"的话，那就会很严重。

　　《伤寒论》用一个少阳病规定了它的使用范围，临床使用时不能够离开这个范围。

运用桂枝加芍药汤、桂枝加芍药大黄汤的时候，也会遇见如何看待芍药的问题。宋本第 280 条就特意交代："太阴为病，脉弱，其人续自便利，设当行大黄、芍药者，宜减之。以其人胃气弱，易动故也。"太阴病的基本症状是精神疲惫、四肢不温、胃口不好、腹痛、稍有下利，脉象比较虚，针对这些脉症所使用的方子就是桂枝加芍药汤；假如局部出现停滞、压痛的状态，就在这个基础上加大黄。同时条文里又交代了一句：大黄和芍药不能用得太过。那大黄用多少、芍药用多少才算过呢？条文里没讲，只是给了我们一个警示。

宋本第 280 条把芍药和大黄并列，云："设当行大黄、芍药者，宜减之。"再加上民间把芍药叫作小大黄，这就让很多人误认为芍药与大黄一样会导致腹泻。此外，在宋本真武汤方后有"若下利者，去芍药"之语（康治本真武汤方后没有这样的文字），这就更会让人对芍药产生一种错觉，似乎芍药可以泻下。大家仔细想一想，假如芍药能泻下，那为什么桂枝加芍药汤证里的主症却是下利？黄芩汤证里的主症也是下利？四逆散证里的主症也是下利？而这些方里都用了芍药。问题出在什么地方呢？下利本身也要分不同的类型，像理中汤证那样的下利，当然就不能够用芍药。理中丸方后的注释就指出，腹痛加人参。人参原来就有，就是要把原来人参三两的量加到四两半。为什么不加芍药呢？因为理中丸证是脾阳虚，即所谓的太阴阳气虚，津液并不虚，就不能用芍药，而桂枝加芍药汤虽也是太阴的方，但其方证是阳气虚一分，阴液津液虚两分，以津液虚为主，这样的情况就可以用芍药。所以当真武汤证出现口不干，肌肉也不痉挛，而且下利很厉害时，条文就说应该去掉芍药，这是有道理的。这是一个非常核心的问题，会涉及很多方子。芍药是可以治

娄绍昆一方一针解《伤寒》

疗下利的，但是在不同的场合、不同的范围内，它又会引起下利，这样的下利应该跟大黄是不同的性质，大黄本身就是泻下药，而芍药是补阴的药，首先应该在阴虚的范围内使用。

假如阳虚的患者用补阴的药，就可能会引起下利，这个问题在《伤寒论译释》第4版里就讲到。书中援引清代一个很有名的医生——汪苓友的话，他说"太阴病去大黄"，这我们可以理解。为什么也要减去芍药呢？他说芍药是补脾阴的，而这个人阳气虚的厉害，但津液没有伤到。如果津液伤到的话，可以阴阳并补。三阴病往往都有下利，光是阳气虚的，一般用理中汤，它是以甘草、干姜作为一个基础；假如光是津液不足的，则用芍药甘草汤；假如既有津液不足，又有阳气虚的，一般是用芍药甘草附子汤；若进一步加重就用真武汤。用真武汤时，津液这方面并不很缺乏，而阳气处于虚得更加厉害的状态，患者没有口干，甚至觉得口很淡，这种情况下，即使有腹痛，芍药也要去掉。总之，这个问题要放在方向辨证与方证辨证的使用范围内去讲，不能够简单地就说芍药是一个下利的药，跟大黄一样，实际上，芍药跟大黄是完全不同类型的一个药物。

问：黄芩汤治疗下利，黄连汤不治下利，但是成药黄连素片对有黏液的热利却有效，如何解释？

答：这个问题涉及药证、药基证及方证等方面。黄连、黄芩的主治在《伤寒论》《金匮要略》里面是比较明确的。根据吉益东洞的整理，黄连主治心中悸烦，旁治心下痞、吐下、腹中痛，所以黄连汤是半夏泻心汤去掉黄芩；不去黄连，就是因为黄连能够治疗腹中痛，而黄芩一般不治疗腹中痛。那黄芩治什么呢？吉益东洞讲它主治心下痞，旁治胸胁满，呕吐，下利。可见，黄连、黄芩都能够治疗呕吐、下利，特别是下利，都是热性的下利。但是作为一个汤方就不是那么简单了。黄芩汤证主要是少阳病出现心下痞、热性的下利，同时又有腹痛，其方里没有黄连。宋本第173条云："伤寒胸中有热，胃中有邪气，腹中痛，欲呕吐者，黄连汤主之。"黄连汤治疗胸中热、胃中有邪气和腹中痛等症状，下利虽不是它的主症，但不是绝对没有，可以作为一个旁症或者比较次要的症状出现，因此黄连汤中可以去掉黄芩，而一定有下利的黄芩汤证是不可以没有黄芩的。

　　至于黄连素片能够治疗热性的下利，这个也没有什么奇怪。我们前面讲了，单味黄连本身也能够治疗下利，治疗呕吐、心下痞、心悸、烦，下利本来就是黄连的治疗范围。而作为黄连汤，下利不是其主症。再者，黄连素片并不是黄连做的，而是天然的黄柏提取物，基本算是一个西药，类似抗生素之类的东西，跟单纯的黄连不一样。单独用黄连去治疗热利也可能是有效的，不过我们已经走出了单方一味药的阶段而用复方，其照顾的面和使用的范围更宽。

057 四两拨千斤的栀子豉汤

今天主要讲我的一个病例，这个病例让我感到很惊讶，一共只用了栀子豉汤的三味药，就把一个高热 7 天、西医诊断还不是很明确的病给治好了。

这是我一个朋友的儿子，12 岁，他们一家人准备到外地去，所有手续都办好了，车票也买好了，10 天后就出发。可孩子突然发热，第一天、第二天还在家里，后来体温越来越高，医院就在他们家对面，就去住院了。检查白细胞靠近 2 万，医院给予常规处理，具体用什么药不太清楚，但抗生素、激素我想总是应该用了吧，但是体温还是一直不退。

孩子爸爸想到中医也许会有办法！就请我去医院看看。我去了以后，望、闻、问、切，孩子还比较配合。那他当时是什么情况呢？

其体温因用药的关系，有时低一点，但一般还在 40℃左右。没有怕风恶寒。有点很奇怪的就是莫名其妙地咬牙切齿，在床上坐、躺都不安宁，夜里睡不好，爬来爬去很烦躁的样子。身上看不出什么大汗，但是颈部、肩部、头部总是有点汗，也不多。口苦口臭，还有恶心，但没有吐，咽喉干，小便特别臭又黄。腹诊，心下位置没有什么特别痞硬，胸胁也没有苦满，整个腹肌按之是中度的弹性，没有特别虚，也没有哪个地方有什么痞硬，没有腹直肌拘紧，压痛、动悸、振水音都没有。大便也正常。舌红，舌苔白，脉象数。

四诊结束后，我心里就有了一个印象，这样一种发热，烦躁，咬牙切齿，夜里爬来爬去，又没有恶寒，综合起来看，就是一个栀子生姜豉汤证，接下去进行方证鉴别。

方证鉴别前要进行方向性辨证，就跟我们讲的六经排除一样，而我喜欢从四个方面去排除：即是不是三阴？是不是太阳？是不是阳明？是不是少阳？

脉象、腹证、精神状态不像是三阴病，所以基本上把三阴病给排除了。三阴病也有烦躁的表现，如黄连阿胶汤证，还有猪苓汤证，但是其他脉象、精神、体能、腹证都应该偏虚一点。这个患者没有偏虚的表现，所以基本上排除三阴病。

患者没有头痛、恶寒、怕风的症状，脉象不浮，所以基本排除太阳病。

阳明病就是胃家实，胃肠有积滞，出现腹部疼痛胀满、大便秘结这些重要的症状，要用承气汤这类方子治疗。这个患者没有这些症状，大便正常，腹部虽有弹力，但是没有压痛和特别的胀满，所以也排除了阳明病。

剩下就是少阳了。少阳病的提纲证是口苦、咽干、目眩。患者虽然没有目眩，但是有口苦、口臭、咽干的症状，可以确定为少阳证。

接下去就是方证的鉴别。少阳证里面有一大堆的方证，怎么鉴别呢？

第一，患者有发热、恶心，但是没有胸胁苦满、往来寒热，可以排除了柴胡剂的方证。

第二，患者虽然有烦躁、大热、汗出这些白虎汤的症状，但是没有大汗，只是颈脖部位有汗，没有口渴，有懊侬、反复颠倒、咬牙切齿，与白虎汤证有明显的区别。因此，也排除白虎汤证。

第三，虽然患者有烦躁、大热，也有汗出，但是没有口渴，也没有咳嗽气喘，这就跟麻杏甘石汤证区别开了。前面讲了，麻杏甘石汤证有发热、口渴、汗出、咳嗽气喘，而患者没有咳嗽气喘、口渴，有一点汗出，虽然有大热、烦躁，但最重要的症状没有，所以也不是麻杏甘石汤证。

第四，虽然有发热，但是没有那么口渴，没有小便不利，腹部没有悸动，也没有振水音，这就和苓桂术甘汤证、五苓散证这一类区别开了。

第五，患者没有腹痛、腹泻，没有心下痞硬，大便正常，所以就和半夏泻心汤类证区别开。

第六，虽然有烦躁不得眠、大热、汗出、恶心，但是没有口渴，没有咳逆，没有下利，没有小便不利，没有小腹胀满，可以与猪苓汤证也区别开了。同时，猪苓汤证应该是属于三阴病的一种，但是其发热、睡不着觉、烦躁、汗出、恶心等症状跟少阳病很像，所以还是需要再鉴别一下。

以上这六个方面的方证鉴别，基本上就把一些跟栀子豉汤证相似的方证排除了。

患者栀子豉汤证的发热、懊侬等症状很典型，但是栀子豉汤在康治本里有三个类方，即栀子豉汤、栀子甘草豉汤、栀子生姜豉汤，故还需鉴别。栀子甘草豉汤证会出现一种少气、张口呼吸之类，患者没有以上的症状，可以排除掉。患者有恶心，这跟栀子豉汤也有点不一样。这样剩下来就是栀子生姜豉汤证了。

以上就是一个有序的辨证过程。这个过程，医生完成它可能就是一刹那的。接着几步走下来，他在脑中自动地进行逐个鉴别：胸胁苦满没有，大便没有腹泻，没有汗多，没有口渴，没有咳逆，没有少气等，就这样一下子就过了。

康治本第 24 条："发汗若下后，虚烦不得眠，若剧者，必反覆颠倒，心中懊恼，栀子豉汤主之；若少气者，栀子甘草豉汤主之；若呕者，栀子生姜豉汤主之。"

患者发热懊恼，出现了烦躁，虚烦不得眠，反覆颠倒，同时出现呕吐，这个病还没有到呕吐的地步，只是恶心。所以我选择了栀子生姜豉汤，条文上各方面也都是符合的。

有人说这条文里没有发热。对！发热是它的一种非特异性症状，所有药方都可以有发热。例如我们讲过，大柴胡汤没有发热也可以用，有发热也可以用；桂枝汤没发热可以用，有发热也可以用；四逆汤没发热可以用，有发热也可以用；栀子豉汤也不例外。药方的治疗目标中如果有"发热"的症状，初学者对于那些"不发热"的疾病反而会感到困惑。

这个条文你若深入研究，会发现其中有其他条文所没有的特点。大家仔细看看，反复读读。

"发汗若下后，虚烦不得眠，若剧者，必反覆颠倒，心中懊恼，栀子豉汤主之；若少气者，栀子甘草豉汤主之；若呕者，栀子生姜豉汤主之。"

第一，这是一条非常宝贵的、前经方时代遗留下来的、一个口诀条文式的文字记录。为什么这样讲？你仔细看看，条文前面有没有太阳病、少阳病？没有。有没有中风、伤寒？没有。条文里面有没有阴阳、痰饮等病机病因等概念？也没有。脉象有没有？也没有。

舌象有没有？也没有。条文中没有任何阴阳、五脏六腑、病因病机，没有脉象、舌象，所以我认为这是前经方时代先人成功诊治疾病后的一个记录。

第二，除了讲汗、吐、下误治以后的状态，在叙说症状、体征的后面，就是治疗的方药。"虚烦"，是指心下部位按压下去没有痞硬。这里的用词都非常讲究，有特别的意思。

第三，还有一个非常重要的，读的时候要仔细，就是方的名字和组成药物的名字全部一样，甚至连排列的次序都一样。栀子生姜豉汤，第一个是栀子，第二个是生姜，第三个是豆豉，这是方名。而方后药物的排列，也依次是栀子、生姜、豆豉，很有意思，这个就是康治本的一个特征。方名中药物名字的排列和药物在方里面排列的次序是有序的，是有规律的，这是远田裕正研究发现的，非常了不起。

这个患儿，最后投以栀子生姜豉汤，服用后热退病愈而出院。

课间答疑

问：栀子生姜豉汤治疗发热的病例，患者有恶心呕吐，为什么不用小柴胡汤？在外感病中，即使没有胸胁苦满，同样也有使用小柴胡汤的可能性，而且小柴胡汤证本身也有心烦喜呕。这个病例如果用小柴胡汤，是不是就会没有一点效果？

答：解答这个问题就要涉及《伤寒论》中的两条条文。一个是宋本第379条："呕而发热者，小柴胡汤主之。"还有一个是宋本第149条："伤寒五六日，呕而发热者，柴胡汤证具，而以他药下之，柴胡证仍在者，复与柴胡汤。"

对于这两个条文有两种认识：一种认为，"呕而发热"就是柴胡汤证；另一种则把"呕而发热"作为一个主症，是否是柴胡汤证还要进一步做方证鉴别。

我的意见是偏于后者，因为同样是"呕而发热"可以涉及许多方证，只要看一下《伤寒论》就会发现很多条文都有"呕而发热"的症状。

如前面讲的栀子生姜豉汤证，有发热，也有呕吐，就构成了呕而发热。那怎么鉴别用栀子生姜豉汤而不用小柴胡汤呢？最重要的一点就是，栀子豉汤证是一种虚烦，腹诊时未能寻找到胸胁苦满或心下痞硬的腹证，而小柴胡汤证腹诊时能寻找到胸胁苦满或心下痞硬的腹证。

栀子豉汤证中的虚烦是什么意思？该病证属于少阳证，但还没有结合实质性的病邪，如水饮、瘀血等，只是无形之热所带来的烦躁，因此叫作虚烦。虚烦之"虚"并不是指体能虚，而是指单独的一种热邪。小柴胡汤证有心下痞，同时又有胸胁苦满，这就与栀子生姜豉汤证辨别开来了。另外，其他方证也有出现"呕而发热"的症状，如五苓散证的呕吐、发热、口渴、小便不利。因此，简单地说，有"呕而发热"就是柴胡证是不对的。

那为什么会有人认为"呕而发热"就是小柴胡汤证呢？恐怕是受宋本第101条的影响。宋本第101条条文说："伤寒中风，有柴胡证，但见一证便是，不必悉具。"大意是讲病证不管是由太阳伤寒，还是中风发展而来，只要出现了柴胡证的一个症状，或胸胁苦满，或往来寒热，或发热呕吐等，就可以用柴胡剂，不必具备所有症状。这句话意在强调不要求全具备。在临床实际的方证辨证过程中，像书上条文讲的那些脉象、腹诊、症状全部对得上的情况是不多的，总是有残缺的证、不完全的证、不典型的证、不常规的证出现。所以，当我们熟悉了方证以后，看到一个征象，可能就知道了大致的方向，就好像看到了羚羊的角就知道这是羚羊一样。但也不能简单化地看到了四条腿就说它是羊或者是牛，因为四条腿只是哺乳动物，但到底是哪一种还不知道。因此，对这句话也要具体问题做具体分析。

汤本求真强调，如果是小柴胡汤证，在外感发热时，出现呕而发热，一般还要有往来寒热；在无热的杂病中，则一定要有胸胁苦满，再有呕而发热，这样就比较确切。

此外，这个条文在康平本里面并不是原文，而是准原文。"但见一证便是，不必悉具"这句话讲得也不错，从某个意义上讲应该是非常有智慧，教我们辨证的时候不要面面俱到，有时候抓住一部分重要的主症，就可以入手了。但也不能够理解为只要有"呕而发热"就是小柴胡汤证，其他的症状都没有，这是完全不对的。我们可以举出很多的例子来说明这个问题。

在整个《伤寒论》里，与"呕而发热"相关的有什么方证呢？栀子生姜豉汤证有呕而发热；葛根加半夏汤证也有呕而发热，但这个发热伴随着怕冷、无汗、颈项强直、呕吐；柴胡桂枝汤证，也有呕而发热，并伴有怕冷发热、有汗；生姜泻心汤可以治疗胃肠道发热，出现呕吐、发热、心下痞、下利；黄芩加半夏生姜汤也可以治疗发热、呕吐、下利、腹痛，其中"呕而发热"也是其方证的一个主症；大柴胡汤证有呕不止、心下急、胸胁苦满、往来寒热，也有"呕而发热"，而且呕吐强烈；黄连汤证出现胸中有热、腹中痛，也有"呕而发热"，当然，在杂病中黄连汤证可以没有发热，但是在感染性疾病、传染性疾病过程中用黄连汤的时候就是有"呕而发热"的；调胃承气汤证也有呕而发热，宋本第123条云："太阳病，过经十余日，心下温温欲吐，而胸中痛，大便反溏，腹微满，郁郁微烦，先此时自极吐下者，与调胃承气汤。若不尔者，不可与。但欲呕，胸中痛，微溏者，此非柴胡汤证，以呕，故知极吐下也。"条文中就有"呕而发热"的症状。

　　下面介绍日本汉方家横田正实治疗的一个呕而发热案例，来说明不能仅仅依据"呕而发热"就使用小柴胡汤。他一开始就认错了方证，因为对"呕而发热"这个条文太熟了，就用了小柴胡汤，谁知道最后却是承气汤证。这是一个很有意思的病例。

　　患者是一个14岁的少女，急性尿毒症出现呕吐，全身痉挛，非常可怕。其发育、营养都正常，一向健康，但一看上去血色就不好。初诊的时候她说3天前轻微感冒，头痛，食欲不振，食量很少，且有呕吐，口渴，稍微有热，脸上肿肿的，然后波及全身，整个腹部、胸部、背部、下肢都肿，肿势不怎么厉害。全腹膨满，但是没有抵抗和压痛。小便混浊。脉数，每分钟100次，体温37.5℃。当时诊断是感冒后引起的急性肾炎，用越婢加白术汤。可治疗了很长时间，病情一直在变化，特别是想吐一直好不了。又出现血压升高，眼睛出现黑障、看不到东西，头痛。横田正实医生想来想去，最后抓住呕而发热这一点，决定用小柴胡汤。但是患者服用以后还是无效，并且出现颈项强直、神昏谵语、神经反射亢进，也就是痉挛性的尿中毒。大家都认为会死了。这个时候横田正实才考虑到是调胃承气汤证，也就是刚才讲的第123条条文，于是改用调胃承气汤。幸好患者还能够服药，服了以后，排便很多，尿还是不多，体温开始还上升到38℃，但这一夜就没有痉挛，人昏昏沉沉的。后来还是有呕吐，又转方为大柴胡汤，服用后就比较稳定了。过了3天，体温降下来了，大便也正常了，小便也排了，意识也清楚了。

横田正实医生最后总结这个病例，同样是呕吐、发热，小柴胡汤止不住，而用调胃承气汤有效。病势发展了，调胃承气汤也没有用了，考虑到呕吐不止，改用大柴胡汤才有效。这其中的关系非常微妙，需要进一步了解方证的变动。他认为这次治疗中调胃承气汤的功劳是最大的，剧烈的呕吐能够缓解下来，浮肿也消退了，完全是调胃承气汤的功劳。在这个过程中，当出现"呕吐发热"这样一个伴随的症状时，鉴别非常重要。

由此可见，著名的医生有时候也会出现错误的选择。他当时考虑到患者有胸胁苦满、心下痞、发热呕吐，就用了小柴胡汤。其实应该考虑其他一些如"颈项强直，神昏谵语"等症状，不能只看到"呕吐发热"就认定为小柴胡汤证。

临证时，假如死守条文而不随证治之，要想达到良好的疗效是困难的。

058 治疗三阴病阳虚证的母方——甘草干姜汤

三阴病包括太阴、少阴、厥阴病，我们可以把他们当作一个单元来学习。三阴病的治疗在我的理解里面是需要用到"补水"的一些方子，主要有三组重要方子：补阳的、补阴的和阴阳并补的，它们都有各自的母方。母方就是由2味药或3味药组成的方子，三阴病里面用到的方子都是在这几个母方的基础上慢慢延伸开来的。哪3个母方呢？补阳的母方就是甘草干姜汤，补阴的母方就是芍药甘草汤，阴阳并补的母方就是芍药甘草加附子汤。这里的甘草干姜汤就是治疗三阴病阳虚方剂的母方。治疗阳虚，最重要、最明确的方是四逆汤，而四逆汤就是由甘草干姜汤加上附子组成的。康治本里面，四逆汤的药物排列，附子是放在最后面的，即甘草、干姜、附子。可能在古代还没有四逆汤之前，其名字就叫甘草干姜附子汤，它的母方就是甘草干姜汤，它的最重要的药基就是甘草和干姜。不然的话，我们总认为是附子在四逆汤里面发挥最重要的作用。当然，附子也很重要，但是不及甘草干姜汤这个母方的作用重要。

在《伤寒论》中，有4味基本的药物就组成了治疗三阴病的7个经典方剂。哪4味药呢？第一味是甘草，第二味是干姜，第三味是附子，第四味是芍药（古代白芍、赤芍没有分开来，是混合使用的）。那所组成的7个经方又是哪7个呢？第一个，大家应该想得到，这是整个《伤寒论》里唯一的由1味药构成的方，就是甘草汤。这就突出了甘草在整个《伤寒论》组方里边最重要的位置，可以说没有甘草，就没有《伤寒论》，这又是一个新的命题，以后我们再讲。第二个方子，就是刚才讲的甘草干姜汤，第三个是芍药甘草汤，第四个是芍药甘草附子汤，这3个方子就是刚才讲的3个母方。第五个是四逆汤，第六个是干姜附子汤，最后一个就是通脉四逆汤。

通脉四逆汤也是由甘草、干姜、附子组成的，但是为什么名字跟四逆汤不一样？仔细看看就会发现，它里面药物的剂量不一样，干姜的剂量较四逆汤增加了，剂量增加了以后，药物的排列顺序也改变了。其排列顺序在康治本里依次是甘草、附子、干姜，而四逆汤的排列顺序是甘草、干姜、附子。对比一下就发现，后面两个药的顺序正好相反，同时通脉四逆汤中干姜的剂量特别多，这就说明干姜的作用比在四逆汤中更重要。通脉四逆汤中的干姜打破四逆汤中甘草、干姜、附子的排列次序，排列在最后，应该是康治本作者对于其通脉回逆作用的一个密码。根据一般组方原则，原方中已有的中药需要增量时，该中药仍在原药方上的位置不变。如果通脉四逆汤中的干姜不破四逆汤中甘草、干姜、附子的排列次序，而排列在中间的话，即使干姜从四逆汤的一两半增加到三两，那药方名也只能称之为"四逆加干姜汤"。作者把干姜排列在最后，才走出四逆汤、四逆加干姜汤的效用范围，才彰明其通脉回逆的特殊效用。

这样一来，就把2个方子区别开了。古代的人管四逆汤叫甘草干姜附子汤，通脉四逆汤叫甘草附子干姜汤，名字上不一样，一听甘草附子干姜汤就知道是通脉四逆汤。刚才讲的这些听起来很简单，有的人甚至会说这跟小孩子摆积木一样，有什么意思？其实整个《伤寒论》就是由这些很平常、很简单的药物加减上走过来的，一走可能就走了几万年，才慢慢地把经验积累起来。可是长期以来人们对《伤寒论》的研究，在理论上越来越复杂，越来越深奥，有专门从六经上研究的，有从命名上研究的，还有从经络的角度、脏腑的角度、气化的角度、病因的角度去研究的。理论讲得越来越多，一人一套，使初学的人感到晕头转向。这些理论知识有没有用呢？当然有用，只不过应该在个人学习中医的知识框架比较成熟的时候再去看它。初学者应该掌握最核心的东西，所以应该追本溯源，返璞归真，回到常识上来，回到前经方时代，要了解、还原药证、方证的原生态。这样的转变，对于已经具备一定中医基础的人来讲是一件比较难的事情，但是对于完全没有中医基础的人来讲，这样学习反而很容易。因为任何事情由简单入手，再走向复杂是比较容易的。相反，由复杂要重新回到简单，对有些人来讲就是一种观念的改变，可能就会感到有点困难，不过有了开头就可以慢慢地来吧！

在《伤寒论》里，甘草的位置是很重要的。我们专门讲过甘草在组方上的一种领袖作用、灵魂作用，特别是在治疗三阴病的3个母方当中，甘草分别与干姜、芍药起协同作用，可谓共同作战，强强联合。这3个母方通过把体液流失的过程制止住，把已经流失的体液补起来，对于失去了水液滋润的人体和组织细胞起一种救命的作用。

我们还要了解甘草干姜汤所治疗的核心证。尾台榕堂的《类聚方广义》对甘草干姜汤是怎么讲的呢？他说甘草干姜汤证的主症有三个：第一个是厥，手脚有点冷；第二个是烦躁，自己感到不安；第三个是多涎沫，这里可以延伸出来——口水多、小便多、小便控制不住、耳朵里流水等，这些都可以看成是"多涎沫"，往外排。为什么？因为这些症状都体现了机体"统摄体液"的功能衰弱或丧失。

娄绍昆一方一针解《伤寒》

就好比家长不在家，小孩子不受看管而乱跑。

为什么会厥？由于血液里的水分丢失，导致血容量不足，血液不能到达四肢，四肢得不到充养，从而出现厥。这就是我们讲的四逆证的一个前期症状，就是手脚有点冷了，还没有到厥逆的程度。为什么会烦躁？一般认为，烦躁是一种阴虚的表现、热的表现，而甘草干姜汤证的烦躁又是什么因素造成的呢？这种烦躁是由大脑供血不足、心脏供血不足造成的，处于这种烦躁状态的患者会莫名其妙地感到力不从心，感到自己处于有点六神无主的状态。

甘草干姜汤的3个主要的治疗目标我们已经清楚了，那么这2味药在这3个证里面起什么作用？在《伤寒论再发掘》里面，远田裕正告诉我们：治疗厥，也就是手脚冰冷，主要是干姜的作用；治疗烦躁，主要是甘草的作用；治疗多涎沫，则是甘草和干姜的协同作用。了解了药证、药基证以后，假如临床上需要加减用药，我们心里就有数了。

《金匮要略》的甘草干姜汤条文里也提及多涎唾、必遗尿、小便数这些症状，《金匮要略·肺痿肺痈咳嗽上气病脉证并治》第5条："肺痿吐涎沫而不咳者，其人不渴，必遗尿，小便数，所以然者，以上虚不能制下故也。此为肺中冷，必眩，多涎唾，甘草干姜汤以温之。若服汤已渴者，属消渴。"可见这些症状非常重要，是观察患者是不是甘草干姜汤证的重要指征。这个方子能够阻止体液流失，而阻止了体液的流失，就恢复了正常的水液代谢功能。这里还要注意流出来的体液或尿液的特点，条文里虽没有讲，但通过临床我们可以知道，甘草干姜汤证患者流失的体液是不臭的，如果很臭，那就不是甘草干姜汤证，而很可能是完全相反的调胃承气汤证。所以临证时要搞清楚患者流失的体液的性质是怎样的，这样才能明确诊断。

从临床来看，甘草干姜汤运用的范围就沿着刚才讲的几个重要症状而展开。临床常见的情况有哪些？有些食道反流患者，口水清淡、量多，人躺下来就流出来，这种情况用这个方子最好了。还有治疗小儿遗尿也首先要考虑这个方子，几乎所有跟遗尿有关的方子，都有甘草、干姜在里面，比如肾着汤（由干姜、甘草、白术、茯苓组成）治疗遗尿的效果非常好，它是冯世纶老师最喜欢用的方剂之一，也是他的老师——胡希恕老师擅长使用的方子。还有用于流鼻血不止的情况，这个用法倒是很新鲜，因为我们一般认为鼻子流鲜血大部分是动脉出血，而动脉性出血都应该用黄连、黄芩、大黄这一类去止血。那么甘草干姜汤怎么能够治疗流鼻血不止呢？流鼻血是一个过程，如果失血到了很严重的地步——出现了手脚冰冷、口水流出、小便失禁就应该用甘草干姜汤。还有小儿中耳炎，耳朵里会流出所谓的脓液，如果耳朵里流出来的脓液跟无臭的清水一样，那么甘草干姜汤也是适用的。这些情况我们临床经常会碰到，同时也常常是让我们很苦恼的一些情况。

记住，临证使用时最好就是两味药，假如多加了几味药，效果可能就不行了。有人可能会说：治疗小儿遗尿，用麻黄不是也很好吗？对！这是日本人偶然发现的，麻黄可以治疗遗尿，但是最常用的方子是小青龙汤，小青龙汤里面也有甘草、干姜，而甘草、干姜搭配本身就能够防止水的流失，那组成的方里边也多多少少会有这种成分。

能够从以上几个方面去掌握甘草干姜汤，那么在运用时我们心里就有数了。

现在我讲一个病例，有助于大家掌握这个方。

这是一个用甘草干姜汤治疗鼻子出血的病例。患者是我的朋友，男，45岁，平素有高血压，脸上总是红红的。大概是1992年8月份，他打电话给我，说自己在家里鼻子出血已经3个小时，出血量蛮多的。我叫他马上去医院。到了附近一个医院后，医院又把他转到温州的一个大医院的急救室里。那时已经是晚上了，急救室里专门请来一个五官科的女医生，她认为是后鼻道出血，没有其他办法，就用纱布从鼻孔塞进去，再经咽喉从口中拽出来，然后绑紧进行压迫止血，如果能够止住那就最好。几个小时以后，鼻血真的止住了。止住以后他也放心地回家了。谁知道两天后鼻子又出血了，跟上次一样，几个小时过去了也没止住。全家惊恐不已，于是到了我这里，想看看中医有什么办法。

当时患者的脸色看起来很苍白（跟平时红红的脸对比有很大差别），还出现了手脚冰冷，精神疲困，脉象很细，舌头很淡，嘴唇像纸一样白，奇怪的是口水很多，小便难忍，不恶寒，体温36℃。我就马上用艾条熏灸关元，并开甘草干姜汤（生甘草15g，炮姜10g）2剂，立即煎药令其服用，2个小时以后手足转温，鼻血也止住了。第2天早上，嘱其服用阿胶10g/d，水煎服，日2次。患者如法服用阿胶7天后，追访未复发。不过10年以后，这个患者却因脑出血死掉了。他的母亲有脑出血病史，我怀疑他从小就患有先天性的脑血管畸形，所以那一次的鼻子出血那么严重，还好当时经压迫止血止住了，假如那次是脑出血，也出那么大量的血，根本就无法治疗。总之这10年来，他的鼻子出血基本上没有复发，这使我们感到很惊讶。这个病例，治疗上也就用了2味药，加起来只有那么一点点，但它却起了救命的作用。

当然我们心里要清楚甘草干姜汤适用的情况，并不是说任何情况的鼻子出血都适用。这个鼻子出血不止的病例之所以可以用甘草干姜汤治疗，是因为患者伴随出现手脚冰冷、脸色苍白、口水又清又多、小便失禁等寒性症状和体征。假如出现热性的伴随症状和体征，比如手脚暖和、脸红等，就应该用到黄芩、黄连这一类。我们现在有一个习惯，对于生姜可能觉得三片两片，多一点少一点都无所谓，而对干姜都害怕，认为干姜很热，吃下去会导致咽喉痛、大便闭结。如果用错的话，这些不良反应当然会有的，特别是江南人的体质偏热。像这种大量出血以后的情况，虽然考虑到了患者的病史、体质，也知道了他是热性体质，但是在那一段时间里，他所出现的手脚冰冷、口水多、小便失禁、脉象细、精神疲倦等都属于虚寒性的病症，应该用甘草干姜汤。假如往这个方里多加一些药物，不一定能取得很好的效果，所以我们就应该守住这两味药物。像上面这个鼻子出血不止的情况，我当时开处方的思路除了考虑到以上因素外，还有没有受其他因素的影响？当然有。我仔细想了想，主要是受到了岳美中的影响，他用甘草干姜汤治疗鼻子出血，那种印象深深地留在我的脑子里。在那个时刻，除了辨证以外，我脑子里马上就出现了岳美中运用甘草干姜汤治疗鼻子出血的经验，并将其与当时的具体情况进行了对照，这样就多了一个实践来支持我使用甘草干姜汤。

下面就是岳美中治疗鼻子出血不止的医案：患者阎某，男，21岁，素患鼻子出血，开始不太在意。某日在外出差，3天后归家，晚上6点钟开始鼻子出血，过了5个小时，鼻血仍止不住，马上就找岳美中。他去的时候鼻血还是止不住，用脸盆盛血，足有半盆血，当时患者脸色白如纸，冷气袭人，摸他冰冷，问他也不讲话，脉象似有似无，神志已经昏过去了。岳美中急投甘草干姜汤：甘草9g，炮姜9g。2个小时以后，患者手即转温。第2天用阿胶12g/d，水煎服，日 2 次，连续吃 2 天。后追访，未复发。岳美中这个医案是我很早以前看过的，现在回想起来，要是临时去找这个医案怎么找得到啊？所以平时要多看一些医案，虽然不一定能立刻用得上，但有时候，若遇到类似的情况，处方用药时心理上就多一份信心！毕竟用热性的药去止血，跟我们习惯的东西是不一样的。

甘草干姜汤证，也是可以配合针灸来治疗的。通过分析甘草干姜汤证的主要症状，如肢厥、四肢冰凉、咽中干、烦躁、谵语、吐衄等，可以对应地选用下面的穴位：

对于肢厥，可以灸神阙和气海，灸的时间要稍微久一点，一般每个穴位都要 10 来分钟。

对于咽中干，一般针刺照海、复溜、廉泉，并留针 10 来分钟。

对于烦躁，一般针刺复溜、间使、上脘。

对于吐衄，可以选上脘、足三里。

对于谵语，由于这种谵语主要是由津液不足、脑供血不足造成的，因此不同于阳明病承气汤证的谵语，取穴上脘、丰隆、神门。

假如出现脚挛急的话，可以马上同时在承山、昆仑两穴针刺，不需要等待患者其他危急情况恢复之后再针刺。如果没有出现足挛急，就不用针刺承山、昆仑。

甘草干姜汤证临床上是经常碰到的，在一些没有药的地方或情况下，比如在夜里的山区，这里所讲的针、灸并行的治疗方法，是非常好的应急方法。

课间答疑

问：高血压病患者面红，流鼻血，10 年以后脑出血死亡。这种类型的高血压病很常见，有什么方剂可以预防脑出血？

答：中医治疗在某种意义上讲就是一种预防性治疗。在没有中风之前，就把疾病发展的路径截断。

那怎么预防呢？有中风家族史的高血压病患者中，有些人存在先天性的脑血管畸形，最好动员他做脑部 CT。假如存在脑血管先天性畸形，又出现面部红、容易流鼻血，就一定要想方设法维持正常血压。

面红耳赤的高血压病患者，如果经常流鼻血，中医辨证排除了三阴病以后，可以根据大便秘结、大便泄泻或大便正常的三种不同情况，简单地分为三黄泻心汤证、葛根芩连汤证和黄连解毒汤证，使用相对应的药方进行治疗。

三黄泻心汤证：大便秘结，口苦口臭，小便黄，心下痞。

葛根芩连汤证：大便泄泻黏臭，脉象偏数，口苦口臭，小便黄臭。

黄连解毒汤证：大便正常，烦躁失眠，口苦口臭，小便黄臭。

这三类患者在治疗过程中，都要吞服桂枝茯苓丸。

如果是三阴病范畴，也出现脸红，容易流鼻血，就要考虑黄连阿胶汤、芎归胶艾汤、温清饮、三物黄芩汤。

有些人年轻的时候就脸红，容易流鼻血，用西药、中药维持，一直到七八十岁也没有中风。我的熟人里就有 2 个，读高中的时候就发现高血压，经常昏倒。可到现在已经 70 多岁了，也没有中风。这说明什么问题呢？就是前面讲的有没有家族病史，有没有先天性的血管畸形，有这个基础那就容易中风，否则，中风的概率不会那么大。

还有一种情况，有的高血压病患者，年轻时鼻孔流血，是三黄泻心汤证，而到了中年以后，鼻血流多了，转为了阴证、寒证。因为病是一个动态演变的过程，开始是热证、实证，然后变成寒证、虚证，这时就要从寒、从虚论治。

问：甘草干姜汤可以用于妇女功能性子宫出血吗？患者有贫血、怕冷、神疲。

答：甘草干姜汤对虚寒性的出血患者，不管是什么病，都可以用，特别是已经出现贫血、恶寒、神疲等症状的功能性子宫出血患者，完全可以使用。但临床上甘草干姜汤一般都用于比较紧急的关头，虽然只有两味药，但药性起效快。如果是慢性非排卵性子宫出血的患者，出现面色苍白、神疲、脉象细弱等脉症的话，我认为芎归胶艾汤、温经汤和归脾汤要比甘草干姜汤更为对证。

芎归胶艾汤证与温经汤证的患者，都有贫血、畏寒、神疲，腹诊也都是腹部软弱无力，脉象偏于虚弱，区别是：温经汤证还有腰部冷痛，手掌烦热，口舌干燥；芎归胶艾汤则有体位性的眩晕，四肢烦热，虽然整个腹部软弱，但下腹部的深部有时压痛、有抵抗，就像桂枝芍药加大黄汤证一样，腹诊是软的，但在某一个部位有压痛和抵抗。归脾汤的治疗目标：心悸怔忡，健忘失眠，盗汗，体倦食少，面色萎黄，舌淡，苔薄白，脉细弱。

课外加餐：要高度重视甘草干姜汤！

甘草干姜汤与芍药甘草汤同时出现在康治本第 11 条："伤寒，脉浮，自汗出，小便数，心烦，微恶寒，脚挛急，反服桂枝汤。得之便厥，咽中干，烦躁吐逆者，作甘草干姜汤，以复其阳。若厥愈者，与芍药甘草汤，以其脚伸……"本条乍一看像桂枝汤证，但实际并非如此，而是伤寒证误予桂枝汤后出现的两种情况：一种情况是转变到了阳明里实证阶段，成为调胃承气汤证；另外一种情况是最终陷入厥阴病，发展到了四逆汤证阶段。本条举出该实例，作为太阳病上篇的结尾。脉浮、自汗，如果再添上恶寒，便真的是桂枝汤证了。但本条除以上症状外，还附加有小便频数、胸内苦闷、脚挛急等，并非单纯的表证。然而，医者却错误地诊断为桂枝汤证而给予了桂枝汤。桂枝汤为补益表虚的药方，并非攻伐剂，但从结果来看，给予该患者桂枝汤后，犹如施用了攻伐一般。注文在此云："欲攻其表，此误也。"即如条文所述，饮服桂枝汤后立即出现手足厥冷，咽喉干燥，唾液分泌停止，胸中烦苦，手足不停地在动，甚至引起上逆样剧烈呕吐，救治这种危急状态，给予甘草干姜汤为宜。饮甘草干姜汤后，厥冷愈而足转温，然而脚挛急从初始即一直存在，便再作芍药甘草汤予之，于是脚挛急治愈而变得可伸展。

初学者也许觉得甘草干姜汤与芍药甘草汤这两个方子合在一起也只有3味药，为什么不合方呢？大塚敬节认为，大论非常讲究诊疗先后的规律，"厥逆，咽中干，烦躁，吐逆"是走向休克的危症，而"脚挛急"并不会威胁到生命，所以以重笃的甘草干姜汤证为目标。如果合方，作用就会减弱，难以举重。

因此，临床不要随便合方，但在符合合病并病治疗原则下谨慎合方并不是不可以。论中的小方，药味虽简单，却能适宜救治突发的危症，如甘草干姜汤、芍药甘草汤，这些小方不可小看，它们是构建《伤寒论》的原始母方。

甘草干姜汤证，分布很广，太阳病有它，少阳病有它，三阴病也有它，就阳明病没有。甘草干姜汤证虽然出现在太阳病篇，但它本身就是三阴病的方证，而且它还可以衍变为许多不同的方证。如甘草干姜汤加上茯苓、白术成为肾着汤，治疗腰周围及腰以下部位的冷、重、痛。还有甘草干姜汤加上人参、白术，就是人参汤，也就是理中汤。理中汤再加上桂枝，就变成桂枝人参汤。如果甘草干姜汤加进去附子，就变成3味药的四逆汤，治疗四肢厥逆、下利清谷、冷汗淋漓，这种是偏于亡阳阳虚的、急性阳虚的证；四逆汤加上人参，就成四逆加人参汤，可以治疗心下痞硬，可以治疗胃口不好，治疗亡血的四逆汤证；四逆加人参汤，再加上茯苓就变成茯苓四逆汤，治疗四逆汤方证基础上还出现烦躁症状，也就是说有格阳的证；假如四逆汤加重附子和干姜的量，就成了通脉四逆汤，通脉四逆汤证除了四肢厥逆之外，最为重要的是脉象微弱到摸不到了的程度，它也会出现脸红目赤的戴阳证；通脉四逆汤证再加上猪胆汁，就变成通脉四逆加猪胆汁汤。这些都是甘草干姜汤所衍变出来的四逆汤类方。

在少阳病的半夏泻心汤类方中也有干姜甘草汤的存在。如半夏泻心汤，干姜甘草汤跟黄连、黄芩为伍。半夏泻心汤加减就变成治疗"胃中不和、心下痞硬、干噫食臭、胁下有水气"的生姜泻心汤与治疗"下利日数十行，谷不化，腹中雷鸣，心下痞硬满，干呕，心烦不得安"的甘草泻心汤。半夏泻心汤减去黄芩，加上桂枝变成黄连汤，治疗胸中有热，胃中有邪气。在《金匮》里面的苓甘五味加姜辛半夏杏仁汤和柴胡桂枝干姜汤里面，也可以找到甘草干姜汤的存在。你再想想，它可能还会演变为我们讲的《金匮》里面治疗中风的小续命汤。你看，这个小续命汤，我们也把它归到少阳病里面，所以在少阳病的范畴里也可以出现那么多含有甘草干姜汤的方子。

刚才讲了，甘草干姜汤还可以在太阳病里面出现。大家看看太阳病里边哪儿有甘草干姜汤啊？对，小青龙汤！小青龙汤就是甘草干姜汤的衍化物，所以它治疗那个痰液是清水一样，鼻涕也是清水一样；心下有水气，就是依靠干姜去散寒化水。由此可见，甘草干姜汤的作用不要小看。

甘草干姜汤在太阳病、在少阳病里面的分布，大家可以自己做一个表格，最好画上一个图，这样就搞清楚了。

059　应用广泛的四逆汤

　　一般认为，四逆汤是一种很峻烈的回阳救逆药，常用于抢救濒临休克、昏迷的患者。回阳救逆的确是四逆汤一个非常重要的作用，特别是在各方面抢救措施都没有的古代，就是靠四逆汤去救命的，所以它也因此而出名。可是现在昏迷、休克的患者，一般都被送去大医院用西医去抢救、抗休克，中医已经很难碰到，而我却偶然遇到了一个这样的患者。

　　这个患者是我的大舅父，60多岁时患心肌病，左右心都肥大，心衰，开始有浮肿，到医院住院，但是住一段时间他出院了，过一段时间又复发了，又去住院，进出医院数十次。反反复复地住院、出院，让他也有点麻木了，无所谓的样子，药也不按时服用。他认为新鲜空气最重要，所以一家人就搬到山顶上去住了。

　　经过10多年的生病，病情反反复复，他后来偏重于服中药和针灸。艾灸的效果也非常好，有一次他小便比较难，我给他灸手心的劳宫穴（这个劳宫穴位是我老师何黄淼先生交代给他的，后来我帮他专门灸这个位置），灸了大概不到半个月，他小便里排出一片一片的絮状物，排了10来天以后，浮肿消退，各方面都好起来。所以，他对针灸、中药比较相信，也非常支持我学中医。平时我也去那里看他，也给他开一些中药，浮肿的时候，给他吃真武汤；关节痛的时候，给他吃附子汤，效果比较好。

那一次，我偶然去他那里，主要是他说自己最近呼吸有点吃力，脚有点浮肿，让我去借一个氧气瓶之类的东西给他，我到处借也没借到，所以就上山给他一个回信。我爬山到了他家里，发现我妈妈、大舅母都在，大舅父的病情骤然变急，她们慌了，说："不得了，你来了最好。现在在这个山顶上下去也不方便，汗就是止不住，已经好几个小时了。"

大舅父脸色苍白，嘴唇青紫，人处于有气无力的半昏迷状态。他也会说几句话，但是汗不止，旁边两个人用两条干毛巾擦一下子，整条毛巾就全部湿了，可以拧下水来。脉象沉弱无力，手脚很冰，腹部凹陷，腹肌软弱无力。平时虽腹肌也软弱无力但不至于如此凹陷，心下反而痞硬，下肢浮肿。自述很难过，感觉临近死亡。脉象沉弱无力，腹部凹陷而软弱无力、心下痞硬，加上四肢冰冷、冷汗止不住，这些很像是四逆汤证，因有心下痞硬，遂投四逆加人参汤：制附子 10g，干姜 5g（舌苔不怎么白厚，所以开得少），人参 10g，甘草 5g。大舅父喜欢中医中药，自己患病以后，平时在家中也储备了一些常用的中药，这一次终于用上了。我们马上煎药，边煎边让大舅父喝，因为抢时间，附子就没有先煎。服后 1 小时，汗止肢温，并能睁开眼睛。后来，继续服药数天，症状好转，在山上继续住着，一直住了 5 年。

这是我亲眼所见的四逆汤证中比较严重的症状，平时要见到这个症状的机会不多。然而，四逆汤临床上却经常可以用到，并非只用于重病的急救。大塚敬节就说："有人认为四逆汤只用于非常严重的病情，其实并非如此，它也可以用于太阳病证而手足厥冷，脉为沉弱者。"汉方家龙野一雄也这样认为，普通感冒、肠炎初期，四逆汤使用的机会颇多。所以，这一讲的题目是"应用广泛的四逆汤"。

在康治本《伤寒论》第 11 条和宋本《伤寒论》第 29 条里面，讲了桂枝加附子汤的一个病证，由于用了桂枝汤，出现了阳虚，见小便频、四肢冰、脚抽筋，这是甘草干姜汤和芍药甘草汤的合证，条文里告诉我们先用甘草干姜汤，好转后再用芍药甘草汤。

条文还提到，有时候出汗过多，或者出汗不够，也会造成并证，就要用四逆汤或者调胃承气汤。大塚敬节在注解里提到，有时候急性病治疗，病情随时变化，可能早晨用的是大承气汤，晚上就要用四逆汤。可见四逆汤的应用是比较广泛的，我们平时可以把它用在一般的病证上，不要等着出现手脚冰冷、冷汗淋漓、血压下降，出现要休克的症状时才用。

我在临床上也经常使用四逆汤，一般都用在外感发热上。体能虚的人外感，比如老人、产妇有外感高热的时候，我常用麻黄附子细辛汤，但是当有汗多、腹泻的情况，我一般都用四逆汤。

黄某，女，19 岁。2013 年 10 月 15 日来诊。经期刚刚过后，外感发热 3 天，自行用中西药治疗热未退。她相信中医，平时也经常来我这里看病。

初诊：发热 38.5℃，手足冰冷，自汗不止，身体畏冷，全身疼痛，大便溏泻一周、每日 3 ~ 4 次，尿淡黄。脉沉，舌质淡苔厚白。腹部肌肉软而无力。四逆汤证具。由于舌苔白厚，所以给她附子、干姜等量，干姜 10g，生甘草 6g，制附片 10g（嘱先煎，若不先煎出问题，医生责任重大），2 剂，一剂分 2 次服。服 1 剂后，肢温热退，然而大便依然次数多，口淡多唾液，这是理中汤证。患者嫌煎药麻烦，改投理中丸，5 天量，服后效果很好，体温恢复正常。

所以，四逆汤在外感发热太阳病刚起、脉象沉弱的时候也可以用，其临床应用比较广泛。

要掌握四逆汤方，就要知道此方的形成过程。

首先，它是在甘草干姜汤的基础上加附子组成的（甘草干姜汤＋附子→甘草干姜附子汤→四逆汤）。康治本的方后药物排列为："甘草二两（炙），干姜一两半，附子一枚（生用，去皮，破八片）。"附子排在最后，留下了甘草干姜汤加附子的痕迹，也就是当碰到甘草干姜汤药效不够的病证时，再把具有止汗、回暖、止泻作用的附子加进去，就变成了四逆汤，这就是四逆汤的来历。

远田裕正说："四逆汤能强力储水。"在具有脉微细、但欲寐、腹肌比较软弱等症的三阴病中，机体的水液排出过多（多汗、多口水、多尿、多涕、多耳水等）可用甘草干姜汤；严重时，全身汗不止、下利不止的就要使用四逆汤；三阴证，下利不渴、全身出汗不明显、心下有痞的，可用人参汤。这是我临床用四逆汤类方的体会。

远田裕正根据尾台榕堂的《类聚方广义》，把四逆汤证最重要的特异性症状总结为四个方面：一是四肢厥逆；二是身体疼痛；三是下利清谷（清谷是清水一样的大便）；四是或然证，或者小便清利。小便清利，也应该是一个条件，但在发热的时候患者小便不会清利，比如上面提到的女孩黄某，就是高热、小便淡黄。

远田裕正对四逆汤的最大贡献是把方中的药证和每一个症状联系起来：四肢厥逆，用干姜、附子；身体疼痛，用附子、甘草；下利清谷，用附子、干姜；或小便清利，用甘草、干姜。这个非常重要，不要轻易放过。

总之，《伤寒论》里的四逆汤方，除了用在冷汗不止、血压下降、昏迷休克和脉微等典型的四逆证外，还可以广泛用于一切四肢厥逆、身体疼痛、下利清谷，或者小便清利的病证。

060 四逆汤类方——茯苓四逆汤

　　茯苓四逆汤在《伤寒论》里是四逆汤的类方，其方证要比四逆汤证更复杂、更严重。茯苓四逆汤，从字面上看似乎就是四逆汤加上茯苓，其实它应该是在四逆汤加人参的基础上再加茯苓，这从康治本其方后药物的排列就可以看出来：茯苓在第一位，后三味就是四逆汤（甘草、干姜、附子），再后是人参。我们可以把它看作原来是甘草干姜附子人参这样一个汤方，也就是四逆加人参汤，在这个基础上再加上茯苓，就变成了茯苓四逆汤。

　　《伤寒论》里的方子，其命名都有很深的含义，从开始的以全部组成药物的名字来命名，到以药效、功用来命名，如理中、建中这样的方名；再到有些既有药物的功效，又有药物的名称，特别最前面的药名往往就是其最重要的药物——主药。如甘草泻心汤中，甘草是作为主药，后面泻心是功效；还有生姜泻心汤、半夏泻心汤，都是这一类型。可见，方子的命名里面还带有学问，属于整个伤寒学的一部分，是一种文化，也可以说是伤寒学里面的一种发展史，一种历史记录。

　　当然从临床应用的角度，最重要的是要掌握方证的临床表现，特别是这个方主要的治疗目标。方药的治疗目标，一代代人一直都在研究。日本汉方家本吉益东洞的《类聚方》指出了每一个方的主药、主证，尾台榕堂的《类聚方广义》更上一层楼，把方药治疗的主要目标都讲得很清楚。

20世纪30年代，上海中医学校的试卷里就有这样一道考题：有个患者，头上热，手脚冷，人好像昏睡一样，轻轻地呼他也会醒过来，大汗如雨。舌淡白，脉微细。自诉自己心跳，腹诊按上去心下痞硬。应该用什么方？已经具有《伤寒论》方证辨证知识的人一看，这个患者有昏迷的状态，手脚冰，大汗如雨，舌头淡，脉象细，应该是一个四逆汤证；心跳那么严重，这就是茯苓的心悸证；心下痞硬，这是人参证。合起来以后，出现头上热、手脚冰，这应该是一种戴阳证。阴盛除了阳虚以外，还会戴阳，这是根据《内经》理论来分析，也就是出现一种上面有热象，下面很冷，是典型的茯苓四逆汤证。这个考题真是出得太好了！它促使学生对方证的重视。80多年过去了，这个命题依然那么新鲜，依然吸引着我们去进一步研究这种方证临床的具体表现。

现在讲一个我运用茯苓四逆汤治疗的病例。

王姓患者，男，50岁。初诊：某年的国庆节期间，患者面色黧黑，神疲憔悴，眼结膜血丝密布，失眠已经多年，整天头痛、烦躁，有心慌心悸，咽干厌食，大便溏薄，小便清长，夜尿频频。脉沉细，舌质很淡，舌苔有点黄。腹诊：腹肌非常薄，弹性比较差，心下部特别痞硬，肚脐周围有悸动，用手压上去就感到很明显的跳动。失眠，烦躁，眼睛红，从外表上看似乎有热象，其实仔细一看，整个情况还是带有很明显的阳虚阴盛证。当时是中秋季节，天气还不是很冷，可患者衣服却穿得比别人多，手脚都很冰，一活动就有汗。大家思考一下，从这些症状就应该知道，这是四逆汤证。这种失眠与柴胡加龙牡汤证或者酸枣仁汤证、温胆汤证、黄连阿胶汤证的失眠都不一样，应该明确地把它们鉴别开来。特别是患者表现出非常明显的三阴证主症：手脚冰、特别恶寒（形寒肢冷）、动则汗出、精神疲惫憔悴；腹肌菲薄，弹力不够；脉象沉细，舌头淡。这类都是四逆汤证。再加上肚脐周围悸动，心慌心悸，这是茯苓证；心下痞硬，这是人参证。综合起来，就是四逆加人参再加茯苓，即茯苓四逆汤证。当时基本上就定下了这个证。从现象学的观点来分析，就是通过本质直观的方法抓住了茯苓四逆汤证。接下去对失眠类似的证型进行排除，先确定是三阴证，再在三阴证里确定到底是哪一类？黄连阿胶汤也是三阴病方，排除掉以后，我就开了茯苓四逆汤给他。

当把开好的方子递给患者的时候，他说，记得已经吃过这个方子，但没有用，医生也说方子很对证，但吃了好多天都没有用。我觉得很奇怪，就问有没有变坏，他说也没有变坏，就是没什么用。我反复思考以后，觉得这个方向应该是对的，方证是对的。那是什么地方出了问题呢？我想起了民国时期的经方家祝味菊先生曾经提到的，像类似这样的病证，对证时如果效果不好，可能是因为重镇药不够。所以他特别提倡温潜法，就是在这个方上加龙骨、牡蛎。我觉得有道理，于是就在茯苓四逆汤方加上了龙骨、牡蛎，整个方子是这样的：

茯苓30g，党参10g，制附片5g（先煎），生甘草5g，干姜5g，生龙骨20g，生牡蛎20g，5剂。

10月8日患者来复诊，他喜形于色，说从来没有像这次服药后失眠状态改善得那么好。他说现在头痛、烦躁、心慌、心悸稍有减轻，特别是睡眠状态大有好转，眼睛的红丝也褪了一部分。形寒肢冷仍有，脉象、腹证如前。方是对的，但是还没有真正治好这个病。

我就守方给他开了 15 天的药，后来断断续续又服用了 3 个月。就这样，患者身体慢慢地好起来，失眠状态也逐渐改善。像这种多年的失眠，治疗时间会比较长，但是整个治疗过程，特别是开始就有效，所以患者就有信心。

这个方子特别值得我们注意的是什么呢？那种整个全身冷，但是上面热的证候，我们应该怎样去认识呢？这里就要提到大塚敬节对这个病证的一种分析，对我们是非常有用的。

他说四逆汤证是什么？是敌人强大，而卫兵守在司令部里边非常弱，虽然非常弱，但还在打仗，还在抗敌，还能够坚守阵地，即虽然非常危险，但是司令部还在。通脉四逆汤证和茯苓四逆汤证就不是这样的，它的司令部已经给敌人打进去了，那些卫兵为了保命也逃窜了，有的向四面逃，就是格阳；有的向上逃，就是我们讲的戴阳。这个患者是头上热，眼睛红，烦躁，失眠，这就是向上走的，就是戴阳证；而有的手感到热、烦躁，这就是向四面走，就是通脉四逆汤证。这种比喻、解释非常好，是大塚敬节经过深思熟虑以后，把茯苓四逆汤证、通脉四逆汤证和四逆汤证之间的区分很清楚地讲出来了。当然，这也主要是针对一种外感发热的时候，经过吐、泻、汗以后，人体强力的脱水，出现的那种紧急状态，即茯苓四逆汤证戴阳的症状。

其实作为一个杂病，茯苓四逆汤证的表现并不一定都那样的凶险，那样的危急，很多时候其临床的症状还是很一般的。前面讲过，尾台榕堂和远田裕正也对茯苓四逆汤的治疗目标进行了研究，主要有以下几个：①四肢冰冷；②心下痞硬；③心下悸动；④小便不利；⑤身体的肌肉有一种无形在那里抖动的样子；⑥有烦躁。你不要认定平时患者有这样的情况就很严重，其实并不是这样，临床上类似这样的情况比较多。如临证时遇到一些头痛、有些失眠、手脚冰冷、特别胃寒、大便偏软这样的情况，同时有心下悸动、心下痞硬，一般使用这个方子机会还是比较多的。

茯苓四逆汤证用针灸的办法，我一般会选择用灸，灸的穴位都选择在任脉上，尤其是神阙、气海、关元这几个穴位特别重要。为什么就选这几个穴位呢？承淡安先生认为，熏灸这3个穴位的话可以增强心力，温通血管。灸的时间要比较长，大概每次要半个小时，最好是用两支艾条同时熏灸，也可以用隔姜灸，艾条方便一点。温通血管以后，心力增强了，就会打破这种阴盛戴阳的病象，就能够治疗茯苓四逆汤这一类证，因此，这个方法也非常重要。

课间答疑

问：茯苓四逆汤的服法有什么要求？是冷服还是热服？

答：这个问题，只要看一下条文中茯苓四逆汤后面的那段文字，就比较清楚了。康治本第22条："上五味，以水三升，煮取一升二合，去渣，分温再服。""分温再服"，就明确指出了是温服。但是，后世有人根据临床经验，认为这一类的方证有时抗拒热服，可以改为冷服，这样容易喝进去。这也就是《内经》所讲的反治法。反治法包括服药法，热性的药冷服，寒性的药热服，看上去虽然和治法不一样，但也是一种因势利导的好方法。不过，我本人还没有碰到药需要冷服的现象，一般还是温服。

问：茯苓四逆汤医案里面，处方加了龙骨、牡蛎，其治疗目标是什么？

答：因为患者出现了阳虚阴盛的格阳证，表现为眼结膜有血丝、头痛烦躁、失眠等症状。本来茯苓四逆汤是可以治疗格阳证的，但是因为此病证比较严重，光用茯苓四逆汤效力不够。祝味菊认为，在这样的情况下，要加龙骨、牡蛎。龙骨、牡蛎具有收敛、重镇、潜藏、向下的功能，能够打破格阳、戴阳的局面，是治疗虚性的代谢亢进的良药。代谢亢进一般都是阳性的热实证，而茯苓四逆汤加龙骨、牡蛎所治疗的这种代谢亢进，是一种阳虚的代谢亢进。当然，其中的人参、茯苓也是配合龙骨、牡蛎治疗这种阳虚的代谢亢进。

龙骨、牡蛎作为一个药基，在经方里面经常可见。如《伤寒论》里的桂枝甘草龙骨牡蛎汤、桂枝加龙骨牡蛎汤、桂枝去芍药加蜀漆龙骨牡蛎汤、柴胡加龙骨牡蛎汤等。吉益东洞的《药征》里讲，牡蛎主治胸腹悸动，兼治惊狂、烦躁，而龙骨主要是治肚脐下的跳动。这些跳动、惊狂、烦躁，正好是格阳证、戴阳证出现的一种看上去是亢奋的，其实是一种阳虚的表现，用《内经》的理论来讲就叫作真寒假热。假热是虚性的代谢亢进，所以用龙骨、牡蛎是非常对证的。

龙骨和牡蛎比较也还有不同，需要辨别。章次公认为，两者各有所长。潜藏镇静的作用，牡蛎比龙骨强；而收敛作用龙骨比牡蛎强。所以，一般虚性代谢亢进的患者假如只选一味药的话，一般选牡蛎。牡蛎这味药，主要用于比较虚弱的体质所产生的胸腹部跳动，这是牡蛎的作用目标。

《伤寒论》柴胡桂枝干姜汤里就用了牡蛎，患者也是形体消瘦，有虚性亢奋，口干、头汗出、肚脐部有跳动，这些都是牡蛎证的主要症状。

汤本求真认为牡蛎的作用类似茯苓，茯苓也有镇静、潜藏、防止悸动的效能，但是两者也有区别。茯苓证的悸动、波动程度和幅度都较小，而牡蛎比较厉害；茯苓证还有肌肉跳动、痉挛这样的重要症状，所以真武汤里就用茯苓，治疗这种肌肉眴动。此外，用茯苓的时候，患者舌体胖大、水滑，而用牡蛎的时候，没有肌肉痉挛、舌头胖大；茯苓不能治疗口渴，牡蛎可以治疗口渴。

还有，牡蛎和黄连也有点相似，都可以镇静，治疗烦躁。但一般黄连用于实证，牡蛎用于虚证。特别是黄连可以治疗里面有热、头晕、颜面潮红、烦热、出血等症状。

龙骨主要治疗肚脐下的悸动，兼治烦惊、失精，失精就是遗精、滑精。总之，龙骨针对衰弱的体质，是一种收敛的药，其主要目的是治疗人的虚衰、虚脱以及肚脐下的跳动，兼治烦惊、失精，和牡蛎有相同之处也有不同之处。

061 容易忽视的木防己汤

木防己汤证来源于《金匮要略》痰饮篇条文："膈间支饮，其人喘满，心下痞坚，面色黧黑，其脉沉紧……木防己汤主之……复与不愈者，宜木防己去石膏加茯苓芒硝汤主之。"

这条条文有时候不会引起注意，但其实木防己汤是一个经常用到的方。条文里讲的"膈间支饮"，就是痰饮病里面的一种，即"支饮"停留在"膈间"，相当于肺部瘀血性的支气管炎，或者出现肺气肿的一种状态。

日本汉方家矢数道明、龙野一雄等都认为，条文所描述的"膈间支饮"等症状和体征是肺静脉和肝静脉瘀血导致的一种状态，这一证态与现代医学所描述的肺气肿病出现的心机能不全，并由功能代偿向结构代偿转化，以至心机能丧失代偿功能的临床病象是基本一致的。"其人喘满"，说的是咳嗽、咳痰、呼吸困难；"面色黧黑"，指脸颊部有瘀血，处于发绀缺氧的状态；"心下痞坚"，指由瘀血造成的肝瘀血、肝肿大等。

也就是说，这个条文对急慢性心脏功能不足的重要症状，都已经做了简明扼要的概括！这是非常了不起的！古人对于这种病的临床观察竟如此细致。

这个条文没有提及浮肿或腹水，但可以预料，如果病情继续恶化，就会造成肾瘀血，出现各种症状，包括尿量减少、浮肿、腹水等。其实我们临床上用这个方的时候，这些患者基本上都已经有浮肿这一类继发于尿量减少的症状。

从以上可以看出，运用西医知识去分析这一组有序叙述的临床症状是有必要的，这对我们临床熟练掌握木防己汤这一类方子的方证，只有好处而没坏处。

如果我们把"膈间支饮"放到慢性支气管炎的整个病变过程中去研究，是很有意思的，可能还会对它的诊治有更深一层的体悟。这种病程进展一般先是慢性支气管炎，再发展到肺气肿，然后到肺心病，最后出现了严重的右心衰竭。这个发展病程，在这个条文叙述里面，我们都可以看到。日本汉方家在这一方面做了大量的工作，如矢数道明发表的《关于木防己汤与心机能不全问题》一文就值得我们一读再读，这对我们理解这个病和木防己汤证有帮助。

一般认为，如果用木防己汤原方对证治疗无效，就要去掉石膏，加上芒硝、茯苓。我们先讲好原方，那后面这个加减方就比较容易理解了。

木防己汤由防己、石膏、桂枝、人参4味药组成，其所产生的功效非常了不起。很多人认为：这样4味药拼在一起好像有点凌乱。其实木防己汤的4味药的组织结构妙不可言，我们来看看它的形成过程吧。

先是防己甘草基，防己能够利水，这个已经很明确，甘草主要起着牵制作用，让它利水不会太过分。第二个是石膏甘草基，主要针对口渴、烦躁，还能够利尿。第三个是桂枝甘草基，主要治疗心悸、气上冲。

当这三个药基组合在一起的时候，三味甘草合并为一味。但是这个患者有水饮停滞证，甘草应该去掉；又有心下痞硬的人参证，而这个心下痞硬是由长期肝瘀血造成的体能减弱，所以就要用到人参。当然，防己对这种心下痞硬也起作用。这样在这三个药基的组合基础上一加一减——减掉甘草，加上人参，就变成了防己石膏桂枝人参汤，即木防己汤。可见这个方子的形成是很有规律的。

原方用量为：防己三两，生石膏十二枚（一枚要有鸡蛋那么大，尽管古代的鸡蛋可能小一点，但算起来也有200g左右），桂枝二两，人参四两。留意这个比例，临床上使用时，一般要按照这个比例，这样疗效会比较好。此外，要敢于用大剂量的石膏，我一般用到100g，有时候可以用到200g。我几十年来的临床实践表明，只要方证相对应，大量生石膏的使用不会有什么问题的。使用木防己汤之前要明确，木防己汤是起着清扫体内积滞、减轻心脏负担的作用，也因此石膏的用量要如此之大，加减法里面的芒硝，也有清扫体内积滞，减少静脉压力的作用。

木防己汤证需要跟茯苓四逆汤证相鉴别。茯苓四逆汤是治疗急性感染性休克代偿期的首选方。这一阶段，有效血容量不足，低血压，静脉压也下降，心脏不会增大。虽有呼吸困难，但以卧位为舒。皮肤苍白，四肢冰冷，冷汗淋漓，脉微细。而木防己汤治疗慢性心功能不全，包括心肌病、瓣膜病、冠心病、肺水肿等，其证主要由心脏功能不全引起，如：心脏代偿性肥大，肝静脉、胃底静脉、上下肢静脉瘀血，呼吸困难，端坐呼吸，静脉怒张，静脉压上升，肝肿胀，肢体浮肿，脉弦紧。由此可见，两个方证是对立的。《伤寒论》和《金匮要略》里面的很多方证，都有与之相反的一个方证存在。

木防己汤证还要跟大柴胡汤证相鉴别。两个方证都有心下痞硬，但大柴胡汤只用于胸部及心下部紧张，而木防己汤除了用于心下部痞坚之外，还要加上水饮停滞。龙野一雄使用这两张方治疗哮喘的经验是：大柴胡汤证患者眼睛有力，肌肉紧张有力，体格壮实，患心脏病喘息者，或壮实者患支气管哮喘，常常是大柴胡汤证；木防己汤证的患者喘咳，呼吸困难，心下部紧张而坚硬，伴有水肿、小便不利。这两者的鉴别还是比较容易的。

下面讲一个我诊治的病例。

郭姓患者，男，70岁，反复咳嗽、气喘、胸闷、心悸多年了。患者一直有老慢支、肺气肿和肺心病，长期服用西药，症状也比较稳定。近2个月来因感冒高热以后，上述症状加重。2011年5月20日，由其儿子搀扶着蹒跚来诊。症见：脸色黯黑，胸闷，心悸，端坐呼吸，小便不利，下肢浮肿，口苦口干，舌暗紫，苔白厚腻，脉弦数。腹诊：整个腹部膨满，按之不虚，心下痞坚如硬板。这些症状和体征是很典型的木防己汤证，同时还有茯苓杏仁甘草汤证，其出自《金匮要略·胸痹心痛短气病脉证并治》条文："胸痹，胸中气塞，短气，茯苓杏仁甘草汤主之，橘枳姜汤亦主之。"所以就给他开了木防己汤合茯苓杏仁甘草汤去甘草。因为考虑到他已经有水肿，甘草有储水作用，所以去掉甘草。还要注意的是：防己要用汉防己，不能用木防己，这个后面再讲。

方中药物用量为：汉防己15g，桂枝10g，茯苓20g，杏仁10g，党参20g，生石膏120g。为什么生石膏用120g？因为原方里石膏的量就特别大，鸡子大12枚，就是200多克，所以120g其实已经算是少量的了，而且临床实践也表明，不用大剂量就是没效。

患者服用上方7剂后来复诊，告知：咳嗽、胸闷、心悸明显缓解；小便也通利了，下肢浮肿随之消退许多；大便溏软量多。但仍舌紫黯，苔白厚腻；腹部膨满稍有减轻，心下痞坚没有大改变。于是守前方不变，再服用 15 剂。

三诊得知：所有症状和体征基本上消失了，就剩下心下痞坚。于是改用桂枝茯苓丸合肾气丸，服用 3 个月。自此，这个病基本上被控制住了，3 年以来都没复发。

但是这个人非常勤劳，都 70 来岁了，可还天天要到田里。我就跟他儿子讲，重的体力活不能做。谁知 3 年以后，患者因劳累致病情复发而亡。

但从患者服用木防己汤合茯苓杏仁甘草汤以后的症状明显改善来看，这个方子有不可忽视的作用。

临床上有的患者木防己汤证不很典型，如没有哮喘，没有心衰，但只要有心下痞硬，有浮肿、小便不利、脸色黯等症状，就可以使用。

大塚敬节曾经用这个方子治疗一个非常垂危的心内膜炎伴严重呼吸困难和全身浮肿的患者。这个患者在服药的第 3 天突然吐出多达半脸盆的血，而后病势突然好转，呼吸和缓下来，能够仰卧（本来是端坐呼吸的），后以 45°倾斜度（用棉被叠高）睡着。肝脏自此也慢慢缩小至正常大小，3 周后出院。之后 8 年就和平常人一样，并没有任何障碍，还健康地生活着。因此，医者也要知道服用这个方子后可能会出现瞑眩反应。

如果把大塚敬节的病例和我上述的病例进行比较，可见病情的控制跟年龄、生活环境，以及自己的保养都有关系。

对木防己汤的组成和用量、用法我们要特别注意两点。

首先，药方的命名虽然叫作木防己汤，但临床上的防己应该用汉防己而不能使用木防己。矢数道明专门有一篇文章谈这个问题。

他有一段时间，大概在20世纪40年代吧，根据《金匮要略》，用木防己汤去治疗心源性呼吸困难、喘息的时候，遭到了失败，尽管患者的症状和体征跟条文描述的一模一样，可吃下去就是没效。他非常敬服《伤寒论》和《金匮要略》，对于临床的失败他总是追究自己的责任。后来他得知东京一位药物学博士也正在进行木防己汤治疗心肺疾病的研究，这位博士也深信《金匮要略》的道理，药物学的分析也印证了木防己汤治疗心肺疾病的机制，但是这位博士的研究失败了，而且找不出失败的原因。他们二人当时使用的方药是：木防己、桂枝、石膏、人参，大便闭结加上茯苓、芒硝，大便不闭结去掉芒硝。他们都认为这个方的加减法和石膏的用量、用法非常有道理：水停在上部、中部，要用大剂量石膏才有效；水停在中部、下部，特别是大便闭结者，再加上芒硝、茯苓才有效，但是临床效果就是不好。后来又做了好几年实验才发现，假如用汉防己替代木防己，效果就很好，而用木防己，既有毒又无效。

所以防己的这个问题一定要交代清楚，我现在用的全部都是汉防己。

还有一个，有一些不严重的心源性喘息患者，虽然没有出现颈部静脉怒张，脸上也没有那么黯黑，这个时候也是可以用木防己汤的，也能取得良好、持久的效果。

2008年，我治疗过一个83岁高龄的心源性喘息患者，当时他的心脏已有扩大，端坐呼吸，半卧位睡觉，睡觉时用枕头垫得很高。但是他生性乐观，虽有这样严重的病症，但只要不平躺，依然谈笑风生。人比较消瘦，脸色正常而不黯黑。另外，患者心慌、胸闷，两腿内侧的皮肤发烫，下肢轻度浮肿，大便正常。在这种情况下，这个木防己汤就很对证。所以我就开了生石膏100g，汉防己10g，桂枝 6g，党参 6g。这 4 味药吃了有效，坚持服用了 4 个月，心下部位的痞坚稍有减轻，下肢的浮肿也消退了，于是停药观察。开始停药的半年情况尚好，但是后来感冒了，病又一次复发。于是我根据当时的具体情况，先用了桂枝汤，待感冒好后，还是用了木防己汤。因为这次复发还伴有大便闭结，所以就加了芒硝 10g，大便通了以后，又去掉芒硝。服药以后，仍然收到很好的疗效。10 年来，他每年都会来一两次。

最近的一次随访是 2018 年 2 月份，我问他的儿子，他说父亲情况都很好。他父亲如果症状不严重的话就不吃药，实在不能忍受才服木防己汤。毕竟 93 岁了，83 岁到 93 岁，每次石膏都用到 100g，有一次我试着把它减到 60g，老人家就觉得不舒服。

这个患者 10 年来，只要身体有问题都会来我这里诊治，有时候是胃不好，我们就先处理胃，遵循随证治之的原则。尽管他这个病多数情况下可以用"专药"来对治，但有时候其他症状比这更重要，我们就要优先处理其他症状，然后再回到这个病的治疗上。所以专病专药和随证治之一点也不矛盾，它们是互补的。

对于木防己汤证患者而言，灸法是一种比较好的辅助疗法，而且灸法可能比有些西药更加优越。当然，这种病要彻底治好是很困难的，但是让患者能够轻松地生活，提高生活质量，延长生命，特别是在疾病的初期，还是有比较好的办法的。像刚才讲的 80 多或 90 多岁的老人，假如能够再加灸法来辅助治疗，效果会更好。我也跟这个患者讲过有 4 个穴位对这种病的治疗有好处，一个是膻中，一个是巨阙，一个是上脘，一个是水分。假如心下痞硬坚实，浮肿严重，当然要吃药了，但在吃药的同时加上这几个穴位的艾条熏灸，每次熏灸时间也不用多，一天 1 次，每个穴位灸 5 分钟，也是非常

娄绍昆一方一针解《伤寒》

有利的。

这个患者有时候也按我的建议去做，但他说自己年纪大了，有点不方便，所以就没有坚持。

课间答疑

问：木防己汤和苓甘五味姜辛夏仁汤都可以治疗气喘，怎么鉴别？

答：木防己汤证除了喘满、水肿外，腹诊可见痞坚、痞硬，这是苓甘五味姜辛夏杏汤证所没有的。同时，脸色黧黑也具有特殊性，这是由于静脉瘀血所造成的。还有烦渴上冲的症状，因为有桂枝证。总之，木防己汤证是整个全身的静脉系统血液停滞造成了心脏的扩大，特别是右心的扩大以及胃底静脉、肝脏的血液停滞，从而出现明显的心下痞硬。苓甘五味姜辛夏仁汤证虽然也有咳嗽气喘，有水肿，有痰鸣，但没有心下痞硬，脸色贫血貌，心下有振水音，有心悸，手脚冷，小便量少，脉象沉弱。木防己汤证有时也有小便量少，但是一般难以看到手脚冷、脉象沉弱、贫血貌、心下振水音、心悸亢进、痰鸣这些症状。从大的方向来讲，木防己汤证偏于实一点，而苓甘五味姜辛夏杏汤证偏于虚一点；木防己汤证的咳嗽气喘是整个静脉系统的堵塞，是一种肺心病，影响到心脏，而苓甘五味姜辛夏杏汤证是一种呼吸道疾病的咳嗽气喘。

问：木防己汤证里是不是一般都有口干？

答：木防己汤里面用了大量的石膏，故其方证一般讲都有烦、渴。《中医诊疗要览》（大塚敬节等编著）云："木防己与桂枝配伍，能消浮肿增尿利；与石膏、人参配伍，有治烦躁、口渴、心下痞坚之效。"

木防己汤证没有明显的热证，那石膏在本方到底起到什么作用？石膏的用量，原文为"鸡子大十二枚"，按"鸡子大"一枚为20g计算的话，则十二枚当为240g，其用量的确很大。《神农本草经》云石膏治"喘"，这也许是石膏的使用目标。

有人认为："石膏在本方里的真正作用是抑制心脏的。何以言之？本方证不是处于心衰的晚期，而是处于代偿期。何以见得？其脉沉紧便是。如果心衰之晚期，脉象只会沉弱无力，那是真武汤等附子类方的使用对象。脉沉紧与交感神经兴奋性增强有关，而交感神经兴奋性增强又恰恰是心脏代偿机制中重要的组成部分。现代的观点认为，心力衰竭时心脏的代偿机制虽然在早期能维持心脏排血功能，但在长期的发展过程中将对心脏产生有害影响，加速患者的死亡。"（叶任高主编《内科学》第六版）现代医学也尝试用 β 受体阻滞剂治疗心衰，而该类药恰恰是心脏的抑制剂。可见，从理论上讲，心脏抑制剂治疗心衰没有问题。那么，石膏是否有对心脏有抑制作用呢？张栋、张同文主编的《名医论十大名中药》中的石膏一节就谈道："石膏上清液大剂量时，对心血管系统呈现抑制作用。"240g 的石膏可谓大剂量了，自然应该对心脏产生抑制作用了。再退一步讲，即使对心脏没有抑制作用，对血管产生抑制作用也具有积极的意义。治疗心衰的常用方法不外是强心、利尿和扩血管。如果血管得以扩张，则外周阻力下降，回心血液减少，对改善心衰的价值不亚于强心剂。（"医景堂学苑"上文章的观点）以上的观点值得我们参考。

问：第 62 课里讲的那个附子汤合甘草干姜汤的病例，如果加上艾条熏灸会不会效果更好一点？如果配合熏灸的话，怎么样去选穴配穴？

答：是的，我一般会选用艾条熏灸。选穴大多用神阙、气海、照海和足三里。照海、足三里是左右两个穴位，每天要熏灸，总的时间是半个小时。目的就是通过这些穴位来扶助脾阳、肾阳，加强津液、精血的收藏能力。《内经》里提到了阳气能够统血、统津液。

问：木防己汤用木防己还是汉防己？

答：木防己汤里面的主要药物是汉防己。虽然方名是木防己汤，但因为木防己有马兜铃毒性，所以一般都用汉防己。日本汉方家大塚敬节、矢数道明，对这个问题观察、研究了好长时间，开始的时候他们都是用木防己的，但临床使用后感到没有效果，非常失望。矢数道明非常奇怪，为什么别人报道都有效，而他治疗怎么就没效呢？后来发现那些报道有效的案例，用的都是汉防己。

广防己是马兜铃科植物，习称木防己；粉防己是防己科植物，习称汉防己。我现在临床一般也都是用汉防己。

问：木防己汤与其他一些类似方证如何比较、鉴别？

答：木防己汤证、桂枝去芍药加麻黄细辛附子汤证、枳实白术汤证都有心下痞硬，但木防己汤证心下痞硬的程度要比桂枝去芍药加麻黄附子细辛汤证更加严重一点。此外，木防己汤证还有呼吸困难、喘满，还有脸色黧黑，这个"脸色黧黑"就是一个非常典型的症状，是由于整个静脉系统血液阻滞，特别是颈部有时候出现静脉曲张，这些都会特别的明显。同时还有烦渴、有上冲。脉象一般沉紧，但有时也会出现结代脉，这是心脏病常见的，在不违反"沉紧"的状态下也可以存在。当然脉证也不一定都是完全相应的，只要有上面这些症状，体能还是偏于实，不是三阴病证的都可以用。

总之，木防己汤证从西医的病理来讲，是整个静脉系统瘀血，形成了心脏扩大、肝脏扩大，出现了心下痞硬，所以我们摸到的这个"心下痞硬"不仅仅是胃的问题，包括肝的左叶，它里有瘀血停滞。胃底的静脉瘀血就出现不想吃东西；肝脏的静脉瘀血就会出现"心下痞硬"；整个下肢的静脉瘀血，就会出现水肿；面颈部静脉瘀血停滞，静脉压升高，脸部出现暗黑，颈静脉怒张。脉象沉紧，非常重要，它排除了患者不是处于心衰晚期，心衰晚期的脉象是沉弱无力，那是四逆汤类方的使用对象。

桂枝去芍药加麻黄细辛附子汤证，其心下痞硬，除了硬之外，还有一个特征：就是中间比较高，四周比较低，隆起来好像一个杯盖盖在上面。脉象一般是偏于微细，就是说这个方证已经有三阴证的倾向，精神疲惫、脉象微细、胸满。是由于阴阳两股气分离，不能够协同工作，形成了整个水饮凝结在心下，跟木防己汤证的整个静脉瘀阻完全不一样，脸上不会那么黧黑，也不会出现脚的水肿，就是心下这里有水，像一个盘子一样覆盖在那里。大塚敬节比喻说：用桂枝去芍药加麻黄细辛附子汤主要是用太阳的光，把这个水所形成的冰化掉，化了以后就软掉了。这个处理起来要比木防己汤证容易，比较快。

因为桂枝去芍药加麻黄细辛附子汤里有麻黄附子细辛汤，只是多了桂枝、生姜、大枣、甘草，所以表阴证的感冒也经常会用到。可能有时候病的时间更长一点，但是只要还有表阴证，就可以用这个方子。这张方子还可以治疗腰痛、神经痛、类风湿性关节痛，大塚敬节用它治疗慢性的鼻窦炎，还有原发性的门静脉高压、肝硬化所造成的严重腹水也可以用这个方子。总之，临床上只要出现这样的腹证，而且精神疲惫、胸满，用这个方子都可以达到效果。《金匮》条文就讲，这个方证主要是一种阴阳分离情况下造成的水饮凝结，这就可以跟木防己汤证鉴别开来。

枳实白术汤证的腹证也差不多，心下部感到很硬，也感到像有个杯子覆盖一样的中间高周围低。但它一般心下有振水音，容易引起胃痛、小便不利，即有水停滞在里。桂枝去芍药加麻黄附子细辛汤证是水好像冻成冰一样结在这里，而枳实白术汤证是水饮停滞在这里。枳实白术汤是治疗水饮停滞在心下的一个比较好的方子，就像我们经常用的苓桂术甘汤一样，方中行气的枳实和治疗水饮的白术这两味药的用量比例在临床上是可以变的，枳实大于白术，以加强行气祛饮为主，也有白术大于枳实的。总之，枳实白术汤能够治疗一种水饮停滞在心下，影响整个脾胃的运行，临床用于很多胃下垂、胃炎，甚至心源性的水肿，心源性的水肿就有点比较轻的木防己汤证症状了。手术以后大便的秘结、腹胀也可以治，特别是治疗一种虚人的便秘，用大量的白术。有时候用白术 60g，枳壳 15g 这样的比例效果也比较好。

　　枳实白术汤证与桂枝去芍药加麻黄附子细辛汤证比较，虽然也有水饮停滞，但它是气滞水停，有气滞，有水饮，不像桂枝去芍药加麻黄附子细辛汤证阴阳两气不能相交，出现了精神非常疲惫、胸满、脉象非常微细的三阴症状，其心下摸上去也有像个盘子的东西高出来，但是它有振水音，这跟前面这些方子还是有很大的区别。

　　其实像这种心下痞硬的方证，《金匮》里面还有甘遂半夏汤证。其心下痞硬也是非常厉害的，其腹诊还可以查看到由于腹部瘀血停滞而出现的腹壁上的一种青筋。日本医家和九田市就指出，心下坚、腹满有青筋，就是甘遂半夏汤证的腹诊。这个腹证也有点类似枳实白术汤证和桂枝去芍药加麻黄附子细辛汤证，好像一个杯子盖在上面，但它有青筋，更硬、更厉害。还有一个大黄甘遂汤证就更加严重，所以又加了一个大黄。

总之，我们要知道，心下痞坚、痞硬这样的症状可以出现在好些方证里，但最重要的是木防己汤证、桂枝去芍药加麻黄细辛附子汤证和枳实白术汤证，临证要加以鉴别。

问：上面提到的这些方子都有治疗气喘水肿这样的作用，其治疗目标大多偏于实证，当然桂枝去芍药加麻黄细辛附子汤证应该已经属于三阴证的范围了，那么这种虚寒性的咳嗽、气喘、水肿，还有什么方证？

答：虚寒性咳嗽、气喘、水肿的方证，首先要清楚它已经属于三阴病的范围了。三阴病又分三种：一种阳虚，一种阴虚，一种阴阳并虚。那虚寒性的咳喘、水肿应该就是指阳虚和阴阳并虚这两类。这两类的方证还是比较多的，除了经方以外，后世有些方子也可属于这个范围。我提几个常见的方证，大家可以进一步去研究。小青龙汤加附子证，就是一个比较常见的虚寒性咳嗽、气喘、水肿的方证。还有柴胡桂枝干姜汤加吴茱萸、茯苓，是日本汉方经常用到的一个方子，也应该看作是治疗虚寒性咳嗽、气喘、水肿的。还有后世的六君子汤也可以治疗咳嗽、气喘、水肿，因为里面有陈皮、半夏，也可以治疗水肿，白术、茯苓都是利水的药。后世说六君子汤证是气虚，气虚也是三阴病阳虚的初期阶段。还有真武汤证就是一个典型的虚寒性咳嗽、气喘、水肿的方证。麻黄附子细辛汤证当然也是，说它是表阴证也好，除了反发热以外，有时候没有发热，但是有咳嗽、气喘、水肿这样一种状态，这样一种脉象。还有补中益气汤证也属于一种气虚性咳嗽、气喘、水肿的方证，虽然很少说补中益气汤是治疗水肿的，但是临床上碰到有些水肿患者，有这样的方证，用它也会取得效果。有一类肺结核的患者，出现咳嗽气喘是一种非常虚弱的、长期不愈的状态，补中益气汤经常会用到。还有

　　　　　　　　　　娄绍昆一方一针解《伤寒》

一个全四君子汤，就是六君子汤加上苓甘姜味辛夏仁汤，日本汉方家经常用于治疗一种虚寒性的咳嗽、气喘，又有水肿。还有苓桂术甘汤合肾气丸，也可以治疗这种虚寒性咳嗽、气喘、水肿，有时候单独用肾气丸也可以。肾气丸治疗肾不纳气的咳嗽气喘，治疗小便不利，故也可以治疗水肿。当然加上苓桂术甘汤，还出现心下的悸动、腹部振水音、头晕这些症状，用的机会更多一点。

以上只是一个简单的介绍，大家可以进一步地去深入研究。总之，碰到这种虚寒性的咳嗽、气喘、水肿的病证，你脑子里虚寒性这个方向性的辨证，要大于咳嗽、气喘、水肿这个主症的辨证，这是一个非常重要的窍门。也就是说我们追求的是有方向性的方证辨证，方向性是摆在第一位的，特别是对三阴病。首先要辨出这是三阴病，在此基础上再去辨识阳虚或者阴阳并虚所造成的虚寒性咳嗽、气喘、水肿。特别要注意的是，气虚就是阳虚的一个比较轻的阶段，也应该属于阳虚的一个部分。

062　附子汤的构成、衍变和与真武汤的比较

　　芍药甘草附子汤只有 3 味药，附子汤只有 5 味药，大家都很熟悉。但是附子汤是怎么构成的呢？学习经方的人，有想过这个问题的吗？可能有人会说，附子汤只有附子、白术、茯苓、人参、白芍这 5 味药，这不是明明白白的，还需要了解怎么组成的吗？是的。其实附子汤的组成并不那么简单，它是从真武汤里面分化出来的。

　　前面讲真武汤，只是讲了在外感热病的三阴病里面，出现一种类似于葛根汤证的时候，就要使用真武汤，但是真武汤是怎么组成的，还没有讲。真武汤的组成就涉及两个方子的合并，一个是桂枝去桂加白术茯苓汤，一个则是桂枝去桂加附子汤。有人可能会说并没有听过桂枝去桂加附子汤啊？对，确实没有。不过我一讲出来你就会知道，其实它就是芍药甘草附子汤。桂枝去桂加附子汤里边不是还有生姜、大枣吗？没错，可你知道生姜、大枣为什么加进去吗？它往往是经方刚刚生成的时候，人们为了开胃口，保卫胃肠道，同时促使两个药基结合的协调，生姜大枣基一般不起主要的治疗作用。这就是我们把桂枝去桂加附子汤称之为芍药甘草附子汤的原因。那就是说，真武汤是由芍药甘草附子汤和桂枝去桂加白术茯苓汤合在一起。大家知道，药物合在一起的时候，就会出现重复，芍药甘草附子汤 3 味药，桂枝去桂加茯苓白术汤 6 味药，其中重复的就是

甘草、芍药，加起来就是芍药、甘草、附子、生姜、白术、茯苓、大枣，一共7味药。真武汤的主要目的，一个是用附子扶阳，还有一个是通过白术、茯苓利水，现在假如加上甘草、大枣，其利水这方面就要差一点，所以就去掉了大枣和甘草，剩下的就只有5味药，芍药、附子、白术、茯苓、生姜，这样就构成了真武汤。

真武汤的治疗目标也比较明确。精神疲惫，腹痛，小便不利，心下悸，呕吐下利，恶寒，肢体有沉重疼痛，脉象比较微细，这些脉证就是真武汤证。还有一个症状，就是肌肉会感到自动地瞤动，特别是下肢，站在那里的时候由于肌肉的瞤动，就出现站立不稳的样子。《伤寒论》对此有非常生动的描述，以"振振欲擗地"这样一种文字来形容由于肌肉的瞤动而出现站立不稳的病态。真武汤证由于体内有水饮的停滞，所以出现头晕、呕吐、心下悸、小便不利等症状，药方中的白术茯苓生姜基就是起利水化饮的作用。同时由于腹部肌肉中津液血供的不足而出现拘挛疼痛，这个药方里的芍药就是能够养阴解痉止痛。还有恶寒，身体沉重、疼痛，脉象微细，这些都是附子的证。真武汤在临床上主要运用于呕吐、下利、水肿、眩晕、小便不利等病证，其方证的特异性症状是心下悸、头晕、身瞤动、振振欲擗地、腹痛、小便不利恶寒、脉微细、舌淡苔白、腹肌软弱等。

附子汤证的特异性症状是恶寒背冷，肢节挛痛，小便不利，心下痞硬，或者有腹痛。和真武汤证相比较，其精神疲惫、形寒肢冷、脉象微细、舌淡苔白、腹肌软弱等基础性症状都相同。

那真武汤是怎么变成附子汤的呢？

附子汤也是5味药，不过它没有真武汤里边的生姜，而是多了一味人参。对比真武汤和附子汤的适应证，我们就知道它们的区别在哪里了。真武汤的适应证是呕吐、下利、小便不利，附子汤的适应证是肢体疼痛、背部恶寒。把真武汤变成附子汤的时候，由于呕吐不明显了，故生姜就可以去掉；肢体疼痛和背部恶寒，这是附子白术证，所以就要加重附子和白术。真武汤不是有附子、白术吗？对！可真武汤的附子只用一枚，白术用三两；而附子汤的附子用两枚，白术用四两。这就是由于附子汤证的肢体疼痛，故加重了附子、白术的用量。一般治疗形寒肢冷，一枚附子就够了；假如镇痛的话，《伤寒论》里边都是要重用炮附子的。附子汤中的人参有什么作用呢？一个是主背部的恶寒，另外一个针对心下痞硬。康治本第53条云："少阴病，口中和，其背恶寒者，附子汤主之。"这个背恶寒，附子当然也起一定作用，但是人参的作用更不可小看。因为在《伤寒论》里面，讲到背部冷的有两个地方，一个是白虎加人参汤，白虎汤为什么加人参？因为其方证除了有大烦渴之外，还有背部冷的症状；一个就是附子汤证的背恶寒，也用人参。

　　附子汤的药物组成是附子两枚（炮），白术四两，茯苓三两，芍药三两，人参二两；真武汤的药物组成是附子一枚（炮），白术三两，茯苓三两，芍药三两，生姜三两。两者的区别主要是：真武汤有生姜，附子汤没有生姜而有人参；真武汤附子一枚，附子汤附子是两枚；真武汤白术三两，附子汤白术四两。重剂量的白术和附子的配合对于治疗肌肉疼痛所起的作用是明显的。

　　芍药甘草附子汤和附子汤都能够治疗身体肢节的疼痛，甚至是比较强烈的疼痛，同时伴有恶寒的症状。这两个方子所治疗的这种疼痛和桂枝加附子汤、桂枝附子汤、白术附子汤和甘草附子汤这4个方子所治疗的疼痛有什么不一样呢？一般而言，桂枝加附子汤、桂枝附子汤、白术附子汤和甘草附子汤所治疗的都是偏于急性的疼痛，而芍药甘草附子汤和附子汤治疗的疼痛是偏于慢性的，或者是外伤性的。

如何从方剂的构成里去找到它们的秘密呢？这是一个非常有意思的问题。我思索了几十年，终于找到了这个秘密。《伤寒论》的药物是野性思维的产物，所以都有对称性，而对称性的方剂中间有个对称轴。刚才讲到的芍药甘草附子汤，可以看作是桂枝去桂加附子汤，那与它对称的就是桂枝去芍加附子汤，中间那个对称轴就是桂枝加附子汤。也就是说，桂枝加附子汤居于中间位置。一边是去掉桂枝加上附子，就是芍药甘草附子汤，我们也可以读作桂枝去桂加附子汤；另一边是去掉白芍加上附子，就是桂枝去芍加附子汤。桂枝去芍加附子汤再发展下去，由于疼痛得更加强烈，附子的量就增多，那就是桂枝附子汤；假如大便秘结，就是去桂加白术附子汤，也叫白术附子汤；再严重的话，手都不能按，甚至碰都不能碰，就是甘草附子汤。总之，这几个方子都是由桂枝去芍药加附子汤发展而来的。而另一边则都是由桂枝去桂发展的。桂枝去桂加附子汤就是芍药甘草附子汤的变方，再发展下去就是附子汤，附子汤里边也没桂枝。可见，有桂枝或者有芍药就是这两边方子的区别。那中间这个桂枝加附子汤，既有桂枝又有白芍，所以它就成为一个标杆，成为它们的对称轴。这样去学方，发现它内在有这样的奥秘，不是很有意思吗？所以我们要通过药物结构以及药物的药性，通过其药基证以及方证慢慢地进入《伤寒论》的核心部位。

我讲一个自己诊治的病例，来看看附子汤在临床是如何应用的。

一个女性患者，35岁。2005年以来月经量多，间隔短，长期淋漓不止，经多家医院诊断为功能性子宫出血。2009年8月来诊，当时就根据临床表现诊断，用附子汤和理中汤合并论治，前前后后治疗了 5 个月，基本痊愈。

初诊：月经先期，淋漓不断，色淡；面色苍白，形容憔悴，形寒肢冷而蜷卧，嗜睡，气短神疲，口淡不渴，食欲差，大便不成形，肢体疼痛，冬天的时候背部和脚趾冷如刀割，小腹冷，似有阴吹；舌淡，苔白腻，脉象沉微细；腹肌松软无力。根据以上症状就可以看出，这是属于三阴病的证。三阴病证里面有好几个方证，一个可以看到理中汤证，除了三阴证的一般症状（精神差，恶寒，脉象比较沉细，舌淡）外，理中汤的特殊症状口淡不渴、大便偏软都有；还有附子汤证，身体疼痛，肢体疼痛，小便不利，背部特别恶寒，小腹也恶寒，似风吹进去一样，这几个症状就是典型的附子汤证。那主诉是出血，怎么考虑这个问题呢？这是一个大的问题，后面要专门讲到。这里出血主要用的是什么呢？除了整体上扶阳以外，针对性的方药就是甘草干姜汤。理中汤的组成里就有干姜、甘草，所以甘草干姜汤已经隐含在理中汤里面了。

因为症情比较复杂，故再重复一下，人恶寒，手脚冰冷而蜷卧，气短神疲，脸色苍白、憔悴，脉象沉微，脸色淡，腹肌比较松软，而且有点冰凉，由这些就可以知道是三阴证。先是方向性的辨证，其实一看就知道，而现在叙述出来就有这样一个过程。

三阴病证是脉微细，但欲寐，同时恶寒，这些她都具有，即脉象、腹证、舌象都符合。气短神疲，口淡不渴，没有食欲，大便不成形，这是理中汤证。全身冷，特别是背部冷、指头冷，关节、肢节疼痛，小腹寒冷，似风吹进去一样，这几个症状合起来，是三阴病的附子汤证。《金匮要略》记载的妇女怀孕的时候，讲到一个症状，少腹恶寒，好像风吹进去一样，也使用附子汤，这个附子汤没有具体药方，人们认为跟《伤寒论》的附子汤不一定相同。但总的作用应该都是温阳驱寒。

这个方子先给她吃了 7 天，胃口稍微好一点，但仍然恶寒、身痛。接下去还是附子汤加理中汤，也就是甘草干姜汤，药物分量也差不多。制附子 15g（先煎 1 个小时），白术 10g，茯苓 15g，红参 10g，炒白芍 10g，甘草 6g，干姜 10g。吃了四五天之后，全身关节疼痛、恶寒蜷卧明显好转，崩漏原来要持续一个月左右，现在明显不见了、停止了，慢慢地月经颜色比较红了，病情明显好转。原方又吃了 40 天，里面加了鹿角胶 6g（烊化）。以后坚持吃到 2011 年春节前后，月经周期、量及颜色都趋于正常，所有症状基本上都好了。

对于出血作为主诉，我们怎么看？临床上，我一般把出血分成三种：一种是动脉性出血，是兴奋性的，如脸红、口苦口臭、烦躁失眠的这一类，一般用黄连解毒汤、三黄泻心汤。大便闭结的话，就用大黄；体能虚一点，就用温清饮，就是四物汤加上黄连解毒汤；再虚一点，就用黄连阿胶汤。如果明显出血偏于虚淡，用这个不行的话，类似的方还要考虑到犀角地黄汤。动脉性出血的治疗，从实到虚我就是这样用方的。

第二种是静脉性出血，出血的颜色比较暗，有血块，不管是月经出血，还是其他出血，如胃肠出血，就要用桃仁承气汤，或者桂枝茯苓丸一类。体质再虚的话，就用逍遥散、当归芍药散。

还有一种是慢性功能性出血。如这个病例的慢性子宫功能性出血，大部分慢性长期出血的患者都有贫血，体能已经变差了，一般阳虚的状态比较明显。刚才这个病例就是阳虚非常明显，用甘草干姜汤。假如阳虚情况更进一步，就可以用附子汤或者真武汤；再进一步可以考虑四逆汤，再进一步可以考虑通脉四逆汤。时方的话，一般用于比较轻的阶段，开始时用归脾汤，可见归脾汤这类方治疗虚的程度还不如甘草干姜汤。还有一类就是阴虚，类似刚才讲的动脉性出血，因为阴虚内热，可以使用黄连阿胶汤这一类方子。

刚才这个病例，就是用甘草干姜汤和附子汤，具有扶阳祛寒、统摄止血的效果。这个病例的诊治，是把专病专药专治和随证治之的通治结合了起来。

课间答疑

问：上面这课里讲的那个附子汤合甘草干姜汤的病例，如果加上艾条熏灸会不会效果更好一点？如果配合熏灸的话，怎么样去选穴配穴？

答：是的，我一般会选用艾条熏灸。选穴大都用神阙、气海、照海和足三里。照海、足三里是左右两个穴位，每天要熏灸，总的时间是半个小时。目的就是通过这些穴位来扶助脾阳、肾阳，加强津液、精血的收藏能力。《内经》里提到了阳气能够统血、统津液。

063　桂枝加附子汤

桂枝加附子汤是三阴病的方吗？这个答案是肯定的，它不是太阳病的方。

桂枝汤是太阳病的方，它有一系列的类方和加减方。这些方子，有的属于太阳病的范畴，比如桂枝加桂汤、桂枝加厚朴杏子汤、桂枝加葛根汤和桂枝去芍药汤等；有的就不属于太阳病的范畴，比如桂枝加芍药汤、桂枝去芍药加附子汤和桂枝加附子汤，这些属于三阴病的范畴。桂枝加大黄汤是在加芍药的基础上再加大黄，其方证是整体上偏虚、局部有实的证，相对而言比较符合三阴病的范畴。可见，同一个方，有一味药的变化，特别是如附子、黄芪这些影响很大的药味加进去，就改变了整个方证的属性。

桂枝加附子汤源于康治本第 7 条，也就是宋本的第 20 条："太阳病，发汗，遂漏不止，其人恶风，小便难，四肢微急，难以屈伸者，桂枝加附子汤主之。"条文很清晰，在太阳病的阶段，本该用桂枝汤发汗，而误用了麻黄汤，因此发汗过多，患者出汗不止，同时还保留恶风等类似桂枝汤证的症状，并且小便不利甚至难忍，四肢有轻微的拘急而难以伸屈。由于津液的流失，有效血容量下降，患者肢端的供血不足，于是"四肢微急"。同样的道理，经过肾脏的血流供给不足，小便的量减少，出现"小便难"。可见这个病证超出了太阳病的范畴，属于三阴病，条文的叙述跟方证直接相对应。

吉益东洞对这个条文有他自己的理解，他在《类聚方》里面，对桂枝加附子汤证下了定义：桂枝汤证有恶寒或肢节烦痛。尾台榕堂在他的《类聚方广义》里边，也赞同吉益东洞的意见。但是汤本求真认为这个定义不妥，因为桂枝汤证本来就有恶寒、身疼痛，不加"阴证"二字，不足以为本方定义。桂枝汤加味，不一定还是解表剂，桂枝加附子汤证已经是三阴病的范围了。显然，汤本求真已经抓住了桂枝加附子汤证的要点。从汤本求真的观点中，可见原始方证药证，经过阴阳六经学说整理以后，在某一方面是有所升华和提高的，有利于临床诊治的展开。

我们提倡回到还没有整理前的前经方时代，并不是说六经不好，而是意在先明白原来的样子，然后再看在六经整理的过程中，哪些有提高了，哪些还存在问题。从这个条文看，加上"阴证"两字，就比整理前的条文表述更清楚了。如果仅仅按整理前的条文，吉益东洞的结论似乎有理，其实并不如此，而加上"阴证"这个方向性辨证的二字，整个条文才能顺理成章。所以，我们要牢牢记住阴阳六经学说对整理《伤寒论》的贡献。

桂枝加附子汤，临床上可以用它来治什么病呢？汗出不止的，当然可以治疗；还有一些其他津液流失的，也可以用这个方子去治疗。其他的津液流失是指什么？比如清水样鼻涕过多（也可以称其为"汗漏不止"的一种类型），千万不要见清涕过多就用小青龙汤，这样就比较狭隘。假如遇见恶寒严重而脉象沉微的小青龙汤证，就要用小青龙汤加附子，小青龙加附子汤就是小青龙汤与桂枝加附子汤的合方。还比如，妇女溢乳证，由于泌乳素增高，导致乳汁容易流出，西医治疗常用溴隐亭之类的药，但也只能起控制作用。假如此病证符合桂枝加附子汤证症状，用桂枝加附子汤是有效果的，其前提是一定要具备桂枝加附子汤证。再比如口水多，治疗这类症状的方有很多，如甘草干姜汤；口水多且臭，可用调胃承气汤；而这里的口水多，隐含着同时出现怕风、有汗、脉浮大无力等症状，结合全身的症状，腹肌偏软，口水多，也可以用桂枝加附子汤。龙野一雄提倡对《伤寒论》的某一种症状进行类似症状的想象，通过想象去作为一种状态引进。他认为可以把皮肤病、溃疡、耳漏（中耳炎）、蓄脓症（鼻窦炎）、痔瘘等稀薄的分泌物都算作"汗漏不止"，即作为汗出而用桂枝加附子汤。这个思路，对我们临床而言有很大的好处。上面提到的这些汉方家，都不是闭门造车、纸上谈兵的书呆子，而是经验丰富的临床家。下面，我通过一个病例来讲述桂枝加附子汤是怎么在临床上运用的。

一个京剧女演员，37岁，演丑角的明星，经常在舞台上插科打诨。半年前外感发热，反复服用发汗药，仍然坚持在台上演出。感冒治愈后，就出现漏汗不止。由于上台演出要化妆，而她的漏汗不止就会使油彩流失，因此只得停职在家重操旧业——做裁缝。一个演员明星改行去做裁缝，是很痛苦的。为此她求治了半年，西医说她植物神经紊乱，没什么其他毛病，也找中医治疗了，服用过玉屏风散、桂枝汤之类的药，无效。

初诊：1999年8月8日，中等身材，面色暗黄，肌肉松软。自汗、畏寒畏风，月经量多色淡，经期较长。舌胖大有齿痕，苔薄白。诊其两脉，浮大而虚。腹诊，腹肌柔软，按之无抵抗力。诊断后，准备开桂枝加附子汤，但考虑到这些药物都有点热性，为了患者的安全，还需再多问一下。询问得知，平时不容易上火，吃姜之类的也不会因此喉痛。这样我就可以放心大胆地用了。因为有的人稍微吃一点生姜、桂枝、附子这类热性的药，就会感到不舒服，虽然总体的判断不错，但是咽喉出现一点的不舒服也会影响服药，这是一点经验，供大家参考。

处方：桂枝 10g，生白芍 10g，甘草 6g，生姜 6 片（大概 10g 左右），大枣 5 枚（小 5 枚，大 2～3 枚），附子 6g(先煎半小时)，6 帖。

同时嘱咐她每日一次熏灸神阙、关元、阴郄（手少阴心经阴郄，16 个郄穴之一），这 3 个穴位配合服药对汗出不止有很好的治疗作用。

药后汗已减大半，嘱其继服汤药和熏灸，每天一个穴位灸 10 分钟，3 个穴位共 30 分钟，果然效果不错。后期治疗加玉屏风散合方，前前后后内外合治 1 个月而愈。治愈后，她又介绍多个同事来诊。

这个病的诊治思辨过程很值得回味。患者矮胖，肌肉松软，容易出汗，按第一印象本该用玉屏风散，但是她服用玉屏风散无效的病史给我提供了参考，故就直接改用桂枝加附子汤。考虑到她没有失眠、心悸、腹部悸动，特别是肚脐下小腹没有大塚敬节说的正中芯证，也没有小腹不仁，所以不用桂枝加龙骨牡蛎汤。再者，我考虑这个人的体质不像是桂枝汤证，因为桂枝汤证一般是腺病质体质，人比较瘦，而这个人是胖胖的、软软的。后来，我一直在思考，为什么不像桂枝汤证，用这个方子却还有效呢？是因为自己的思维还停留在桂枝汤证这个层面，认为它是在桂枝汤基础上进行加减，其实患者已不是桂枝汤体质，而是桂枝加附子汤体质，治疗对象的体质状态完全发生了变化。从《金匮》讲的"贵妇人"的防己黄芪汤证和黄煌老师讲的"黄芪人"中我们知道，黄芪体质的人是胖胖的，肌肉松松的，皮肤白白的，容易浮肿，容易汗出。而桂枝汤体质的人是瘦瘦的。那桂枝加黄芪汤体质，到底是像桂枝汤体质呢？还是黄芪体质？可以确定，加进黄芪以后，不会再是原来的桂枝汤体质了。桂枝加附子汤也一样，患者的体质与桂枝汤体质已经是不一样了。如果我们还用原来桂枝汤的思维去套的话，认为桂枝加附子汤还是桂枝汤体质，那就错了。

课间答疑

问：桂枝加附子汤中的这个病例，如果患者容易上火，咽喉痛，不耐热的药，该如何处方？是不是属于寒热错杂？询问患者容不容易上火，是不是为了更明确地定位？什么样体质的患者容易上火，出现咽痛？患者假如容易上火，又必须用桂枝、干姜这一类的药，是不是就必须要配上寒凉的药？

答：如果患者平时容易出现咽喉红肿痛，面部感到一阵阵的发热，并有口疮、牙龈红肿、胸部烦热等这些所谓上火的症状，而眼下病证又必须要用干姜、桂枝、附子这一类热性药，我觉得必须要配上寒凉的药，假如不配的话，往往会给治疗带来困难。但此时的咽喉痛一定是红肿疼痛，而不仅仅是咽喉痛，因为仅有咽喉痛用麻黄附子细辛汤就可以了。此外，有时这种热证还包含一种阴盛阳虚的戴阳、格阳证，那又是另外一回事了。所以，临证时需要综合考虑，不能简单化，否则，碰到一些患者需要用热性药的时候，如果不问问患者平时咽喉会不会痛，会不会得口疮，会不会出现脸上烘热，就径直用热性药，有些患者服药后就很难受。我在临床上就碰到不少这样的患者，看上去脸色比较苍白，也怕风，容易出汗，容易感冒，一感冒就咳嗽难愈，痰水也是清稀的，但平时经常会咽喉痛，特别是吃到桂枝、生姜、干姜的话，吃下去5分钟左右马上就咽喉痛，痛起来以后整个病证就向纵深发展。像上面讲的这些情况，假如要用桂枝汤就要特别小心，否则就容易出问题。

如果遇到上述这种情况我们应该怎么去做呢？一般就是通过药方的加减化裁以达到治愈的目的。如桂枝汤证又出现咽喉痛，一般就用桂枝汤加桔梗、石膏；如果桂枝汤证伴有腹痛、便秘，患者平时又容易出现脸红、咽喉痛，那就用《伤寒论》里的桂枝加大黄汤。不过要注意，桂枝加大黄汤其实是桂枝加芍药汤再加大黄，整个方还是属于太阴的方，只不过有一小部分的、局部的实热症状。也就是说，在气血失调、阴津不足的状态下，又带有局部的实热证。还有黄连汤，就是桂枝跟黄连在一起用；甘草泻心汤则是干姜和黄连、黄芩一起用；还有一个珍贵的方子——苓甘味姜夏杏黄汤，就是干姜和大黄在一起用，患者有一种上火的证，脸上比较红，但是里面又有水饮，咳嗽咳痰，下肢不温，如果不用干姜这一类药物，水饮去不掉；不用大黄，脸上的这种热、上火的症状又对用药不利。《金匮要略·痰饮咳嗽病脉并治》中的苓甘味姜夏杏黄汤系列药方的加减过程，就是如何应对上述问题的经典范例。

问：看到网上一个桂枝加附子汤的病例，请帮助分析一下。

这个病例是受凉后发热、恶寒、汗出，项强痛，四肢酸痛，与桂枝加葛根汤一帖。本来方证契合，应当稳妥有效，不料患者求效心切，服汤药后不到10分钟又自行加服1片安乃近，导致出汗很厉害，四肢拘急，小便少。立刻与服桂枝加附子汤一帖，汤药入腹当晚病情又变，患者出现大汗不止，头眩心悸，筋惕肉𥆧，好像真武汤证。但是夜里没有办法去抓药，患者连夜到区级医院急诊，治疗观察2天后出院。

答：这个病例非常好，我们看到了一个病证误治的过程，患者由于出汗过多引发危象。每个阶段，都观察得很仔细很准确，假如当时用真武汤治疗，可能会有效。

问：有一个胰腺炎患者，自己也懂医，先吃大柴胡汤，但是服了以后先泻后吐，腹部反而出现膨满紧张，极度疲惫，脉象浮大无力，整个腹部的肌肉非常紧张，但腹壁很薄缺乏弹力，没有腹肌压痛与心下痞硬的腹证。服用了桂枝加芍药汤以后，患者症状得到了缓解。怎么会用错了呢？如果是我的话也会用大柴胡汤。黄煌老师也讲过，肝胆胰疾病出现呕、痛，心下压痛就可以用大柴胡汤。患者第二天出现呕而肠鸣、心下痞硬，这样的情况是否可以用半夏泻心汤？

答：这个问题非常具有代表性。从这个活生生的病例可以看到，虽然患者出现呕不止、心下急这样一种大柴胡汤证状态，但是用了大柴胡汤却不行，临床事实证明不行。那为什么呕不止、心下急这个大柴胡汤证的主证存在了，用了大柴胡汤还不行呢？这个就值得我们好好琢磨了。

问题出在哪儿呢？我们讲经方医学首先应该是方向性辨证，然后才是方证对应。方向性辨证有各种方法，最常见的就是六经辨证，然而在六经辨证之前，最原始的方向性辨证是四神法，就是首先辨别治疗的方法是什么，到底应该使用汗法、和法、下法还是补法。后来到了六经辨证的时代，理论上更加完整，这是中医学理论的一次升华和提高。但是对于搞临床的人有时反而觉得难以把握。王叔和在整理《伤寒论》的时候就发现了这个问题，他在宋本《伤寒论》卷七到卷十，《玉函经》卷五、卷六均有一段小序。其小序云："夫以为疾病至急，仓卒寻按，要者难得，故重集诸可与不可方治，比之三阴三阳篇中，此易见也。又时有不止是三阴三阳，出在诸可与不可中也。"

我一直主张，方向性辨证只要有四神法这个方向就够了，就是把六经病中的三阴病当作一个虚病，使用储水的补法，也就是四神中的真武神，而其他的三阳病就分别是青龙神、白虎神、朱雀神。

诊治疾病时先辨别是不是虚证，然后依次排除或选择汗法、下法与和法。从这个角度来看这个病例，我们就知道这个患者已经出现虚证了，长期禁食，不给饭吃，专门输液，有多少营养能进去呀？虽然患者有上腹隐痛，心下痞硬，呕不止，觉得像大柴胡汤证，其腹壁也紧张，但是重按深压腹部的时候肌肉是没有弹力的，再加上脉象浮大无力，精神状态极度疲惫，这方方面面的表现与状态都明显指向了三阴病，治疗方法非补不可，即使患者出现上腹部隐痛、心下痞硬、呕吐不止，也要先补。果不其然，在使用桂枝加芍药汤治疗以后，这些症状都缓解了。

如果用半夏泻心汤这一类和法的方子，也只是考虑到虚实错杂，在方向性辨证上还是不对的。用了大柴胡汤以后，又吐又泻、心下痞硬，虽然像半夏泻心汤证，但是由于缺少一个方向性的辨证作为先导，从而产生这样一种错误的选择，这是初学经方时都会遇到的问题。我自己也一样。

064 桂枝加芍药汤

桂枝加芍药汤和桂枝汤的区别在哪里？主要在于治疗的方向（也可以说位置）不同。

我们主张治疗是有经验的、有方向的。仅仅了解方证只是有经验，还需要有一个方向。六经就是一个方向，四神也是一个方向，相比六经，四神比较好掌握。

桂枝汤虽然在太阴也出现过，但是从现有的教材来看，总的定位是太阳；桂枝加桂汤也是太阳。目前认为少阴是表阴证，桂枝加附子汤和麻黄附子细辛汤是同类，基本上定位在少阴。

桂枝加芍药汤应该定位在太阴，但很多人包括我有一段时间认为它是桂枝汤证再加上腹肌比较紧，腹部有痛，应该定位在太阳而不是太阴；而甘草干姜汤、四逆汤、四逆加人参汤、茯苓四逆汤、通脉四逆汤、白通汤这一类四逆辈才是太阴病的主方。

为什么会出现这样的分歧？主要在于看待白芍这味药是补阴的药还是泻下的药。

宋本《伤寒论》第280条："太阴为病，脉弱，其人续自便利（继续大便泻利），设当行大黄、芍药者，宜减之。以其人胃气弱，易动故也。"

条文意指太阴病的人，刻下大便次数多，假如方子里有大黄、芍药，应该减少或去掉这两味药。为什么？因为患者胃气弱，吃下去"易动故也"。条文并不是把大黄和芍药当作同类药，而仅仅是认为大黄、芍药容易造成腹泻。

很多人认为芍药就是小大黄，我不这么看。大黄通大便、泻下，而芍药一般都认为是补血、补津液的药，历代都没有把芍药和大黄同列为泻下的药。补津液的药也会"易动"，有些人多吃生地这类药也会腹泻。当人的阳气不足时，减少芍药、生地防止腹泻与减少大黄防止腹泻，其性质是不同的。

上面这个条文，康治本里没有，对照康平本，知道宋本第280条不是原文，而是后人加上去的追文。从条文本身来解释，芍药和大黄的作用也应该分别而论，不能够简单地认为芍药就是小大黄。

既然主要分歧是在芍药，那我们就来看看芍药甘草汤。宋本《伤寒论》第29条，患者本来是桂枝加附子汤证，服用桂枝汤后，陷入了三阴证，出现全身冷、咽喉干燥、手脚挛痛，既有阳气消耗，又有阴液消耗的一种状态。条文讲到，先救命为主，投甘草干姜汤；待甘草干姜汤起效后，如果患者还存在阴不足、脚挛急的情况，再用芍药甘草汤。由此可见，芍药甘草汤是补津的方子。

通过以上对条文的分析，我个人认为桂枝加芍药汤是治三阴病的方子。

吉益东洞认为桂枝加芍药汤证是桂枝汤证加上相应的腹证，即怕风、汗出、脉浮，同时出现了腹部肌肉似鼓皮样满、紧，但是深压腹部没有抵抗力、显得空虚。他认为这个病仍有太阳的桂枝汤证，但是已经逐渐走到太阴病，是太阳向太阴的渐变。他的解释比较好理解。尾台榕堂在《类聚方广义》里面也同意这种说法。我看了很多注家的意见，他们都对吉益东洞的腹证很感兴趣。

汤本求真认为桂枝加芍药汤证的腹证应该是如按在鼓皮上一样，不仅仅是拘挛、膨满，而且里面是空虚的，这一点非常重要。

桂枝加芍药汤证的腹证只是急、紧、空虚，没有痛；桂枝加芍药大黄汤证，除了上述腹证以外，用指压的话，还可以在某一个地方压到疼痛。这是桂枝加芍药汤证和桂枝加芍药大黄汤证的区别。

我在温州读小学、初中、高中，后来下乡，我周围的那些发小、邻居、同学和朋友看到我自学中医，其中很多人都想和我一起学中医，我很高兴，乐意帮助他们入门。大家在一起互相学习、交流，氛围很好。他们当中有几个学得非常好，学了一段时间以后，可以给自己治病，特别是用针灸和按摩穴位的办法自我诊治。当他们有自己处理不了的病证的时候，就叫我去看一下，并会召集几个爱好中医的人来一起看我怎么看病，然后展开讨论，就像在开一个病例讨论会。在讨论中，他们会问我很多问题，当场交流还嫌不够，还要打电话或到我家里来一起讨论。那时还没有手机，交流只能采取这样的形式。我很高兴周围有这样一些朋友，通过帮助他们学习，对自己也起到了促进作用，这就是古人说的教学相长。

我曾经用桂枝加芍药汤治愈一个章姓朋友的胰腺炎，这个病例非常有意思。在我诊治这个病例的现场，几个爱好中医的朋友聚在一起，七嘴八舌问了我一大堆问题，我也做了解释。后来我把这个病例和那些解释都记录了下来，今天和大家一起分享。

我的这个朋友，45岁，患有胆结石和乙肝，好饮酒、抽烟。朋友劝他不可饮酒，他不听。1995年9月15日腹痛住院，西医诊断为急性胰腺炎。因为他在7天前饮酒，暴食暴饮，酒后不到2个小时感到上腹部痛，开始是阵发性疼痛，之后持续疼痛不止，同时向腰背部扩散。恶心呕吐，吃进去的食物全部吐出来，吐了以后还是痛。

他因胆结石经常发作，随便服用止痛药。我跟他讲乙肝患者不可乱吃止痛药，止痛药要经过肝脏代谢，对肝脏有损害，他就是不听。这次痛了，他还是吃止痛药，吃了几次无效，只好到附近的医院去。这个医院不是大医院，但是院长、医生都非常熟，所以去那里方便一点。

根据他当时的症状，医院确诊是急性胰腺炎。医院让他禁食并输液，用阿托品等止痛。痛止住后，医生让他禁食，但他总是偷偷地吃东西，吃东西后腹痛又反复。他认定"不通则痛，痛则不通"的中医理论，在病床上自己开了大柴胡汤，大黄用了6g。他老婆也很听他的话，去买药煎了给他喝，喝下去2个小时后就腹泻。开始他很高兴，说："看，腹泻了，通了。"泻了2次以后又吐，他开始觉得不对劲，怎么泻了以后还吐，人疲惫得不得了。更不对的是，吐泻了以后肚子更加胀满疼痛，腹部胀大得像个球，连屁都没有一个。但他很乐观，即使在病床上辗转呻吟，也还是讲笑话，抽烟，酒倒是真的没有喝了。

2015年9月21日，他打电话给我，没讲几句就觉得吃不消了，他老婆接过电话继续把丈夫吃大柴胡汤后出现的情况告诉了我。我就说："你压压他心下胃脘那个位置，看看有什么异常。"他老婆照我说的压了以后发现没有痛，但很硬。我问："心下原来硬不硬？"他说："原来不硬。"我说："你是泻下的药吃错了。"他说："你快来！快来！"

我去之后问了一下情况：吐泻以后，西医马上给他打了其他的药。刻下恶心想吐，口中很淡，怕风，自觉烦热，有汗，低热，体温37.5℃左右，脉浮大无力，舌头没什么变化，舌苔白微黄、不厚，有点表证的样子。腹诊：整个腹部肌肉的表面都感到紧张拘急，我用手重压下去又感到深处没有底力而有虚空感，全腹无压痛，但是心下压上去非常痞硬。小便淡黄，人精神状态还好，不断地讲笑话。

我看了以后心里就有数了，从他体力、精神、腹证、脉象以及他误治的过程来看，这就是一个典型的桂枝加芍药汤证。我开了3天的方子。3天以后他打电话过来，说已经出院了，但是肚子还是痛。我说："痛为什么不住在里面？"他说："你不要管，我还在痛，你再来一下。"于是我就去了，心里在想，既然出院了那肯定是好了，他这个人喜欢开玩笑，一定是在骗我。到了他家，果然是他为了让我过去讲了假话，其实他已经痊愈了。今天他把一帮同学、朋友全都叫到了他家里来，说这是一个学习的好机会。把我叫过来，就是为了大家可以一起好好地讨论一下他的病例。

我就首先问他："你吃了药的反应怎么样？"

他说："吃了药以后，大概5～6个小时排出恶臭大便。我已经将近一个星期没有吃饭，怎么肚子里还有这么多又黏又臭的东西？大便第1天最多，第2天、第3天都有大便，每天好几次，黏而不成形；排便之后，肚子就松下来了。你这个药里没有泻下的药，为什么我排了这么多大便？"

我摸了一下，整个腹部的确松下来了，但压下去，心下还有痞硬。他还有恶心，但是恶风、低热现象都没有了。我说："你不要认为病已痊愈了，这个病有可能会反复，还需要吃药。"我给他开了半夏泻心汤，"吃5天，一定要吃完，还要继续服药。"

开完方后，他最感兴趣的是问我问题，好几个人围着，问："中西医治疗有什么不一样？"

"中医和西医诊治的理念不一样，西医的检查、诊断都很科学，但是用药的方法不敢恭维。"

"病这么严重，西医为什么需要禁食？"

"西医禁食的道理就是不要使胰酶活化，胰酶一活化就造成细胞、黏膜被自身消化掉，因此会痛得不得了，严重的时候会出人命的。禁食是西医非常重要的手段，严重的时候还要进行胃肠插管，同时还要注射阿托品之类的止痛针，这些措施都是紧紧围绕一点——抑制胃肠的生理病理活动，使整个消化系统的蠕动静下来。而从中医来讲，整个胃肠有疼痛，就是不疏通，不通则痛，痛则不通。"

"我用了大柴胡汤，大黄就是泻，就是通，为什么吃下去反而更痛，没有效果啊？"

"你把这个问题太简单化了，'通'是一个战略目标，是最后要达到的目的，而用什么手段就要看你现在的状态了。虚的，需要用补的药；实的，就需要用泻的药。像你用大柴胡汤，首先要是非虚证，你有这方面的判断能力吗？用大柴胡汤还要有胸胁苦满的腹证，你没有这个腹证。你用大柴胡汤是书上看来的吧？！那是要方病对应才行，但是你当时的身体状态不适合用它。"

"你刚才说，虚的要用补的药，那补的方药有哪些应该考虑？"他们很用功，把这些都记下来了。

"那就很多了，大小建中汤、真武汤、理中汤、桂枝加芍药汤、桂枝加芍药大黄汤等，甚至有时候考虑到桂枝加龙牡汤也是有可能的。"

"桂枝加龙牡汤也是补的吗？"

"桂枝加龙牡汤在《金匮要略》虚劳篇里，是治疗阴阳并虚的，也可以认为是补性的药方，但实际上它应该是桂枝汤的一种变化。"

"桂枝汤的什么变化？"

"除了桂枝汤证恶寒、怕风、脉浮、汗出这些症状外，还有胸腹悸动、小腹拘急，甚至腹证还可以看到正中芯证。"

"什么叫正中芯证？"

"这个是大塚敬节发现的，就是肚脐下面摸上去，有铅笔芯那么粗的一条，除了桂枝加龙牡汤证有这个腹证，肾气丸证也有这个腹证。"他们非常感兴趣，就在纸上画起腹证图来。

大家围绕着这次的诊治，还提了许多问题。如为什么不用小建中汤，而用桂枝加芍药汤？我说小建中汤和桂枝加芍药汤比起来，药差不多，就是多加了一味饴糖（麦芽糖）。饴糖，《新本草备要》称其功用为"补虚弱，益气力"。饴糖配合芍药治腹急痛是相当有力的，但是在呕吐的情况下，则要避免使用。另外，小建中汤证应该具有比桂枝加芍药汤证更虚的症状，如脸色更加苍白等。而他当时虚是虚，但是还没有达到这个程度。考虑到这样两个情况，所以就没有用小建中汤。

又问，那为什么不考虑大建中汤，是不是因为大建中汤也有饴糖？我说不选择大建中汤不是饴糖的问题，也不是甜不甜的问题。大建中汤证虚弱的程度比小建中汤更甚，是整个腹部柔软，手指轻轻一碰腹壁，就能看到甚至摸到里面有肠形的蠕动，脉是迟弱的沉脉。他的病证和大建中汤证更加有距离。

他们又说，真武汤里也有芍药，可以止痛，并且他也有吐泻，症状很像，为什么不用真武汤？我说真武汤证，形寒肢冷，心下有悸动，还有头晕、小便不利，脉象是沉弱的。整个腹肌是柔软的，肚脐上面的这一段皮肤肌肉比较紧张，具有特殊的正中芯证。而他的整个腹肌绷紧，没有出现上述的真武汤证和特殊的正中芯证。

有人又问，为什么不用理中汤？我说理中汤里面没有芍药这味药，它止泻但不止痛。

最后一个问题是，他腹痛、腹满，你为什么不用桂枝加芍药大黄汤？这个桂枝加芍药大黄汤证倒是很像桂枝加芍药汤证，其药物组成就是桂枝加芍药再加一味大黄。我说，他大便还在泻，一般不适宜加大黄。桂枝加芍药大黄汤证还有一个最重要的腹证，就是除了和桂枝加芍药汤证一样的腹证之外，在腹部总可以寻找到一两个局部比较有硬实的压痛点。

我告诉他们，虽然最后他还残留了一些桂枝汤证，怕风，还有点烦热，有汗，脉象浮，但同时还有神态疲倦，更重要的是还有腹痛，一般桂枝汤证不会有这样疲倦与腹痛。整个脉证都说明他已经从太阳病的桂枝汤证转到太阴病的范畴，虽然还残留太阳病的一小部分症状，但已经是太阴病了。

通过这样的分析，大家就知道了，这个病证是一个非常典型的三阴病桂枝加芍药汤证。在这个病的治疗过程中，我们不是针对胰腺炎，而是针对当时的桂枝加芍药汤证，在诊治过程中联想到了很多方证类型以及对不同类似症状的鉴别。

第3天，他们几个又来给他针灸，也把我叫到现场。我问他们："针哪里？"有的说："针阳陵泉、足三里，针下来也不知道有没有用。"他问我："假如你针灸的话，准备怎么针？"我说："如果从胆囊炎、胰腺炎病的角度考虑针灸穴位可能有效，但是效果会差一点。而我一般是围绕着方证去针。像这样一种太阴病桂枝加芍药汤证，一般可以针合谷、外关、足三里，双侧留针，中度的刺激量。艾条熏灸天枢、气海，每次熏灸30分钟。如果有空的话，一天多熏几次可能效果会好一点。"他们听了也觉得有道理。

我向他们介绍了承淡安的总论思维和围绕方证的针灸办法，推荐他们看看承淡安的书，但是书里边讲的有些内容，还需要根据自己的经验进行改进。譬如针对他这样一个桂枝加芍药汤证，同时熏灸天枢、气海，就应该比仅仅用针刺效果要好一点。

课间答疑

问：桂枝加芍药汤定位在太阴，是不是欠妥当啊？我认为桂枝汤是太阳，而芍药是寒性的，不符合温药治太阴这样一种规矩，因为太阴属阴，应当用一种阳性温药去治疗，怎么能用寒性的芍药呢？芍药治疗阳明能讲通，因为是凉性的，尤其加上大黄，更是可以治疗阳明了。桂枝加芍药汤加大黄，里面的芍药和大黄都是凉性的，都可以治阳明。是不是把桂枝加芍药汤定位在太阳或者阳明更加合适呀？

答：这是一个非常重要的问题，也是《伤寒论》中的一个核心问题。

你认为桂枝汤证是太阳病，而芍药是寒性的，这里就缺乏了对药物虚实分类的正确认识。芍药补益，能补血、补阴，是补阴之药，属平性偏凉。偏凉就不能是补药吗？地黄、沙参、麦冬都是偏凉的，也都是补阴药。三阴病，他认为是阴性的病，而这个阴性也都归为虚证。把三阴证分为少阴、太阴、厥阴，有时候反而会把思路给搞乱了。把阴证定为虚证，然后虚证里面我们再分为三种：一种是阳虚，一种是阴虚，一种是阴阳并虚，这样多好啊！可以使我们的思路更清晰。阳虚，就是甘草干姜汤作为基础而形成的四逆汤、通脉四逆汤、茯苓四逆汤这一类，其中茯苓四逆汤已经有一点阴阳并补的意思了，因为方里有人参，但总的倾向都是偏于补阳虚的；阴虚，是芍药甘草汤，以及由此而衍变出来的黄连阿胶汤这一类，还有后世温病的大小定风珠这一类，都是补阴的，补阴的当然带有凉性，不能因为它是凉性就排除了它是补药；阴阳并虚，以芍药甘草附子汤作为一个药基，然后衍变成真武汤、附子汤，方里既有附子又有芍药，这是阴阳并补的。这样一分析就知道了，桂枝加芍药汤，包括桂枝加芍药大黄汤，都属于太阴病这个范畴。要知道太阴病也是阴病中的一种，根据阴虚、阳虚的分类，其方证有阴阳两虚而偏于阳虚倾向的人参汤证、附子人参汤证；有阴阳两虚而偏阴虚倾向的桂枝加芍药汤证、小建中汤证等方证。

现在临床在治疗腹痛，特别是治疗急腹症的过程中，总是以"以通为用"来指导用方用药，这个没错，但是怎么来达到"通"呢？是全部用大黄、芒硝，还是可以使用建中汤类的药方呢？这就涉及手段和方法问题。治疗目的都是通导六腑，使之疼痛消除，但使用什么方法与药方使之"通"，也就是使用什么方法与药方就不一样了。我在《中医人生》里面有一章专门针对急腹症，在"六腑以通为用"的思想指导下使用大柴胡汤、大承气汤，从而造成一种被动的、疗效差的局面进行了讲解。假如有兴趣的话可以去仔细看看，就会明白了。

065　小建中汤及类方黄芪建中汤

　　小建中汤的治疗范围是很广的，可以治疗遗尿症、小儿夜啼、皮肤营养低下、心悸、盗汗、鼻衄、手脚发热、神经过敏、腹部手术后的综合征、结核性腹膜炎的轻症等。我初学经方的时候，总觉得一定要好好掌握每一个方的治疗范围。后来花了很多力气去记，一开始记得住 5 个、10 个，但当记到 20 个、30 个的时候，就感到一头雾水，因为很多方的治疗范围都是重复的。如小建中汤的适应病证，大建中汤、补中益气汤、归脾汤、黄芪建中汤中都有。于是我就想，这些到底是不是都要记住呢？假如你们是初学经方的话，也会碰到这个问题，这就是一个方的疾病谱问题。每一个方的治疗范围总要做一个规定的，特别是现代医生，当他们在临床上运用某个方治疗某种疾病，并且取得比较好的效果，就把它记录下来，作为这个方的治疗范围之一，但是一个方的治疗范围是讲不完的。因此，对于一个方子治疗范围的知识，大家今后只要了解就可以了，不一定非要熟记不可。我今天就围绕小建中汤讲一下学习经方时，特别是初学经方时容易碰到的一些问题。

　　小建中汤的相关条文在康治本中出现了 2 条，其中一条是康治本第 28 条（宋本第 100 条）："伤寒阳脉涩，阴脉弦，法当腹中急痛，先与小建中汤；不差者，小柴胡汤主之。"这是首先记载小建中汤方证的条文，但是内容比较复杂，不像单纯文字记载的那样简单。它讲了一个什么样的情况呢？讲的是一个小柴胡汤证的患者突然出现腹中急痛，脉象不光是弦，还相兼着气血不足的涩脉，因此就不能用小柴胡汤。另外，需要注意的是，尽管在宋本的小柴胡汤后面有"若腹中痛者，去黄芩，加芍药三两"的加减法，但在这种情况下小柴胡汤也是不适用的，因为这里是两个方证的合病。那应该怎么处理呢？《伤寒论》条文里就告诉了这种情况下的处理方法。因为此时的腹痛关系到两个证，一个是比较缓的证，一个是比较急的证，要先治急证，再治缓证；或者说关系到一个虚的证和一个实的证，要先补虚，再治实，而不能够相反。不能说患者具备了小柴胡汤证，就用小柴胡汤，或者用小柴胡汤加减方，一定要考虑到患者还有小建中汤证的合病在里面。小建中汤证在这里的表现是什么？一个是"阳脉涩"，说明气血不流畅，准确地讲是气血不足引起的不流畅；一个是"腹中急痛"，腹部拘挛疼痛。这两个症状同时出现的时候，就要先用小建中汤治疗。

下面我就讲讲《伤寒论》对于合病的两个治疗原则。合病，一般都要涉及两个证，如果需要先治疗其中一个的话，那么该治哪一个呢？这关乎一个重要的原则问题。

第一个治疗原则涉及"表里"，即先表后里。"表里"是说太阳病为表，其他经病为里。里可以分为可排水的里——阳明的里和少阳的里，和不可排水而需要储水的里——三阴病的里。"先表后里"的原则针对的是三阳证的里证和表证同时出现的情况，治疗要按照先表后里，如麻黄汤证和承气汤证同时出现在一个患者身上，就要先用麻黄汤解决表证，待表证解除以后再用承气汤。

第二个治疗原则涉及"虚实"，即"先急后缓"。比如在开始讲的小建中汤的条文里面，既有少阳病的小柴胡汤证，又有三阴病的小建中汤证，三阴病属于虚证，再加上患者腹痛得冷汗淋漓，症情是非常急迫的，就要"先急后缓"，或者说"先补后和解"，小柴胡汤即体现一种疏通的和法，所以先用小建中汤治急补虚，这是理解该条文的一个重要原则。

小建中汤证的临床表现在康治本第29条中也讲到了一部分："伤寒，心中悸而烦者，小建中汤主之。"说的是患者自觉心中悸动，又感到烦躁，可以用小建中汤治疗。其实这里还有很多东西没有充分展开，因此我们需要参考历代医家对它的论述。《金匮要略》关于小建中汤有3条条文：第1条是血痹虚劳病篇里的"虚劳里急，悸，衄，腹中痛，梦失精，四肢酸疼，手足烦热，咽干口燥，小建中汤主之"；第2条是黄疸病篇里的"男子黄，小便自利，当与虚劳小建中汤"；第3条是妇人杂病篇里的"妇人腹中痛，小建中汤主之"。我们要把这些条文全部进行对照，进行整合，不能够光背开头的那条条文，以为这就是小建中汤全部治疗的对象，应该根据《伤寒论》和《金匮要略》的原文、历代医家对它的看法以及临床上经常碰到的一些问题，还有经过自己的思索，然后总结出小建中汤的治疗目标。

矢数道明总结的小建中汤的治疗目标，我认为可以作为经方初学者的学习指导。他说："以全身的疲劳、精力不足，作为应用本方的第一目标。"这句话是最重要的。"全身的疲劳、精力不足"，乍一看就好像是我们平时讲的气虚、血虚的状态，而精力不足又牵扯到了肝肾不足。这样一个治疗目标会不会太大了一点？那到底是用八珍汤、归脾汤，还是用补中益气汤？好像都可以，但其实不是。矢数道明还讲"第一目标"只是一个大的目标方向。那我们根据脉象鉴别行吗？接下去他又说，脉象不一定浮大，有时候出现沉细脉，痛的时候会出现弦脉，甚至出现芤脉，也就是说脉象是变化多端的。那小建中汤证究竟是哪个脉啊？这个就很难讲，总的来讲它是虚的脉，但是虚里边它到底是细呢？还是微呢？这就不一定了，特别是疼痛发作的时候，脉象跟平时的也不一样，所以这个方证的脉象只能作一个参考。

最重要的是要结合腹证来鉴别。他说当看到这个人全身疲劳，精力不足，再来看腹证。小建中汤证的腹证：腹直肌不厚，但是呈紧绷状态，重重压下去，下面是空虚的。这种腹证跟桂枝加芍药汤证的有点儿相似，但是小建中汤证的空虚程度更加严重。严重到什么程度？这个就是默会知识，要慢慢熟悉和掌握。总的来说，就腹证而言，小建中汤证与桂枝加芍药汤证相比，二者的腹直肌绷紧程度是差不多的，但是前者的底力更为不足。当然，腹证的表现也不是百分之百如此，有的并不表现为绷紧，反而是柔软。我们讲过，将腹部弹力由强到弱分为五等，如果强力是五分的话，那柔软就是一分。从这一标准来看，小建中汤证的腹肌弹力就应该是二分。腹肌弹力这个诊治目标，我认为是非常重要的，因为如果仅仅依靠全身疲劳、精力不足，而不结合腹证，有时候会误判的。

刚才讲的小建中汤证的全身疲劳、精力不足是一个比较抽象、模糊的概念。诊治时，我们还要记住其他几个症状，如腹痛、心悸、盗汗、手脚烦热等。手脚烦热一般认为是阴虚内热，那小建中汤证的手脚烦热，是不是阴虚所导致？单讲阴虚还不准确，它实际上是阴阳并虚而津液不足。有的人习惯于一般诊疗思维，认为手脚烦热、盗汗都属于阴虚，就用知柏地黄丸之类的方子。还有四肢感觉疲倦，男的有梦遗、口内干燥、小便频数，甚至小便失禁。徐灵胎怕我们

　　　　　　娄绍昆一方一针解《伤寒》

走错方向，对其症状做了一个非常重要的总结：这些症状是因为津液少，而不是有火，是津液不足造成的手脚烦热、口干、盗汗，而不是由火造成的（如果是火为病因就需要清热了）。

为了使大家更加明白，我想讲一个自己临床诊治的病例。这是一个用小建中汤类方——黄芪建中汤治疗不明原因全身黄染的病例。患者姓洪，男，50多岁，患胃病多年，长期服用西药治疗。找我看之前已有黄疸，在上海医院住院观察，胆红素三项俱高，排除了血液与肝胆胰病变，具体原因不清，故未诊断出结果。后来根据他多年的胃病史，确诊为雷米替丁积累性中毒。经用药治疗，全身黄疸消退，出院回温州。但是不到1个月，黄疸复发，于是患者打算吃中药治疗。

初诊日期是1996年10月1日。当时患者全身的皮肤、眼结膜黄染，小便很黄，精神疲惫不堪，同时口干咽燥，大便燥结，小便黄、频数，甚至失禁，舌红少苔，脉象沉微，整体看上去是一种阴虚内热的状态。但是腹诊中其腹直肌表面浮起拘挛，深压下去空虚无力。整个人非常消瘦，可以用"血不荣肉，精不守骨"来形容。这个看上去是典型的黄疸病，但也像一个虚劳病。这种虚劳造成的黄疸的临床表现，与小建中汤证的腹证和小建中汤的治疗目标都非常符合。《金匮要略》虚劳篇里有条文："虚劳里急，诸不足，黄芪建中汤主之。""虚劳"指这个人精神差，是一种渐行性、消耗性的慢性病变；"里急"主要是腹部的肌肉紧张，同时没有底力；"诸不足"，指很多症状都体现体能不足。也就是说，虚劳的患者出现这样一种状态（里急、诸不足），可以用小建中汤的类方黄芪建中汤治疗。另外，《金匮要略》黄疸病篇"男子黄，小便自利，当与虚劳小建中汤"，很多注家都认为这里的"虚劳"二字，应该是指黄芪建中汤。

当时反复考虑过后，觉得他属于这样一种情况，所以最后用了黄芪建中汤：

桂枝 15g，生白芍 30g，甘草 10g，生姜 6 片（约 10g），大枣 6 枚，生黄芪 30g，饴糖 30g（后烊入），10 剂。

再结合艾条熏灸 3 个穴位：天枢、气海、足三里（其中足三里取双脚），每天每个穴位熏灸半个小时。

10 月 12 日二诊，患者非常高兴，黄疸明显消退，大便本来是比较结的，现在也有点畅通，精神状态也有所改善。他特别高兴的是小便失禁的情况明显改善，我想这跟芍药、甘草的"解痉"作用有关。小便长期失禁可能使整个膀胱、尿道括约肌都处于一种痉挛状态，稍微有小便就感到忍不住。效不更方，继续服用。就这样坚持内服、外治 3 个来月，其间每次复诊都以这个方为基础，稍做加减，结果所有症状，包括腹证、脉证都好转。一直到来年春节停药观察，电话随访，反映感觉蛮好，没有反复。1 年以后随访没有复发。谁知 3 年以后家里人说他黄疸突然复发，在家里死了。吃了中药以后的这几年都相当好，人就是没力气，也没有去上班，也没有黄疸，小便情况都还可以。死的时候突然黄疸复发，很严重，来不及去医院就死掉了。

在这个病例的辨证过程中，有几个方证需要相互鉴别。

①黄芪建中汤证跟小建中汤证的鉴别：黄芪建中汤证虚的程度比小建中汤证更严重，一般有黄疸的情况下，用黄芪建中汤好一点，它补虚利尿的作用较强；体能低下、身体虚弱的用黄芪建中汤比较好。

②炙甘草汤证跟小建中汤证、黄芪建中汤证的鉴别：炙甘草汤证主诉烦躁，同时皮肤干燥，营养不良，容易疲劳，手心脚心烦热；

小建中汤证也有手脚心烦热、口干，所以很像，便秘、呼吸时气热也都可共见。但炙甘草汤证有相对特异的症状，即心悸亢进、脉象结代，这是黄芪建中汤证、小建中汤证所没有的。小建中汤类方证的腹痛以及腹直肌拘急也是炙甘草汤证所没有的。

③黄芪建中汤证跟大建中汤证的鉴别：大建中汤证患者整个腹肌菲薄，我们把手放在患者腹部上轻轻地移动，就会感到肠的蠕动，有时甚至用肉眼都可以看得到。

④黄芪建中汤证跟补中益气汤证的鉴别：补中益气汤证消化道的症状可能会明显一点，并且"短气"也非常明显，一般整个腹肌比较软，很少有腹肌痉挛的现象，腹痛也不多，腹证有轻微的胸胁苦满。

⑤黄芪建中汤证跟柴胡加龙骨牡蛎汤证的鉴别：柴胡加龙骨牡蛎汤证主要出现"胸满烦惊，小便不利"，胸满烦惊是它的特点，同时腹部悸动比较严重，还有识得最重要的"胸胁苦满"，它们之间也就不难鉴别。

课间答疑

问：小建中汤证应该属于津液比较不够的这样一种状态，但是您所举的病案里，配合针灸的时候，怎么用的是艾条灸？艾灸对于津液虚的状态合适吗？还是说有其他方面的作用？"

答：首先，小建中汤证不仅仅就是津液虚，这个是非常重要的。它是以津液不足为主体，同时又有一种虚寒的症状和一种血流的不畅所组成的一个方证。这个方证可以从条文里面反映出来。

康治本第 28 条："伤寒阳脉涩，阴脉弦，法当腹中急痛，先与小建中汤，不愈者，小柴胡汤主之。"伤寒患者，看上去有点外感的状态，但脉不符合，是涩脉。涩脉一般讲是精血不足以及虚寒证。既有精血不足，又有一种阳气不流畅、一种寒冷交叉在里面，同时跌阳脉又是弦脉，弦脉一般都是主寒、主痛，因此出现腹中疼痛。可见，这里既有津液不足，又有中阳的不足，又有血流的不畅，治疗就要通阳温里、温补津液，所以用小建中汤。如果治不好，可以用小柴胡汤去掉黄芩，加上芍药。

小建中汤方里饴糖是一个主药，既可以补温，又可以养津液，养血液；桂枝也是温阳通阳，温润血管，治疗心悸。芍药六两，除了缓急止痛，还补津液。其他的生姜、甘草、大枣这些既有辣味，又有甜味，也有温性的药物，都有种温散的作用。所以对于精血不足、津液不够，又出现中阳虚寒，出现血流不畅的这样一种小建中汤证的腹部疼痛，不光就是一个补津液。

康治本第29条也讲道："伤寒心中悸而烦者，建中汤主之。"康治本里称建中汤，在宋本里就叫小建中汤，因为当时在康治本里面还没出现大建中汤。

那这里面的病机病因怎么分析呢？宋代的成无己应该讲是第一个用《内经》的思路去注释《伤寒论》的医家，他就提出小建中汤证不光是津液不足，也不光是阳气不足，而是一种气血内虚。他认为，伤寒邪气在表还没有传到里面去，出现心中悸而烦，并非只是一个邪气相搏所致。心悸则气虚也，烦则血虚也，气血内虚，故予小建中汤，先建其里，明确指出这个病证是气血两虚。津液、营血，包括肾里面的阴精，以及所谓的阴液，都是属于一种物质性的东西。其不足都是阴虚，即阴虚包括血虚和津液虚，但是程度上不一样，津液虚还只是阴虚最初的一步。总之，小建中汤证是出现阳气不足，又出现血流不畅，不光是津液不足。如果仅仅是津液不足，出现阴虚，那用灸就要注意了。

此外，《金匮要略》把小建中汤放在"血痹虚劳病篇"里，血痹就是血流不畅，而把虚劳病和血痹放在一个章节，其含义就是虚劳病也是全身组织出现供血不足、血流不畅，其治疗也就不仅仅是补阴或者补阳的问题。

通过以上分析就清楚了，小建中汤证不仅仅是津液不足，而是阳气也不足，血流不畅，用灸法是符合"阴阳并虚，先用温灸法扶阳"的法则。即当一个患者阴阳并虚的时候，先从扶阳开始，当然用灸开始也是对的。用药物治疗时也会考虑到这一点，康治本第21条和宋本第29条有一段很长的条文，里面讲到四个方，其中一个是甘草干姜汤，一个是芍药甘草汤，都只是两味药，而且甘草都是相同的。如果这个病是以一种合病的形式出现，同时病情又比较危急，治疗有时候就可以先补阳，即阴阳并虚先补阳，先用甘草干姜汤。所以在针灸的时候，对阴阳并虚的患者，先用温灸补阳是没有错的。患者既有甘草干姜汤证的四肢冰冷等阳虚症状，又有芍药甘草汤证脚挛急这一类津液不足的症状，如果阳虚症状不严重，临床就可以两个方同时给他吃，阴阳并补，小建中汤就是如此。但要记住，小建中汤是个温养之方，既有温又有养，而不光只是一个养，不只是一个阴虚。这里讲的阴虚，是阴虚最初步的一个阶段——津液不足。

用灸我们也有研究，要选天枢、气海、足三里这些穴位。天枢、气海在腹部，根据《内经》的理论，背部是阳，腹部是阴，温灸腹部，这是阴中求阳，而背部灸是阳中求阳。我们在阴部灸，虽是补阳，其实就含有益阴的意味。可见这些穴位的选择，也是有讲究的。

问：您说阴虚也包括津液不足，那这种津液不足，和后世的六味地黄丸证有什么不同？或者说诊断的角度有什么不一样？

答：阴虚，是一个大的范围，是一个津液不足的高级版。当然可以说津液不足也是阴虚的一部分，但是毕竟程度不一样。津液是最初步的，再进一步是营血，再进一步是阴精，都是属于物质性的东西，都属于阴。但是阴里面也分为初级、中级和高级。小建中汤证一般是津液不足，血不足的话就要用当归、芍药、麦冬这一类，津液不足也包括芍药、麦冬、沙参这一类。如果血的不足，更重要的就要加上地黄这一类，如六味地黄丸里面用的药物有怀山药、山萸肉、熟地。熟地就是地黄，既能够补血，补精又能补津。而小建中汤仅仅用了芍药这一类补津液的药物，所以程度上是有不一样的。再说，小建中汤不仅是补阴，它还有饴糖、桂枝这些温阳的药物在里面，具有温阳、温通作用，是温阳剂，这里要区别开来。

六味地黄丸是宋代钱乙《小儿药证直诀》里面的方子，去掉了肾气丸里的附子、肉桂，由 8 味药变成了 6 味药，作用基本上倾向于补肾阴。肾阴虚的症状大家都知道，五心烦热，盗汗失眠，大便闭结，舌红口干，脉象细数，而这些症状在小建中汤证中就比较少见，这两个方子应该讲有比较大的区别，不能说小建中汤里有补阴的药物，就属于滋阴剂，不是的。小建中汤应该是温阳养津剂，而六味地黄丸是滋阴剂。

娄绍昆一方一针解《伤寒》

066 芍药甘草汤与芍药甘草基

　　我开始关注芍药甘草汤是在读了承淡安先生的《伤寒论新注：附针灸疗法》之后，以前虽然也读过《伤寒论》，但对这个方子的印象不深，因为叙述得比较简单，只说了"脚挛急"。因为我是通过针灸去学《伤寒论》的，所以读承淡安先生这本书的时候就比较仔细，其中承淡安先生讲到他的老师瞿简庄的一个经验：瞿简庄先生非常推崇芍药甘草汤，说这两味药合用的话，等于有西洋参的功效。当时我还在农村，西洋参这个药是很稀贵的，因此对这个方的印象非常深刻。

　　《伤寒论》里面讲芍药甘草汤治疗脚挛急，是在外感病发热的过程中，发汗过度造成水电解质平衡失调以后所形成的脚抽筋，这里所讲的脚主要是指小腿，"脚挛急"就是小腿腓肠肌痉挛的样子。而我们今天所讲的脚，古代叫"足"，这个有点不一样。书上讲是小腿这边的腓肠肌痉挛造成的疼痛，其实芍药甘草汤对所有内脏的平滑肌以及全身肌肉的骨骼肌因痉挛而造成的疼痛都有效。有的人甚至认为只要疼痛就用它，这个就有点夸大了，有的胸痛就不用它。芍药甘草汤治痛也是有选择的，只不过其治疗范围确实比较广。几十年来，这个方无论是单用还是加减我都用了很多，比较下来还是感觉单独用原方两味药效果会好一点。《伤寒论》里边有些方子的药味越少，作用就可能越强烈，效果也更加好，特别是分量稍微多一点的时候。我们临床上有时会凭主观想象，脚挛急应再加一味木瓜，再加一味牛膝，我有时也会这样，但根据我的临床经验其实是没有必要的。近几年，我临床使用这个方，基本上就是单纯两味药。

有个女患者，姓张，40来岁。左腿外伤好几年了一直不好。躺在那里腿也不安分，好像出现不安腿综合征一样，下肢不安，影响睡觉。行走的时候，周围的人看不出来有什么不正常，但她自己知道行走不稳定。她一直在治疗，甚至看过脑科专家，做了所有检查，花了好多钱，也没有查出什么原因。2016年4月，到我这里来看的时候，我说你这种病，针灸效果应该蛮好的。她说针灸也针过好多，有一次被扎了二十几根针，背部也针了，脚上也针了。我检查时发现，她左边下肢疼痛，但是在她的右侧乳突后下的胸锁乳突肌后面发现有个压痛点。本来是想针刺这个压痛点的，但现在中医诊所都分了科，规定中医内科不能使用针灸。我就叫她在这个压痛点的位置按压1分钟左右，让她感觉一下。她说按压以后，走起路来好像明显轻松了。旁边有几个人看到就这么按压几下，马上就舒服，都觉得非常惊讶。我就叫她再做一下。她在那里又按压了15分钟左右，真的感觉明显有好转，走起路来轻松了许多。我让她自己每天坚持按压这个压痛点。除了脚痛，其他腹证、脉证、胃口、大便、睡觉都好，就是脚痛影响睡眠。所以我就用芍药甘草汤两味药。为什么？除了脚痛以外，她的腹证很典型，两边腹直肌像两条棍子一样，没有胸胁苦满，假如有胸胁苦满，就是四逆散证。我按压她腹部，然后问她现在的感觉如何，她说觉得紧紧的，但没有什么不舒服的，也没有其他什么感觉。这个就是芍药甘草汤证的典型腹证。如果没有这个腹证，光是脚痛，治疗效果就不一定好。处方：白芍

15g，赤芍 15g，生甘草 15g。甘草按比例应该是 30g，但是太甜了，用一半也有效。原方的比例，可能是在水电解质平衡失调的状态下失水过多，所以用的甘草也多，一般用一半量就够了。患者吃了 1 周，再来看的时候明显好转；又吃了 3 周就痊愈了。

朱丹溪的《朱氏集验方》里，把芍药甘草汤叫作去杖汤，应该是因为患者腿疼，用完这张方子以后腿不疼了，就不用拐杖的缘故吧。

临床上碰见这类病证，假如腹证上出现两条腹直肌很紧张，同时有胸胁苦满，就用四逆散。当然了，使用时要保证药量，同时最好配合针灸，或者按压，效果也是可以的。

初学经方时，对于芍药甘草汤更应该知道，它的这两味药是作为芍药甘草基。在《伤寒论》里，哪些方子里有这个药基呢？同时观察一下其方证里面有没有痛证。

先看太阳病证里，23 个桂枝汤类方如果没有加减的话，基本上都有芍药甘草基。还有小青龙汤有芍药，芍药可以使支气管平滑肌痉挛减轻，针对咳嗽；还有葛根汤、葛根加半夏汤这一类，也有芍药甘草基，其作用跟桂枝汤的有点儿类似，葛根汤也可以看作是桂枝汤加上葛根、麻黄。

在少阳病里，柴胡桂枝汤中有芍药甘草基，方证中有肢节疼痛；桂枝汤，可以治疗身痛，主要也是用芍药甘草基；葛根汤，颈项强直，整个腰背痛都可以治，也是芍药甘草基在里面起作用；四逆散证里急后重、腹痛，里面就有芍药甘草基。还有当归四逆汤，可以把它的手脚冰冷算作冷痛，也是桂枝汤的变方。还有黄芩汤（黄芩、芍药、甘草，再加大枣）、黄芩加半夏生姜汤，都有下利、腹痛，腹痛就是芍药甘草基在起治疗作用。

阳明病里基本上没有用到。

太阴、少阴连起来讲，穿插三阴病的一些病证。首先要考虑芍药甘草附子汤，疼痛挛急，寒冷，用芍药甘草。桂枝加附子汤，有芍药；桂枝附子汤，则是去芍药。这里边很有意思，都是对称性的，桂枝加芍药，桂枝去芍药，都非常对称，以后慢慢讲。桂枝加芍药汤证，有腹痛；桂枝去芍药，脉促、胸满者去芍药，这个非常重要，我们治心痛，如心绞痛这一类，一般都要避免使用芍药。

再看阴证里面的乌头桂枝汤，它治疗痛证很明显，所有的疼痛，其他方药治不了的，痛得非常厉害，就用乌头桂枝汤。我在《中医人生》里一开始就讲了，碰到张丰先生，他就用乌头桂枝汤治自己的腰痛，乌头从小量到大量，和蜂蜜一起煎，这里边就有止痛的芍药甘草基。

温经汤是治疗痛经的，它里面就有芍药甘草基，这也是桂枝汤的一个变化。芎归胶艾汤也治痛经，治崩漏、下血，芍药甘草基也在里面。

小建中汤更不用讲了，黄芪建中汤、当归建中汤这一类也不讲了，乌头汤也是非常重要的。

还有一个要记住，就是桂枝芍药知母汤，治疗诸关节疼痛，如膝关节疼痛，并且伴有滑膜炎积液的患者，经常用到这个方子取效。

我们把整个康治本里含有芍药甘草基的方子都罗列出来，通过这样一个角度，对《伤寒论》就有深一层的认识，对其方证就可以用多种多样的视角，从各个方面去把握住，形成自己的默会知识。

从两味药的药基入手，是一个非常重要的方法，大家可以自己去做做。这里边最重要的是应该掌握带有芍药甘草基的 5 个常用方子，即芍药甘草汤、芍药甘草附子汤、桂枝加芍药汤、小建中汤和四逆散。

一般怎么区分它们呢？它们都是用于止痛的，其止痛范围大概是这样：芍药甘草汤、芍药甘草附子汤主要治疗一种急性的、突发性的肢体疼痛。我刚才讲的那个人，外伤以后，出现了这样一种疼痛，虽然时间也比较长了，但也明显是外伤所造成的，也算是突发性的，一直没好，因此可以考虑使用。可见这个范围也不是那么死，我说急性的、突发性的，刚才那个已经一年了，怎么还算突发性的呢？因为他这个疼痛是急性造成的，一直持续着，并没有慢慢地固化，伤着以后，脚就一直这样子。所以语言有时候表达总是有它的局限，并不是最准确的，就在于你的理解了。

芍药甘草汤、芍药甘草附子汤主要治疗急性的、突发性的肢节疼痛，那腹痛呢？突发性的腹痛用什么方呢？用桂枝加芍药汤。之前讲过的胰腺炎疼痛医案，我就用了桂枝加芍药汤，而没用建中汤。

那小建中汤呢？用小建中汤是平时慢性期改变体质的一种方法，当然也可以治病。我之前讲的那个黄疸病例，就是用小建中汤的类方，即黄芪建中汤。黄芪建中汤、当归建中汤，都应该看作是小建中汤的类方。当归建中汤主要针对妇女出现类似于小建中汤证，腹肌紧，人极端疲惫，特别是腹壁很薄，有的很软，不一定是那么死板的，但是有月经不调，就用当归建中汤。

总之，先从这里入手，把整个《伤寒论》里面分布的含有芍药甘草基的几个重要方子都熟悉一下。

课间答疑

问：最近我的媳妇脚扭了，我就给她吃芍药甘草汤，一帖药下去，她就可以下地走了，虽然现在还有一点点痛。但当时她的腹证并没有明显的腹直肌紧张，我想脚刚扭，不会立刻造成腹直肌紧张。请问是不是只有腹直肌紧张才可以用芍药甘草汤？

答： 应该讲芍药甘草汤对崴脚肯定是有用的，这个从西医的角度的确难以解释。

在《伤寒论》芍药甘草汤证的条文里，并没有讲到腹直肌一定要紧张。腹直肌紧张是日本汉方家在研究过程中，通过对腹证上的摸索，发现芍药甘草汤对于肌肉，特别是对内脏括约肌以及骨骼肌的痉挛疼痛有放松、解痉、止痛作用。同时发现，当有脚痛的时候，检查腹证，如果有腹直肌紧张，用芍药甘草汤就更加有把握。因为，脚痛还有其他所致，就需要加以排除。所以，脚痛加上一个腹直肌紧张的腹证诊断，就基本可以确定用芍药甘草汤。

那如果没有腹直肌紧张呢？没有腹直肌紧张的情况一般有两种：一种就是他所讲的，这种病例可能一个星期或两个星期，下肢的疼痛已经影响了腹直肌，但还没有引起腹直肌的痉挛。这个就像《伤寒论》里"或已发热，或未发热，必恶寒"的条文一样，我们也可以说："或腹直肌已痉挛，或腹直肌未痉挛，脚挛急疼痛者，芍药甘草汤可以主之。"可以看作脚挛急疼痛者的腹直肌痉挛还没有出现。还有一种可能，就是医者的腹诊水平不合格，对于腹直肌紧张与否没有感觉。

通过以上的分析，就可以把用芍药甘草汤治好脚外伤疼痛这个事实，和腹直肌还没有出现痉挛的这个现象统一起来了。

067 吴茱萸汤证及方药构成

吴茱萸汤在《伤寒论》和《金匮要略》都有出现。宋本《伤寒论》第243条讲："食谷欲呕，属阳明也，吴茱萸汤主之。得汤反剧者，属上焦也。"假如吃了东西以后，只想吐，这个属于阳明病，用吴茱萸汤去治；如果喝了药汤，反而更加剧烈的话，则属于上焦的病。也就是说这个病往往在阳明这个区域内，吃了东西就会吐。第309条讲："少阴病，吐利，手足逆冷，烦躁欲死者，吴茱萸汤主之。"这个属于少阴病，有吐，有下利，手脚冷，有时候难过烦躁得像要死的样子（神经系统的一种烦躁欲死），可以用吴茱萸汤主之。第378条讲："干呕吐涎沫，头痛者，吴茱萸汤主之。"说这个病有时候不一定有东西吐出来，是干呕，但是干呕以后反而有些痰涎一样东西吐出来。

我们前面讲了半夏类的呕吐，呕吐到最后都有痰涎类的东西吐出来。呕吐前有恶心，然后呕吐，呕吐也包括干呕，吐了以后有痰涎一样的东西吐出来，要考虑到半夏类的方剂，如半夏厚朴汤、小半夏汤、半夏泻心汤；假如有胸胁苦满，就要考虑柴胡剂。

这里讲的吐涎沫是什么意思？应该也是干呕以后有东西吐出来，而这个吐出来和半夏类方证的有什么区别呢？半夏类方证吐出来的是比较清稀、像水一样的，一般都是用半夏干姜汤这一类；假如痰是白的、不黏，也不是水一样，一般用半夏类方；而吴茱萸汤证吐出的涎沫是很黏很黏的。

还有头痛，吴茱萸汤证的头痛是阵发性的、比较强烈的。五苓散证有时候也会头痛，但是两者有明显的区别。五苓散证主要是口干，小便不利，水入即吐，是喷射样的呕吐。因为牵扯到脑子里边的一些问题了，由于水电解质的平衡失调导致口渴，大量的水喝进去以后又出现了低血钠这类情况，造成了脑的病变，所以这个呕吐就非常强烈。而吴茱萸汤证的头痛主要是一种痰饮上逆，痛很强烈，但是阵发性的，也不是那种喷射一样的呕吐，这些都需要区别开来。

在《金匮》里面有篇专门讲呕吐哕。"哕"也是一种干呕，没有痰的样子。前面讲了吴茱萸汤证是干呕，有涎沫的，半夏类的方证也是有涎沫的，而哕就是没有东西。《金匮》里面也提到吴茱萸汤，说："呕而胸满者，茱萸汤主之。"它这个吴茱萸的吴字没有写进去，其实方药是一样的。《金匮》里还有一条："干呕吐涎沫，头痛者，茱萸汤主之。"这个跟宋本第378条基本上一样。根据日本汉方家的考证，是先有《金匮》的"干呕，吐涎沫，头痛者，吴茱萸汤主之"这一条，然后宋本《伤寒论》把它抄录在里面，因为在康治本里边吴茱萸汤只有第56条这一条，也就是宋本的第309条。

我们讲了那么多呕、吐、哕的来历，有属于阳明的、少阳的、厥阴的，还有杂病呕吐篇的。临证时，假如先去辨别这些，就会给方证辨证带来很大的不便，只要明确吴茱萸汤的治疗目标，抓住了这个方证就可以了，不必过多地考虑是阳明病、少阴病，或者是厥阴病、杂病等。

根据临床上对吴茱萸汤治疗目标的研究，一般在三阴病中出现干呕、吐涎沫、头痛、手脚冷、烦躁非常强烈、胸满的情况就是吴

娄绍昆一方一针解《伤寒》

茱萸汤证。在很多疾病里面只要出现类似的情况，就要考虑是不是吴茱萸汤证，假如是，就用这个方子，同时要进行鉴别。首先是方向性的辨证，确定为三阴病，也就是虚证以后再进一步辨别是不是吴茱萸汤证。前面讲了呕吐的鉴别，还要跟有些头痛进行鉴别，头痛症状主要集中在太阳病里面，像葛根汤证、麻黄汤证、桂枝汤证都应该进行鉴别。这里特别要注意，干呕、吐涎沫需要跟半夏类的方子进行鉴别。

为了使大家能够明确对这个方证的认识，我先讲一个病例。一个乙肝活动期的男性患者，40岁，2011年2月来看病。3个月以来，患者因为经常呕吐，反复发作，反复住院，肝功能恢复不起来，家里人就很怕。治疗过程中，西药用过，中药也用过，方子多是半夏类、柴胡剂，吃下去也无明显改善。一了解，患者虽反复呕吐，但是没有东西吐出来。要是有痰也是吐也吐不掉，像是粘在口中一样；如吐出来，这痰就像胶冻一样。患者非常疲劳，面色暗黄，大便比较软，但是排的量不多，小便有点黄。下肢特别冷，手也冰，摸上去是冷的，自觉也冷。舌苔白腻，脉象无力，腹直肌松软，心下痞硬。其症状表现就是一个典型的三阴病的吴茱萸汤证。

但是前面为什么没人敢用，因为吴茱萸毕竟是热药，生姜、吴茱萸都是比较热的药，对肝病是不是适应？假如你事先就把肝病定为是一种湿热，那很可能一想到这张方也马上就会把它否定掉。然而临床需要随证治之，治病是有一个常规，但不是一成不变的，有变的话你就要随之而变。常规情况下，肝病多湿热这样的说法没错，但是每个患者的体质都不一样，病证也会不同。此患者干呕的最后出现一种强烈的头痛，黏痰吐出来以后，整体感到非常无力，头痛起来不得了。综合起来，干呕、吐涎沫、头痛、手脚冷、心下痞硬、神疲无力，完全符合吴茱萸汤证。

通过比较、鉴别，吴茱萸汤证中的痰非常黏滞，而半夏类、干姜类的痰一般不会这样黏滞；还有吴茱萸汤证呕吐的形式不是喷射状的，跟半夏类也有区别；此外，吴茱萸汤证没有胸胁苦满，所以与柴胡类也可以鉴别开来。

他的家人也有懂一点中医的，说肝炎的病，怎么可以用吴茱萸汤呢？我说你看他的痰，不怎么黄，还这么黏滞，手脚那么冰，舌苔那么白。给他们做了一些解释，算是同意了。汤药吃下去，效果非常好，吃一天好一天，3天以后呕吐、头疼基本就消失了。同时还排出了很多的大便，症状就好多了。但是人还是疲劳，心下还是痞满，胃口还不怎么好，舌苔还是白腻，所以改为六君子汤。吃了大概3个月的六君子汤加减，肝功能检查正常，效果很好。

这个病例提示我们，不要给常规的肝病活动期都属于肝胆湿热这样一种观点所迷惑，应该根据当前的情况，具体问题具体分析，这是非常重要的。

此外，我们还要了解吴茱萸汤是怎么构成的。远田裕正在《伤寒论再发掘》里面讲得很清楚，他说开始的时候是发现吴茱萸能治疗呕吐、头疼，再加上生姜、大枣这么一组的药基证。同时又发现另外治疗呕吐、胃口不好、心下痞硬的一些药物组合，也就是人参，人参生姜大枣基。人参能够治疗呕吐，开胃口，在腹诊上发现人参能够治疗心下痞硬，也加上生姜、大枣保护胃肠，同时生姜也能治疗呕吐。后来发现一个患者症状比较复杂，既有呕吐、头疼、肢冷的吴茱萸生姜大枣基证，又有呕吐、胃口不好、心下痞硬的人参生姜大枣基证。最后试着把这些药物组合起来，经过长期的使用，效果很好，就慢慢把药物的分量定下来，固化成了一个方子。这个方子开始的时候是用药物的名字来命名，即吴茱萸人参生姜大枣汤。对康治本研究的结果表明，一般生姜、大枣一起用的时候，都是生姜放在前面，大枣放在后面，这里的两个组合药基本也是这样，吴茱萸生姜大枣，人参生姜大枣。当它们合并的时候，生姜、大枣重合了，就取一个放在后面，即吴茱萸一升（放在前面）、人参二两（放在第二位）、生姜三两（放在第三位）、大枣12枚（放在第四位）共4味药，一般治疗干呕、吐涎沫、头痛、肢冷、胃口不好、心下痞硬。

但是后来遇到一种强烈的呕吐，或者强烈的头痛，这个方吃下去效果不好。特别是头痛与呕吐强烈的程度，达到了烦躁欲死的程度。所以他们又想，这样的头痛，这样的呕吐，是不是要对药物进行改进呢？后来针对呕吐那么严重，就在这个基础上，加重了生姜的分量，生姜加到多少？加到了六两（本来生姜是三两）。这样一来，这个方子就变成了前面那个吴茱萸人参生姜大枣汤加生姜的方子了。又加上三两生姜，共六两生姜，这个新方子就命名为吴茱萸汤。吴茱萸汤的药物排列，本来生姜放在大枣之前，但是我们现在看到的康治本《伤寒论》上的是吴茱萸一升、人参二两、大枣十二枚、生姜六两，生姜放在了后面。在经方医学初创的远古时代，药物排列的次序非常重要，因此，大家要看到这些药物排列的时候，就要发现问题。发现什么问题呢？就是生姜六两为什么放在了后面？康治本里生姜、大枣的常规排列都是生姜放在前面，大枣放在后面。如桂枝汤，桂枝芍药甘草生姜大枣，生姜就是在前面的。为什么这个放在后面呢？肯定是有缘故的。什么缘故？就是这个方已经在原来方的基础上做了变动。变动以后，为了让你知道，所以生姜就放在了后面，等于是一个暗号，是个秘诀，是给你一个启示密码。所以《伤寒论》里边很多药物组合的密码就是在药物的排列上，日本这些研究康治本的人把这个秘密揭开了，这是个非常了不起的事情。我们现在看到吴茱萸汤药物的排列是吴茱萸一升、人参二两、大枣12枚、生姜六两，当看到生姜六两的时候，假如不注意这个问题，你会觉得六两就是六两，放在第三就是第三位，第四就是第四位，没有什么大惊小怪的。可在古代却是通过这个方式留下了那个药物重新变动的一个记录，古代文字没有那么发达，它只能通过药物的组合来显示这个密码，而我们现在学习的人如果知道了这个密码，就知道了生姜一定要重用，否则也是很随便，觉得三片、两片无所谓，可在《伤寒论》里边这个生姜的量是非常重要的。

大家再看看《伤寒论》里边的大柴胡汤，它的生姜是多少？五两，而一般小柴胡汤都是三两。那它为什么是五两？大柴胡、小柴胡的半夏用量是一样的，小柴胡汤证喜呕，半夏是三两，生姜也是三两；大柴胡汤证呕不止、心下急，呕不止当然比喜呕严重，半夏的量还是三两，但生姜变成了五两，可见生姜在这里对症状的调节起了非常重要的作用。而吴茱萸汤的生姜六两应该讲是比较重的了，除此以外，大家可以再找找，还有哪个方子生姜是六两？看看当归四逆汤里面的吴茱萸、生姜，就知道了。这里就可以看出吴茱萸和生姜是一个药基。这样一步一步地，慢慢地从药证逐渐走向药基证，再进一步构成了方证。从方证形成过程中，每一步的结构衍变，我们就知道了每一种药证、药基证和方证的内在联系了。

对吴茱萸汤证的针灸，临床可以既针又灸，而我一般都是用艾条熏灸。针刺，一般选穴是上星和百会；艾条熏灸，则选中脘和足三里。上星、百会，一般要用比较细一点的针（26号这样粗细，1～1.5寸的毫针），沿头皮刺，一般留针15分钟。艾条熏灸中脘、足三里，每个穴位熏灸 10 ～ 15 分钟，每一个穴位一般用 2 根艾条，足三里两个穴位可以用 2 根艾条同时熏灸。中脘和足三里这两个穴位熏灸，作用一般是止呕吐。而上星、百会这两个穴位针刺，一般是止头痛。像这一类病证，如果针刺及时，效果还是比较好的。最好是天天针。在没有药物的情况下，可以单独用；有药物的话，可以针药配合。针上星穴沿头皮刺开始有点困难，患者有时候疼得嗷嗷叫，要通过大量的临床练习之后才会比较熟练起来。

课间答疑

问：您在《中医人生》"慎之不慎走麦城"一章中讲了金慎之先生用吴茱萸汤治疗一例入睡后口角流出大量"清稀涎水"，有浓浓奶腥味的胃痛胃胀患者的医案。这个病案我之前考虑用理中汤（甘草干姜基）来处理这种清稀的分泌物，而您说吴茱萸汤所治疗的痰涎是黏的，似乎是矛盾的。按照寒热来分的话，吴茱萸汤证的涎沫似乎也应该是清稀的。请您解惑。

答：根据《内经》"病机十九条"中"诸病水液，澄澈清冷，皆属于寒""诸转反戾，水液浑浊，皆属于热"，分泌物、排泄物是浑浊还是清冷，决定着其是寒证还是热证。因此《中医人生》中的那个病例，清稀的涎水比较容易判断是寒证，而对于寒证，甘草干姜汤、理中汤和吴茱萸汤都应该在选择范围内。那到底用哪个方呢？就不能仅仅根据涎水了，还要根据患者有没有头痛、有没有呕吐、手脚有没有冰凉、脸色是不是清白、大便是不是稀薄、口干不干这些去判断，这样就比较容易诊断到底是理中汤证，还是吴茱萸汤证。这个问题在方向性辨证上问题不大。那问题在哪里呢？我在讲吴茱萸汤证的时候，讲到吴茱萸汤证的痰涎往往是黏的，好像分也分不开的样子。上面的提问认为，这种黏的情况应该属于热的一种状态，怎么反而说是属于吴茱萸汤这种寒证呢？吴茱萸汤证是寒证当然确定无疑，但它不仅是一种寒热的问题，还有一个非常重要的，就是里有水饮，有痰浊，痰浊、水饮和寒交织在一起。吴茱萸汤证的这种寒，我们认为是久寒，非常长久的一种寒，与刚刚起的，或者平常所讲的寒的概念不一样。因此，此证的这种痰浊，并不是平时所讲的清水一样冷的或者比较混浊是热的那样简单，而是更加复杂。

浅田宗伯所著的《勿误药室方函口诀》中提到，吴茱萸汤主要降浊饮，认为吴茱萸汤证的寒饮是浊饮，一个"浊"字，说明痰涎不是那么清的。由于这种内在浊饮的存在，才造成了吐涎沫、头痛、呕吐。《肘后方》也认为吴茱萸汤证是浊饮上逆证，这种饮是浊的饮，不是一般的清水样，跟小青龙汤证的水样分泌物、水样鼻涕，有点不一样。

久寒是吴茱萸证浊饮的主要原因，而寒性收引、凝集，故造成水液的混浊、黏稠。宋本《伤寒论》351条："手足厥寒，脉细欲绝者，当归四逆汤主之。若其人内有久寒者，宜当归四逆加吴茱萸生姜汤。""内有久寒者"的当归四逆汤证，吴茱萸生姜基正是针对"内有久寒者"的体质用药，而生姜吴茱萸基正是吴茱萸汤的主药，治疗久寒。当然，金慎之的那个病例也是清稀的分泌物，口水很多，但其气味不是秽臭，而是腥味。中医认为腥味跟寒冷有关。虽然是清水一样的，但腥味表示是浊饮。总之，讲吐涎沫、吐涎唾，主要是唾液分泌过多，从现代医学来讲，往往是迷走神经兴奋造成的，中医都归于胃里的水液过多。吴茱萸汤中的四味药对于唾液分泌过多有减少或消除的作用。

对于唾液，一般从三个方面去判断是热是寒。第一个是颜色：

混浊、黄的偏于热的比较多；清白的，属寒。如果既混浊，颜色又是白的，还是偏于寒饮，就是浊饮。第二个是气味：一般讲寒性的都没有什么味道，或者有腥味，鱼腥的味道；热性的，一般就有臭味，秽臭的味道，颜色也偏黄。第三个是黏稠度：热性的痰饮大部分都是黏稠的，寒饮的黏稠度比较低，一般都是稀薄的，但是"内有久寒者"的寒饮也可能是黏稠的。上面病例的痰液是清水一样，但是有腥味，也是痰浊。后面讲课的病例中也讲到，痰涎虽是黏稠的，但颜色是白的，同时没有什么气味，故还是属于寒性的痰浊。

068 黄连阿胶汤 1

在整本《伤寒论》里，方的命名都是有规矩的，这种规矩在康治本里边表现得最为明显。概括起来，《伤寒论》方的命名一般有7种形式，大家可能会感到很吃惊，因为我们一般都不太重视方的名字。但是日本的汉方家却在这方面做了大量的工作，这对我们理解方证辨证和形成自己的默会知识有非常大的作用。

在康治本中，方的7种命名形式：第一种是以全部生药名为方名，如芍药甘草汤、甘草干姜汤、干姜附子汤、栀子豉汤、栀子甘草豉汤、栀子生姜豉汤、芍药甘草附子汤、茯苓桂枝甘草大枣汤、茯苓桂枝甘草白术汤和麻黄甘草杏仁石膏汤，共10张方。第二种是以2味以上的部分生药名作为方名，如柴胡桂枝干姜汤、黄连阿胶汤共2方。这里我们看到，柴胡桂枝干姜汤用3味药代表了7味药，黄连阿胶汤则用2味药代表5味药。当然这还是以药物名来命名。第三种是只用1个生药名作为汤名，如麻黄汤、葛根汤、桂枝汤、茵陈蒿汤、黄连汤、黄芩汤、附子汤、吴茱萸汤、猪苓汤、桃花汤和甘草汤，共11方。其中，麻黄汤是4味药，但用1味药去命名；葛根汤是7味药，也只用葛根命名；桂枝汤5味药，只用桂枝命名；茵陈蒿汤是3味药，也是用一个茵陈蒿去命名。第四种是以1味生药名，附加修饰语作为方名，方名还是用药名，但是附加了修饰语，有的修饰语在生药的前面，如小柴胡汤、大柴胡汤（共2方），这里的修饰语是大、小；有的修饰语在生药的后面，如半夏泻心汤、生姜泻心汤、甘草泻心汤、茯苓四逆汤、桃仁承气汤（共5方），泻心汤作为一个修饰语在药物的后面。第五种，连一个生药的名字也没有，只通过对生药名的模糊联想而形成方名，如青龙汤、十枣汤、白虎汤、白通汤（共4方），其中白通汤是葱白作为主药，但是方名没有讲出来，通过联想葱白是白的。第六种是用药效表示方名，如真武汤、调胃承气汤、大承气汤、陷胸汤、四逆汤、通脉四逆汤、建中汤共7方。第六种是体现已有方子加减法而形成的汤名，如葛根加半夏汤、桂枝加葛根汤、桂枝去芍药汤、桂枝加芍药大黄汤、桂枝去桂枝加白术茯苓汤、桂枝加芍药汤、桂枝加附子汤、黄芩加半夏生姜汤、白虎加人参汤共9方。

由上可知，黄连阿胶汤的命名属于第二种形式，即以2味以上的部分生药名作为方名者。黄连阿胶汤共有5味药，那该方在《伤寒论》中的哪个位置？黄连、阿胶在这方中的药物排列位置又是怎样的？

我们先看看黄连阿胶汤的来历。康治本《伤寒论》第52条："少阴病，心中烦不得卧者，黄连阿胶汤主之。"在宋本《伤寒论》中是第303条。宋本和康治本的药物排列一样，黄连四两，黄芩二两，芍药二两，鸡子黄两枚，阿胶三两。一般的方中黄连多是一两、二两，最多也就三两，而这里黄连量达四两，是最多的了，乌梅丸中黄连也是四两，但那个是药丸。

黄连阿胶汤，顾名思义，黄连第一重要，阿胶第二重要，或者说两个都重要，也就是说两个是主药。如果按君、臣、佐、使的思想方法来确定的话，应该第一个是黄连，第二个就是阿胶，或者第一个是阿胶，第二个是黄连。但实际药物排列并不是这样，黄连摆在第一位，而阿胶摆在最后一位，跟我们平时所想有些不一样。

黄连阿胶汤非常有名，我们主流医学、教材都说它治疗心肾不交。心指心火偏亢，失于下降；肾是指肾阴不足，阴精不能上承。正常情况下，阳降阴升，这样才能够阴阳交接。若它不能够阴阳交接，上面阳太多，下面阴太少，就会出现阴阳分离的状态，也会出现一系列的症状。这样的解释非常好，因为心火偏亢出现脸红、舌尖红及破、心烦失寐、口苦等症状；肾阴不足，就出现盗汗、脉象滑细数、腰痛、失眠、月经淋漓等一系列阴虚的症状。

但是《伤寒论》却不能这样随意想象。黄连阿胶汤证首先是少阴病证，而少阴病证是什么样的呢？少阴病一般是脉微细，但欲寐。"脉微细"没问题，像这种虚证一般是脉微细，不过有时候也会脉细数。"但欲寐"是一种虚衰的精神状态，它有两种形式，一种是正常的疲劳想睡，白天也想睡，只想躺着不动，倦卧；另外一种是虚性的兴奋，这当然是虚衰以后造成的假性兴奋，天天睡不着觉，颠来倒去睡不着。

黄连阿胶汤证就是一种虚性的兴奋。但这样解释就出现了一个问题，就是按现行的方剂学所讲的药物君、臣、佐、使的配伍方法，应该把重要的药物放在前面，第一个药是君药，第二个药就应该是臣药。假如用这样的命名法来看药物的排列，就让我们大跌眼镜。回到前经方时代，从原始《伤寒论》就可以看到这个问题。在康治本《伤寒论》、宋本《伤寒论》和《注解伤寒论》三书中黄连阿胶汤中的药物排列皆相同，即黄连第一位，黄芩第二位，芍药第三位，鸡子黄第四位，最重要的阿胶是第五位。方名最前头的为黄连，最末位的是阿胶，是符合命名法大原则的。如果按君臣佐使的思想方法来确定的话，那么黄连之后，必须是阿胶。这样就可以看出，康治本《伤寒论》比以后问世的两书对方名与药物排列的关系，更具有法则性，而且命名法单纯朴素，有原始的形式，这是一件重要的事，所以今天特别讲一下。当然，还有一些更复杂的、更多的联系，更多的奥秘，下面会慢慢展开。

日本汉方家对黄连阿胶汤的治疗目标是怎么规定的呢？尾台榕堂根据吉益东洞的观点，认为它主要是治疗心中悸而烦，不得眠，因为在《金匮要略》里有条文："心气不足，吐血，衄血，泻心汤主之。"但是这里的"心气不足"其实是心气不定，后世《千金》里面就是心气不定。作为黄连阿胶汤非常重要的组成部分，黄连、黄芩能够治疗心气不定，即"心悸"；芍药、阿胶、鸡子黄能够治疗虚烦，即"而烦"。黄连阿胶汤证的虚烦和栀子豉汤证的虚烦不一样，黄连阿胶汤证是阴液不足所造成的虚烦，是虚性兴奋而出现的烦躁；栀子豉汤证是非虚证，心下没有痛、痞，是无形之热所造成的烦，没有有形之邪，所以叫虚烦。黄连阿胶汤的烦是虚烦到极端，不得眠就是虚烦的一种表现，所以黄连、阿胶、鸡子黄也能够治疗失眠。

《类聚方广义》记载黄连阿胶汤除了治疗以上症状外，还可以"治诸失血，心悸身热，腹痛微利，身体困惫，面无血色或面热潮红"等应用性症状。《类聚方广义》里讲了比较多的应用性症状，但尾台榕堂对其所规定的治"心中悸而烦，不得眠"并没有变动，说明这些症状非常重要，而其他应用性症状次要一点。要特别提一下，"腹痛微利"也非常重要，因为黄连阿胶汤就是由治疗"腹痛微利"的黄芩汤演变过来的，所以也可以治疗腹痛微利，但是黄芩的量减少到二两，黄连增加到四两。黄芩、黄连的作用看起来好像差不多，其实两者既有相同，也有不同。黄连治疗心下和胸部的热，黄芩治疗心下及肠道的热，所以下利用黄芩汤，黄连汤不治疗下利。

黄连阿胶汤是怎么构成的呢？它是由黄芩汤延伸出来的。黄芩汤一共只有 4 味药，黄芩、芍药、甘草、大枣。黄连阿胶汤里有其中的 2 味（黄芩、芍药），但去掉了甘草、大枣。因为腹痛、下利不明显，而出现了特别烦躁、烦热、心悸和虚的症状，虚表现为脉象偏于细弱、腹部柔软、精神怠懒，甘草和大枣对这些症状的治疗作用不大，故去掉了。加上鸡子黄和阿胶，因为其对治疗虚烦、体能不足、津液不足、精血不足的作用明显，有补液的作用。黄芩汤的 4 味药，去掉甘草、大枣，加上黄连、鸡子黄和阿胶，就形成了两个重要的药基：一个是黄连黄芩基，治疗精神不安、心悸兴奋的状态，包括不能睡觉；另一个是芍药鸡子黄阿胶基，芍药改变体内津液的欠缺，和鸡子黄、阿胶配合能补养身体，增强体力。一组是补养身体的津液不足，一组是治疗精神不安、兴奋的状态，就构成了黄连阿胶汤。

黄连阿胶汤使用范围非常广泛，但不能离开它的特异性症状。特异性症状是有限的，但临床使用却是很多的。若用现代的病因病机去讲，确实能够帮助我们理解。黄连阿胶汤主要用于夹有虚证的热性的疾病，所以柯韵伯说它是"少阴病的泻心汤"。泻心汤主要是指《金匮要略》里黄连、黄芩、大黄 3 味药组成的三黄泻心汤，主治实证、热证。黄连阿胶汤治虚证里的热证，所以叫"少阴病的泻心汤"。这种说法虽然很形象，但并不是特别的恰当。因为是先有黄连阿胶汤，然后才有《金匮要略》的三黄泻心汤。黄连阿胶汤是母，泻心汤是子。"少阴病的泻心汤"，言外之意就是泻心汤早一点，黄连阿胶汤迟一点，这个先后虽然并不是很重要，但方剂的来龙去脉，对进一步深入理解方证是非常有用的。

黄连阿胶汤治疗目标很多，可以治疗肺炎、伤寒、丹毒等感染性疾病；亦用于治疗癔症、神经官能症、高血压等神经性疾病；还可以治疗肠炎、直肠溃疡出血，以及小便淋沥、小便出血等各类出血性疾病；甚至可以治疗皮肤瘙痒干燥等疾病，无法穷举。以上是黄连阿胶汤目前已知的大致疾病谱，随着临床的深入，可能会有更多的疾病，如干燥综合征等纳入它的治疗范围。

课间答疑

问：娄老师您谈到虚烦，说栀子豉汤证是实性虚烦，而黄连阿胶汤证是体液匮乏之虚烦。请问，这种黄连阿胶汤证的虚烦，是一种静态的吗？会不会也很剧烈？具体的症状表现如何呢？很难想象烦又"但欲寐"的情形是怎样的。

答：栀子豉汤证的虚烦是阳性的虚烦，这个虚不是虚实的虚，而是说没有跟其他的痰和水什么的有形的病邪结合在一起。前面讲到了热和痰、水结合在一起的大陷胸汤证的烦躁，那才是实烦。栀子豉汤证的烦只是单纯气分热所造成的，没有跟其他有形的病理东西交织在一起，所以称为虚烦。虚烦并不是人体虚。而黄连阿胶汤证是真的虚证了，就是阴虚、体液虚，所以把它放在少阴病里面讨论，它是阴证造成的一种虚烦。

那这种黄连阿胶汤证烦的具体临床表现是什么呢？它跟少阴病的提纲证"但欲寐"是不是有点矛盾？

我们先看看少阴病提纲："少阴之为病，脉微细，但欲寐也。"这是宋本《伤寒论》第281条。我们讲了，少阴病还存在热化寒化问题，也就是一个阳虚、阴虚、阴阳并虚的问题。先讲少阴病寒化的阳虚、热化的阴虚。提纲证看上去就是阳虚，脉微细是循环系统的微弱；但欲寐是只想睡，精神非常的疲乏，这是寒化的一种提纲证。那热化的提纲证怎么表现出来呢？仔细对照《伤寒论》的不同版本，发现宋本第 281 条与最原始的康治本第 51 条仅有一个字之差，康治本第 51 条为："少阴之为病，脉微细，但欲寤也。"一个是"寐"，一个"寤"。"寤"，是醒的意思；"寐"，是睡着的意思。即一个是醒过来，一个是睡着了，正好相反。可见，少阴病这两种情况都是存在的。神经系统在这种病证的冲击下，热化的症状是睡也好像醒着一样；而阳虚寒化的症状，人的精神就非常疲乏，只想睡的样子。一个是醒着，睡着也像醒着；一个是睡着，白天不睡的时候也想睡，正好表达了一个热化，一个寒化。此外，脉微细其实也表现了两种状态，微一般是阳虚，细就是血虚、阴虚。所以这个提纲证并不错，只是其中一个讲的是，少阴之为病，脉细，但欲寤，睡眠不好，像醒的状态，就是黄连阿胶汤证，体能上出现虚性的兴奋，睡不着觉，这个与提纲证就对上了。

由于在《伤寒论》不同版本手抄和流传过程中，把这个问题搞混乱了，其实这两种情况都有叙述，我们考虑这个问题时，只要参考不同版本就清楚了。康治本开始提到的症状"但欲寤"，到了宋本时可能觉得表现阳虚只想睡的状态也要补充进去，可补充之后，却把前面的漏掉了，所以我们只看到后面的这个"但欲寐"，而不知道前面还有一条"但欲寤"。这两条针对的正好一个是精神状态比较兴奋的、睡不着、烦躁的；一个是精神状态比较萎靡的、只想睡、撑也撑不住了的状态。一个是阴虚的，一个是阳虚的，阴虚还有热，阳虚则有寒，这样两种情况。

大塚敬节对黄连阿胶汤证的一般情况从两个方面来叙述。感染性疾病的时候，黄连阿胶汤证可能会引起免疫系统的异常，出现精神方面的症状，可能有时候是比较强烈的。特别是《伤寒论》少阴病篇里面讲的黄连阿胶汤证，就是外感热病，出现脑功能障碍。而杂病出现黄连阿胶汤的症状，也会牵涉精神方面的状况。《神农本草经》里讲黄连"久服，令人不忘"，说明黄连有保护和促进大脑皮层机能的作用。从西医的角度来看，黄连阿胶汤能治疗慢性的疲劳综合征等杂病。日本近代研究康治本《伤寒论》一个非常重要的汉方家长泽元夫用黄连解毒汤治疗脑血管障碍后遗症20例，有效率达到70%。他认为黄连解毒汤（主要是黄连），能使整个脑子平均血流量增多，能增加瘀血灶周围的血流量，缩小梗死范围。所以日本医家用黄连阿胶汤治疗脑血管痴呆症。《神农本草经》说黄连"久服，令人不忘"，并不是一种虚空的话，黄连阿胶汤也一样，它在临床上也可以治疗这种健忘病证。

黄连阿胶汤证的烦是不是表现得比较平静？这种烦躁、睡不着觉，会不会很强力？这是一个非常重要的问题。我们应该从温病角度去看。《温病条辨》下焦篇第1条提出了各种温病的治疗，一般的情况下，假如病邪在阳明的时候，应该用下法；假如脉象虚大，出现一种手心热，甚至手心比手背还热的情况，是一种少阴的温病，应该用加减复脉汤，也就是炙甘草汤去掉桂枝，加上大量的滋阴药。对这种少阴病恶化的情况，《温病条辨》做了深入的研究，在下焦篇第11条明确地提出了黄连阿胶汤的一种状态："少阴温病，真阴欲竭，壮火复炽（很热的火，烧得很厉害），心中烦，不得卧者，黄连阿胶汤主之。"这个就是《伤寒论》少阴病所讲的"心中烦，不得卧者，黄连阿胶汤主之"的翻版，只不过在前面加上一个"少阴温病"而已。也就是少阴病热化，出现"真阴欲竭"，阴虚得很厉害，热也非常厉害而"壮火复炽"。在这种情况下，整个临床表现得就非常强烈了，"心中烦，不得卧"这种情况，可以用黄连阿胶汤。《温病条辨》下焦篇第 17 条又提到，假如这个患者不是"壮火复炽"，而是邪少虚多的话，则不得用黄连阿胶汤，也就是说用黄连阿胶汤的时候是阴也虚，火也旺，假如阴虚火不旺的时候，就不能够用黄连阿胶汤。那用什么呢？就可能要去掉黄连、黄芩这些药物，再加上麦冬等一些滋阴的药，变成大小定风珠。《温病条辨》发展了《伤寒论》少阴病热化、少阴病阴虚的治法和方药。在这里我们就可以看到黄连阿胶汤在温病处于阴虚火旺的时候，其表现的症状是非常强烈的，甚至高热，以及神志昏迷、说胡话等，都有可能出现。中医从最早的康治本《伤寒论》到《金匮要略》，再到宋本《伤寒论》，再到后世的《温病条辩》，对某些病证的研究都是逐步深入，范围不断扩大。

069　黄连阿胶汤2

我准备讲一个病例，这是一个治疗皮肤病的病例，是受到了大塚敬节的一个病例的影响，所以说学习医案非常重要。我们知道了一个方子的应用范围，很熟练地记住了它的治疗目标，但是并不等于患者来了就能想到这个病，就会很快想到用这个方子。方证辨证需要各种知识慢慢地融合，通过心内的这一只无形的手，形成自己的一种东西，这样需要的时候方证才会跳出来。

如果在看到大塚敬节的病案之前，我想我诊治下面讲的那个病例时，可能还跳不出来，总是还差一点，有时候还会被主诉迷惑。大塚敬节的病例在王宁元老师翻译的《临床应用伤寒论解说》和《汉方诊疗三十年》里都提到。大塚敬节讲这个病例，其实也是在说自己的烦恼和临床过程的一种艰难。大塚敬节应该说是日本汉方家的领袖，他的临床经验、那种思路、那种天才的敏感性的确无人可及。矢数道明有问题一直都是问大塚敬节的，他解决不了的问题大塚敬节都能解决。但是疾病比人的能力更厉害，大塚敬节有时候也会碰到后来看上去似乎很平常的、很低级的问题，但是在没有打开它的奥秘之前，可能就像一座泰山一样把你挡住。

大塚敬节的夫人生病，顽固性的皮肤病，非常苦恼。她两边脸颊中心的红点向外慢慢地多起来，同时还痒，又红又干燥，还有小小的皮肤落屑，稍微风吹或日晒就更红、痒起来，你说多苦恼！大塚敬节应该是日本最好的汉方医生了，对自己夫人的体质、体能、症状、脉象也要比别人更了解一点，何况并不是一种致命的病，仅仅是皮肤的一个小毛病，可治来治去就是治不好。开始是大柴胡汤加石膏，后来用大黄牡丹皮汤加薏仁，再加桂枝茯苓丸，再后来用黄连解毒汤。治了100多天，不仅没有好，反而越治越坏，假如是其他患者早跑光了。再高明、再天才的医生也会碰到难解的问题。

　　大塚敬节当时的诊疗思路是受什么影响的呢？就是他自己编的一本书，这本书我国已经出版了，大家都非常熟悉，就是《中医诊疗要览》。书里面讲了对皮肤病的治疗，它的定位。他把皮肤病分为两类，一类是湿性的，一类是干性的，湿性里边又分阳性的和阴性的，干性里边也分阳性的和阴性的。你看，想得多周到、多完善。他在湿性的阳性里用到最多的有这样几个方：桂枝汤、桂枝加黄芪汤、越婢汤、越婢加术汤、桃仁承气汤、大承气汤、抵挡汤，而在湿性的阴性里，他提出两个方，一个是桂枝加附子汤，一个是四逆汤。干性的阳性者，有麻黄汤。为什么说干性，因为皮肤干燥，而麻黄汤证是无汗，大家理解了吧。还有葛根汤证，也是汗比较少的。麻黄连翘赤小豆汤、桂枝麻黄各半汤、栀子豉汤、黄连阿胶汤（它这里其实也提到了，但是当时他做这个表，其实反而把自己思想限制了）、白虎汤、白虎加人参汤，还有竹叶石膏汤，这些都是属于干性中阳性的。在干性中阴性的，他提到两个方，一个就是苓姜术甘汤，一个是真武汤。你看这个方案多么完美，可他碰到自己夫人病的时候，却不灵了，运用不起来。

　　最后他想来想去觉得应该改变思路，一个从细的地方，一个从整体去考虑这个问题。他说这个皮肤还是干燥，同时人体也是偏虚的，所以应该用阿胶、鸡子黄、芍药去滋润皮肤的干燥和津液的不足，再用黄连、黄芩针对脸上的红点痒那种兴奋和充血症状，这样就确定为黄连阿胶汤！你说厉害不厉害？！方证不对应，治了100多天还是没用；方证一对应，只吃了一天药，脸上的红点就退了，吃了一周痒就止住了，一个月痊愈。

我看了这个病例感触尤深。皮肤病那么严重会想到这个方子，好像觉得也不是特别的有用，但是他通过给夫人的这样一个治疗，除了提出总体全身的症状出现了腹直肌的软、脉象的细濡细弱、虚性的兴奋、睡觉不好以外，还提出了细部：重点发在面部，上部的红点，就要考虑是黄连、黄芩所起作用的位置，特别是原方中的黄连用到四两，它对中部和上部的那种热可以起到清解，就相当于西医讲的清热消炎的作用，对精神的兴奋它又起安静、镇静的作用，对出血它会起清热止血的作用，所以脸上红起来，哪怕那么一点点，从某个角度来讲也是血管的扩张，也是充血的一种。还有就是干燥，整个皮肤感到干燥，有时候有米糠样的落屑，风吹日晒就恶化，这些就是一种津液不足，黄连阿胶汤里边芍药、鸡子黄、阿胶就是帮助人体的津液，这是一种虚的状态。

所以从细部重点和整体也可以看出，病治好了以后什么都对得上，但是没有治好之前你可能就会想不到。这个病例对我以后用很多的方子，特别是对一种皮肤病的治疗，的确有很大的启发作用。

我接下去讲自己治疗的一个病例，也适用黄连阿胶汤和面部红斑的瘙痒这样的病证，假如不是看了大塚敬节的那个病例，光是凭自己原来的知识，可能这个病就治不好。这个女的当时30岁，是4年前一个冬天来看，面部红斑瘙痒反复5年了，比大塚敬节夫人的还重，口干喜欢喝水，情绪容易兴奋，讲着讲着就脸红起来，就手舞足蹈起来。看病时也一样，说自己容易疲劳，兴奋了以后就感到非常疲劳，可能就是体能不足，这种兴奋就是虚性兴奋。真正的体能好一直兴奋也没关系，而又容易兴奋，又容易疲劳，这种就是虚性兴奋。平时心烦、失眠、小便黄大便黏滞，特别是舌头又光又红，无苔，舌尖红绛有刺，好像杨梅一样。脉象细微数。腹诊心下痞，压下去有点硬，再压压就没有了，感到没有底力了。整个腹肌比较松软。直接的印象就是黄连阿胶汤证。这是基于对方证特异性症状、应用症状的了解，特别是大塚敬节的那个病例的影响，使我马上就想到了这个方子。然后就要与相似方证，如消风散证、荆防败毒散证等进行方证鉴别。

处方：黄连 10g、黄芩 10g、赤芍 10g、阿胶 10g 烊化、鸡子黄 1 个，6 剂。服药后，面部红斑明显消退。因为已经反复了 5 年，有时候发作，有时候全好，故可能凑巧也不一定。我就跟患者讲，好了最好，但可能还会反复。瘙痒消失，睡眠变好，继续吃 7 天，皮疹瘙痒慢慢消失了，跟第一次比也稳定了，心烦、失眠明显减少，坚持服药 1 个月基本上治好。但是半年以后，由于工作劳累，睡不好，面部红斑又发，并伴有头晕，腹部隐隐作痛。其他脉证、腹证和之前差不多。还是用这个药，考虑头晕，加生地 15g，天冬 10g。因为舌红、舌尖艳红，头晕考虑到是津液不足，所以黄连阿胶汤加生地、天冬。这个加减法是学叶天士《临证指南医案》治疗头晕中风的。接下去基本好了，到目前都没有找我。

治疗过程中，针对黄连阿胶汤证也用了针灸。组穴中有三个最重要，即间使、太溪、涌泉，是承淡安的经验。太溪是足少阴肾经的原穴，涌泉是足少阴肾经的第一个穴位，间使是手厥阴心包经的穴位。沿着这些穴位所在的位置，用手按摩，找到一个痛点，让患者以指代针。沿着前臂掌侧曲泽和大陵的连线按压，到间使的旁边，有个极痛的痛点，还不是间使，就当是间使了。在穴位的穴区里面，最痛的这个点就当是这个穴。我在《中医人生》里边已经讲过，就是穴位的周围，最痛的那一点就是这个穴位。找到一个压痛点，内关和大陵之间，靠近间使，非常痛，两边都有。太溪、涌泉压下去，不痛，没有反应，也没有结节！让她每天按压两边间使各 2 次，每次 1 分钟，力量重一点。因为在手上比较方便，她也能坚持。整个治疗顺利取效跟她配合穴位按压、内治外治结合也有关系。

黄连阿胶汤在《伤寒》《金匮》中论述比较简单，针对的都是特异性症状，还有很多重要的应用是靠后世的医家，包括日本汉方家的临床经验不断地充实。特别是《伤寒论》对舌证的记载不多，而黄连阿胶汤证的舌象很有特点。刚才的病例是舌红少苔，舌尖部分很红，属心火。原来的特异性症状没有包括舌象，我想应该把舌红少苔放进去。腹证也非常重要，心下痞，整个腹肌比较薄，有时候腹肌也很紧，但下面是空的。有的整个腹肌比较松软，如刚才的病例。有的腹肌摸上去很薄，但很硬，还有拘挛。

读书不能死于句下，学《伤寒论》的条文、方证也一样，不要完全被条文所限制，因为历史是发展的。黄连阿胶汤的舌象《伤寒论》里就没有讲到，而历代医家用此方的时候都有舌红绛。叶天士使用黄连阿胶汤治疗中风头晕，加上生地、天冬，我就是从他那里学来的，他讲的这个舌象很到位，说舌头红是由于心火上冲，舌头"血络被熏，则绛赤如火"，形容的非常生动。黄煌老师对此非常欣赏，认为这样的形容使人恍然大悟，印象深刻。我们学经方也要多读后世的书，包括读日本的汉方书，然后慢慢地融合变成自己的方证知识，这样对临床会有好处的！

课间答疑

问：在您的病例中，复诊方仍以黄连阿胶汤为主，但为何减去黄芩？患者有腹痛，黄芩也能治腹痛啊？是因为其腹痛为隐痛属虚，故去黄芩吗？

答：这个病例开始的时候就用了黄连阿胶汤整个方子，到了第二次复发的时候，患者的舌头很光很红，没有舌苔，舌尖红艳如杨梅，脉象细微数，都表现为一种阴虚的症状，患者的体质就是这么一种状态。半年以后由于忙碌，导致失眠、面部的红斑复发了，又出现头晕、腹部隐痛，其他症状都一样。为什么去黄芩呢？是考虑到患者是阴虚所造成的内热，而邪实表现不是很明显，出现一种腹部隐痛。温病里用黄连阿胶汤的时候，就会考虑黄芩、黄连这些清热的药物会不会耗阴？我也觉得这个问题值得注意，所以就去掉了其中的一个。那为什么去黄芩呢？因为黄芩本身不治疗腹痛，而黄连是可以治疗腹痛的，所以留黄连而去黄芩。同时，也是根据宋本《伤寒论》第96条，小柴胡汤证除了出现了胸胁苦闷、往来寒热、心烦喜呕、嘿嘿不欲饮食等症状外，假如腹中痛者，去黄芩加芍药。所以对于这种腹中痛，也考虑到黄芩这种清热的性能对阴虚证不大适应，所以就去掉了。这个方里有芍药，所以就没再加芍药，而是加了其他滋润的药物。考虑到她阴虚的病史很长，现在又有腹痛，所以就加了补阴的生地、天冬这些药物。这样的治疗更加符合于患者的体质状态，以及所出现的腹痛症状，最后患者得以痊愈。

070 猪苓汤 1

这一讲讲如何抓猪苓汤证的主证，准备做这样几个方面的安排：先讲一下条文；再举一个病例，通过这个病例把怎么抓主证讲清楚；接下去讲一下这个病例的使用过程中，方证是怎么鉴别的；然后讲一下远田裕正认为猪苓汤是怎么组成的；还要讲一下这个方子利尿，为什么不用白术，这是一个中心问题；接着，讲一下滑石应用的一个新发现以及阿胶的一些作用。最后要讲一下刘渡舟老师的一个医案，通过这个医案，我们可以看到很多问题。这些内容大概要分两次讲完。

猪苓汤的最早记载，是在康治本《伤寒论》里第61条（全书一共65条），位于"三阴证"的最后阶段："少阴病，下利六七日，咳而呕渴，心烦不得眠者，猪苓汤主之。"是说一种病由于各种处理不当，或者疾病的发展，下利了较长时间，人体体能已经消耗，津液不足，但是水饮还停滞，内在还有热，这种热还在消耗着水饮，同时这个热也造成了停滞的水液带有热性。现在出现了水液泛滥，向上迫肺的咳嗽；影响胃导致呕吐；造成了人体水的整个不足，津液不足，从而口渴；同时影响到心、脑，出现心烦不得眠（由于津液不足）。

猪苓汤的药物组成：猪苓、泽泻、茯苓、阿胶、滑石，药量都是一两。假如从最低量换算就是 3g，但是这些药都比较平和，故一般都是用 10g 左右。光是这条条文，有的问题叙述的还不怎么清楚，因此，在《金匮要略》中就对猪苓汤证的主症又做了进一步的说明。《金匮要略·消渴小便不利淋病脉证并治》里说："脉浮，小便不利，微热消渴者，宜利小便、发汗，五苓散主之。"这个讲的是五苓散证，同时也介绍了猪苓汤证："若脉浮发热，渴欲饮水，小便不利者，猪苓汤主之。"两个条文看上去几乎差不多，看不出区别。但这只是叙述猪苓汤证和五苓散证的共同临床表现。由于内热外散，所以脉浮；内部还有热，所以有发热，这个发热不一定有体温；口渴，想喝水，但是小便不利，这就是水饮停滞的一个共同症状。有水饮停滞一般都会出现口渴、小便不利，那么怎么去辨别它呢？当然有很多其他的条文来说这个问题。

这里还要注意到宋本的第 224 条："阳明病，汗出多而渴者，不可与猪苓汤。以汗多胃中燥，猪苓汤复利其小便故也。"条文提到了在什么情况下不能够用猪苓汤，即光是津液不足，没有水饮的时候，同时这个津液不足很严重，到了"胃中燥"，胃很干燥的程度，就不能够利了，不然会更加伤阴。"胃"在《伤寒论》和《金匮要略》里都是指肠道，有时候（如在这里）就是指人体水液总量储藏的地方。储藏的水液已经干燥到了津液不足的程度，这样的情况下，猪苓汤里利尿的药就不能用，这里讲了"猪苓复利其小便，不可与猪苓汤"。猪苓汤一般用在既有水饮停滞，又有津液不足的情况，并且这个津液不足还没有到极致，真的到了极致，猪苓汤也不能用，因为它是利尿药。

为了把这个内容讲得更透彻，我先介绍一个病例。女，32 岁，尿频、尿急、尿烫，又伴有尿痛、排尿困难 1 年。西医诊断为膀胱炎的尿液反流，经过各种治疗，效果都不理想。也吃了很多的中药，她丈夫就是一位中医爱好者，开始给她吃过一些通淋药，如车前草、白茅根这一类清热解毒利尿的药物，也有效果，但总是容易反复。就这样治治停停、停停治治，病没有治好，一直拖了1年。患者是2011年11月来看的，临床症状就是口干口渴，又想喝水，小便不利。小便不利表现在尿等待、尿残留、小便黄、小便烫、夜尿很多，影响睡觉，又心烦失眠，两方面一交叉，睡得更不好。自觉小腹整日胀满不适，月经量少，白带又黄又多，舌红苔黄，脉象细数。腹诊腹肌中度弹力，心下有痞，但不硬，压下去有紧张但不硬，压到下面也是这种感觉，整个腹肌都有弹力不足的感觉，心下弹力强一点。下腹部膀胱三角区按之紧张、痞硬、疼痛。一开始我的印象这是一个猪苓汤证，她的症状都符合。当然我还进行了排查鉴别，鉴别以后认为还是这个方子，就给她开方：猪苓10g，泽泻10g，茯苓10g，阿胶10g（烊化），滑石10g，7剂。7天后来复诊，小便不利有所改善，其他症状也有好转。那就守方一直吃，有时候稍微做一点点更改，或者量减少一点，或者量多一点。阿胶很贵，曾尝试用生地、天冬代替，但效果不好，所以还是用阿胶。前前后后吃了2个月，基本上治愈。治愈以后都蛮好。3年以后复发，做检查时发现与原来有点不一样，原来是膀胱炎的尿液反流，这次检查不是膀胱炎；尿液检查红细胞、白细胞都没有，尿培养也没有细菌生长，也排除了感染性尿道炎。医生认为这是尿道膀胱综合征。我认为不管是什么病，反正她的症状和前面基本上差不多，故还是按原方再吃，大概治了一个多月就好了。

　　这个病例治好以后，我跟我的女儿娄莘杉也就此展开了总结讨论。我觉得当时诊治这个病，掌握了猪苓汤证的特异性症状，也知道患者没有条文中记录的下利、咳嗽等症状。猪苓汤证应该是口渴、小便不利、睡觉不好、心烦、腹肌稍软中度弹力；小腹这个位置，即膀胱三角区出现肌肉紧张、痞硬压痛；小便不利主要表现在很难解、痛、烫，不像五苓散证的小便不利是尿量少等。

我对于猪苓汤证的认识是受到日本汉方对这个方子应用范围的病理介绍的影响，特别是我看了龙野一雄对于膀胱炎的治疗。他说膀胱炎在急性期间有发热，不是急性期则没有发热，但是排尿障碍，主要表现为有特别的刺痛，膀胱刺激性症状比较明显，口渴，特别是小腹膀胱部有压痛，甚至有血尿，这种情况首选猪苓汤。他的这些介绍，对我们确定使用这个方子是有些作用的。可见，多看名家的医案和他们的临床体会是有帮助的。

这里也要介绍一下我们父女俩是怎么展开讨论的。

讨论最重要的是与白虎加人参汤、五苓散、龙胆泻肝汤这 3 个方证的鉴别。因为听到她说口渴，喜欢喝水，我脑子里自然就出现白虎加人参汤证，我们平时把它定位为口渴、汗多、烦躁、喜欢喝冰、大汗这类症状，但是其小便是正常的，这就与这个病例的口渴、小便不利鉴别开了。

再一个就是五苓散证，它也是口渴、小便不利，但是一般五苓散证小腹部位不会有压痛和胀满，同时小便不利只是尿量不足，与猪苓汤证的小便艰难、不利是完全不一样的。

还要与龙胆泻肝汤证进行鉴别。龙胆泻肝汤证是肝胆湿热，膀胱湿热，尿频尿急尿痛、小腹不适、小腹压痛、口干都有，那有什么不一样呢？它是偏于一种实证，而猪苓汤证偏于虚中有实。如果用太阳、少阳、阳明、三阴来划分，猪苓汤证应该是三阴的，虽然它里面夹带着少阳的东西，但整体还是偏三阴的，其滋补阴是非常重要的，方里的阿胶就是滋补阴，也因此有些伤阴的药不用。猪苓汤证与龙胆泻肝汤证的腹证也是有区别的。龙胆泻肝汤证的腹证，整个比较充实，弹力比较好，假如腹部弹力分五级的话，它是五分、四分，而猪苓汤证就是三分、两分。还有，龙胆泻肝汤证的腹证有一个很明显的特点，腹直肌外面特别紧张敏感，并有轻微的胸胁苦满。龙胆泻肝汤证除了口干以外，还有口苦，甚至有眼睛充血，头痛，这些都可以辨别开来。脉象也比较有力，比较实一点。这3个方子鉴别了以后，基本上就可以明确诊断了。

这里还有一个值得注意的重要问题，就是抓主证的时候，一些看上去似乎与抓主证没有什么直接关系的知识也会有形无形地影响着医者的思维。譬如当我们了解了方证中的药证之后，抓主证的时候，也会起作用。因此我们要谈谈猪苓汤是怎么形成的，猪苓汤证是如何构成的。

猪苓汤是怎么形成的？远田裕正专门做了研究。他说这个方子最早在康治本就出现了，而五苓散在康治本中还没有出现，直到《金匮要略》里面才出现。开始知道白术、茯苓能够治疗口渴，小便不利，甚至心下有振水音，悸动。而现在这个病证小便不利，小便烫、痛，又口渴，还出现睡觉睡不着，这就需要变动了。白术、茯苓都能利尿，白术利尿的作用还更强，但是猪苓汤中没有白术，这就有点奇怪了。为什么呢？他们发现白术温性，也就是热性的，还有点甜的味道，看来白术的温性对津液有消耗的作用。特别是在其他的条文里面还发现，白术可以造成腹部胀满，腹部胀满是不能用白术的，人参汤方后就讲了，"腹满者，去白术，加附子"，说明有腹满白术是不能用的，而这个病证就是小腹胀满、疼痛，所以白术大忌。温性，伤津液，不能用；小腹胀满，不能用。即使它利尿效果很好，但是由于这两个副作用，对猪苓汤证就不利，所以去掉白术，剩下茯苓，再加上猪苓、泽泻，这些都是利尿的药，其利尿的效果、能力与白术比，虽然比白术差一点，但是泽泻、猪苓利尿的作用也不错，而且不会造成热性，因此就形成了茯苓猪苓泽泻这个药基。这个药基一般使用就不错，对热性的小便不利，其利尿效果很好。但是碰到有些病证，由于吐、泻，人体消耗得太严重了，还有烦躁，特别是出现睡不着觉，烦躁不得眠，这种情况下，发现阿胶这个药，既有利于小便的排除，同时又能够滋补津液，还能治疗烦躁不得眠。而滑石不是一般的利尿作用，具有很滑很细这种黏滑性，能够使小便顺利地解出去，这个非常重要。于是这就形成了"猪苓一两、泽泻一两、茯苓一两、阿胶一两、滑石一两"的猪苓汤。

由上可知，猪苓汤的形成过程经历了"去白术"的步骤，而去白术的原因值得进一步去探索。《伤寒论》和《金匮要略》中出现心下有水饮而口渴、心下悸动、小便不利的症候群时，都使用茯苓白术基，那么茯苓证和白术证有什么区别呢？这个问题杨大华老师在《十年一觉经方梦》书中有关白术与茯苓的研究给了我很大的启发。

《金匮要略》痰饮篇"心下有支饮，其人苦冒眩"的泽泻汤证和《金匮要略》水气篇"心下坚，大如盘，边如旋盘，水饮所作"的枳术汤证，都只用白术而不用茯苓，可见白术治疗水饮的能力是茯苓所不及的。然而白术甘、温，甘能生满，因此腹满者不可用白术，如理中汤方后云："腹满者去术加附子一枚。"而温能耗津伤液，凡阴虚内热者忌用。茯苓的利尿作用虽不及白术，但它还有宁心安神、除烦镇静的作用，如"其人脐下有悸者，欲作奔豚"的苓桂枣甘汤证、"心下悸"的茯苓甘草汤证、"眩悸"的小半夏加茯苓汤证、"起即头眩"的葵子茯苓散证，诸方皆以茯苓为主药。其中"头眩"一症，在苓桂术甘汤证和葵子茯苓散证都可出现，而葵子茯苓散没有白术，其治疗水饮导致的头眩主要就是茯苓的功效。可见，茯苓在成方里面主要是治疗悸动，起除烦、安神的作用，在一些方后所附的加减法里面就提到这一点。如理中汤方后就讲到"悸者加茯苓"，小柴胡汤方后亦有"若心下悸，小便不利者，去黄芩加茯苓"的定则。这里的悸动就是一种不宁静的表现，现在认为是腹主动脉亢进。茯苓有镇静的作用，猪苓汤里不安静的症状除了心烦，还有失眠，这也是茯苓运用的一个指征。之所以猪苓汤用茯苓而不选白术，通过上述的药证、方证比较分析就明白了。

滑石的功能是利尿，同时还有吸附性和覆盖性，即在黏膜上面覆盖、吸附，可以想象滑石粉很细腻，可以把黏膜覆盖住，或者说吸附在黏膜表面。在这里特别推荐一本书——《张仲景医学全书·张仲景药物学》，书中讲解每一种药在方里面的作用，有助于我们对方的理解。

阿胶除了补阴以外，也有类似于滑石的作用，具有吸附性、覆盖性，两者配合，小便疼痛、刺激就可以得到缓解。

以上内容就是我们对这个病例分析之后所做的一些讨论。最后我准备讲一下刘渡舟老师对这个方子的使用，以及这个方子是如何使他晚年的辨证思维发生转变的。

刘渡舟老师的学术成就很高，在《伤寒论》的教学、临床、科研等方面都做出了很大贡献。然而他研究《伤寒论》并不一帆风顺。从教材上我们可以看出他基本是从"经络脏腑气化"的观点来解释《伤寒论》六经的。但是到了晚年，他有了一个新的转变，提出学习《伤寒论》最重要的是抓主证。促使他临床思维改变的原因主要有两个：一是《针灸甲乙经》序言里边讲的《伤寒论》的继承不是来源于《内经》，而是来源于《神农本草经》和《汤液经》，对他震动很大；另外一个就是下面要讲的他所诊治的崔氏"产后下利"一案，大家可以从这个医案的诊治过程中体会到他临床思维的转变。

崔氏因产后患腹泻，前医认为是产后脾虚造成的，遂屡进温补，但未能奏效，于是求助于刘渡舟老师。初诊时，舌质红绛，苔薄黄，脉象沉而略滑，既下利，又口渴。他就认为是厥阴病的湿热下利，但投白头翁汤不甚效。到了第三诊，仔细询问，患者述咳嗽，睡不着，下肢浮肿，小便不利，大便每天三四次，口渴想喝水。这些症状一讲，他突然大悟，认为此证非虚非湿，而是猪苓汤证（咳、呕、心烦、口渴），遂投猪苓汤5剂，患者腹泻得止，小便通畅，睡觉不好等诸症好转。这个病例用方的改变在于思路的转变，一改经络脏腑气化观点，而通过方证辨证、抓主证的办法取得成功。

在1981年10月北京举办的中日《伤寒论》学术讨论会上，他专门以"使用经方的关键在于抓住主证"为题做了学术报告。在这个报告里面，他特地以这个病案为例，说自己进行初诊时，因患者下利而口渴，就当作厥阴下利，用白头翁汤去治，但患者服之无效。直到第三诊，细询患者，还有睡眠不好、咳嗽、下肢浮肿、小便黄而不利等症，思索良久，忽然而悟，犹如火中爆豆——"咳、呕、心烦、口渴"不是跟《伤寒论》第319条"少阴病，下利六七日，咳而呕、渴，心烦不得眠者，猪苓汤主之"一模一样吗？再对照患者的小便不利、大便下利、下肢浮肿、睡觉睡不着，也与猪苓汤的主证极为合拍，遂用猪苓汤（猪苓10g，茯苓10g，泽泻10g，滑石10g，阿胶10g烊化）5剂，患者服后小便通畅，下利得止。遂感叹此案不抓主证则治疗无功，抓住主证就效如桴鼓，但抓主证非易事，往往走了许多弯路以后才抓住主证。

（附"使用经方的关键在于抓住主证"节选："初诊以其下利兼见口渴，作厥阴下利治之，投白头翁汤，服后不见效。一日又来诊治，自述睡眠不佳，咳嗽而下肢浮肿，问其小便如何？则称尿黄而不利。聆听之后思之良久，恍然而悟，此乃猪苓汤证。《伤寒论》第319条不云乎：'少阴病，下利六七日，咳而呕渴、心烦不得眠者，猪苓汤主之。'验之此证，小便不利，大便下利，肢肿而少寐，与猪苓汤主证极为合拍。遂用：猪苓 10g，茯苓 10g，泽泻 10g，滑石 10g，阿胶 10g（烊化）。此方连服 5 剂而小便畅通，随之腹泻止，诸证悉蠲。由上述治案来看，不抓主证则治疗无功，若抓住了主证则效如桴鼓。然抓主证亦非易事，往往几经波折，走了许多弯路以后，才抓住了主证。我认为抓住主证，治好了病，也就发展了《伤寒论》的治疗范围，扩大了经方使用，使人增长才智，把辨证推向新的飞跃。为此，'抓住主证，使用经方的意义'也就在于此了。"）

像刘渡舟这样对《伤寒论》非常熟悉的大家，也要走许多弯路以后才意识到抓主证的重要性。他还感悟到：通过抓主证治好了病，能够发展《伤寒论》的治疗范围，扩大了经方的使用，把整个辨证推向新的飞跃。这正是抓主证使用经方的意义！可以说他的这个报告题目跟这则病例要表达的主题完全符合，也可以说这个病例的叙述是整个报告的核心。

猪苓汤证用针刺的办法，也可以达到一定的临床效果。针刺的穴位一般是间使、天枢、中极、阴陵泉、三阴交。这几个穴位当中，属于对称穴位的，两侧都要针。中极是任脉上的穴位，只有一个，其针刺深度不要太深，一般 1 寸左右。上述的其他穴位一般针刺 1.5～2 寸，要强刺激，还要留针，每过 5 分钟捻转、提插 1 次。在这里间使主要起治烦、退热的作用；天枢调整整个消化道水的代谢；中极、阴陵泉、三阴交可以通利小便。有药物治疗时，可以配合针刺，以缩短疗程；在没有药物的情况下，针刺办法也可以单独使用。

课间答疑

问：在出现小便自利、尿量明显增多的情况下，有没有考虑用猪苓汤或五苓散这一类方的可能性？好像见过这样的病例，似乎是一种因势利导的方法。

答：我对这个问题很感兴趣。应该讲中医学的最高境界就是因势利导，但是具体所采取的方法是不一样的。比如猪苓汤治疗小便不利，患者出现了尿潴留，小腹胀满，又口渴，又睡不好，并感到皮肤干燥，属于阴虚湿热，水湿停留，这时我们一般用猪苓汤治疗，就是一种因势利导。但是如果小便自利，用猪苓汤，用五苓散，这就跟一般常规的治法不一样了。这样可不可行呢？

西医治疗尿崩症，有时候也可以用利尿剂来控制症状，甚至也有治愈的。那中医有没有用类似的方法呢？的确有。吴训之医师发表在《中医奇证新编》中的一篇论文，就用利尿的药治愈了一例尿崩症。这是个姓夏的32岁的女患者，平时口渴，烦躁，喝水很多，小便一天四五十次。尿常规、血常规、相关的生化检查，以及垂体拍片都没有异常，医院诊断是神经性多饮多尿症、神经官能症。给服复合维生素B、谷维素这些西药，效果不好。在吴医师之前，有中医根据多饮多尿、人消瘦、精神疲乏、小腹胀满、舌边红、脉象细数等诊断为消渴，气阴两虚，给予滋阴益气。从理论上看，这个应该是正治，也可以说是方证对应了，但是没效。吴医师就根据尿急、尿频、尿多这个主症，采取"通因通用"，用八正散顺从和诱导那个主症的发展，仅仅3帖药主症就去了六七分；再服3帖就好了。

我在《内经反治法新探》一文中对于上述的反治法做以下的陈述：《内经》在论述何谓反治这一问题时，明确地提出："热因寒用，寒因热用，塞因塞用，通因通用。"前二句强调反治法必须以整体性辨证为前提，对病证相逆而治，后二句阐明对主症采取顺从、助长的从症治疗。《内经》以朴素的文字形式表达了反治法的机制，——把对主症的从治，纳入对病因、病证的逆治之中。这样，一方面能促进机体主体性反应，创造能充分显露主症的内环境，加强局部反馈信息，激活生理学上的"对抗系统"，促使邪正斗争由相持转向激化，当症状完全出来时，就能动摇机体的病理稳态而达到治愈疾病的目的。另一方面，又能最大限度地防止在从症治疗中，由于症状的加剧、病情的激化而造成的不良后果。中医、西医的治法，都有主动、被动之分。随着对疾病发病机制，特别是反馈调控机制的深入研究，西医已开始发现过去占主导地位的"缺什么，给什么"的被动的病因发病学治疗方法的局限性与弊病。如对冠心病、脑动脉硬化等供血不足的疾病，采用高压氧治疗，就是典型的"缺什么，给什么"的被动补充疗法，临床上可能会有短期应急的疗效，但这种疗法通过反馈作用反而可能降低心肌及脑组织对缺氧的耐受性。相反，如果像登山运动员进行适应行军那样，给以适当的运动锻炼，甚或低压氧治疗，有可能通过有限度的加重缺氧（运动提高组织耗氧量）而调节心肌、脑组织的耐氧能力，促进自身的适应机能，从而获得持久疗效。这种疗法，有人称为主动疗法。通过认识论的比较研究，笔者认为反治法就是中医的主动疗法。如张羹梅治疗慢性萎缩性胃炎而胃酸缺乏者，常在辨证用方的基础上加入瓦楞子、乌贼骨等止酸之品，以促其胃酸分泌，临床达到治本的效果。他说："若加酸性药物，只能暂安，不能生酸，无康复之望。"他的治疗经验与心得，和《内经》反治法的机制暗合，从中显示出反治法的主动性与生命力。

问：猪苓汤用汤，五苓散用散，除了其治疗目标要求不同外，还有什么其他因素的影响？是不是由于汤剂水分多一点，对水饮多的人不适合？

答：膏、汤、丸、散是中医常用的剂型，其中汤剂当然是用得最多的，然而有的病证全部用汤剂也不对。如五苓散，为什么用散？首先要知道五苓散方证的状态，它是表邪还没有完全解，而里面的水气不化。水气不化，停滞在胃里，不能排到肠道，所以造成整个肠道缺水，其结果就造成了肠道不能把水吸收到血液里面去了，出现了全身津液的不足，津液不足就刺激全身组织而造成一种口渴的欲望。这样就出现了一个宋本第74条所描述的"渴欲饮水，水入则吐"的矛盾现象。病变的实质是什么呢？杨大华老师对此做了令人信服的解释："病变的实质便是水饮停留在心下部位。心下部位即是现代医学所说的胃。水分停留于此，不能进入小肠得以吸收入血，导致机体缺水，从而小便量少，其人口渴索水。虽饮水多却不解渴，甚至胃不受纳而被迫吐出。水饮所停，只能在胃，而非膀胱。而所主小便不利则多为脱水症状，而非膀胱或尿道症状。"在这样的情况下，假如用汤药，即使很对证，也可能喝下去，就吐掉了，因为胃里的水分过多。所以，最好尽量用少量水服用，于是就是采用散剂这样的一种剂型。

《伤寒论》是怎么做的呢？把五苓散的5种药捣成散，一次服用一方寸匕。一方寸匕是多少？相当于现在的2g，用白饮调服。白饮就是米汤，2g的药末，加一点儿的米汤，那进入人体的水分就很少，就能进到胃里而不会呕吐出来，于是在五苓散的作用下，使胃里的水排到了肠道，肠道吸收到了血里，全身的血容量也就得到了补充。全身的血容量够了，自然肾脏的血容量也增多，小便也就利了，从而水也排掉了，口也不渴了，症状都消除了。有人把这个方法叫作胃肠输液。可见，在没有西医的静脉输液之前，我们的先人采取了这样一种特殊的输液方法。

对于五苓散的剂型，吉益东洞就高度赞赏。他说方证对应了以后，用散比用汤还好，其中桂枝末加进去有一种解表出汗的作用，除了利小便以外，解表出汗也是病邪一个非常重要的出路。宋本第71条就讲道："若脉浮，小便不利，微热消渴者，五苓散主之。"在脉浮、小便不利、微热消渴的状态下吃了五苓散以后，可以通过发汗与利尿两条排水的途径而治愈病证。可见，桂枝这样的药入煎剂，还不如放在散剂里面，其解表出汗的力量更好。

猪苓汤证就不一样了，它是津液不足与水饮热化，这个水不是停在胃里，而是停在膀胱，是膀胱里面的水排不出去，与五苓散证的膀胱里没水，水停在胃里而小便不利，完全不一样。猪苓汤证的津液不足，用比较多水量的汤剂，这对于津液不足是一种补充。再者，因为水是停在膀胱，所以多量的水喝到胃里，也不会引起"水入即吐"的症状。而且，水量多一点，对于利尿，淡渗利水也是有好处的。在方证对应的情况下，猪苓汤证用汤剂而五苓散证用散剂，的确是非常巧妙。

问：猪苓汤中没有白术，这个药会伤津液，对于腹满和阴虚内热的病证要禁用或慎用。请问猪苓汤证的这个腹满是从哪里来的？是不是因为腹中津液不足所造成的？理中丸的条文也讲到，腹满者去白术加附子，那这个腹满的症状又是哪里来的？是不是因为阳气不足，所以加附子？

答：猪苓汤证是由于津液不足，水饮化热以后停滞在膀胱，出现尿频尿急、小便不利的症状。膀胱里水饮停滞出现尿潴留，也许

娄绍昆一方一针解《伤寒》

就会出现相应部位腹部胀满的症状。所以，猪苓汤证的胀满就是由于膀胱的水饮停滞出现尿潴留所造成的。

理中丸，假如去掉白术加上附子，那就是四逆汤加人参了。而理中丸证的腹满症状是怎么来的呢？的确就像提问者所推测的，是由于阳气不足所造成的。理中丸证也是阴盛阳虚，但是没有那么厉害，加上了附子以后，这个阴盛阳虚的程度肯定更加严重了，也就进一步陷入了阴证，在这样的状态下，其腹满往往就是因为阴寒冷积于整个小腹部所造成。为什么说阴寒会凝结在整个小腹部呢？宋本《伤寒论》第340条就讲道："病者手足厥冷，言我不结胸，小腹满，按之痛者，此冷结在膀胱关元也。"条文记叙了手足厥冷的四逆汤证会造成小腹满的临床事实，病理上应该是一种冷积膀胱关元。当然并不是每一个病例，每一个四逆汤证，每一个四逆加人参汤证都会出现这样的症状。但是从这个条文来看，在这样一种阴寒内陷的状态下，出现腹满的可能性是比较大的。

072 桂枝人参汤 1

整个《伤寒论》理论的核心，很大部分是建筑在方证的有序排列上。什么叫有序排列呢？它是由一系列有序的症候群和一系列有序的生药结合基（远田裕正语）构成了一个方证的脉证部分和方药部分。

今天讲的桂枝人参汤，可以看作是人参汤加桂枝，也可以看作是桂枝去芍药汤加上理中汤，去掉生姜、大枣。这样我们就可以从多方面理解它。

一个怕风、头痛、自汗的桂枝汤证，如果现在有恶心，胃口不好，并非如我们所想的，加上一个砂仁、半夏就可以应付得了的，而是要全面考虑，像这样的情况一般就要使用柴胡桂枝汤才行。

桂枝汤证如果出现有下利清水，就要考虑桂枝人参汤证。

桂枝汤证，假如有口渴，小便不利，那就要进一步考虑，是不是五苓散证？

桂枝汤证有咳嗽气喘，出现水一样的痰，就要考虑小青龙汤证，小青龙汤证中就潜伏着桂枝汤证的一些症状在里面。

假如桂枝汤证又有下半身的身重和浮肿的话，就要考虑防己黄芪汤证。

桂枝汤证如果出现头晕、腹痛、脉象沉弱的话，就要考虑真武汤证。

桂枝汤证假如出现自汗不止，四肢拘急，那就要考虑桂枝加附子汤证。

桂枝汤证假如出现肢体疼痛，脉象沉涩，那就要考虑到桂枝附子汤证。

这样慢慢地把所有《伤寒论》里边一百来个方子都进行这样的分析，进行这样的运用，把它们排成一个系列，就是一个临床体系。今天讲的桂枝人参汤证，我就希望在这个体系里面讲，看到它周围是怎么样的。

桂枝人参汤在康治本《伤寒论》里没有出现，而人参汤这个方子，也是到《金匮》里面才看到，后来宋本《伤寒论》才出现桂枝人参汤的条文，宋本第163条讲："太阳病，外证未除，而数下之，遂协热而利，利下不止，心下痞硬，表里不解者，桂枝人参汤主之。"

条文里面讲得很清楚，作为太阳病，称它是表热未除，里寒已经出现。这个病态可能和原来脾胃虚寒的体质有关，也可能在病变过程中因如汗、吐、下的误治伤了脾胃的阳气造成的。总之，现在的情况是表热里寒的桂枝人参汤证。

桂枝人参汤的药物是桂枝四两，甘草四两，白术三两，人参三两，干姜三两。

在这里药物的分量很重要。在康治本里边，药物的分量、药物在方中的排列等，是作为一种理论密码而存在。虽然这个方子在康治本里面没有，但是它的组成规律还存在于《金匮要略》的人参汤中。但是到了宋本，这个规律已经失传了。如果根据康治本的方后药物的排列次序，桂枝人参汤的药物应该怎样排序呢？桂枝当然应该放第一位，人参应该放在第二位，甘草应该第三位，干姜第四位，白术第五位。

人参汤来源于《金匮要略》胸痹篇，它的药物排列还保持着康治本的排列规律。人参是第一位，接下第二位、第三位的是甘草干姜基，白术第四位。人参汤就是甘草干姜汤加上白术，再加上人参而成。人参汤以人参命名，人参当然是第一位，甘草干姜还是连起来放中间，白术放在后面。那现在是桂枝加人参汤，当然桂枝应该放在前面，即桂枝、人参、甘草、干姜、白术。但是到了宋本的时候，这个排序规则已失传了。当然，这个失传对于临床的疗效没有多大关系，但是从研究《伤寒论》的角度应该是有价值的。

现在我们要重点关注什么呢？当然是关注桂枝人参汤临床是怎么应用的，关注桂枝人参汤证的临床表现是什么。尾台榕堂在《类聚方广义》中提出的桂枝人参汤的临床治疗目标是：心下痞硬，小便不利，或急痛，或者胸中痛，这几个构成了人参汤证的症状，再有一种上冲急迫强烈的症状，这就是桂枝人参汤证的特异性症状。

有人可能会问，桂枝人参汤条文里面有"太阳病，外证未除"，那不是应该有恶寒、发热、汗出这些症状吗？可这里归纳的这些症状怎么都没有了呢？尾台榕堂是不是搞错了呢？

当然不是。在外感病的时候可能是有恶寒、头痛、发热、汗出，但是我们面对的这个方子，并非只针对外感病，而是治疗所有的病，所以它的特异性症状里面就没有发热，这个道理我们前面讲过。特异性症状里面没有发热，也没有表证，桂枝加进去主要是治疗上冲。急迫是甘草的证，甘草不是原来就有的吗？但原来是用三两，现在加起来是四两，也就等于说是人参汤加桂枝甘草汤。这样你就会了解，尾台榕堂讲的是能够治疗所有病的、最简单的特异性症状的总结。

人参汤证（心下痞硬，小便不利，或急痛，或胸中痹者）而上冲急迫剧者。

人参汤证：心下痞硬（人参），小便不利（白术），或急痛（甘草），或胸中痹（甘草、人参、干姜）者而上冲（桂枝）急迫剧（甘草）者。

人参汤证中药物作用：心下痞硬，主要是人参；小便不利，主要是白术；急痛，甘草；胸中痹，是甘草、人参、干姜；上冲，桂枝；急迫，甘草，甘草加到四两。

我们往往对药物分量不怎么注意，可是往往理论就在分量里面产生，安排多少分量，有时候就有医学思想在里面，我们不能放过。

尾台榕堂提到的气上冲是从哪里来的呢？是不是他创造出来的？当然不是。在《伤寒论》里面有好多条条文明确提出气上冲。如宋本第 15 条："太阳病下之后，其气上冲者，可与桂枝汤。"宋本第 67 条："伤寒若吐，若下之后，心下逆满，气上冲胸，起则头眩，脉沉紧，发汗则动经，身为振振摇者，茯苓桂枝白术甘草汤主之。"宋本第 117 条："烧针令其汗，针处被寒，核起而赤者，必发奔豚，气从少腹上冲心者，灸其核上各一壮，与桂枝加桂汤，更加桂二两也。"

我们要注意气上冲胸包括什么症状？是真的气往上冲？还是无形的，作为象征性的说法？其实很多症状都应归于气上冲，如悸动、心悸、呕、咳、喘、吐、脸红、头汗、奔豚、上气、呃逆、反酸、头晕、眼花、心下逆满等，都属于气上冲的临床表现。这样就有一个非常开阔的空间，应该把这些重要的知识掌握住。

桂枝人参汤的构成也必须要了解。刚才讲的甘草干姜汤在康治本里就有，主要是针对口水多、小便多、咽喉干，是人体津液在流失中所造成的津液不足。如果患者胃肠内水饮停滞，小便不利，只用甘草干姜汤就治疗不了了，需要加上能把胃中水饮通过小便排掉的药物，这就是白术。白术和茯苓相比，利小便的能力更强，温散胃内水饮能力更强。茯苓主要是镇静，当然也能利小便。这样甘草干姜白术汤的三味药就成为一个药基。当患者胃里有水饮，有振水音，或者悸动，小便不利，又出现口水多，就可以用甘草干姜白术基。

在此基础上，如果患者还有胃口很差，心下痞硬，只用这三味药也解决不了，就加一味人参，成了甘草干姜白术人参，就构成一个完整的方子，命名为人参汤。现在来看看这个人参汤证的脉证：口水多，悸动，小便不利，胃口不好，心下痞硬，下利。为什么会下利？由于小便不利，体内的水饮通过大便排出，以致大便溏薄，甚至水样便。先人在使用过程中发现，人参汤对人体手脚冷、精神不振也能够起作用，这样人参汤证就固化下来。固化后在使用过程中还发现它能治疗胸痛，所以在胸痹里面也放进了这个方子。再后来发现有的患者有严重的上冲感，感到很紧张，只是这个方子还解决不了，于是加上桂枝、甘草，就构成了桂枝人参汤。甘草是后加的，放在这个位置上不变，其排列应该是桂枝第一位、四两，然后依次是人参三两、甘草四两、干姜三两、白术三两。加了两味药，其中甘草是重复的，所以位置不变。这样就构成了桂枝人参汤。

不要看我们现在讲加入桂枝、人参好像很容易，远田裕正是花了几十年时间才研究出来的成果，他把自己的心得写了一本《伤寒论再发掘》，书中讲每一个方子原始是什么样子的，是怎么构成的，对我们理解经方有很多好处。

人参汤证的患者在没有发热的时候，常见症状是头痛、头汗、怕风、口水多、大便下利、小便不利、腹肌比较软弱无力、心下痞硬、心下悸动。

人参汤证的患者而在外感发热的时候，就在以上所讲的症候群中再加一个发热的症状。这跟《伤寒论》里的外感热病一样，发热、头痛、头汗、怕风、口水多，就是桂枝汤证。这里强调头汗，头汗就是桂枝汤证的身上自汗，为什么是头汗？因为桂枝人参汤中的桂枝是针对冲逆的，而头部出现汗多就是冲逆的结果。常见的桂枝人参汤证的临床表现就是这些。

073 桂枝人参汤 2

为了让大家更加清楚地知道临床上桂枝人参汤证有哪些表现，怎么用这个方，我现在讲一个病例，这个病例比较复杂一点。

女，38岁，中等身材偏弱一点，体质一直比较虚弱，患有多种疾病，是医院的常客。几个月前感冒，表现为发热，头痛，发热不退，一直卧床不起。后来慢慢好转，但是身体比以前更差。医院给出的西医诊断是贫血、低血压、神经性心悸、慢性胃炎、慢性肠炎、功能性子宫出血、子宫内膜增厚。曾经多次刮宫，医生说她因为大量出血造成了贫血，一直这样保守治疗不行，最好是子宫切除。但是她不想把子宫切除，所以2016年的12月到我这里来就诊。患者人很瘦，脸色萎黄，精神疲惫，四肢无力，怕风，头上有汗，头晕，头痛，耳鸣，足冷，口淡，口水多。早晨面部浮肿，心悸、心慌，胃口不好，胃怕冷，稍微吃点冷的东西就腹泻得厉害，有时候还胃痛。大便一天好多次，有时是泥一样的大便，饮食不节的话，就是水一样的大便，总是不成形，这个症状已经很多年。小便清，不黄不臭，但是次数比较多。月经量多，有时候持续半个月，开始量很多，后来点滴不尽。舌头大，舌色很淡，舌苔水滑，口水多，伸舌欲滴。脉象浮大，轻按即得，但是指下无力，呈现一种发空样浮大脉。腹诊：整个腹肌比较薄，也不紧张，压下去比较松软。心下这个位置痞硬，但是重压又没有抵抗力，同时心下这个位置稍微再往下移一点点，就是肋骨弓下面中脘这个位置上面一点有悸动，跳动得严重，轻轻地就可摸到，我让她自己摸摸看，她说不用摸，躺在床上自己有时候就觉得床板都在那里震动，可见这个悸动的严重。

我当时看了这些症状，脑子里面出现的就是桂枝人参汤证。人参汤证的临床表现：口淡、大便软、胃冷、悸动、心下痞，这些很明确。还出现一种桂枝的证，包括头上有汗、头晕、头痛、耳鸣这种冲逆的表现。虽然她没有发烧，但是这个冲逆所造成的头部的一些症状是比较明确的。当然我们在脑子里边要进行一次很多同样类似方证的鉴别。首先我们认为这是三阴病的方证，不能汗，也不能泻，也不能随便利尿，所以这里不用茯苓，而用白术。白术虽然能够利尿，但是它的温性能够把胃肠道里面的水饮通过向肠壁向血管中移动，去水饮的作用比较强烈。当然，还要进一步跟真武汤证、补中益气汤证、六君子汤证、芎归胶艾汤证、归脾汤证、黄芪建中汤证、炙甘草汤证（因为她有悸动，心慌、心悸）等鉴别。这个患者大便不好但是大便不黏不臭，而有些治疗大便溏泄的方，如葛根芩连汤、半夏泻心汤治疗目标的大便是又黏又臭。因此，这个患者根本不用考虑葛根芩连汤证、半夏泻心汤证，不会是这种方证类型，要考虑的就是治疗三阴病的那些方。当时考虑好后就给她服用桂枝人参汤10剂。10天以后二诊，她说服药以后心悸、心慌好转，胃口也有好转，但是出现下肢浮肿。我考虑甘草这味药对她来讲既有好处又有坏处，可能好的方面达到了，坏的方面也出来了，于是我就转了一个方。因为是在原来桂枝人参汤证基础上出现浮肿症状，故一般转方到真武汤。开了7剂真武汤。7天以后第三次来诊，浮肿、怕风、自汗、头晕、头痛、耳鸣基本上都消失了。我让她继续吃药，并配合艾条熏灸。艾条灸哪几个穴位呢？灸气海、天枢、中脘，就是水饮停留的位置，患者自己感到冷的冰的位置，都要用艾条灸，还有足三里。水肿退了，那种冲逆的症状也不明显了，就用人参汤，这4味药前前后后进行加减化裁，坚持吃了7个月，大便成形，月经量正常，经期原来要半个月，后来只有6天，整个体能恢复，精神也振作了。

这个病例你从哪里入手其实都没关系。从非排卵性功能性子宫出血入手也没关系，月经量那么多，为什么用这个方子？用中医理论也可以解释通了。她的病机为脾不统血，而针对脾不统血的方药有很多，如归脾汤。那为什么用桂枝人参汤？我们主要是基于方证对应。你也可以从大便次数多入手，也可以从小便量不足入手，也可以从头晕入手，只要你把全身的症状都把握住了，从哪里入手差别并不大，最后她那些最重要的特异性症状就会从你脑子里跳出来。也就是说，一些复杂的病证、重叠的病证、多症状的病证，每个医生入手的方法也不一样，这都没关系，等熟悉了以后，即全面进行四诊以后，蕴藏在你内心的那个方证自己就会跳出来。跳出来以后，就知道了大的方向，再进行类证鉴别，慢慢地就可以精确把握相对应的方证。这个病例，包括一些典型病例治好以后，我都会把思维过程阐述出来给我女儿听，她也都会把它们整理一下。那这个医案所用的桂枝加人参汤证应该跟哪些方证鉴别呢？

第一个当然是跟人参汤证鉴别。二者共同的症状是口水多，小便不利，水样腹泻，腹肌软，心下痞硬，心下悸动，这些都一样的。不一样的是桂枝加人参汤证存在上冲的症状，出现耳鸣、头痛、头晕、头汗、恶风，这些应该看作是桂枝证的症状，可以把它与人参汤证鉴别开来。具有人参汤证所没有的一些桂枝的上冲症状，头痛、心悸这些都是很急迫的一种症状，所以它是加上一个桂枝甘草汤证，也就是说它有桂枝甘草汤证的头部汗多、心悸、头晕这些症状。

其次是真武汤证，桂枝人参汤证与真武汤证都有形寒肢冷、神疲乏力、脉象虚弱、腹肌弹力软弱等症，因此最难鉴别。因为患者平时早晨起来也有点浮肿，而且用药以后其他症状有点好转，但是出现了下肢浮肿，说明她内部就潜伏着类似真武汤证的症状。后来浮肿没了以后，我们就不用这个方子，因为她胃肠道部位的寒冷滞水还是重要的。桂枝人参汤证的滞水与真武汤证的滞水有什么不同？日本人说桂枝人参汤证的滞水是一种停滞的寒性水饮；真武汤不是停滞的，而是动摇型的一种水饮，它会出现站也站不住、肌肉也会瞤动、头晕得非常严重、肢体动摇等症状，腹证有明显的心下悸动。同时，真武汤证是肚脐上以及下脘、水分这些位置都出现悸动，范围比较大，而人参汤证心下悸动仅仅停留在心下、中脘、上脘这个位置。所以真武汤用附子、茯苓，针对那些动摇性的水饮症状，即水在那里晃动的那种症状比较突出。这样就可以鉴别。真武汤证也有水样的大便和头晕，有时候还出现浮肿，这些症状是桂枝人参汤证和人参汤证所没有的。真武汤证这个浮肿是虚性的凹陷性浮肿，下肢为多，临证时如果有水肿症状，或者容易造成水肿时，我们要马上想到真武汤这个方。同时，一般讲桂枝人参汤证的腹痛是有时候患者说自己胃不舒服，但不怎么强烈，而真武汤证的腹痛比较常见。

桂枝人参汤证的一些表现如疲劳、胃口不好、腹肌软，跟补中益气汤证非常像。补中益气汤证有个特点是疲劳的时候眼光特别停滞，讲话声音特别低微，这位女患者虽然疲劳，但是讲话声音听不出低微。补中益气汤证另一个非常重要的症状，四肢特别的疲倦；

还有一个特别不一样的腹证，就是胸胁苦满，补中益气汤里面有柴胡，所以是一个虚性的柴胡剂。还有补中益气汤证是肚脐上跳动，而桂枝人参汤证是心下跳动。这些区别都要非常熟悉，诊治之际才会直观地反映出来。我们平时最好把这些做成卡片，一张一张地看，天天背，把这些彻底搞清楚。

此外，还需要与六君子汤证鉴别。六君子汤证表现为胃口不好、大便溏薄、腹肌软、胃中有振水音，还有轻度心下痞、轻度的心下悸动，这些症状与桂枝人参汤证都很像。哪里不一样呢？理中汤证有形寒肢冷的阳虚证，六君子汤仅仅是气虚，没有形寒肢冷。一般讲，六君子汤证也没有耳鸣这种冲逆的症状。另外，大便溏薄的程度也不一样，六君子汤证的大便稍有溏软，不会出现水一样的大便，而人参汤有干姜在里面，其方证常见泥样便或者水样便，这也可以把它们分别开。虽然两者很像，但是总能找到桂枝人参汤证的特异性症状。

还有患者月经量那么多，淋漓不尽，如果从妇科入手，可能会首先考虑芎归胶艾汤。但是这个方证有几个特别不一样的点：一是四肢烦热，而桂枝人参汤证一般来说四肢是凉的，严重的时候是冰的；还有一个芎归胶艾汤证的腹肌虽然也是软而无力，但是下腹部有抵抗感或者深部压痛感，因为有瘀血在里面，所以芎归胶艾汤有四物汤在里面。

像这种月经量多，脾胃虚的状况，与心脾两虚、气血两虚的归脾汤证也很像，有出血倾向，手脚凉，又出现食欲不振、腹壁软，这些症状都一样。但是归脾汤证的大便不是水状的，即使偏溏软，也是泥一样的。归脾汤证还有一个非常重要的特点，就是一般会有失眠、健忘，而桂枝人参汤证不至于出现睡眠障碍。桂枝人参汤证不仅是气血虚的问题，还有阳虚的问题，所以要用干姜，我们能体会到患者胃里的冷、冰，吃一点冰的东西胃里就会疼，这个是归脾汤证所没有的。

还有黄芪建中汤证跟桂枝人参汤证也非常像。黄芪建中汤是虚劳病的一个典型的方子，因为没有元气，其表现虚弱，容易疲劳，心悸，自汗，有腹痛倾向，腹肌软弱，都非常像。但是它没有干姜在里面，没有那种胃里边特别冷的感觉，也不会出现水样的腹泻。另外，黄芪建中汤证肚脐两侧的腹直肌痉挛。

还有一个要排除掉的是炙甘草汤证。为什么？炙甘草汤针对的治疗目标很多跟桂枝人参汤证很像，如贫血、动悸、腹肌很软、心下悸动明显。桂枝人参汤里边有一个桂枝去芍药汤，炙甘草汤也一样，它是在桂枝去芍药汤的基础上，加上阿胶、生地、麦冬、人参所组成的，所以里面也有很多的药物是相同的。那区别在哪里呢？第一个就是皮肤干燥。炙甘草汤证的皮肤干燥、手脚烦热，是人参汤证和桂枝人参汤证所没有的。其次是炙甘草汤里面有一个麻子仁，因此它是治疗大便干结的。还有一个是最容易抓住的，就是脉象偏快或者结代，这是人参汤证所没有的，当然有时候炙甘草汤证的脉象也不一定有结代，但是它一般会偏快一点。炙甘草汤证心下悸动的程度比桂枝人参汤证要严重得多。这样一对照，我们也就知道它不是炙甘草汤证。

刚才讲了那么多类似的方证鉴别，其实临床的时候也就一刹那，脑子里面就把它们都辨别清楚了，而并不是一个一个地去比较鉴别，那样的话就太程序化了。这些都应该深深地溶解在我们的血液里边，等到用的时候，它自己就会直观地跳出来。总之，我们强调症状鉴别也好，症状的互相加减也好，最重要的是要从这里找到一个临床系统，这一点日本人特别的注意。他们并不注重于阴阳五行、病因病机，而注重药物的加减所造成的整个方主治对象的不一样，甚至知道方和方之间有什么联系。特别是在读和田东郭、浅田宗伯的书的时候，你就会知道，他们这是在建立一种临床系统，这个系统就是从症状鉴别入手，即如浅田宗伯《勿误药室方函口诀》这本书中所讲的。听说《浅田宗伯全集》就要在中国出版了，那真是一件大好事，其中的《勿误药室方函口诀》是日本汉方医生必读的一本书。浅田宗伯在书中分析了黄芩汤、桂枝人参汤以及《金匮要略》转载的外台黄芩汤（六物黄芩汤）三者之间的关系。六物黄芩汤就是在黄芩加半夏生姜汤的基础上，再加上桂枝、人参，去掉芍药，易生姜为干姜，这样构成的一个方子，即黄芩、人参、干姜、大枣、桂枝、半夏这样 6 味药，有人叫它外台黄芩汤，日本人喜欢叫六物黄芩汤。浅田宗伯说，六物黄芩汤这个方，处于黄芩汤和桂枝人参汤之间，都是用于上热下泻病证的有效方子。而黄芩汤主要治疗腹痛、下利、干呕，桂枝人参汤治疗腹痛、下利清水，没有呕，但是有表热，是属于表热和里寒相结合。六物黄芩汤这个方子很像半夏泻心汤，治疗下利的效果更加好。他这样一段几十个字的话，就把四个方子进行了鉴别排队，把黄芩汤、六物黄芩汤、桂枝人参汤、半夏泻心汤之间的关系，其治疗的上热下利以及它们之间的不同都讲了，讲得非常全面。所以我们今后学习《伤寒论》，应该更多地从每一个方之间的内在联系入手，这样学习进步更快。

074　从人参汤与理中汤命名中所发现的秘密

首先问大家一个问题，我们平时讲的人参汤、理中汤、人参丸、理中丸这4个方子，到底哪几个是在《伤寒论》里面的？哪几个是在《金匮要略》里面的？

过去，连我自己也都搞不清楚，觉得人参汤、理中汤、人参丸、理中丸不都是一样吗？其实，在《伤寒论》里边只有人参汤和理中丸，而理中汤和人参丸是没有的，只是我们平时都习惯这样地去叫，认为理中汤就等同于人参汤。人们也都习惯地叫理中丸，而人参丸则没有什么人叫。这说明了两点：一个是，我们总觉得汤剂和丸剂所使用的对象是没有区别的；另外一个是，我们也不注重方子命名里面所隐藏的东西。开始的时候，我们只是学习人参汤它治什么，似乎也就是在学理中汤它治什么，想着两者是一样的，以后才慢慢地发现了其中的问题。我想通过这个问题，讲讲自己对这方面的一些认识。

起初，我只知道理中丸、人参汤是一种治疗寒性的腹泻的药方，并且也知道这个寒性腹泻一般大便是水样或者泥样，不特别黏，不特别臭的。同时患者比较恶寒，手脚也冷，还有就是口里面多口水、口不渴。宋本第277条云："自利不渴者，属太阴，以其藏有寒故也。当温之，宜服四逆辈。"宋本第386条里边也已经明确讲："霍乱……

寒多不用水者,理中丸主之。"条文明示,出现下利、不渴属太阴,就应该用四逆辈,四逆辈也包括理中丸。我起初对理中丸、人参汤的认识就仅仅停留在这里。可我总觉得好像有些条文讲得不怎么清楚,特别是《伤寒论》的第396条:"大病差后,喜唾,久不了了,胸上有寒,当以丸药温之,宜理中丸。"好像只讲了多口水的症状,"胸上有寒",似乎也只是一个病位的名词、一个病因的名词。我就奇怪,怎么不讲大便腹泻呢?《金匮》里的那个胸痹条文提道:"胸痹心中痞,留气结在胸,胸满,胁下逆抢心……人参汤亦主之。"这胸痹的症状跟人参汤好像一点不搭界,可条文却说也可以用人参汤去治疗。看到这里的时候就感到有点昏头昏脑的,这跟我们所想的理中汤治疗寒性的腹泻——这个人比较冷,同时嘴里边多口水,口不干,大便也不臭等人的体能上偏虚的一种状态——似乎不搭界。

后来,我跟张丰先生谈到这个话题,他说自己开始的阶段也出现像我一样的情况,认为人参汤、理中汤、理中丸这一类方子都是治疗寒性的腹泻,除此之外就没了。自从读了矢数道明的一个病例,得到很大的启发。这是一个胸闷多年,而且大便秘结的患者,由于口淡、多唾沫,矢数道明用了理中汤,也就是人参汤,结果胸闷、便秘都治愈了。那矢数道明的依据在哪里呢?其依据其实跟我们看的条文是一样的。他说《伤寒论》(宋本)第396条讲:"大病差后,喜唾,久不了了,胸上有寒,当以丸药温之,宜理中丸。"条文中只有一个"喜唾,久不了了"的症状,没有讲到大便的情况。还有一个,《金匮》胸痹篇里面的胸痹,胸满,心中不舒服,好像气顶在那里一样,也可以用人参汤。这个患者就是胸满,大便闭结。大便闭结是一个应用性症状,不用管它,只要口水多、不口渴、胸闷不舒服就可以使用。张丰先生说过去我们都是把腹泻当作人参汤的一个主证，下一步再考虑口渴不渴，唾多不多，考虑好了是人参汤证，也就用了，根本不会想到大便秘结也可以用人参汤！条文就摆在我们面前，我们也不知道！通过这样的学习、思考，我就知道了，人参汤不仅能治疗大便溏薄、黏性、水样大便，而且还可以治疗大便秘结！当然更重要的是，它还是治疗胸痹的一个非常好的方。这种胸痹是偏于虚寒，多口水。

张丰先生还告诉我他直接用这个方子治好的一个病例。患者就是胸闷，特别难过，口水多得都流到枕头上去了，另外大便秘结。张丰先生受矢数道明医案的启发，并通过自己的思索以后，就用人参汤 5 帖。患者吃了以后胸闷、大便秘结就好转了。后续就是在人参汤的基础上加减化裁，经过 1 个月左右的治疗，这个患者就恢复了正常。这是张丰先生跟我讲的他自己的一个学习心得。这样一讲，我也知道了，回去以后就睁大眼睛仔细看这个条文，越看越感到它里面的确蕴藏了很多奥秘！我对这个问题一直非常关注，现在回过头来看，当时对理中汤的了解，对理中丸和人参汤的理解还是比较肤浅的。

后来，大概是 2013 年前，我无意之中看到一本书——《中医经方临床入门》。这本书是费维光自费出版的。费维光出生于 1929 年，2011 年去世，活了 80 多岁。他不是中医师，而是一个大学的副教授，学理工科的，但是他热爱经方，特别是接触了日本汉方以后，他的医术进步很大，治好了不少病人，在当地非常有名，药店也找他去坐堂。我看了这本偶然到手的书后非常惊讶，他对理中汤的评价就很高，认为它是临床的第一经方。他说理中汤是治疗胃寒的专方。胃病有两种，一种热的，一种寒的。寒的胃病，就是不敢喝冷饮，不敢吃冷食，甚至不敢吃水果和凉菜，这些都是寒的。他认为只要有这样的症状——冰的东西一吃下去就会腹泻、胃痛，就可以用理中汤，其他一些症状可以不管它。他说得很肯定，说病轻的3天就可以治好，病重者30天也可以治好，甚至可以根治，一般情况下6帖药就可以治愈。什么叫治愈呢？他也举了例子，说患者好了以后再吃冷饮冷食，胃里也没有出现不良反应。他还讲了不要给患者服药太多，否则还会出现浮肿，因为甘草有引起水钠潴留的副作用，停药后就会消失的。假如停掉以后还有浮肿，可以服五苓散。这就是他临床使用理中汤即人参汤的经验，我看得津津有味。再看下去，发现他的书里面还有一些翻译的内容，开始我对这些翻译内容并没有很在意，只是随便翻翻，后来翻着翻着，就从中发现了秘密。什么秘密？就是他提到，日本汉方家远田裕正通过理中丸和人参汤的不同命名，从中挖掘出了一个秘密。远田裕正说：整个《伤寒论》的发展不是开始于东汉末年，其原始本最早可能是春秋的时期。后来在这个早期《伤寒论》文本的基础上产生了《金匮要略》，其中相隔的时间不知道有多久。在这漫长的历史过程中，两本书的内容不断地增加。到了东汉末年，张仲景就把这两本书合并起来，变成了《伤寒杂病论》。然后由王叔和整理出《伤寒论》，再到了北宋的时候才又慢慢地整理出《金匮要略》。在这过程中，后人又插进去了很多东西。他认为最原始的、没有后人插进去东西的《伤寒论》原始本就是康治本《伤寒论》。他的这种说法非常新鲜。当时我觉得，如果能读到这个书的话，就可以看到它最初的那种模式，那种最简单的一种模式。不过我想，这只是你的个人臆想，你怎么去证实呢？这些都没有历史文物印证，没有什么考古的东西留下来，怎么证明你这样的说法呢？后来读到了日文版《伤寒论再发掘》，发现远田裕正就是从《伤寒论》书中找到证据，来反复证明康治本是

《伤寒论》的原始本，他所使用的证明方法的确非常高明。

那他是怎么找的呢？他说要分开两个阶段，第一个阶段就是把现在的宋本《伤寒论》和《金匮要略》相比较，由此得出结论，《金匮要略》要早于宋本《伤寒论》。这个结论对我们来讲，也是一个超出认知范围的东西，因为我们都认为这两本书都是东汉末年张仲景写的，而远田裕正说不是，他认为《金匮要略》要比宋本《伤寒论》早得多。有什么根据呢？他做了大量的论证，读了以后使人不得不服。第二阶段，则是把《金匮要略》跟康治本《伤寒论》进行对照，其结果是康治本比《金匮要略》更早，由此得出结论：康治本最早，然后是《金匮要略》，最后才是宋本《伤寒论》。我们现在就看看他是怎么论证的。

先看第一阶段，就是用宋本《伤寒论》和《金匮要略》对比。他首先提出一个问题，宋本《伤寒论》里不是有个桂枝二越婢一汤吗？这个方是由哪几个方组成的呢？显然是由桂枝汤和越婢汤两个药方组成的。桂枝汤宋本里面就有，而越婢汤宋本里没有，但是《金匮要略》里面有，也就是说编写宋本的人写桂枝二越婢一汤的时候，其心里早就知道《金匮要略》里边有越婢汤，现在只不过是把它拿来拼成一个新方，所以就这样明明确确地写下来：桂枝二越婢一汤。也就是在这宋本还没有写成之前，越婢汤已经存在于《金匮要略》里边了，可见《金匮要略》要比宋本《伤寒论》早。这样一分析颇有道理。其中远田裕正也讲到了人参汤，他说宋本《伤寒论》里有个桂枝人参汤，但是没有人参汤；只有理中丸，理中丸是丸，不能跟汤相提并论，其治疗对象也不一样。那《金匮要略》里有没有人参汤呢？有！《金匮要略》有人参汤，因此宋本的编写者记录桂枝人参汤时，就把《金匮要略》的这个人参汤理所当然地写上去了。也就是说《金匮要略》里面早已有人参汤，编写宋本的人也非常清楚，所以他就很坦然地写下桂枝人参汤。当然也可以这样推想，《金匮要略》和宋本《伤寒论》是同一个时代、同一个人写的，此人已经对《金匮要略》进行了构思，当要写宋本《伤寒论》的时候，觉得这两本都是他自己写的，《金匮要略》已经写了人参汤，《伤寒论》里就不需要再写了，就写个桂枝人参汤吧。这样讲似乎也有道理。可假如是这样的话，还有一个漏洞在里面。什么漏洞呢？你看，《金匮》里面叫人参汤，而宋本《伤寒论》里怎么就是理中丸呢？这个好像就不对应了嘛。换言之，宋本《伤寒论》里不是有理中丸吗？那么《金匮》里的人参汤就应该叫作理中汤才对啊？可现在两个名字完全不一样，这又不像是一个人写的，假如是一个人写的话，应该不会这样。

我们再换个角度，从药方的命名来分析。《伤寒论》药方的命名，开始的时候应该就是用药味的名字命名，如栀子豉汤、栀子甘草豉汤等，有的药方将方里全部药物的药名都写上去，有的则写两个或三个，还有的只写一个药名。后来慢慢地把药方的功效也作为药方名字，有的是全部以功效命名，如理中丸、四逆汤等；有的则是药物名与功效结合起来命名，如半夏泻心汤。功效的命名，是用一些理性的名词，如"理中"就是个理性概念。远田裕正研究发现，以药物命名的药方应该更加古远。像人参汤与理中丸的命名，应该是人参汤的命名更加原始，后来才是理中丸。也就是说，先人在远古时代开始是以药名当作方名，这样的命名更加自然朴素，时间应该更早一点的，而表示理中、建中这一类功效的命名则要迟。这个我们也应该可以理解。

还有就是写作笔法也不一样，即《金匮》的笔法和《伤寒》的笔法不是同一个时代的，这个专家都已经考证过了。两本书的整体构思与写法也不一样，《伤寒论》是疾病总论，是随证治之的通治法；《金匮要略》是疾病分论，是专病专方专治。由上可知，《金匮要略》和宋本《伤寒论》不是同一个时代、同一个人写的，这个可以搞清楚了。

第二阶段，就是把康治本《伤寒论》和《金匮要略》进行对比。远田裕正说麻黄加术汤、白虎加桂枝汤、黄芩汤加半夏生姜汤、桂枝去芍药加皂荚汤等方，都是《金匮要略》里面有的，但是组成这些方子的基础方如麻黄汤、白虎汤、黄芩汤、桂枝去芍药汤都是在康治本中。你想，白虎加桂枝汤一定是在白虎汤的基础上组成的吧；桂枝去芍药加皂荚汤，也一定要有桂枝去芍药汤吧。这些基础方，在《金匮要略》里边都没有，而在康治本里都有，说明在编写《金匮要略》的时候，这些方子早已经在康治本《伤寒论》里面就有了，编写者也早已知道、心里有数，所以就这样明确地写了下来，由此可以佐证康治本的产生时代要比《金匮要略》更加久远。有人或许会想，有没有可能最早的不是康治本而是宋本？因为刚才讲的人参汤和桂枝汤宋本里面也都有啊！别忘了，第一阶段已经论证了，宋本是最迟的，《金匮要略》成书是在宋本之前，你不能够再从后面来重新论证。这也就否认了这个想法。那有没有可能康治本和《金匮要略》是同一个时代、同一个人写的呢？这也是不可能的。为什么呢？

《金匮要略》里面有个栝楼桂枝汤，这个药方是在桂枝汤的基础上加上栝楼根而成的。在康治本里面，加减方的命名办法是所加的药名放在后面，如桂枝汤加葛根，即桂枝加葛根汤；桂枝汤加附子，即桂枝加附子汤。那现在加了栝楼根，就应该写成桂枝加栝楼汤才对啊，怎么会把栝楼放在桂枝前面呢？一种完全不同的命名法是不会出现在同一个人的。所以通过文体的研究，康治本和《金匮要略》的文体也完全不一样，康治本是古代文体的一种写法，和《易经》的写法相同，而《金匮要略》是更迟一点、更新一点时代的一种文体的写法，由此又说明了两者不是同一个时代、同一个人写的。

就这样，第一阶段证明了《金匮要略》比宋本《伤寒论》早，第二阶段又证明了康治本《伤寒论》比《金匮要略》早，综合起来就是：最早的是康治本《伤寒论》，中间是《金匮要略》，最后是宋本《伤寒论》。你看，仅仅从一个药方在命名上，从理中丸和人参汤名称的不同，就可以挖掘出如此丰富的材料，发现许多秘密，可以得出这样惊奇的结论，足见《伤寒论》的研究是多么有趣！

075　甘姜苓术汤（肾着汤）

甘草干姜汤是整个《伤寒论》里面最为重要的几个方子之一。甘草干姜汤虽然只有2味药，但是可以以它为核心组成很多方剂。甘草干姜汤的类方除分布在太阳病、少阳病外，更多的是分布在三阴病，唯有阳明病里没有出现甘草干姜汤的类方，这是一个非常值得研究的课题。甘姜苓术汤可以看作是甘草干姜汤加上茯苓，再加上白术，药物的分量也与甘草干姜汤不一样。甘草干姜汤中甘草是四两，干姜只有三两；而甘姜苓术汤中的甘草量减少为二两，干姜则增加到四两，另外茯苓四两，白术二两。《金匮》里甘姜苓术汤的方名还保持着原始按药物次序命名的规律，即甘草干姜茯苓白术，但是方子里面的药物排列却因药物用量的缘故而变了，写成了甘草、白术各二两，干姜、茯苓各四两。

《类聚方广义》认为甘姜苓术汤最重要的治疗目标就是心下悸，小便不利，腰中冷好像坐在水中一样，或者重痛，形如水状。那这4味药在其中的作用是怎么分布的呢？心下悸，主要是茯苓；小便不利，是白术、茯苓；腰中冷，甘草、干姜；如坐水中，或者重痛，是白术、甘草、干姜；形如水状，是白术、茯苓。了解一个方子里边的药证，对我们今后把握整个《伤寒论》的方证、药基证与药证有非常大的作用，搞熟了以后，临证时你自己就会根据它的规律去加减了。

我们看一下条文是怎么叙述的，这也非常重要，是第一手资料。这个方子在康治本里面是没有的，康治本里只有甘草干姜汤，在此基础上加上茯苓、白术就构成了这个新的方子，《金匮要略·五脏风寒积聚病篇》的条文如下："肾著之病，其人身体重，腰中冷如坐水中，形如水状反不渴，小便自利，饮食如故，病属下焦，身劳汗出，衣里冷湿，久久得之，腰以下冷痛，腹重如带五千钱，甘姜苓术汤主之。"

在《类聚方》里此方又称为肾着汤，或肾著汤。什么意思呢？就是说在肾的外围，指腰这一带，好像有什么东西粘住一样，又冷又重，甚至有时候疼痛。我现在就用通俗的话把这个条文稍微做个解释。它说这个方是主治肾着病的，患者身体是很笨重的样子；腰中是冷的，冷到什么程度呢？就好像坐在水里面一样，整个人身体周围就好像有水粘住的样子；口不渴，小便失禁，有点控制不住或者比较频繁，饮食没有影响，说明脾胃问题不大，病不在中焦，而属下焦。什么原因造成的呢？由于疲劳的时候，身上出汗，汗出了以后皮肤很潮湿，没有及时洗澡或做其他处理，久而久之，就会造成腰以下的冷痛，整个腹部和腰好像吊着很重的铜钱一样往下坠。由于阳气不能够通行，气血在腰周围或肾外围痹阻，所以就叫肾着病。

可能有人会问，有这样的病吗？有！腰痛多得是，腰重也多得是，而腰那么冷，冷到像坐在水里的样子也能见到，临床可谓无奇不有。那是不是肾著汤就是治疗腰痛呢？不仅是治疗腰痛，也可以治疗其他各种各样的病证，如白带多、遗尿等都可能会用到，但这些可以说都是派生出来的应用性病证。甘姜苓术汤最主要的治疗目标是腰部的重和冷。条文里面的"衣里湿冷"这句话写得很有意思，值得我们好好地去体味，就是衣服穿起来，感到里面是冷冷的样子，有人把它理解为是一种皮肤病的样子，说明有时候可治疗某种皮肤病。只要整个的主症也就是方证的特异性症状，符合肾着汤证，也就是苓姜术甘汤证，都可以用此方治疗。

这里最容易混淆的就是它的应用性症状和特异性症状，我们要抓的是特异性症状，而不要被应用性症状所迷惑。就比如一个皮肤病患者，你可能根本就不会想到用这个方子，你只是根据我们前面讲的区分湿性的皮肤病和燥性的皮肤病，在湿性或燥性皮肤病里边又分开阳证和阴证，然后从中选取相应的方剂。这个当然也非常好，但是这些预先研究好的像图表一样的或者已经有规律性的一个系统的知识往往也是不完全的，因为人的个体差异性太大了，所以掌握每一个方的特异性症状还是非常重要的。

我这里讲一个病例，通过这个病例大家可能就会比较明确怎么用这个方，抓住这个方子后怎么进行方证鉴别。

这个病例治愈已经10多年了，一直没有反复。因为这个患者后来不断地介绍其他患者来就诊，而他自己再没来过，所以我能够间接地知道他的状态。这个患者姓戴，男，当时37岁，患那种渗出性的湿疹已经1年了，西医认为是皮肤过敏所造成的，他说自己也不知道怎么过敏的。患病以来一直在到处治疗，然而疗效不是很好。来诊时，湿疹以背部、腰部及两边的腹股沟比较多，由于是渗出性的，所以渗出来的水也比较多；痒不明显，不影响睡觉。他也看医书，知道一些医学知识。他问："这种渗出那么多，还是不是急性期啊？"我说："一年了，急性期到底划在哪里我也不知道。我根据你现在的症状去治就是了。"他来诊时是2008年的9月，天气并不冷，但是他穿的衣服比我们要多。整个皮损的地方是暗红色的，不怎么鲜红，湿疹斑的上面及周围有密集的各种各样的疱疹、水疱、糜烂、痂皮，破了的部位有的还在渗出、流水。我让他坐下来慢慢地说。

他说自己平素精神就不好，老婆说他不像男的，一点精神都没有。还说自己比较怕风，怕冷，夏天的时候电风扇、空调他都怕，平时总是比别人衣服穿得多。现在，腰部和腹股沟不舒服，有一种湿湿的、冷冷的、重重的感觉；脚尖特别恶寒，特别敏感，踩在石板上面就感到整个脚尖很难受。他对自己的病情很在意，讲得很细。口淡、口水多，小便不黄但是次数多，大便松软不成形、一天1次。舌头也是淡的，舌苔白；脉象很沉、很弱；腹诊：整个腹肌软弱，从肚脐上到心下都有悸动，这个是比较少见的，一般都是心下悸动，或者肚脐上面悸动，或者肚脐下面悸动。他说自己腹股沟这里湿冷而不适，像揪住一样，好像专门穿了一条背心，可这个背心都是湿的，跟被雨淋过一样。他讲得很形象。我就想到了条文里边讲的"衣里冷湿""腹重如带五千钱"。他的讲述就非常贴近这个条文里面的描述，可见条文应该就是当时的医生根据患者的真实临床表现记录下来的。所以我们说，《伤寒论》就是一个一个病例记录之后的整理。

这样我的第一印象就是肾着汤证，然后在脑子里边要与其他相似方证做鉴别。是不是真武汤证？是不是当归四逆加吴茱萸生姜汤证？是不是肾气丸证？是不是防己黄芪汤证或当归芍药散证？起码这几个当时会在脑子里面排排队，一一把它们否定掉。为什么呢？因为真武汤证体能的虚弱要更严重，同时冷的感觉也更强烈。患者仅仅是脚尖那么冷，且以腰重为主，而真武汤证是全身的冷，全身的疲倦更严重。患者大便松但每天只有1次，呈黏液样的；假如是真武汤证，大便次数可能会更多，像水一样。真武汤证还会有轻度腹痛，为什么？你看真武汤里边有白芍，而肾着汤里没有白芍。这样一对照就清楚了，真武汤证阳虚的症状更严重，是全身性寒冷；水饮也厉害，但其水饮不会只是分布在腰周围，不像肾着汤证那样在肾的外围有一些寒湿的东西沉着。

那是不是当归四逆加吴茱萸生姜汤证呢？这个也不像。因为当归四逆加吴茱萸生姜汤证是脚手都冷，同时，还会有头痛、下利；而患者光是脚尖冷，还不至于下利，也没有头痛。临床上，当归四逆加吴茱萸生姜汤类方一般都用于冻疮一类的病证，手脚很冰很冰，特别是手冰冷的，也不会感觉有一个沉重的东西裹着腰周围似的。

那是不是当归芍药散证呢？因为当归芍药散证也是多见于体能比较差、贫血这种人，与这个患者的体能状况有点像，但是当归芍药散证有一个非常重要的腹证，即下腹部压上去有痛感，同时，女性有月经异常，所以也不像。

那跟八味地黄丸证比较呢？八味地黄丸证虽然也是体力差，但大多偏于老人，而患者才30多岁。当然年龄也不是绝对的，主要还是看症状。八味地黄丸证下半身整个会冷，并有耳鸣、牙齿摇动、轻度的口渴等，这些区别就比较明显。而特别明显的是腹证，八味地黄丸证整个小腹拘急不仁，甚至肚脐下面有正中芯证；而肾着汤证则是整个肚脐和心下这一带跳动，这是八味地黄丸证所没有的。

肾着汤跟苓桂术甘汤相比在药物组成上只差一点，就是干姜代替了桂枝，因此其方证就没有桂枝证的冲逆症状，即表现为气往上冲，或者出现头晕、头痛。两者都会有悸动，但苓桂术甘汤证是在心下悸动，不会像肾着汤证那样从心下一直到肚脐都悸动。还有一个非常重要的，就是苓桂术甘汤证是体位性头晕，即站起来就会头晕，肾着汤证就没有这个症状。

那是不是防己黄芪汤证呢？防己黄芪汤证也有腰冷，也会出现小便不利，其最大的区别是：防己黄芪汤证一般腹部的悸动不明显，整个人特别是下肢是偏于一种水胖、浮肿，肌肉多，偏白，但又比较软，容易出汗。这么一看就知道患者很不像，他只是腰部的感觉，又冷又沉，痛也不怎么明显。

这样一对照，肾着汤证就非常明显地刻画出来。虽然患者的主诉是湿疹，是一种皮肤病，但我们可以当作是一种应用性症状，暂不管它，而是抓住其"衣里冷湿，腹重如带五千钱"这一特异性症状进行辨治。于是给他开药方：甘草5g，干姜10g，茯苓10g，白术5g，全部按照原方的比例，7剂。我认为这个方证非常对应，感到很自信，但是临床效果往往难以预料。二诊，患者来的时候一脸不高兴，他说没用。不但没用，反而加剧，身上渗出更多，更难受。患者有点抱怨，认为我没有对症下药，还认为原来介绍他过来受诊的那个人的病好像跟他不一样。我就跟他讲，你的病情有加剧，我很高兴。我就怕你吃下去一点反应也没有，加剧其实是好事。我给他讲了瞑眩现象，讲人体和病斗起来了，药物怎么样发挥作用等，他听了也接受了。黄煌老师说过，医生有时候一边看病，一边要做患者的思想工作，心理上要把握住患者，他说医生有时候就好像教会里面的牧师一样，要说服患者。黄老师讲得非常对！这个患者当时的情形，如果我非常冷淡的话，他可能就会不接着治了，因为效果不好甚至加重了。而我这样一解释，他又相信我了。为了使他能够坚持吃，这次开了10剂，这样总是要吃完了才会再来，不然的话三四天吃了没有效他又不吃了。10天后他再来的时候脸上就有点笑容了，说这个药有效，渗出减少了，湿的背心、裤子好像揪住一样

娄绍昆一方一针解《伤寒》

感觉也少了。

为了使他能够继续坚持吃下去，避免像有些患者吃吃就不吃，逃掉了。我就把这4味药打碎，变成粉一样的散剂，一来可以省钱，更主要的是方便他服用，每天冲服，一次5g，一天2次，一天只有10g药。因为我看这个患者来诊时总是有点怕麻烦，没有信心，后来虽然有了点信心，但若吃得麻烦，他可能也会半途而废。我让他就这样长期坚持吃，他回去时就很高兴了。后来他基本上不用来了，有什么情况就打个电话。经过半年的治疗，基本痊愈。后来他来了，说只留有一点斑痕，也比较淡了，痒也没有了，表示非常感谢。我也感到非常满意。有一个人在旁边听了就说，你对这个患者那么细心，还特地做成了粉剂，你到底是对患者感兴趣，还是对病感兴趣啊？我们做医生的肯定是对病感兴趣了，当然对患者也要关心，这两个很难分开。这是玩笑话。之后的10来年中，他也介绍了很多类似的皮肤病患者来诊，有的治好了，当然也有没治好的，像他那样很典型的症状，毕竟不是多数。

这种像寒湿困在腰部外围的病证，不是针对皮肤病而是针对肾着汤证的话，一般用灸的办法比用针效果更好。寒湿这一类病证，用灸有特殊的效果。当时我就叫这个患者回家，每天自己灸半个小时。灸哪里呢？一个是关元，一个是气海，还有一个穴位就是阴陵泉，两只脚的阴陵泉，穴位周围有压痛点的话，就以压痛点为穴位，今天在这里痛就灸这里，明天那里痛就灸那里。日本的泽田先生非常注重穴位的移动，他的学生代田文志写了一本《针灸真髓》，这本书是我学习针灸时最爱读的一本入门书，非常生动，其中就提到穴位的移动，我就把它用了起来。

076　半夏厚朴汤 1

　　半夏厚朴汤来源于《金匮要略》妇人杂病篇，其条文很简单："妇人咽中如有炙脔，半夏厚朴汤主之。"就这么一句话，一个症状，咽喉里好像有肉块卡住一样，或者咽喉异物感，即所谓的梅核气，就可以用半夏厚朴汤。

　　这个方子还有一个名字叫大七汤，主要是针对它起病的原因。什么原因呢？就是情志上出现了问题。"七"是指喜、怒、忧、思、悲、恐、惊七情，"大七"就是七情过度，大喜、大怒、大悲、大恐、大惊等而致病。这个名字取得好，点明了这个病证的状态。当然要掌握这个方子，光是一个咽喉里面有异物感好像还不够，所以200年前的日本汉方家尾台榕堂在编著《类聚方广义》的时候，就给这个方证增加 2 个症状，他说半夏厚朴汤证的主症应该是咽中如有炙脔，这个当然是很重要的，但还有两个副症，或者呕吐，或者心下悸。这样就把这个方放在一个比较大的范围内考虑了。

　　远田裕正肯定了尾台榕堂对于半夏厚朴汤主症的界定，并且对这个主症里面的每一个症和汤方里的药物如何对应，也做了分析研究。半夏厚朴汤一共只有 5 味药，半夏、生姜、茯苓、厚朴、苏叶，那这 5 味药对应刚才讲的这三个症，是怎么分配的呢？

　　"咽中如有炙脔"，主要是厚朴、苏叶、半夏；呕吐，主要是半

　　　　　　　　娄绍昆一方一针解《伤寒》

夏、生姜；心下悸，大家想一下是哪味药呢？对，茯苓！对药证在方里边所表现出的某一个症状，初学时一定要掌握，这样再看其他方的时候，对其主证大概就会心里有数，慢慢熟练以后，临证碰到一个症状，自然地就会进行加减。

当然这种药证关系是在一个方证范围之内的，离开此方证就不一定是这样。半夏厚朴汤证的主症是咽中有异物感，但不能把它倒过来，认为咽中有异物感就是半夏厚朴汤证。我开始就犯过这个毛病，认为这个方最好记，只有一个症状，看到了这个症状脑子里就马上跳出来半夏厚朴汤，其结果就是可能有时有效，但更多的时候是没效！后来才慢慢地熟悉起来，其间的确走了很多的弯路，基本上是在失败中摸索，慢慢摸索到了究竟是怎么一回事。

下面先讲一个病例，然后说说我自己摸索的过程。

王某，女，53岁。主诉浮肿，说自己浮肿了1年，脸上浮肿，脚上也有轻微浮肿，但是吃饭、睡觉、大便都好。吃饭、睡觉和大便这三件事是中医学里的生命指标，而血压、体温、脉搏、呼吸次数，这些都是西医的生命指标。在中医看来，如果一个患者吃饭、睡觉、大便都好的话，那大多倾向于一种所谓的功能性或者心理性的病证。

听到浮肿1年，往往会对医者的诊治起一种误导作用，认为一定是心、肾或者肝方面的一种疾病，如果这些都不是，可能还会往甲状腺或者特异性浮肿上想。其实这个病证后来证实就是一种心理性的。心理性也有浮肿，这是我以前所想不到的。不过她吃饭、睡觉、大便都好，我就感到可能是功能性疾病。她说月经闭止了以后，近一年来，身体都不舒服，心里无缘无故感到不安，就是古人说的"忐忑不安"，过去都不懂这个词的真正含义，这一年算是真的体会到了心里一下子上、一下子下的感觉，心里想的东西多得不得了。还有容易疲劳，经常头晕，她说头晕和浮肿都非常难过，她看病的目的也主要是想解决这两个症状。因此，医生也大都围绕着这些进行诊治处方，如以苓桂术甘汤为核心加几味药，天麻钩藤饮也吃过，类似的半夏白术天麻汤等也吃过。显然，苓桂术甘汤是围绕水肿的，而半夏白术天麻汤、天麻钩藤饮这一类是围绕着头晕，效果也有，但都平平，她总觉得没有把病的"根"挖掉。

她来我这里看是 2017 年的 3 月，体质看上去衰老得并不怎么快，身材中等，体能也中等。早晨起来脸上浮肿，下午脚的部位浮肿不明显，但是有肿胀，穿了袜子以后感觉小腿上有痕迹。小便次数多，但尿量少，有尿等待与尿残留感这一类症状，西医检查也没有发现什么阳性指标。还有经常胸闷，说自己要深呼吸几次就舒服了，胸透、心电图等检查都是正常的。

她很喜欢说话，但是又似乎讲不到一个点子上，有的话好像想不起来一样。我看她这么讲，就经常打断她，问一些情况。我问了以后她还想讲，可总感觉她有一种想讲又讲不出来的样子，要咳嗽几声才能够讲出来，一旦讲出来又讲得很多。当停下来要重新讲的时候，又感到好像表达不出来，要停半天，咳嗽几声后才能讲出。这是一个非常重要的症状。

我问她咽喉里是不是有什么不舒服，她讲不清楚，好像有点又好像没有。我是想听她讲咽喉里好像有个东西堵住，有异物感。于是我再问她咽喉有异物感吗？她说没有。感觉有什么东西堵住吗？她也说没有。我说那咽喉是不是有点不舒服啊？她说是有点，但讲不清楚。

脉象沉弱，舌淡红，很正常，舌苔白厚。腹诊：腹肌软，偏虚的证，腹部充气，充气就有微满，可见腹腔中有气堵住的样子，但也不是很严重，摸上去有满满的样子。心下这个位置，她说不舒服，压下去有点紧的样子，但是也没有很硬。中脘这个位置有明显的悸动。压背部至阳穴很痛。在腿上重要的穴位进行按压，阳陵泉有压痛，按压之后胸闷稍有解除。我说目前暂时解除一下，你回去以后，这几个部位每天都要按压。浮肿的话，水分这个位置熏灸5分钟，脚上每个穴位按压2分钟，能坚持住就不错了。同时给她开了半夏厚朴汤，原方5味药不改。

7天以后她来复诊，说自己胸闷这些症状有所改善。按我说的，每天都按压，就压那两个穴位，没有熏灸。我说压了就很好，总比不压好。坚持用这个方子给她治疗了一段时间，2个月之后所有的症状基本消失。1年以后问她，情况还挺好，没有复发。不过这种情志上的病证，免不了还会复发，以后如果有复发，再做治疗，当然也离不开这个方子。

我能比较顺利地把这个病治好，主要得益于对半夏厚朴汤这个方的使用进行了几十年的摸索。

开始的时候，我觉得半夏厚朴汤证很简单，就是咽喉里面有个什么东西堵住了，因此，对于咳嗽、咽喉炎、下咽不舒服、咽喉里面有堵塞感、声带水肿等人，我总喜欢用这个方子。当然了，小半夏汤有时候我也用，但是假如咽喉有堵住感觉的，我就用这个方。

效果怎么样呢？并不理想，治好的少，治不好的多。什么原因呢？我开始也想不清楚，症状也对，方子也对，患者多数是妇女，书上讲是对男人、妇女都一样，但我看到的多数是妇女。她们来诊的时候我非常高兴，认为用这个方子一定会好，结果没好很多，当时真的感到很失望。当然也有说感觉好一点了，我也很高兴，我的喜怒哀乐就伴随着患者的有效和无效，很长一段时间都是这样。但我总想把它搞清楚。

后来看到一些书，首先是日本汉方家对咽喉出现异物感的一种疾病分类，他们说不要认为咽喉有异物感就是半夏厚朴汤证，半夏泻心汤证也有咽喉堵住的样子，有"梅核气"的症状。那区别是什么呢？区别是半夏泻心汤证有心下痞硬，这个痞不是一般的痞，而是痞硬，还有肠鸣，还有时下利，这些半夏厚朴汤证一般都没有。所以，半夏厚朴汤证和半夏泻心汤证虽然有些症状相同，但是半夏泻心汤证的心下痞硬、肠鸣下利具有特异性，总是可以区别开来。

还有一个是丹栀逍遥散证，也有咽喉塞住、"梅核气"的感觉。我们想一想，逍遥散证心里面本身就不舒服，也可以涉及喜怒哀乐悲恐惊这样的情绪变化，当然就会造成气堵住一样的情况。丹栀逍遥散证有一个特别的证，日本人称为不定踌躇证，有时候也叫血道证，就是绝经以后出现的一种更年期综合征。总之，患者讲的很多这里那里的不舒服，从头到脚都不舒服，但检查都是正常的，西医认为是神经官能症中的一种。丹栀逍遥散证中这种情况出现得最多，而半夏厚朴汤证这方面的症状没有那么多。还有，丹栀逍遥散一般是治失眠的，而半夏厚朴汤证患者的失眠也不是最多的。丹栀逍遥散证还有整个肩部有坚硬不舒服的感觉，这个也是半夏厚朴汤证所没有的。丹栀逍遥散证还有一个症状，就是交叉寒热，一下子冷一下子热，不是往来寒热，而是总感觉对气候变化敏感，哪怕一天里边的气温变化也敏感。另外，腹壁也是软的，肚脐上面的跳动比较明显，而半夏厚朴汤证是心下的悸动，这里稍微有点区别。丹栀逍遥散证有一个非常重要的腹证，左边肚脐下有抵抗、有压痛，这个位置大概是肚脐和髂前上棘这个连线的中点以及离肚脐1/3位置。

有的人就在这一点压上去有抵抗、有压痛，这也是一个经常碰到的症状。可见，丹栀逍遥散证虽然也有咽喉中异物感，但它还有很多症状是半夏厚朴汤证所没有的，这样就可以区别开来。

还有甘麦大枣汤证也会出现咽喉里"梅核气"样异物感的，但是它还有自己特异性的症状，即一种急迫紧张感，这个人做事情总想一口气把它做好，哪怕一点什么小事，他也非常紧张，就像我们讲过的小建中汤证的那种紧张感一样。虽然腹壁也是虚的，一片虚的症状，但它是一种紧张性的虚。还有情绪容易波动且很厉害，有时候甚至悲伤想哭，所以有人把它归到癔症这个范围。还有一个非常典型的症状，即忧郁，有时候老想伸欠，就好像我们睡之前想睡的那种感觉。半夏厚朴汤证就不会像这样典型，虽也会有胸中闷，但有时候喜欢喘大气，但深呼吸几口就可以了，不会那么严重，这个也有区别。甘麦大枣汤证有一个非常重要的腹证就是右边腹直肌特别紧张，左边只是有一点紧张，肚脐上面有好多地方在跳动，甚至有时候四肢会出现肌肉痉挛，那种急迫紧张感也会造成肌肉出现痉挛这样的现象，所以方里大枣、甘草的用量都比较大，而半夏厚朴汤证的跳动一般都是停留在中脘以上。

还有一个苓桂术甘汤证，咽喉里面也经常会出现"梅核气"，当然通过其他症状还是容易鉴别的。苓桂术甘汤证有一种体位性的头晕，有一种整个心里面自己一直在那里摇，易心慌心悸，而不是心下的跳动。跳动，是腹部主动脉的跳动，主动脉主要是在腹部，腹部内脏的神经群亢进，形成的腹部主动脉有跳动。而它这个不是，是心里边就感到自己有点心慌心悸，另外还有振水音。半夏厚朴汤证从理论上讲也是心下有水，但那个振水音毕竟少。苓桂术甘汤证的腹壁整个弹性还是比较好的。你看，这样稍微一对照，就能够鉴别了。

还有抑肝散与抑肝散加半夏陈皮，这两个方子日本人用得很多，其方证里也有咽喉异物感的症状。

总之，千万不要把咽中有异物感只当作是半夏厚朴汤证的症状！这个我已经吃了好多苦头，前面好多年一直都搞不清楚。就有临床报道用苓桂术甘汤治疗咽喉里堵住的病例。这是刘渡舟老师专门讲水气病一章时提到的。有个患者来，开始的时候别人用半夏厚朴汤治，没效；他用苓桂术甘汤把他治好了，说明苓桂术甘汤证的这个水气有时候也会顶在咽喉。你如果知道了去辨别当然很容易，就怕你把复杂的问题简单化，一看到咽喉堵住，你就太放心了，犯我起初同样的毛病。通过这些摸索，我就有了经验，再看到咽喉堵住了的患者，就不会觉得那么简单，就要问一下有没有半夏泻心汤证，有没有丹栀逍遥散证，或甘麦大枣汤证，或苓桂术甘汤证。这样一对照，如果没有，那我就用半夏厚朴汤；如果有，就用其他的方子。这就是一个进步。

课间答疑

问：在半夏厚朴汤的病例里讲到精神性水肿。那这个患者是真的身上有水肿，还是自己觉得身上有水肿？大塚敬节也有用半夏厚朴汤治疗水肿的案例，那怎么判断是精神性水肿，而不是水液代谢异常所导致的水肿？

答：首先要明确，精神性水肿是一个西医的概念，而水液代谢异常是中医的一个概念，是一个病证。当然水液代谢异常这个概念已经有点现代的气息，从古代来讲，就是水气病、痰饮病。一个是现代西医的概念，一个是现代中医的概念，两者之间是难以进行对比的，即使勉强对比，意义也不大！

半夏厚朴汤证有时候出现水肿的状态，我们已经反复讲了，这个水肿是一个客观的临床症状，是一个体征，而不是患者内心的一种主观感受，不是患者心里想象出来的一种水肿，这个要搞清楚。对于西医来讲，水肿了，就要进一步研究其产生的原因，是肾炎的水肿，还是肝病的水肿、心源性水肿，或者是甲状腺功能减低的黏液性水肿，或者是由于淋巴静脉回流障碍所造成的水肿，或者什么原因也没有而出现的一种特异性水肿。

而中医分析水肿病理，就认为是一种水气，或者是一种痰饮里的溢饮。半夏厚朴汤，虽然能够治疗一种心理上的疾患，即气郁之类的病证，但是半夏厚朴汤证里除了咽喉不利、梅核气这些症状外，也有心下痞硬、小便不利、心下动悸有振水音等症状。而小便不利、心下动悸有振水音就是一个水饮停滞的表现，严重者就会造成水肿，也就是说出现所谓的水液代谢异常所造成的溢饮也是完全有可能的。半夏厚朴汤里面的茯苓就是一个能够利水退肿的药。所以不要认为半夏厚朴汤只是治疗一些心理上的疾病，其方证并不存在一种真正的水肿，这是不对的。从半夏厚朴汤证本身的症状来看，有小便不利，就容易造成水肿，而且方里就有利尿的药物，也能够针对水肿，所以不用怀疑。

矢数道明认为《金匮要略》水气病篇所云："问曰：病者苦水，面目身体四肢皆肿，小便不利。脉之，不言水，反言胸中痛，气上冲咽，状如炙脔，当微咳喘，审如师言，其脉何类？"这条条文是论述半夏厚朴汤证。这里论述了半夏厚朴汤对水肿等症状的证治。这个半夏厚朴汤与水肿的关系，我们下节课再慢慢细讲。

077　半夏厚朴汤 2

　　半夏厚朴汤除了第一阶段讲的主要治疗食道、气管出现咽喉炎以及喉头水肿这一类病证外，后来我又慢慢地把它用到一些精神上、心理上的一些病证，如忧郁症、孤僻症、多疑症、焦虑症等，用的时候也会联系到前面讲的那几个重要的治疗咽喉有异物感的五六个方子，对照、鉴别以后再用其效果就明显提高了。可是有一种临床表现我一直认识不到它也是半夏厚朴汤证的症状，是什么症状呢？就是有些人讲话的时候，开始期期艾艾讲不出来，有时候就咳咳咳地紧张起来，好像想讲讲不出来，似乎潜意识中想通过咳嗽表露出来。其实这也是精神上的一种阻塞的感觉。一些日本汉方专家在讨论这个问题的时候讲得很好，他们认为咽喉出现异物感就是咽喉这里狭窄，这个狭窄其实就是全身精神上不通畅的一个表现。咽喉是一个非常敏感的地方，当出现大量的体液消耗的时候，第一会咽喉干燥，接下去是咽喉痛等症状。所以我们经常用甘草干姜汤治疗咽喉的干痛，而甘草汤一味药就是治疗咽喉痛的，即"少阴病，咽痛者，甘草汤主之"。所以咽喉症不能小看，它不仅是水的代谢不足的前驱症状，也是全身精神、心理疾病的一个先期症状。这样去理解的话，半夏厚朴汤证患者除了前面讲的明显的咽喉阻塞感以外，还在表达问题时总是以咳嗽开头或者半天也讲不出来。我前面讲的那个病例就给人这个印象，问她有没有咽喉异物感，她时说有，时说自己不清楚。看她讲话的样子，期期艾艾，总要先咳几声，讲出来以后又很顺畅。

了解了这种说话时期期艾艾的症状就是半夏厚朴汤类方证的一种表现，就能帮助我们抓住主症。当然，它不仅是半夏厚朴汤证，上面讲的那几个方证，半夏泻心汤证、苓桂术甘汤证、丹栀逍遥散证、甘麦大枣汤证、抑肝散与抑肝散加半夏陈皮证等，患者如具有这样症状的话，也要当作咽喉异物感去考虑。当我知道了这些知识以后，就治好了很多类似的讲话不流利、没讲话先咳嗽的患者。

后来我在看书过程中，慢慢地认识到另外还有一些症状也是半夏厚朴汤证。如《皇汉医学》半夏厚朴汤这章后面的应用除了引用了《金匮》中讲的半夏厚朴汤证妇人咽喉里边如炙脔这一句外，另外还有一句话，但是因为最初不用心思考，读书未能甚解，当碰到治不好类似病证的时候，再去翻书，就注意了后面这段话。当带着问题去学的时候，就会产生完全不一样的效果。那是引《金匮》水气篇中的一段话："病者苦水，面目、身体、四肢皆肿，小便不利，脉之，不言水，反言胸中痛，气上冲咽，状如炙肉，当微咳喘，审如师言，其脉何类？""病者苦水"，"苦水"就是苦于水肿；"面目、身体、四肢皆肿"，这是浮肿的一种表现；"小便不利，脉之，不言水"，按脉好像感到跟水的脉象不怎么像；"反言胸中痛"，说自己胸中不舒服；"气上冲咽"，气好像冲到咽喉一样；"状如炙肉"，讲到了形状，咽喉里边好像有块烤肉一样；"当微咳喘"，有时候还会咳嗽气喘。"审如师言，其脉何类"，他就问了老师了，老师讲得也不怎么明确，就是说这个脉怎么样。汤本求真认为"气上冲咽"这个症状，可以用苓桂五味甘草汤；"气上冲咽"过了以后，咽喉里面有炙肉，有咳嗽气喘，有胸部痛，有小便不利，全身四肢肿，那就是半夏厚朴汤证。这就牵扯到半夏厚朴汤可以治疗神经性的一种水肿！水肿有神经性的水肿，当时是我第一次听到。虽然过去都看过这些内容，但因为没有用到，也就随意地放过了。

汤本求真在这段话后面写了按语，说"意思可知"，可以知道半夏厚朴汤有效于水肿之神经证。由于这种神经性的因素，造成了身体水肿；"咳嗽发作也"，就是说有时候也会由于咳嗽这些病症而导致发作。平时这个神经证的患者没有外感这个症状也不会出现水肿，后来有了一次咳嗽外感，这个病就发起来了，发起来的时候就有水肿，但是神经病还在里面。在这种"气上冲"的情况解决了以后，就要用半夏厚朴汤来治疗水肿。他的意思就是这样。我当时看了就大开眼界，特别是汤本求真的这个按语。虽然条文讲得很明确了，病者"苦水""面目、身体、四肢皆肿"，也出现咽喉里面好像有一块烤肉，但是总觉得好像有点搭不上，条文下面又没有讲半夏厚朴汤主之，如果没有这个按语我很可能就放过了，也就不知道了。

再后来，我看到了另外一本日本人的书也说到了这个问题。这本书中国已经把它翻译过来了，叫《中医临证处方入门》，是龙野一雄写的。他里面也讲到半夏厚朴汤证，专门对这个方证进行了解释。他引用的也是《金匮》水气篇的条文，我想可能也是受汤本求真的影响吧。他说体质虚的人，脉象又弱，胃里面有振水音，有小便不利的倾向，主诉是水肿。假如以水肿为主诉，而咽喉里面有异物感的人，就可以用半夏厚朴汤。龙野一雄把这个问题点出来了，点出来以后下面还加上按语，这个按语就是针对《金匮》水气篇那段文字的。他这个按语非常重要，把我朦朦胧胧的认识给点破了，说明清楚了。他这个按语说："这一段可以说是把半夏厚朴汤的应用范围

　　　　　　　🔹 娄绍昆一方一针解《伤寒》

网罗得极为详尽。半夏厚朴汤的应用范围也就是水肿、小便不利、胸中痛、咽异常感、咳喘等。"

有一本高山宏世写的书，在日本非常流行，已经出了50版，国内也已经翻译过来，书名叫《汉方常用处方解说》，大家可以拿来看看。书中讲到半夏厚朴汤的时候，也一字不漏地引用了《金匮》水气篇条文，也就是说他同意以上两位汉方家的意见，这段话就是讲的半夏厚朴汤证。

经历了这样一个一个的阶段，我就知道了半夏厚朴汤要进行方证校对，它的治疗范围不仅是咽喉炎、气管炎或者喉头水肿，还可以治疗很多心理疾病，同时临证的时候应该与类似方证进行对照、鉴别。还要知道一种特殊性的症状也是属于咽喉堵住，就是开始讲话的时候总觉得很困难，甚至要以咳嗽开头才行，讲出来以后就很顺畅，停下来不讲了，过一段时间再讲又是这样，咳嗽一阵才能讲出来，这也是半夏厚朴汤证。还有，半夏厚朴汤证会出现神经性水肿，即出现这类症状的时候还会出现水肿、小便不利，只要抓住了这几点，就能将半夏厚朴汤证一网打尽，看到了这样的患者心里就非常有数，也感到非常高兴，所学的、积累的东西现在终于都派上了用场。再加上内外合治，这个看去比较啰唆的病证，就变得疑而不难了。真的是这样！就是这种疑而不难的病证，中医才有比较好的效果，而真正非常疑难的病证，如癌症、肝硬化后期、肾病后期、病情严重的中风、中风恢复期等，中医治疗就比较困难，不是那么容易治。

以上把我自己这条路怎么走过来的，最后碰到这个病的时候，怎么取得比较好的疗效的整个过程，给大家唠叨了一遍。

接下去我还要讲一下半夏厚朴汤的形成，这个也是非常重要的，了解了它的形成，就会了解它内在的药证、药基证，一直到它整个方证。这是我读了远田裕正的《伤寒论再发掘》这本书后的一个体会。他说半夏厚朴汤这个方子，是用小半夏汤开始作为一个药基。小半夏汤治疗妊娠呕吐我们经常用到，其主要表现为吐了以后还有痰液。方中只有2味药：半夏、生姜。这个方子开始形成就是古人很早就知道半夏、生姜合在一起用的时候可以治疗一种呕吐，特别是妊娠呕吐这种情况，呕吐的时候，吐到最后还有痰液，吐之前有恶心。

但是后来碰到有的患者，除了以上症状外，还有心悸亢进、头晕，而当时已经知道茯苓可以治疗心悸亢进、头晕，能起镇静、利尿的作用，故人们就自然而然地加上茯苓。所谓"自然而然"可能就是几百年，甚至几千年的摸索。加上茯苓就形成了小半夏加茯苓汤，它的治疗范围就比原来的那种呕吐痰涎、恶心，又增加了心悸、头晕。

在使用过程中，人们又发现有的患者除了这几个症状，还有胸部感到膨满，腹部感到膨满，就是一种胀闷的感觉。当时已经知道厚朴这个药既可以治疗胸部的堵气，也可以治疗腹部的堵气，我们现在会想到桂枝汤类方里的桂枝加厚朴杏仁汤，就是用厚朴治疗肺部的堵气，大承气汤证的腹部胀满也用厚朴，古人应该早就知道了厚朴可以治疗胸部、腹部的膨满感，而这个患者有恶心、呕吐，吐了以后有痰饮，心悸亢进、头晕，又有胸部闷胀、腹部胀满，那好，就加厚朴！这就形成了小半夏汤加茯苓再加厚朴了。

后来又有的患者同时出现颈部、胸部的异常，用这个方子达不到效果，而发现苏叶对颈胸部的闷、总有堵住异常的难受感有特殊作用，于是就把苏叶也加进去。这样5味药就构成了半夏厚朴汤。

随着使用过程中，不断地取得效果，就把这个方固化了。特别要重视咽喉里边有个东西堵住，因此就把这个作为一个特殊的症状提出来。通过咽喉里这个非常重要关口堵住、狭窄的感觉，反映全身的精神上的气的不利，而气的不利又导致水的不利造成水肿，这样半夏厚朴汤的治疗范围就固定下来了。现在比较全面地掌握了半夏厚朴汤证，再碰到类似患者的时候，你脑子里会不会就清晰一些呢？当然这个过程也不是那么容易，需要慢慢地消化。

为了帮助大家消化，布置一个作业，就是半夏厚朴汤的核心来源是生姜、半夏。生姜、半夏在《伤寒论》里边是一个非常重要的药基、药对，可以派生出很多的方子。你也不要看宋本，宋本太多了，就看看康治本50个方里面生姜半夏基可以派生出哪些方？

先从最多的少阳病开始，因为这一类方总体上最后都是通过利尿来治疗疾病的，所以它属于少阳病这个范围，而且可以说阳明病还没有用到生姜半夏基的情况，只有大黄甘草芒硝这一类的方子。

生姜半夏基的衍变也颇有趣味。

生姜半夏基，加入黄芩汤中可以变成黄芩加半夏生姜汤。黄芩加半夏生姜汤是《伤寒论》整个组方过程中极为重要的核心方，它可以转变为泻心汤类的方子，也可以转变为柴胡证系列的方子。黄芩加半夏生姜汤加减以后，可以变成小柴胡汤；小柴胡汤去掉甘草、人参，加上枳壳、芍药就转化为大柴胡汤。小柴胡汤证的"喜呕"和大柴胡汤证的"呕不止"都离不开生姜、半夏。

黄芩加半夏生姜汤还可以变成生姜泻心汤，泻心汤里面都是用干姜的，但是生姜泻心汤是生姜和半夏都在里面，治疗食臭、干噫、呕吐严重的一种泻心汤证的症状。

生姜半夏加上茯苓就变成小半夏加茯苓汤，再加上厚朴、苏叶就变成半夏厚朴汤。在太阳阳明合病的柴胡桂枝汤里边也可以看到生姜半夏基的影子，生姜半夏基治疗"微呕"。

在三阴病里面可以发现生姜半夏基，温经汤治疗崩漏，里面有生姜半夏基；旋覆花代赭石汤治嗳气不除，也有生姜半夏基；厚朴生姜甘草半夏人参汤，也有生姜半夏基。

太阳病里有哪个方中有生姜半夏基呢？桂枝汤、葛根汤、麻黄汤、大青龙、小青龙都不是，那是哪个？葛根加半夏汤。葛根加半夏汤证是一个合病："太阳阳明合病不下利，但呕者，葛根加半夏汤主之。"半夏生姜作为一个非常重要的核心基在葛根加半夏汤证里治疗"但呕者"。

今天讲了生姜半夏这个药基，大家可以自己在《伤寒论》和《金匮要略》中去找找，什么事情都要自己亲自动手以后才有大的收获。这个方变成那个方加了什么药？主症是什么？这个方变成那个方是属于哪个方向的？通过一个方两味药的核心药基，逐渐地对整个《伤寒论》有个总体把握。

课间答疑

问：咽喉不利，算不算气上冲中的一种？山田正珍曾经说过，头、项、背部的僵痛不利，也是宋本第 15 条所提到的气上冲的一种体现，是这样的吗？那么第 24 条，服药以后的烦躁是否也可以算作是气上冲？在方证对应治疗后，出现的多种瞑眩反应里有没有气上冲的情况？

答：咽喉不利，应该算是桂枝汤证里气上冲的一种症状。含有桂枝的方证很多都有气上冲的症状，因为桂枝本身就是治疗气上冲的，但是这个气上冲有的时候是指一种症状，有的时候是指一种状态。苓桂术甘汤的条文就提到心下逆满，气上冲胸。一般讲，这个冲胸，有时候还会通过胸部到达咽喉，而到咽喉就会造成咽喉不利。所以，临证遇到咽喉不利的时候，不要只想到一个半夏厚朴汤，还要考虑到很多方，其中苓桂术甘汤也是应该考虑的。

刘渡舟老师曾治一个水气上冲病例，患者每到晚上就感觉气冲到胸部，随着这个上冲的气，各种各样症状都会加剧，包括慢性咽炎的咽喉不利。刘老师后来就用了苓桂术甘汤，治好了这种由于气上冲胸造成的慢性咽炎。刘渡舟老师说："慢性咽炎，临床主要表现为咽中如物梗阻，吞之不下，吐之不出，亦即中医之梅核气。对于本病的治疗，中医皆以疏肝理气化痰之法，而用半夏厚朴汤为主治之方临床效与不效参半。不知水气上冲堵塞咽喉之通道，也能出现以上症状。此时再用半夏厚朴汤理气化痰，焉能见效？而用苓桂术甘汤通阳利水降冲，水寒之气平复，则诸症自愈。"用苓桂术甘汤治疗本病，必须抓住水气上冲的典型色、舌、脉、证，方能效如桴鼓。若辨证不精，临床一见梅核气，就用本方治疗，不惟失中医辨证论治之灵魂，亦枉费刘老跳出半夏厚朴汤通治慢性咽炎窠臼之苦心。

如果把气上冲作为一个症状去理解，可以说在桂枝汤证里有时候就会出现一种真正感到气上冲的症状，尤其是在桂枝加桂汤证里更加明显，即一种"奔豚证"，从某种意义上讲也是一种精神症状，有时候仅仅是一种病理状态。日本汉方家也普遍认为，气上冲是一种发作性的、周期性的神经症所造成的，分成上冲厉害的和上冲和缓的两种。上冲厉害的，从小腹一直要冲到胸，甚至冲到咽喉，到咽喉后自己会降下来；上冲比较和缓的，不怎么强力的，没有明显的上冲，但会感到头痛，甚至像山田正珍所讲的项强、背部僵硬，这也可以看作是气上冲的一种表现。这就是我对气上冲的理解。

日本汉方家把太阳病的头项强痛也认为是气上冲，这仅仅是一种主观的解释而已。因为出现这个症状用桂枝汤治好了，所以就认为桂枝汤能够治疗冲逆，即桂枝在解表的过程中，还治疗气上冲。这样去解释一个方证对应所治愈的一个病例是可以的，但千万不要认为这种解释一定就是对的，它也仅仅是解释而已，关键要知道方证是客观存在的。这个患者怕冷发热、有汗、消瘦，同时脉象浮、颈项强痛，我们用桂枝汤把它治好了，这就可以了，解释不解释都不重要。当然解释一下，患者可能好接受一点，但是解释对不对，那就不一定了。所以说，一千个人读《伤寒论》就有一千个样子，你这样解释，我那样解释，都讲得通。

至于宋本第 24 条提道："太阳病，初服桂枝汤，反烦不解者，先刺风池、风府，却与桂枝汤则愈。"就是说桂枝汤证服了桂枝汤，在方证对应的情况下，病却没有完全解除，认为用方可能还差一点，差一个针刺，要求针药结合，针刺一下，这个问题就解决了。而在这个病证没有解决之前，患者反而出现烦躁，这就是服药以后欲解未解的一种反应。这种反应是瞑眩吗？应该不是。如果是瞑眩的话，不用针灸也会好，但是现在需要针灸才能好，故应该讲是一种症状。这个症状跟气上不上冲没有内在联系，也没有必要做过多的解释。至于这个烦是不是由这个病理状态造成的，做再多的解释也没什么必要，两者之间一般讲没有什么内在联系。

根据方证辨证投方，治疗以后出现的多种瞑眩现象，有没有气上冲的情况呢？这种追究意义不大，过于理论化了。我们学经方最重要的是要守住那种古朴的方证对应而随证治之的原则与方法。

理论给我们提供一个方向感是必要的，但是不要把这个理论搞得太多、太复杂。正如萧功秦老师讲过，人的理性本来是好的，但却有一个先天性的缺陷，就是一种逻辑上的自圆其说，会编造出很多的概念，形成一个罗网，使人脱离了现实，变成了一个作茧自缚的观念人。这是萧老师对人的理性缺陷的一个反思。中医几千年来就被很多"为什么""为什么"的理论所围着，最后反而把最原始、最古朴、最客观的方证忘掉了。我们现在学方证，就要返璞归真，回到那个原点，千万不要再生出诸如"是不是气上冲"这些脱离临床的理论问题，这些要尽量少一点，再少一点。当然这只是我个人的意见。

问：和田东郭在其著作《蕉窗方意解》半夏厚朴汤这一篇里提到，咽中不利，可以用牡蛎、吴茱萸之类，甘草干姜汤也有治疗咽中不利的作用。那么除了半夏泻心汤、麻黄升麻汤之外，还有哪些含有甘草干姜基的方证？牡蛎、吴茱萸之类的方证中，可以有咽喉不利的症状吗？桂枝人参汤证、柴胡桂枝干姜汤证也会有咽喉不利吗？抑肝汤证的咽喉不利，是不是和丹栀逍遥散证比较类似？

答：和田东郭提到咽中不利可以用牡蛎、吴茱萸之类，这是他个人的一种临床经验，《伤寒论》《金匮要略》里并没有类似的记载。汤本求真在《皇汉医学》里也引用了和田东郭《蕉窗方意解》中对半夏厚朴汤的解释，但并没有上面那个内容。《蕉窗方意解》在中国没有出版，是不是日文的原版本？总之，我觉得这种以牡蛎、吴茱萸这两个药物为基础治疗咽喉不利，仅仅是他个人的认识，很少见到其他报道。而在我国民间还有这两味药不能合用的说法，我自己也没有用这两味药治疗咽喉不利的经验。

甘草干姜汤治疗咽喉不利，这个倒是有的。《伤寒论》条文里甘草干姜汤的治疗目标就有咽中干，咽中干也是咽中不利。柴胡桂枝干姜汤和桂枝人参汤这两个方证都是寒饮停滞，寒饮停滞的患者出现口干咽燥、但不欲饮水的症状也在情理之中。因为体内有水饮停滞，而由于阳气不足不能够化散，所以出现上述这种现象。由于不是主症，故柴胡桂枝干姜汤证中不怎么提口干咽燥，即使有时出现也不奇怪，只是这种咽干口燥与一般热证的咽喉干、咽喉不利不一样，热证会出现口渴，喜欢喝水，而这种因水饮停滞所造成的，不怎么想喝水。

抑肝散证和丹栀逍遥散证比较类似。和田东郭在《蕉窗方意解》中分析抑肝散加芍药汤时就提到，抑肝散加芍药汤是四逆散的加减方，而逍遥散是小柴胡汤的加减方。此外，逍遥散和抑肝散都用了茯苓、白术。所以这两个方证有非常相似的地方。一般认为逍遥散证容易出现咽喉不利，那抑肝散证有没有呢？也会有。因临床上抑肝散没有抑肝散加陈皮半夏这个方应用的机会多，故出现咽喉有不利的情况，一般用后面这个方比较好。

078 麻黄附子甘草汤和麻黄附子细辛汤1

麻黄附子甘草汤、麻黄附子细辛汤这两张方的比较，可以从两个方面去讲。

一个是方的本身在临床应用上，面对所有病证的时候，它的特异性症状和应用性症状；另一个是根据《伤寒论》或《金匮要略》的条文，就是说在这本书里此方所处的位置，以及在叙述外感热病的过程中，或者叙述内伤杂病的过程中，在六经里或专门辨病的前提下所做的分证。这是两种完全不一样的方法，大家听的时候要注意这个区别，很多疑问、很多问题都是在这里面出现的。

前面我曾经讲过一例麻黄附子细辛汤用于肝炎患者，西医的干扰素控制不住肝炎病毒，突然出现急性发作的时候，但当时患者没有发热。有人说条文里边有"反发热"，为什么这里没有发热？有这样的疑问是很合理的。因为，当时我是讲此方的临床应用，也就是讲这个方证面对临床应用的时候，出现的一些特异性症状，所以不包括发热；而条文里面所讲的是规定在外感热病发热的状态下使用，有一个特定环境。所以，这里一定要分清楚，是两种不同的方法。

我先从《伤寒论》条文该方所起的作用、所在的位置、所造成的影响开始讲。《伤寒论》第301条："少阴病始得之，反发热，脉沉者，麻黄附子细辛汤主之。"这是说少阴病的体质或者少阴病的阶段，就是"脉微细，但欲寐"这样一种状态。慢慢地得了一个外感病，由于体质差，得病也是在不知不觉之中，但总之是刚刚得——"始得之"。说明这个病邪没有经过太阳、少阳的阶段，直接到少阴。这样发病的时候，反发热，脉非常沉微，可以用麻黄附子细辛汤去治疗。

这里有个问题，少阴病一般没有发热，宋本《伤寒论》第7条明确地讲："病有发热恶寒者发于阳，无热恶寒者发于阴。"因此，少阴病应该是无热恶寒，这个才是一种常规情况，"反发热"，就说明是反常规的。那这个反常规的发热，说明什么问题呢？历代医家研究认为，太阳病、少阳病都是应该发热的，现在太阳病恶寒了，这就是表证。阴病正好相反，全部是恶寒的，没有发热，而现在发热了，说明它有表证，就是少阴病里还夹带着一点表证，这个叫表阴证。这个名字起得非常好。现在临床上碰到一些体能差的老人、产妇、久病的，假如出现一种像太阳病一样的发热、恶寒、头痛、身痛、有汗或者无汗，我们就知道，这就是少阴病"始得之"的"反发热"，就是一种表阴证。

这个阶段非常短暂，也非常重要，我们要全力以赴抢时间，通过麻黄附子细辛汤或者麻黄附子甘草汤，把表证祛除掉，不要让表证入里。另外，也可以通过扶阳解表的办法及时地祛除邪气，但这是一种抢时间的治疗方法，一旦出现不发热，你再想发汗，再想解表已没有机会了，病邪入里更加厉害，对人体伤害也更加严重。

长久以来，人们观察到像这种体能虚的患者出现外感病，病邪内陷的时候，就会出现下利、大汗，此时这个病就很难扳回，死亡的可能性就很大，特别是古代没有输液这种纠正水电解质平衡失调的办法，很多人都是出现四逆汤证以后死掉的。所以，《伤寒论》里就特别提醒，当发现是少阴病的时候，就绝对不能发汗，这个提醒是极为重要的。

《伤寒论》里有很多条文讲到这个问题。宋本第285条提出："少阴病，脉细沉数，病为在里，不可发汗。"一旦失掉治疗表证的机会，入里后就不能够发汗，不能够用麻黄。

现在还好，"反发热"，还有一点点停留在表，但这个表也是非常短暂的，所以要抢时间用方证相对应的办法把表证去掉。就是说，病到里面了就不能用发汗的办法，差一点也不行。第286条又重复了这个问题："少阴病，脉微，不可发汗，亡阳故也。"就是说千万不能发汗，发汗就亡阳，亡阳就是四逆，四逆就是休克，休克就会死亡。

假如发汗了会产生什么结果呢？条文也交代了，第294条："少阴病，但厥无汗，而强发之，必动其血。"假如不应该发汗的情况下发汗了，想祛病邪，其实被驱赶出去的是体内的精血，条文讲得很仔细，可能从口鼻出，或从眼睛出，这是下厥上竭，到了非常严重的程度，很难治。可见古人在这方面积累了非常丰富的经验。所以讲，少阴病不可发汗，这是整个治疗方面的铁则。而现在是阴病初期，非常短暂地出现了反发热，必须抓住时机，赶紧地用麻黄附子细辛汤，还可以消除这个夹有水饮的表阴证。

一旦第一天过去了，第二天、第三天假如还有发热，那用药就要有千百倍的谨慎。因此，第302条就说了，已经失去了第一天，第二天还反发热，还有一点表证的时候，该怎么处理呢？是不是还可以用麻黄附子细辛汤？可以，但要辨别患者有否水饮，如果没有水饮，可以使用麻黄附子甘草汤，甘草是储水的，这样才会比较放心。因为病邪入里的可能性就比前一个多了，所以"少阴病，得之二三日，麻黄附子甘草汤微发汗，以二三日无里证"，因为估计二三日还没有里证，故微发汗。

这个发汗是非常微弱的，比较起来麻黄附子细辛汤的"微"稍强一点，而麻黄附子甘草汤的"微"更弱一点，总之都是微发汗，表现在用药方面就是没有桂枝。假如麻黄和桂枝在一起，那就不是微发汗，这里的区分非常仔细。

总之，少阴病初期，我们一定要把握住，要知道少阴证中间还存在着表阴证的一种状态，就是阴证里面还有点表证，所以叫表阴证。这个概念的提出，对临床医生有非常大的作用，假如不懂得这一点，临证时碰到一个患者，你对他的体质状态不在乎，只根据方证去辨证，他发热、恶寒、头痛、身痛无汗或者有点汗，就用桂枝汤、麻黄汤、葛根汤去治，那就可能闯大祸了。因为在这里还只是纸上谈兵，脉象也是非常典型的，微细、沉微脉，但临证有时脉证并不一致，虚弱的患者而脉象还是浮紧脉，这时我们可能会更加认为是桂枝汤、麻黄汤证了，所以体质状态要高度重视。同时腹证也要补充，这样才不至于在这个节点上出现问题、发生事故。

曹颖甫先生是近代最著名的经方家，他的《经方实验录》几乎是每一个中医师入门的读物，其中的一些典型病例和他的学生姜佐景所做的一些按语，的确是精妙无穷，让人受益匪浅。但是人都不会十全十美，书中有些问题也值得我们讨论，这种讨论丝毫不会损害曹颖甫的成就，而只会使我们更清楚整个经方发展需要不断补充新的东西，这样才可以给我们临床带来更大的进步。

书中有一个病例是曹颖甫先生自己写的。他说丁甘仁先生去世那一年的 6 月 23 日，若华的母亲，也就是他的夫人亲自去小西门外看房子，很迟才回来。回来已经是晚上了，她说今天晚上不想吃东西了，很想睡，很疲倦，就盖被睡觉了。睡了以后非常恶寒，就用很厚的棉被盖上去。这是6月的上海，她那么恶寒，把最厚的棉被都盖上了，可也没能使她感到温暖。口角生疮，眼睛出现红，好像热证。但是"腹中和"，这3个字非常重要，腹部不胀也不痛，按下去也没有什么抵抗，这叫"腹中和"。后来这个病变成承气汤证了，也就是治疗过程中出现了变证，所以这3个字是"眼"，大家要看清楚。

"脉息浮紧有力"，脉象是有力的，棉被盖了很多，汗也出不来，很长时间汗出不来，身上仍然不热，虽然体温可能很高了，但是自己没有热。他就自己给她开了方子：麻黄二钱，桂枝二钱，杏仁三钱，甘草一钱。

服了以后，盖着棉被，半天"不动声色"，等于说没有出汗。再开一帖，麻黄、桂枝均改为三钱，仍然没有效；又开一帖，连着让夫人喝麻黄汤，如是一直到次日中午连着吃了四帖药，"了无所出"，一点汗也出不来，他自己一点办法也没有了。曹颖甫当时在上海号称"曹一帖"，是非常了不起的经方家，认为自己夫人的病证就是麻黄汤证，连服了四帖麻黄汤，汗还是出不来。直到这里，他也没有说自己夫人的体能状况。

实际上，他夫人体能是非常差的，其症状是非常疲倦，同时非常恶寒，虽然脉象有力，但整体上属于一种虚人的外感，是麻黄附子细辛汤、麻黄附子甘草汤证了，因此，随便你怎么处方，如果没有附子在里面，汗就出不来。虽然一天时间还不到就投了四帖麻黄汤，麻黄吃进去了不少，可汗还是出不来。曹颖甫自己也没办法了，于是就请他的学生章次公来商量。章次公按脉察证以后说，先生你的胆量怎么这么小？曹颖甫说，怎么小呢？章说麻黄、桂枝应该各开五钱。五钱就相当于现在的 15g 了，这对于一个 50 多岁、体弱的妇女来讲，应该是很大量了。按章次公的处方，甘草、杏仁的量不变，麻黄 15g，桂枝 15g。给曹夫人喝了以后不到半个小时，夫人感到身上非常热，汗大出，这个汗臭得不得了，来看她的二房东只得掩鼻而立；人站在房子外面看到患者身上腾腾的热气。夫人的病终于过了太阳病，恶寒没有了，而转为了阳明病，口干渴，脉象洪大，烦躁，最后是用调胃承气汤下了以后才好的。

由此可见，原来"腹中和"，经过治疗以后，用了那么多的麻黄、桂枝，最后这个病变成了阳明病，再用下法，虽然病治好了，但这其中会有误治的成分。

宋本《伤寒论》第 29 条讲：发汗，假如汗出不来的话，就是没有正常的出汗，病就会转阳明，转为承气汤证。曹夫人的这个病证就非常符合，同时说明曹颖甫可能对于这种虚弱人的体质没太注意。

分析一下，当时是 1926 年的夏天，曹颖甫先生 60 岁，他夫人潘氏，也是老年人了，并且体质虚弱，有什么根据呢？因为同是在这本书里边，姜佐景曾经在另外一个病例里讲过，说："师母体素瘦削，而微有痰饮之疾。"就是说曹夫人很瘦又比较虚，又有痰饮。这样的人就符合我们所讲的体能差又有痰饮者，起病出现恶寒发热，恶寒非常严重，精神非常差的时候，就可以用麻黄附子细辛汤，因为有痰饮；如没有痰饮，就用麻黄附子甘草汤。所以曹颖甫开始用方就有问题。

曹夫人这次外感以后，自己并没感到发热，但是恶寒非常严重，这就是明显的少阴表证，即表阴证，符合《伤寒论》讲的"无热恶寒者，发于阴"。因为她自己不感觉热，故即使体温高也不算热。曹颖甫先生投麻黄汤是缺乏根据的，特别是不符合夫人的这种体质状态，所以服药以后，麻黄连续加了4次，还盖了厚厚的棉被也不动声色，汗始终出不来，就在情理之中了。

这就说明曹颖甫先生的处方是方证不对应。章次公先生认为是麻黄、桂枝分量不足，其实也缺乏证据。患者这样的体能，这就是方向不对，而不是分量不足。虽然最后用大剂麻黄汤得以汗大出，但病却没除，而是转为阳明，口干渴、脉象洪大、烦躁，最后还是用调胃承气汤治好。经过了那么多的曲折，焦头烂额，才终于治愈。

回过头来看，这个应该就是少阴表证，当初的"腹中和"遭到了反复误治，才造成了这种中阴溜腑的承气汤证，出现少阴的急下证。

这说明一个什么问题呢？说明在整个《伤寒论》研究过程中，外感病表证里面有两种表证：一种是阳证的表证，太阳病；一种是阴证的表证，少阴病。这样的一个理论框架对临床诊断是非常有利的。

课间答疑

问：书里面讲到麻黄汤的时候，其药量的比例一般都是麻黄三两、桂枝二两。而曹颖甫医案里面的麻黄汤加麻黄，其比例是1：1，包括章次公使用这个方时也是这个比例。我认为，麻黄汤原方的比例非常重要，也是取效的关键，像曹夫人这样体弱的患者，娄老师认为应该是用麻黄附子细辛汤，那如果用麻黄汤的原方、原比例，她的体力会不会恢复、还原呢？

答：这个问题，涉及方剂里重要的药基问题，以及药基中药物之间的关系问题。

方剂中药基里的药物总是两种关系：一种是协同的关系，如麻黄桂枝基中桂枝、麻黄的关系是协同关系，两个配在一起能够增强解表的作用；一种是拮抗关系，桂枝芍药基中桂枝、芍药之间一动一静就是拮抗的关系。麻黄汤里的麻黄和桂枝的关系，应该很明确，就是一个协同的关系。在这样的关系下，它们之间的比例变动，本来是3：2，现在变成3：3，因为方向是协同的，所以稍微有点变动，对整个方证影响不大。

刘渡舟老师、胡希恕老师他们临床上用麻黄汤的时候，麻黄和桂枝的比例大都是3：2。曹颖甫的四五个用麻黄汤的医案里，虽然麻黄和桂枝的比例有1：1的、2：1的、5：3的，但都能够取得比较好的效果。毕竟麻黄、桂枝之间是协同关系，稍微比例有变动，影响不大。但如果是拮抗关系，那影响就很大了。桂枝和芍药的比例如果是1：1，那是桂枝汤；如果是1：2，那就是桂枝加芍药汤，或者是小建中汤了；如果是2：1的话，就是桂枝加桂汤了。整个方子变了，治疗目标也就变了。

问： 在麻黄附子细辛汤、麻黄附子甘草汤的这一课里面讲到精神、体力、脉象、腹肌按力这几个重要因素。同时提到少阴病判断阴证的主要依据是脉微细、但欲寐，即从精神方面和脉象方面入手。那为什么有的患者精神、脉象并不怎么差，但是医生仍然判断为虚证？这是医生的诊断水平问题，还是患者的体力、脉象这些很难量化、把握？或者说是默会知识，或者如日本的小仓重在《潜证和显证》一文所讲的是一种潜证？其虚实界限究竟在哪里？

答： 这个问题临床上经常碰到。判断一个病证的虚实是运用经方辨证的第一步，如果是虚证，再辨别是阴虚、阳虚，还是阴阳并虚。

辨别虚实由几个方面因素组成：体质、精神、面色、动态、脉象、舌象、腹证、症状、体征等。而体质其实就包括精神、面色、动态、脉象、舌象等，特别是腹证与体质因素关系很大。这些诊断要素还是能够用语言表达清楚的。如脸色有光泽的，是实证；而脸色微黄、黯淡、贫血貌，就是虚证。脉象有力的属于实证，脉象虚弱的属于虚证；舌色淡白的是虚证，舌色老红的是实证等。腹证更是这样，我们把腹部的弹力分为五度，即有力的、比较有力的、中等的、比较软弱的、软弱的这样五个状态。总之，这些诊断要素虽然能够通过语言表达出来，但是真正熟练运用于诊治并不容易。

那临床难在什么地方呢？就是有时这些诊断要素之间不是同一个方向，同一个患者，有的地方是实证，而有的地方却是虚证，这种虚实兼夹的征象就给判断带来了一定的困难。我们可以用一个比较好的办法来解决这个难点，这就是腹证。日本汉方家吉益东洞根据他自己的经验，认为腹证非常重要，可以摆在第一位。腹证假如不清楚，说明虚实没有分开来，就不可以处方。他认为症状比脉象重要，而腹证比症状重要，腹证第一位，症状、体征第二位，脉象第三位。抓住了腹证，就抓住了龙头。我自己几十年的临床实践也证明了吉益东洞的这个经验方法对辨别虚实是比较好的，是个指路明灯。

079 麻黄附子甘草汤与麻黄附子细辛汤 2

麻黄附子甘草汤就是甘草麻黄汤加附子而构成的，也就是《金匮要略》的麻黄附子汤。甘草麻黄汤与麻黄附子汤都是治疗水气病的药方。《金匮要略》水气病篇云："里水……甘草麻黄汤亦主之。""水之为病，其脉沉小，属少阴。浮者，为风；无水虚胀者，为气。水，发其汗即已。脉沉者，宜麻黄附子汤；浮者，宜杏子汤。"根据《类聚方广义》的记载，甘草麻黄汤证主要是呼吸困难，喘气，或者自汗，或者无汗；而麻黄附子汤证就是在这个基础上更加恶寒或者身上微痛。

《金匮》麻黄附子汤的组成是：麻黄三两，甘草二两，附子一枚（炮）。而宋本少阴病篇的麻黄附子甘草汤的组成是：麻黄二两，甘草二两，附子一枚（炮）。麻黄的用量在麻黄附子汤比麻黄附子甘草汤多一两，其方名也有所变动，但是药方中药物排列的次序依然保持康治本方中药物排列次序的规矩，都是由麻黄甘草基加附子。

甘草麻黄汤最早出现在《金匮》水气病篇："里水……甘草麻黄汤亦主之。"条文中甘草麻黄汤是治疗"里水"的，其实这里的"里水"应该是"皮水"之误，也就是说甘草麻黄汤是治疗阳性水肿的药方。

我们现在分析一下甘草麻黄汤的组成，它是由甘草二两、麻黄四两所组成的，治疗喘息急迫、呼吸非常困难、或自汗或无汗。值得注意的是，这个方是属于和法的方，也就是利尿的方。甘草麻黄汤通过利尿，把造成呼吸困难的胸腔部、肺部的水排掉，甘草麻黄汤证可以自汗，也可以无汗，就是说有汗或无汗都可以用甘草麻黄汤，可见它不是发汗的作用。初学者有一种思维惯性，一看到麻黄就觉得会发汗，我初学时也不例外。其实，这个思维惯性是把复杂问题简单化了。麻黄只有跟桂枝在一起的时候，才会出现比较明显的发汗，而跟石膏、跟甘草在一起就不一定发汗，所以甘草麻黄汤自汗、无汗都可以治！

《金匮要略》的麻黄附子汤后来转到宋本《伤寒论》里作为少阴病第302条条文的时候，明显是作为一种治疗表阴证的方子，考虑到少阴病的阳虚，不同于治疗水气病，因此麻黄就由三两减为二两。麻黄附子甘草汤证的特异性症状是没有发热的，前面我就这个问题曾经给大家讲过，但是在表阴证的反发热时也可以使用。后来发现，表阴证的患者带有水饮，腹证出现心下有悸动时，就在麻黄附子甘草汤证的基础上，加了细辛二钱，而去掉储水的甘草。细辛这味药能够祛痰饮，能够治疗心下的悸动。

不要认为麻黄附子甘草汤一开始就出现在宋本里面，就是规定治疗恶寒发热、脉象沉弱的病证，其实它是经历了一个非常漫长的过程，是从治疗水证、治疗哮喘以后，才慢慢地转化而来的。作为宋本里面的第302条条文应该是借用了这个方子，因为使用有效，所以后来就把它记入在治疗外感发热的病证中了。

我想通过一个病例，再把它们的临床应用讲一下。

这是40年前，我刚用经方看病的那几年所碰到的一个特别重的病例，这个病例的治愈对我自己建立学习经方的信心的确有非常大的作用。

1972 年的农历四月，我从状元村赶到了永强我二妹家里，3 岁的外甥阿津病了，麻疹后持续发热半个月不退。二妹夫的叔叔是当地有名的西医儿科医师，半个月来一直给孩子注射青霉素等抗生素。注射后热度依然持续不退，但他认为白细胞高必须继续使用青霉素。二妹夫的父亲略知医道，发热后给孩子煎服羚羊角片十多次，然而症状更趋恶化。我的二妹夫出差在外省，一时半会儿联系不上，我赶到二妹家中时，她全家人正急得团团转，准备送孩子到市医院住院治疗。二妹求我赶紧给小外甥诊治。刻诊：病儿肢体消瘦，精神萎靡，表情淡漠，面色淡白，安静嗜睡，鼻流清涕，喜衣被，不渴厌食，小便清长，手足凉，额有冷汗，舌质淡，苔薄白，脉沉细无力，脉搏 100 次 / 分，白细胞为 $19.0 \times 10^9/L$、中性粒细胞 72%，血红蛋白 9g/L，体温 37.4℃，腹肌菲薄而稍紧。针对以上症状，我认为这正是少阴病的"脉微细，但欲寐""反发热"的麻黄附子细辛汤证。我二妹夫的父亲认为发热就是热证，大暑天使用麻黄附子细辛汤这样的热性药极其危险。我却坚信此方必定有效，所以力排群议，投一剂麻黄附子细辛汤（生麻黄 2g，附片 6g，细辛 2g），并停用一切西药。

家里人去寺前街中药店抓药的时候，店里老药工听说这一帖麻黄附子细辛汤是给发热的小儿服的，十分害怕，千叮咛万嘱咐之后才给抓了药。抓好了药，算盘一算，药价一共只有七分钱。老药工摇摇头说："我一辈子没有抓过这么凶险又那么便宜的方子。"

服药后 5 小时，外甥精神大有起色，体温即恢复正常，手足亦稍温，日内排出臭软便二次，鼻水、冷汗均消失。这正如陆渊雷先生所说的："少阴病，在治疗中，手足温、下利为正气恢复，抗病所生之代谢废物积于肠间者因以排除显为阴证回阳之机。"我知道表证已解，正气将复，连投三剂附子汤，第四天复诊时外甥已能自行下床嬉戏，大便、体温均转正常，唯稍怕冷，易疲劳，脸色仍白，脉细沉，舌尖较前稍红，血检为白细胞 $16.6×10^9/L$、中性粒细胞 76%。继予附子汤 7 剂，药后则证情日趋进步，渐致复常。此证在我诊后的第 11 天血检才达正常，白细胞为 $9.8×10^9/L$，中性粒细胞 42%，嗜酸性白细胞也出现了。西医认为嗜酸性白细胞的出现，可能是警报解除的一个标志。这个病就这样治好了。

这病治好以后，就是说用麻黄附子细辛汤治好了如此严重的、体能虚弱的感染型疾病，这件事在当时那个地方就像是一个新闻一样，也的确给我自己带来了动力。我后来在想，当时投这个方子，虽然治好了，但有没有问题呢？我觉得还是有问题的。问题在哪里呢？这个小孩没有心下悸动，同时他的体能是虚的，假如投麻黄附子甘草汤可能会更好一点。为此我专门写了一个总结，说明病虽治好了，但并不是完全对证。有人可能会觉得奇怪，不对证，为什么会治好呢？我觉得整个方向是对的，只是差了一点点，所以有的病虽然治好了，但我们自己也应该总结一下。就像打靶一样，靶是打上了，但不是十环，没有丝丝入扣，在药证方面还差一点。这以后我在临床上也经常运用这个方子，用了很多，特别对一些年老的、体弱的、妇女产后的，假如是外感初期，出现体能差、恶寒、乏力、脸色苍白、脉象沉弱无力的，基本上用这个方子就非常得当。老人体能差的，突然耳朵聋了，突然出现鼻孔塞住或者一下子出现了我们还估计不到是怎样的一种病证时，都要考虑这个"始得之"，在发病的短期内用此方会取得比较好的效果。假如时间拖久呢，就不一定了。

针对麻黄附子细辛汤证我还要总结几句话。

一是，它不一定发热。在使用过程中，只要掌握住病始得之，脉象沉微，恶寒，又特别疲劳，就可以用这个方子。有外感的话可有发热，没有外感就不一定发热。有时候患者体温很高，但是他自己一点都没有感觉到发热，这还应该算是恶寒的。要注意的是，麻黄附子细辛汤，应该是由麻黄附子甘草汤派生出来的，它应该是在麻黄附子甘草汤证基础上，有一个心下悸动、痰饮的症状，因此临床应用非常广泛。体能差的老人感冒，不管发不发热都用这个方子；还有支气管炎、支气管炎哮喘，出现精神特别差的，或者脉象特别弱、沉的，也要考虑这个方子；还有一些老人、产妇，体能差，精神差，出现了带状疱疹，马上用这个方子，可能这个疱疹就不会迁延下去。现在带状疱疹西医有比较好的办法，但是后遗症也避免不掉，弄不好会拖延5～10年，所以最好一开始就用中药、针灸治疗。

二是，这个方子对清鼻涕多，甚至鼻闭，只要符合体能差、脉象沉弱，都可以用；中耳炎、耳鸣也可以用；暴聋、暴哑，只要出现特异性症状，体质非常弱，恶寒明显，脉象沉弱，身上有疼痛，就可以用；还可以治疗咽喉疼痛，咽喉疼痛并不是我们常讲的实热，表阴证很多时候也会出现咽喉疼痛，仔细看的话咽喉里面肿而不红。彭坚老师就曾用麻黄附子细辛汤成功治疗过一个声音沙哑的患者，这个患者是位省领导，第2天就要做报告，当时心情非常着急就找彭老师，患者几乎不能发声，看其咽喉也不红肿，有很多白色的分泌物。彭老师就开了一帖麻黄附子细辛汤，喝下去以后，患者的声音就明显好转，第2天做报告一点障碍都没有。可见这个方子很厉害，用得好，对一些急性病、严重的病，都可以有很好的效果。

三是，在宋本《伤寒论》少阴篇里面提到，麻黄附子细辛汤的病证也可以用针灸，特别是灸。宋本第325条提道："少阴病，下利，脉微涩，呕而汗出，必数更衣，反少者，当温其上，灸之。"就是说当少阴病下利，出现呕吐，大便次数多，可以用灸的方法。第304条提出："少阴病，得之一二日，口中和，其背恶寒者，当灸之。"这个条文在承淡安的《伤寒论新注：附针灸疗法》里到这里就结束了，但实际上在宋本里"当灸之"之后还有"附子汤主之"，即灸和用药同时进行，这都是在强调灸对治疗是有用的。那出现这个病证应该灸哪里呢？条文里没有交代，历代很多人认为是灸膈俞等，承淡安则主张灸大椎七壮，认为假如这个病证符合于少阴病刚起的症状，没有出现四肢冰冷四逆汤证的话，灸大椎就可以；假如出现四肢冰冷的四逆汤证，还要灸关元。可见针灸和方证内外合治应该是最好的！

现在的问题是，由于原书条文比较简单，仅仅依据条文的叙述，对这两个方子特异性症状的把握，在初学时还有一定的困难，所以我想应该用各种各样的办法从不同的角度来掌握如何去鉴别。大塚敬节有个病例就提供了一个非常好的鉴别方法。

一个患者哮喘，这是他从小就有的痼疾。大塚敬节看了以后，觉得这个患者恶寒，鼻涕像清水一样，咳嗽气喘，痰液也似清水一样，符合小青龙汤证，就给他开了小青龙汤，但是没有疗效，吃了几次都没有效，就不给他吃了。这个患者为了把病治好，就自己看书琢磨，他觉得自己体能已经差了，虽然外表看不出来，脉象也不一定看出来，但从病史分析、从自己的年龄分析应该是，于是他就给自己开药方，开的就是麻黄附子细辛汤。结果疗效特别好。大塚敬节得知后，就把这个病例公布了出来。医生有时候治不好，患者反而自己治好了，这个一点不奇怪。大塚敬节感到很高兴，说麻黄附子细辛汤他当然非常熟，可为什么没有开给他呢？就是因为被表面的症状遮住了，也就是说这个病证在他身上可能还是一种隐证，只有他自己了解自己的体能，外面的脉象、精神状态看不出来，而作为医生总是以外面的脉象、精神状态作为指标，所以就认为没有虚，其实这个是内虚，潜在的虚，患者自己把它抓出来了，所以就治好了。这说明什么问题呢？方证辨证，虽然语言上讲都是对的，但是实际还是不够的，有时就会出现不一样的情况。就像前面讲的曹颖甫夫人潘氏的病案，没注意体质弱，以为脉象浮紧有力，就是麻黄汤证的脉象，其实此患者是脉证不符。大塚敬节也一样，这个患者他开了小青龙汤，脉证应该是相符的，但是为什么没有效？因为这个病的潜证是麻黄附子细辛汤证，当时没看出来，是患者自己慢慢研究出来的，这个就很值得我们深思。临证时不要全部以外表的症状作为一个终点，这只是一个起点，可以作为一个条件，还有一些细节需要进一步探究。

鉴别非常重要。要鉴别哪些情况呢？刚才讲的小青龙汤当然要鉴别，虽然大塚敬节也没鉴别出来，但还是要把它鉴别出来。这并不是说我们要比他高明，而是说明病证的潜在性、复杂性。大塚敬节看不清楚，患者自己慢慢研究出来治好了，说明他是方证相对应的，也说明方证相对应不是那么容易的。

小青龙汤证是咳嗽气喘有痰，痰液清稀，鼻涕也是清水一样，腹部的弹性中度，心下痞硬，胃中停水。大塚敬节开始诊察的时候，肯定是符合的。但是这里没有体质状态，体质状态只有患者自己才会感觉到，所以问诊还要全面、仔细。这就是小青龙汤证和麻黄附子细辛汤证的区别，对照一下就知道了。麻黄附子细辛汤证这些症状几乎都有，但是精神感到非常萎靡，元气不足；或者病史很久了，体能搞差了，这都应该考虑；或者病刚起，但看上去精神很差，好像矛盾，其实这些都是它的范围。这就是我前面所讲的默会知识，有时候用语言难以完全表达清楚，要慢慢地从多个方面去体会。

还有跟四逆汤证鉴别。四逆汤证形寒肢冷程度非常严重，手脚冰冷的，而麻黄附子细辛汤证就不一定。四逆汤证还有下利清谷、冷汗不止、脉象沉细的程度更明显，腹证更软，这都是跟麻黄附子细辛汤证不同的地方。

吴茱萸汤证也属于阴证，也有头痛，甚至头痛严重，但同时有手脚冷、干呕上冲，特别是干呕上冲这个症状一般是麻黄附子细辛汤证所没有的。

还要跟附子汤证进行鉴别。恶寒、脉沉、身体疼痛，麻黄附子细辛汤证都有，但是骨节疼痛、背部特别冷这两个症状一般是没有的。

芍药甘草附子汤证也有恶寒，但是没有表证，一般不会出现表证的状态。

最后再强调一下麻黄附子细辛汤证的状态，人体能非常差，表现为贫血貌，全身都感到疲倦，有恶寒，有咳嗽气喘、痰液清稀，鼻涕也是清的，所以容易跟小青龙汤证混淆；小便是清的，甚至多尿，但有时候也有小便不利；身体比较重，腹部柔软无力，这就是它所表现的一个全方位的状态，临床并不是全部都会显现出来，但是要把它理解了，慢慢地就会进入状态。

课间答疑

问：麻黄附子细辛汤证和附子汤证有什么不一样？

答：附子汤证也是一种少阴表证，它的主要症状是关节痛、背痛、身体痛。麻黄附子细辛汤证除了是少阴表证之外，心下还有寒饮停滞，这就是二者不一样的地方。附子汤证除了全身的恶寒之外，其手足也有寒凉，但和四逆汤证的四肢厥冷有程度上的差别。

问：请谈谈少阴病篇条文中"始得之"的含义。

答：宋本第 301 条云："少阴病，始得之，反发热，脉沉者，麻黄细辛附子汤主之。"第 324 条云："少阴病，饮食入口则吐，心中温温欲吐，复不能吐，始得之，手足寒，脉弦迟者，此胸中实，不可下也，当吐之；若膈上有寒饮，干呕者，不可吐也。当温之，宜四逆汤。"

其中"始得之"三个字，主要点明发病是从少阴病开始，而不是由其他传变而来。"得之"指患者在不自觉之中得了病，也就是起病的过程是缓慢的，和骤然而起病的太阳病不一样。在少阴篇里面有四个条文有"得之"这两个字，它们的起病于有形无形之间。条文记录了这个患者是在无形之间得病，发病就出现这样一种状态，考虑用麻黄附子细辛汤。再联系太阳病篇，宋本第 23 条："太阳病，得之八九日，如疟状，发热恶寒，热多寒少。"条文中有"得之"两个字，也是说明这种"发热恶寒，热多寒少"的桂枝麻黄各半汤证的发病与桂枝汤证、麻黄汤证的发病有点不一样，它比较轻浅一点，得病于无形之间。

我以上的观点得益于日本汉方家大塚敬节的《临床应用伤寒论解说》一书。

080 当归芍药散 1

当归芍药散应该是经方医生经常用到的一个方子，一定要把这个方子的特异性症状和它的适用范围搞清楚。

我在《中医人生》里讲道：1972 年，也就是 40 多年前，在和汪阿姨的一次谈话中，她第一次跟我提到了用当归芍药散的关键。她说用当归芍药散就是要抓住患者有贫血、浮肿这样的倾向。这样的患者脸色一般不华，或者白，或者黄，总之没有血色。当时我听到以后感到非常的震惊，居然仅仅通过这样的一个症候状态，就能够把握住这个方子。当然这只是入门的一个点，真正要把握它，也不是那么容易。

日本汉方家在当归芍药散的临床应用方面积累了很多的经验，他们把当归芍药散称之为"妇科的圣药"，就好像中国中医界对四物汤类似的评价一样，"中医妇科医生就离不开四物汤"。

我今天准备从以下几个方面来介绍当归芍药散：先是把条文讲一下，然后简单地讲一下它的应用范围，再讲一下我自己的一个病例，通过这个病例讲讲怎么从临床不同的症状进行鉴别，从而将当归芍药散把握住。还要谈一下当归芍药散是怎么形成的，以及其中每一味药的药证及所起的作用，最后谈谈我自己这方面的一些感想。

当归芍药散来源于《金匮要略》，条文是这样的："妇人怀妊，腹中疠痛，当归芍药散主之。"另一条说："妇人腹中诸疾痛，当归芍药散主之。"虽然都只是讲了一个腹部的疼痛，没有提到其他症状，但这个方的药物组成就给了我们进入这个病证，全面了解其症状的一个途径。其药物组成是：当归三两，芍药一斤（注意：这里芍药的量是当归的 5 倍多），川芎半斤，茯苓四两，泽泻半斤，白术四两。这样的 6 味药把它捣成散，吃的时候用酒一小杯调和，一天吃 3 次。这是一种散剂的用法。现在临床更多的都是用煎剂，其药量比例跟散剂有点不一样。日本汉方家的经验：散剂：当归 3g，芍药 6g，茯苓、白术各 4g，泽泻、川芎各 8g，用一杯老酒服下，一次的量 2～3g；煎剂：当归、川芎、白术都是 3g（我一般都用它的 3 倍多——10g），芍药、茯苓用 5g（我都是用 15g），泽泻 4g（我用 12g）。从这 6 味药，我们就可以推导出该方证是怎么一种状态。

中医理论对于方证的确是有帮助的，运用它就可以把这样的药物所针对的证总结为：当归、川芎、芍药治疗因血液不足而造成的循环障碍，即血虚兼血瘀；茯苓、白术、泽泻治疗水的代谢障碍，也就是水饮停滞。

可见，这个病证应该是血虚、血瘀、水饮这样三种情况混合在一起，其中血瘀是以下腹部的病变作为重点，所以患者一般会在整个下腹部，特别是左下腹部感到有压痛，这种痛有时候还喜按压，也就是说瘀血停留的位置往往是左下腹区域。水饮以心下部病变作为一个主体，往往这里会出现振水音，压下去有悸动。因此，水和血以及血虚这几种因素混杂在一起的时候，就会呈现全身性的症状。这个全身性的症状主要就是汪阿姨所讲的，既出现一种水肿，这种水肿不一定就真的肿得那么明显，而是看上去好像有一种浮浮的样子，又出现了贫血，脸色微黄、苍白，精神又非常差。

临证时，当看到这样的患者，我们就会有个印象，好像有一种当归芍药散的体质，既有血虚的贫血，又有水气潴留的水肿样症状，还有瘀血所造成的脸色暗、嘴唇暗。从这一点来把握，确实给我们带来了方便。当然临床上还需要根据对当归芍药散证的特异性症状以及应用性症状的把握，大致认定这是当归芍药散证，再通过类似方证的鉴别，一步一步地进行确定，最后开处方。

　　我曾经治疗一个姓吴的女性患者，28岁。她是肺结核治愈以后才结婚的，结婚已经3年了，没有避孕，也一直没有怀孕。小腹部疼痛不适也有3年了。西医诊断：贫血，盆腔炎，轻度子宫内膜异位症，原发性不孕症。多次测定基础体温都是单相的，没有排卵。该患者是2015年11月来诊的，人看起来有气无力的样子，属无力型的体质，松松软软的样子。这种虚的体质状态，不是小建中汤证、黄芪建中汤证这一类紧张型的虚证，而是一种无力松弛型的虚证。这种虚证跟我们平时讲的归脾汤证、补中益气汤证相类似，是没有力气的样子。体型是中等偏瘦一点，脸上微黄，神疲乏力，皮肤干燥，头重头痛都不严重，肩部也酸痛，脚很冷、没有力气，口干，但是不要喝水。小便也不利，次数偏多，尿后有残留。说自己腹部不舒服，时有腹部疼痛，但是都可以忍受。长期以来月经量都少、颜色很淡、有血块，有时候也有痛经，但是痛经也不是过于强烈，白带清稀量多。舌很淡，舌苔白，脉象为细脉。腹诊的时候，整个腹肌弹性都比较差，假如按五分算的话只有1～2分，心下有动悸并且有振水音。左边的小腹部有疼痛，有抵抗力；通过经络按诊，发现左边腹结、筑宾、血海这几个穴位有压痛，也就是说左小腹部压痛的位置相当于左边腹结周围的穴位。

　　这是一个非常典型的当归芍药散证，我没有给她开散剂而是开的煎剂：当归10g，川芎10g，生白芍10g，赤芍15g，茯苓15g，泽泻12g。先开了7剂，并且让她就在刚才摸到的左边腹结、血海、筑宾、阴陵泉等穴区用艾条自己熏灸，特别是左边的腹结部位，压下去痛，也喜欢按，同时喜暖和，在这个位置灸的时间要长一点，大概整个灸完要半个小时。

7天后来复诊的时候，小腹部疼痛不适、小便不利等情况有所改善。我觉得大方向是对的，方证是对应的，内外合治也是合适的，于是就守着这个方子。大概用了2个月左右，整个体能有了很大的改善。让她继续坚持吃，每周吃5天，并常做艾灸，偶尔停停也可以。到了第二年的3月初，出现双相型基础体温，有了排卵的迹象；再坚持服药和艾条熏灸，前后治疗了大约半年，怀孕了，足月顺产了一个男婴。

认定当归芍药散证，还需要与和它相似、类同、容易混淆的一些方证进行鉴别，这些方证当时在脑子中可能也就一晃而过，但现在回顾起来，肯定还是要把它们的异同都搞清楚。我准备从两个方面讲这个问题。

第一，患者的下腹部有疼痛、压痛，她自己平时也觉得腹部有疼痛。这样一种下腹部的痛，一般偏于左边有压痛，但没有抵抗力，甚至压在那里还觉得有点舒服。下腹部的疼痛并不是当归芍药散证所独有的，桂枝茯苓丸证、大黄牡丹皮汤证、桃仁承气汤证、温经汤证、当归四逆加吴茱萸生姜汤证和真武汤证等也都会有相似的症状，至少最常见的这7种方证都要在我们的脑海里像电影一样都过一遍，对照一下。熟悉了以后，这个也不难。

桂枝茯苓丸证左小腹有压痛，是抵抗性的压痛。

大黄牡丹皮汤证，一般是右边小腹有强烈的压痛，同时有抵抗，而且体能也是比较充实的，一般没有精神方面的症状。而当归芍药散证除了小腹痛、水肿、月经不调以外，还有精神方面的症状，如失眠、心悸等，这是大黄牡丹皮汤证所没有的。

桃仁承气汤证，左小腹部有强烈的压痛和抵抗，体能是充实的，同时小腹急结这个非常特殊的症状也和当归芍药散证不一样。桃仁承气汤证也有精神方面的症状，如健忘、失眠、烦躁、狂乱等，同时偏于大便秘结；而当归芍药散证，不至于大便秘结，即使有也比较少，特别是体能方面、小腹急结方面，可以对照区别开来。

温经汤证腹部的软弱程度与当归芍药散证是一样的。当归芍药散证整个腹部都是比较软弱的，左小腹有压痛；温经汤证也是腹部软弱，但是小腹部有膨满和不适的感觉，有轻微的压痛。另外，温经汤证也是贫血、恶寒，怎么鉴别呢？有一个症状可以明显对照出来，就是口唇干燥、手掌烦热，即出现一种热象的症状，这是当归芍药散证没有的，抓住这个内热的症状，就可以鉴别开来。

当归四逆加吴茱萸生姜汤证的小腹部疼痛，其部位不是那么确定，下腹部周围有压痛和寒凉的冷感，可以摸到梭状的抵抗，这个就比较明确了。不仅是一般的压痛，而且可以摸到东西了。虽然整个腹部软弱，但是腹壁还是比较紧，有点类似桂枝汤证、桂枝加芍药汤证那种腹壁比较紧张的状态，因此可以鉴别出来。

真武汤证，有时候比较容易混淆，人偏寒、有水饮、体能比较差、精神比较疲倦、形寒肢冷、心悸，腹肌也是软的，这些都非常像，但没有那种虚性的瘀血性的症状，即没有小腹压痛，所以还是可以把它们分别开的。

因此，临证时当患者告诉我们小腹痛，马上就要问她，平时是怎么痛？强不强烈？痛经的时候怎么痛？问了以后，最重要的是要腹诊：全腹都是比较软的，集中在左边小腹部有压痛，但是没什么抵抗，久按还感到舒服，并且喜欢暖和。整个人处于一种虚的状态，精神不好，贫血貌，由此就可以知道这是当归芍药散证。同时还要跟刚才讲的桂枝茯苓丸证、大黄牡丹皮证、桃仁承气汤证、温经汤证、当归四逆加吴茱萸生姜汤证以及真武汤证等一系列类似方证鉴别开来！

第二，是月经不调。当归芍药散所治疗的范围是很大的，绝不是像《金匮》里边讲的，仅仅就是"妇人腹中诸疾痛"那么简单的。几千年来，临床医生在使用过程中积累了很多经验，我们除了从腹痛这个角度去认定以外，还可以从另一个角度去认定，这就是月经不调。患者有月经量少，有痛经，有的还有闭经、子宫出血这样的症状。

那当归芍药散证的这种月经不调要和其他哪些方证进行对比鉴别呢？临床上一般要与桂枝茯苓丸证、真武汤证、桃仁承气汤证、温经汤证、当归建中汤证以及芎归胶艾汤证进行比较、鉴别，除了月经不调有各种各样的情况，还可以通过体能、体质方面的不一样进行鉴别。

当归芍药散证，患者脸色苍白，消瘦，贫血貌，皮肤干燥，月经量少色淡；桂枝茯苓丸证，脸色暗红，下肢冷，皮肤干燥，月经色暗，有血块等。桂枝茯苓丸证偏于实证，而当归芍药散证偏于虚证，从精神面貌、体能都可以辨别开来。这两个方证分界线是很明显的，虽然都是有月经不调，如痛经、闭经等病症，但是从月经的颜色、黏稠度和体能方面的不同，就可以区别明显。

真武汤证与当归芍药散证的腹肌弹性差，而且都有脐部的悸动。但是真武汤证没有脐部与左小腹的压痛。真武汤证是形寒肢冷比较明显，而当归芍药散证的贫血状态比较明显。

桃仁承气汤证的患者体能壮实，腹肌弹力强，左少腹部拘急与抵抗性的压痛。当归芍药散证的腹肌弹力都是软弱的，脸色苍白，消瘦，贫血貌，皮肤干燥，月经量少色淡。

温经汤证与当归芍药散证都是月经量少，也是贫血貌，也有恶寒，腹部弹力也是软弱的，小腹部也有轻微压痛等相似的症状，但温经汤证特有的口唇干燥、手掌热，就可以跟当归芍药散证分别开来。

当归建中汤证跟当归芍药散证也很像，都可以出现月经量少色淡，都有营养不良与贫血貌，很难鉴别。哪里不一样呢？当归建中汤证腹壁有膨满感、绷紧感、紧张性的感觉，而当归芍药散证腹肌弹力偏于软弱、是松弛性的感觉，同时脐周有悸动。当归建中汤证是偏于紧张性的虚证，而当归芍药散证则是一种松弛性的虚证。

还有一个与当归芍药散证非常接近的就是芎归胶艾汤证，临床上遇到妇女子宫出血，中医师都喜欢用芎归胶艾汤。那芎归胶艾汤和当归芍药散证最大的辨别点在哪里呢？两个方证都有心悸、失眠这一类神经性的症状，但是芎归胶艾汤证会出现四肢烦热，它没有水饮停滞的症状，如腹诊时没有振水音，腹部的悸动也比较少。

四肢烦热的，还有三物黄芩汤证，但是其皮肤干燥，没有腹部悸动，一般出现月经不调的症状不多。

课间答疑

问：我最近看一个患者，有疲劳、脸黄、月经量少有血块、腰冷、手脚冰凉、失眠、心悸等，从您讲的方证辨证角度看，完全符合当归芍药散证的症状。可患者月经量虽少，但颜色深红，白带黄色有异味，小便黄，外阴痒，似乎又存在着一种热象。我不知道该怎么判断。我是初学者，经常碰到这种90%都是方证相对应的，但是又有10%不对应的部分，好像提示可能有相反的方向。这样的情况该如何思考、判断呢？

答：这个问题在临床实践中经常遇见。这个当归芍药散证的症状里，还有一个最重要的没有讲出来，就是腹证。腹部软、脐部周围有悸动，同时有贫血貌，这几点应该是诊断当归芍药散证的重要依据。这里就涉及腹证和体质证，以及面部的颜色。如果那个患者的腹证也比较明了，同时，还有白带黄臭、小便黄这些湿热的症状，作为初学者可以有三种选择：一种是比较常规的，因为90%都是符合的，那就先用当归芍药散，看看情况怎么样，如果有效的话就坚持用，那些热证也可能在治疗过程中就慢慢地消失了；第二种，可以选择当归芍药散和易黄汤合方，那些湿热症状像是一个易黄汤证；第三种，假如患者体能还行，没有出现特别的体液流失的急性虚证的情况，可以先用易黄汤。这样讲，可能有的人会说你也拿不准啊？！是的！临证有时候诊断一个病证，不一定马上就能拿出一个唯一的方案，甚至连张仲景这样的名医也难免会陷入需要比较、选择的境地。如宋本第159条云："伤寒，服汤药，下利不止，心下痞硬。服泻心汤已，复以他药下之，利不止。医以理中与之，利益甚。理中者，理中焦，此利在下焦，赤石脂禹余粮汤主之。复不止者，当利其小便。"条文记载的就是用试探的办法来进行方证辨证。那这不是把患者作为试验品了吗？这不是试验，而是在一时难以辨别下结论的情况下，看怎么做更安全。宋本第209条就讲了，阳明病假如不大便六七日，恐怕有燥屎。怎么办呢？就"少与小承气汤"，假如服了以后"转矢气者"，即出现放屁，就可以判断里面有燥屎，

"乃可攻之"，就可用大承气汤；假如服下去没有放屁，而大便解出来了，开始有点硬，后面则是软的，这个就不可以攻，可以继续用小承气汤。这个看上去好像有点呆板，但是有时也不得不这样。

这个患者要我来处理的话，除了所讲的那些症状外，如果腹诊有腹部软、肚脐周围有悸动，还有贫血貌，一般会先用当归芍药散。

此外，前面所讲述的还有些问题，如失眠、手脚冰凉、腰冷这些症状，并不是当归芍药散证的特异性症状。腰冷，首先要考虑是什么方证呢？一般要考虑肾着汤证。手脚冰凉，假如是虚证的话，就要考虑四逆汤了；假如是非虚证的话，就要考虑四逆散证了。特别是失眠，这样一种虚证的失眠，如果结合大便不怎么好，就可能要用一种气血并补的归脾汤了。总之，这几个症状并不是当归芍药散证的特异性症状，就算所讲的这些是一个当归芍药散证，也还应该在腹证方面和整个贫血的状态方面加以注意，进行鉴别。

可见，仅根据上面所表述的那些就判断是 90% 的当归芍药散证，我觉得好像过于自信。有可能是虚证的状态和湿热的状态一半对一半，那就是另外一回事。这种情况下，假如体能还过得去的话，可能就要先解决湿热的问题，先用易黄汤这些方子，甚至可能用到龙胆泻肝汤，因为那些虚证所占的比例不一定那么大。当然这只是我顺着那个问题多说了一点。

081　当归芍药散 2

　　第三个，把握当归芍药散证的入口，就是它的一个非常特殊的症状——贫血貌。同时有神经症状，这是一种虚性的神经性症状，就是刚才讲的失眠、心悸这类。有时候看到这个人的样子是松松散散的，精神一点也没有，同时皮肤干燥，有贫血的样子，又说自己心悸、失眠，再通过腹诊等就可以把它认定下来了。当然，临床上跟它类似的方证有很多，也都要进行对照鉴别。

　　一个是当归建中汤证。前面讲了，它也有贫血，营养不良，胃口不好，还有手脚冰凉这样一种状态；腹部有膨满感，也虚弱，也喜欢按，也喜欢暖和，也有月经不调的症状，与当归芍药散证非常像。但是你要记住，当归建中汤证是一种紧张性的虚证，同时没有水饮的停滞，心下没有悸动，没有振水音，由此可以辨别。其手脚更多的时候不是凉，而是跟小建中汤类证一样，出现手掌烦热，当然有时也有凉的，这就跟当归芍药散证有点混淆，不过也没关系，因为没有振水音，所以还是可以辨别的。总之，当归建中汤证的神经症状比较少，有时候有点头晕，偶然有点睡得不怎么样，和当归芍药散证经常出现心悸、失眠不一样。

　　半夏厚朴汤证在精神方面的症状可以说和当归芍药散证非常相似，失眠、心悸这一类症状都比较明显。但半夏厚朴汤证有一个特别的症状，就是咽喉的异物感，同时也没有瘀血的停滞，这从其药物组成就知道。由于没有循环系统的障碍，整个腹部没有特别的压痛，腹肌弹性状态是中等的，不会像当归芍药散证那样比较偏于软弱。这样就可以鉴别开来。

小建中汤证和当归建中汤证有点相似，也没有水饮，没有特别冷的感觉，手是烦热的，有一种血热的虚证；同时腹肌比较紧绷，很少有压痛，虽然腹肌也是偏薄的，也有软弱，但是不会有压痛。

当归四逆汤可以看作是当归建中汤的加减方，以手冷、脉象细小作为目标，方里面有木通、细辛，可以跟当归建中汤中的生姜交换。当归四逆汤也有利尿、温里的作用，但是它跟当归芍药散的鉴别还是比较明显的。由于它是当归建中汤类方，其方证即使是虚证，也是一种紧张性的虚证。同时，它的腹肌一般偏于紧张，和当归芍药散证的比较软弱不一样。这个方证有时候也会出现小腹部的压痛，辨别还是有点难度，故临证时要特别注意。

温经汤是一个用得非常多的妇科方子，其方证也是带有贫血貌的，看上去就是黄脸婆一样。黄煌老师说，这个方子吃多了可以使黄脸婆改变过来。说得非常好，的确是这样！温经汤证也是贫血、恶寒、腹部软弱的，小腹部也有膨满感、不适感及轻微的压痛，也有月经不调、月经出血，这些症状都非常相似，难以鉴别。而我们能够辨别的就是它有口唇干燥、手掌烦热，一种内热、血热之类的症状，这跟当归芍药散证完全不一样，可以辨别开来。虽然两者都有贫血的状态，都有神经的症状，但各有其特点，看上去好像鉴别有点难度，其实真正用心学习的话，还是可以把它们的特点抓住，加以辨别。

第四个认证的入口是水肿。当归芍药散证有虚性水肿，这个人看上去虽然消瘦，皮肤也是干燥不润泽的，但身体却有种水气的样子，因为它体内就有一种水的停留，不仅仅是停留在心下部位，有时候在全身各个组织方面也会显示出来，如下肢有时候也会出现浮肿。像这种虚性的浮肿，就要和半夏厚朴汤证、麻黄附子汤证、附子汤证、肾气丸证以及真武汤证等进行鉴别。

半夏厚朴汤证也会出现一种神经性的水肿，但是它还有咽喉部异物感这个特异的症状，故可以比较明确地加以辨别。

麻黄附子汤中的甘草麻黄基就是治疗哮喘、浮肿的，《金匮要略》里面就是这样用的，其实它临床应用更多的是治疗虚性浮肿和一种虚性的哮喘，一般没有当归芍药散证这种腹部的压痛症状。虽然浮肿是两者共同的症状，精神方面也非常像，疲劳、没有元气、脉象沉弱、腹肌软弱，但是麻黄附子汤证没有压痛，也没有悸动，没有循环障碍这一类症状，可以此做辨别。

附子汤证是少阴病，全身疼痛，也出现精神不好、腹肌软、贫血貌，但是它那种背部特定性的恶寒，以及全身关节的疼痛，是当归芍药散证所没有的，而且当归芍药散证也不会像它那样的恶寒。

肾气丸证有浮肿，腹肌也软，精神不好，有贫血貌，与当归芍药散证很像。但是它有个很不同的地方，就是小腹部特别无力、拘紧，甚至出现一条正中芯证，同时还有口干的症状，这个可以辨别。

真武汤证也是虚性浮肿，也有腹痛、头晕、腹肌软、小便不利，但没有血液循环的障碍，所以一般小腹部位只有软，很少有压痛。而当归芍药散的一个特征，就是腹部有压痛，特别是左边小腹压痛，虽然这种压痛是没有抵抗力的，但是还可以把它们辨别开来。

刚才从4个方面讲了当归芍药散证的4个特异性症状，都要经过辨别，然后就可以确定下来了。由此我们也知道了当归芍药散的适用范围是很大的，有的人就根据当归芍药散证的虚性浮肿，把它转化为治疗湿疹这种湿性的皮肤病。日本人一般把皮肤病分为干性的和湿性的两种。那当归芍药散是怎么转化过来治疗湿性皮肤病的呢？仔细想想，浮肿跟那种湿性的皮肤病是不是有一种内在的联系啊？！也可以根据当归芍药散治疗浮肿的这个特点，转而用于区域性的荨麻疹。还有其小便不利这个方证特征，就可以转化为治疗夜尿症，所以当归芍药散和小建中汤都是治疗小儿夜尿症非常好的方子，还有肾气丸、肾着汤，这4个方子都经常用于小儿夜尿症。那怎么把它们辨别开来呢？这就要根据每一个方证的特点，前面讲了肾气丸证，小腹部特别软弱不仁，甚至有正中芯证，还有口渴，而一般当归芍药散证是口干而不渴，还是有所不同。

之所以要讲这样4个方面的辨别，是想让大家能从各个角度熟悉当归芍药散证的特异性症状，以及与之相类似的方证。最后，我觉得每个方证，就像是一个公园，公园里面的很多景点，如假山、河流、小桥等，就相当于方证里的各个症状。每个公园的特点都不一样，其入口也有好多，每个入口都可以进去，每个入口的地方都不一样，但总是有几个比较容易记住的特点，就好像当归芍药散证，可以通过下腹痛、贫血、水肿、月经不调等这些不同的入口处进入。进去以后，在里面久了，就熟悉了整个公园，也就是熟悉了整个方证，而公园中每一个景点都有它自己的特点，由于经常去，对每一个景点都非常的熟悉，印象深刻，在公园拍的照片，拿给你看，你一看就知道是哪个公园的景色，因为太熟了，知道这样的景色只有在某个公园才会出现的。也就是你对方证研究久了，非常的熟悉了，当看到一个特异症状时，马上就知道是哪个方证，正如《伤寒论》里面讲的"但见一证便是，不必悉具"，一个证看到了，心里面就会联想到整个方证。这个一点都不奇怪。

对方证真正的熟悉，就应该达到像大塚敬节那样的境界，即不仅熟悉，而且还能自如地进行加减和运用。大塚敬节把当归芍药散加上地黄，药方内就多了一个四物汤。当归芍药散加地黄能治疗什么病呢？治疗孕妇总是感觉自己疲惫，这种情况是非常危险的。妊娠20周以后出现高血压、水肿、蛋白尿，严重的话出现抽搐、昏迷，危急的话要到医院去抢救。而这个方子对这类患者有非常好的治疗效果。这是大塚敬节的经验。当然在具体使用的时候还要进行方证辨别，不过这至少给我们提供了一个窗口。如有时候我们面对妊娠多动症就晕了，想不到哪种方子对这种病证更好，一旦想到当归芍药散，再把它的特异性症状进行对照，假如有就可以用，没有还是不可以用。它仅仅是提供了一个信息。

大塚敬节提到当归芍药散吃下去以后，有的人胃里面不舒服，我也经常遇到。我们可能认为非常对证了，但是人毕竟是人，千变万化，一些胃有状态的人，吃下去就有些不舒服。不舒服怎么办？我对于吃当归芍药散胃不舒服的人，一般加红枣，假如加红枣吃下去还是不舒服，那就改吃逍遥散。由此可见，大塚敬节对于当归芍药散证，不仅仅是熟悉，而是到了"但见一证便是，不必悉具"的程度，更是可以随证加减、化裁，游刃有余，进入到一个更高的境界。

下面我想再讲一个问题，就是当归芍药散的治疗目标是怎么形成的。首先当归芍药散这个方子是怎么形成的呢？远田裕正对此做了专门的研究。他认为这个方子开始的时候是来自泽泻汤，泽泻汤是《金匮要略》里的方子，治疗苦眩冒，小便不利，就是头很晕、很重，同时小便解不出来。方中就两味药泽泻、白术，可利尿、解水毒，是治疗这种水停滞的一个方。后来碰到一些心下悸的患者，就是这个水饮更严重，于是又加上一味药，大家想想应该加什么药？对，茯苓！这样就变成了泽泻、白术、茯苓3味药了。后来又碰到既有小便不利，头晕头重，还有腹中绞痛，就又想到了芍药，芍药是治疗腹部平滑肌出现痉挛性疼痛一个最好的药。后来发现当归对腹中出现的绞痛也有效，就又加上当归。后来又碰到这样一类患者，还出现小腹部的压痛，腹肌比较软，甚至有头痛头重，觉得一个当归还不够，所以就加上川芎。这样一加进去，就变成了6味药。这6味药的安排：体内有血虚性的瘀血证，就用川芎、当归去解决；腹中的绞痛，主要是用川芎、芍药和当归；心下悸动，主要是用茯苓；小便不利、头晕，用泽泻、茯苓。因此，当组成当归芍药散以后，有些药物的治疗目标在其他药的影响下就变了，其最终的治疗目标就成了头晕、头重、小便不利、头痛、心下悸动、腹中软、腹肌左边压痛，甚至左边压痛没有抵抗这样一系列症状，整个是一个贫血貌，慢慢方证的整个面貌就清晰起来。

远田裕正在这里说得很有意思，他说当归和川芎两味药都能够改变血液的循环，但当归主要是改变下肢的，同时能够驱赶下肢的冷，而川芎主要治疗上半身的，治疗头痛、头重。这样一讲，我们就知道了当归、川芎合起来可以改善全身的整个血液循环。川芎治疗头痛应该是很有根据的，特别是治疗血液循环不好的偏头痛。

通过从2味药变成3味药，再变成4味药、5味药，最后变成6味药这样一种推理和假设，帮助我们去记忆、理解当归芍药散。现在我们再看当归芍药散的组成，就可以这样来分，白术、茯苓、泽泻，是治疗水饮的；当归、芍药、川芎，是解决血虚性的瘀血停滞的。这样两部分组合起来就回到了我刚才讲的治疗目标，它由两部分组成：一是水饮，主要是心下或脐周的振水音，以白术、茯苓、泽泻为主；二是血虚、血瘀，是以下腹部的病变为主，主要是川芎、当归、芍药。血虚、血瘀以及水饮这样三者连起来，就呈现全身性的症状，出现脸色微黄、苍白或者贫血貌，精神差，皮肤干燥，同时出现腹肌的软，脉象沉弱，以及左边的小腹压痛、心下或脐周悸动，整个人是偏于消瘦而出现瘦弱的这样一种贫血貌。这样通过药物组成、方证里面的药证，以及在临床使用时其特异性症状的对照鉴别等环节的学习，就逐渐地熟悉了当归芍药散。当然还需要通过比较漫长的临床实践慢慢地消化、吸收，真正变成你自己的东西。

082　炙甘草汤 1

　　炙甘草汤又叫复脉汤,《温病条辨》中的加减复脉汤就是在炙甘草汤的基础上,减去桂枝、生姜这一类比较热性的药,加上一些滋阴的药所组成的。加减复脉汤以后还有一甲、二甲、三甲复脉汤,还有大小定风珠这一类,很多都是以滋阴的药物来治疗一种温病后期人体阴液大衰,出现了肝风内动这一类的症状。我们先讲炙甘草汤,也就是复脉汤。

　　炙甘草汤来源于《伤寒论》和《金匮要略》。宋本第 177 条云:"伤寒,脉结代,心动悸,炙甘草汤主之。"什么叫心动悸呢? 在宋本第 178 条做了解释:"脉按之来于往,时而一止复来者,名为结。"总之,是一种脉律不齐。心动悸,这里的"动悸"一词,整个《伤寒论》里边只有这里用,其他一般都是用"心下悸""心悸"。动悸,是指最终出现了心慌,其心悸的程度比较严重。炙甘草汤就是治疗"脉结代,心动悸"这两个症状的。这两个重要的症状,在临床上很容易碰到,很多血压不正常的,心脏不好的,甲状腺功能出现异常的,以及神经官能症,都会出现这样的症状。还有感冒以后的心肌炎,现在临床上经常遇见。

　　这张方子里面的药物大家应该都比较熟悉,主要是桂枝去芍药汤,再加上人参、阿胶、生地、麦冬、麻子仁,还有酒,这样就组成炙甘草汤。临床上要想掌握这个方子并不是那么容易。

有人问，是不是只要出现"脉结代，心动悸"这两个症状，用炙甘草汤就有效？当然不会那么简单，我第一次用这个方就失败了。开始的时候我自认为很有把握。这是一个急性心肌炎的患者，男，20岁，是个农民，身材很高、很瘦，但是身体壮实，肌肉一块一块的。1个月前感冒发烧后出现了心悸，脉律不齐，口干苦，夜里小便2次。此外，大便闭结，腹部整个按下去悸动比较明显，好几个地方都有悸动。我认为其炙甘草汤证最重要的症状都有了：脉结代，心动悸。就开了原方给他吃了。我也满怀着信心。谁知道他吃了以后没用。我说："还没有起效，还要继续吃。"吃了20多天了，还是没有用。接下去就不知道怎么办才好呢。那时我在状元村，就去找当地一个民间的经方医生——张丰先生。他看见我非常焦急的样子，就慢慢地对我说，你讲的这些症状，和这个体质状态不符合。他说，炙甘草汤一般适用于比较消瘦、虚弱的"腺病质"的人，而你讲的这个人是一个比较强壮的"筋骨质"的患者。他说，你应该考虑大柴胡汤、柴胡加龙牡汤。你回去看看，患者有没有胸胁苦满。我回来后又给患者进行了仔细的检查，的确，叩其两边胸胁，右边敲上去有点痛。之前我还不知道敲击也可以了解胸胁苦满这个办法，是张丰告诉我，回去以后可以敲击患者胸胁。后来，我就用柴胡加龙牡汤，10天后就有效，断断续续吃了1个多月，病证就缓解了，没有了心悸，但心电图做起来还是有不正常的。我治疗这个病例开始是失败的，就是把这个问题看得太简单了。这里就引入了一个非常重要的东西——体质因素。上面讲了炙甘草汤是桂枝汤去掉芍药，然后加上一些补血养阴、强壮身体的药物，可见，它是属于桂枝汤这一类的方剂。桂枝汤类方的范围非常广，桂枝汤、小建中汤、温经汤、炙甘草汤、桂枝加龙骨牡蛎汤等都算，这类方证的患者往往都是腺病质体质。

什么叫腺病质呢？人比较瘦，比较弱，抵抗力比较差。这种人在幼年的时候经常发生扁桃体肿大，青春期皮脂腺亢进，易得痤疮，青壮年的时候出现甲状腺问题，女性可能有乳腺的问题，中年以后胆囊、胰腺、卵巢都会接连出现问题。像这类人，就是属于腺病质。这类人，当然不只是适用于一个方子，而是一系列的方子，大部分都是属于桂枝汤类方，小柴胡汤类方也有。所以，要注意体质状态，认清了体质，会给辨证带来很大的方便。

《伤寒论》里炙甘草汤的条文比较简单，实际上还要了解其他的一些症状。这个方子在《金匮要略》里也有，来源于《千金翼方》的炙甘草汤，又云复脉汤。治虚劳不足，汗出而闷，脉象结悸，行动如常。也就是说《金匮要略》是引用了《千金翼方》的方子。你可能会觉得奇怪，《金匮要略》应该是更早一点的啊，甚至比宋本还早，而《千金翼方》是唐代的，唐代的方怎么会在它那里？可见，宋代在整理《金匮要略》的时候，把宋之前《千金翼方》《外台秘要》等书记载的一些方子补充到了《金匮要略》里。我们现在看到的《金匮要略》其实并不是原始本，而是经过后人整理，加了大量的方进去，有的方讲明了出处，有的可能就没讲明。如《金匮要略》里面还收入《外台秘要》的炙甘草汤，说它"治肺痿，涎唾多，心中温温液液者"，温温液液就是想吐的样子。这两个都是炙甘草汤，不过在主治方面补充了一些内容，这些内容对于我们掌握这个方子也是非常重要。

这里有一个问题，为什么把炙甘草汤叫作复脉汤呢？我们要注意去了解这个问题。炙甘草汤里重要的药物有几组，其中最重要的一组就是桂枝去芍药汤，其实就是桂枝甘草汤加上生姜、大枣。桂枝甘草汤在宋本《伤寒论》第 64 条治疗"发汗过多，其人又手自冒心，心下悸，欲得按者"，即治疗心悸与心下悸。患者心悸才会出现"又手自冒心"的动作；"心下悸，欲得按"，就是心下悸动而喜欢按压，这些都跟心脏的病变有所关联。而"心动悸、脉结代"当然是更为严重了，说明心血不足，血脉里的水分不够。你看桂枝甘草汤是治疗"其人又手自冒心，心下悸，欲得按者"；桂枝去芍药汤治疗脉促、胸满，也是与血脉和胸部有关，而且脉促也会造成心脏的悸动；炙甘草汤是治疗脉结代，心动悸。三个方子，内在的联系都比较明确。

可见，甘草在这个炙甘草汤里起了非常大的作用，所以用甘草命名。有人还会问，《伤寒论》里已经有一个甘草汤："少阴病，咽痛者，甘草汤主之。"只有甘草一味药，而炙甘草汤不止一味药，为什么用甘草命名呢？这里显然是为了强调甘草的重要性，当然在药物方面也做了一些变动。学习《伤寒论》，我们要非常注意药物之间配伍的关系以及配伍之间的变化。如桂枝甘草汤，桂枝四两，甘草二两，治疗大汗之后的心动不安、"心下悸，欲得按"的状态；桂枝去芍药汤，桂枝三两，甘草二两；炙甘草汤，桂枝量减下来，只有二两，甘草加一倍，差不多有四两。这是什么意思呢？桂枝是动的药物，桂枝减量后，主要任务就不是趋表了，而是通过它去拮抗生地、麦冬、阿胶这些滋阴的、静性的药物。用少量动的药物去牵制静的药物，使这些药物容易吸收。同时长期服用滋阴的、静性的药物，会造成大便溏泻，还可能会影响食欲，所以桂枝在这里的任务就非常明确，解表的任务基本上没有了，也因此很多方剂学里面把这个方子归到补阴剂里。当然，它不是单独补阴而是阴阳并补的。从药物的比例上来看，这个方子是倾向于补阴的，这个非常重要。桂枝减少而甘草大量增加（加了一倍），甘草的地位非常重要，所以就用甘草命名。因为前面已经有了一个甘草汤，这里再用甘草汤命名就会重复，所以在前面加了一个"炙"，即"炙甘草汤"，以与"甘草汤"区别。了解这个方子的命名是非常重要的，它涉及桂枝和甘草的用量比例问题。我们临证开方时，不能任意想到哪里就开到哪里，事先就要知道这个方子里面哪个药物的用量最大，心里大致要有个数。接下去讲炙甘草汤的构成。远田裕正认为，桂枝去芍药汤是治疗脉促、胸满的方子，现在觉得心悸、脉律不齐的情况远远超过桂枝去芍药汤证的脉促、胸满。当然，治疗脉促、胸满的方子还要放进去；但桂枝要减少，由三两变成二两；甘草要增多，由原来二两变成四两，以减少其趋表性。另外还要加上一个人参，它能促进人的消化功能，也就是我们讲的人参有补气的作用。再加上阿胶，有大量补血的作用，如大量出血，支持不住了，就要补血，就像现在挂盐水一样，阿胶有这样一个作用，有补血、止血的作用，同时它是一个动物性的药，有时候用起来比植物药的效果要好一点；这里还用了大量的生地、麦冬等补阴、补津液的药物；还有麻子仁，针对大便秘结，内热造成的津液不足，肠道不通。这样就组成了这个方子。

现在再总结一下炙甘草汤的组成：桂枝去芍药汤，加上人参、阿胶、生地、麦冬、麻子仁，这些加的都是补气、补阴的药物，再加大甘草的量，减少一点桂枝。这里加上了一个非常重要的药基，就是生地、阿胶，也可以说整个炙甘草汤药物组成中最重要的是两组：一组是桂枝去芍药汤，治疗脉促、胸满；一组就是生地、阿胶，补充心脏的血液，防止心的悸动。此外，还有麻仁、人参、麦冬和酒，这4味药都是阿胶和生地的补充，所以最重要的还是桂枝去芍药汤和生地、阿胶。那我们要想一想，生地、阿胶一般都在哪些方里面出现呢？在炙甘草汤里出现的时候，方里还有桂枝去芍药汤，那炙甘草汤是怎么定位的呢？历代对这个问题都有研究。我的观点倾向于：炙甘草汤还算是既有太阳的、又有三阴的这个用药，所以它应该是一个和法与补法相接的方法，也就是它组成以后，其整个的能力不是发汗，更不是攻下，也不完全是补。

生地阿胶基还在哪些药方中出现呢？还在黄土汤、芎归胶艾汤里边出现。

黄土汤证是什么呢？是先大便后出血，又有吐血、衄血，它是由白术、附子、黄芩、黄土、甘草这5味药再加上生地、阿胶，所以生地、阿胶是组成黄土汤核心的药基。还有芎归胶艾汤，治疗妇女漏下出血、月经量多非常好的一个方子，也是以生地阿胶作为核心的药基。

这样就明确了，生地、阿胶加上去，是一个药基加进去，它主要治疗心动悸，治疗出血，还治疗手脚烦热。这是由于血太少了，会出现一种虚性的兴奋，故反而手脚烦热。这些生地阿胶药基证的症状，和桂枝去芍药汤证的脉促、胸满加在一起，再加上麻仁、人参、麦冬和酒的药证，就组成了炙甘草汤证的脉结代、心动悸。由此，也会了解到炙甘草汤证的体质状态，即桂枝这一类的腺病质以及阿胶、生地这些滋补药所针对的一种内热的阴虚状态，还有出现心的悸动。这样我们就比较全面地掌握了这个方子里面的重要药物，并通过药物去了解其方证、适用范围。

课间答疑

问：在没有出现脉结代的情况下，可不可以用炙甘草汤？也就是用炙甘草汤一定要有脉结代吗？有许多虚弱的病证，并没有脉结代，但也符合炙甘草汤证。这样看，炙甘草汤是不是可以治疗虚劳病证？

答：在没有脉结代的情况下，当然也可以用炙甘草汤，如《金匮要略·肺痿肺痈咳嗽上气病脉证并治》附方中引入《外台》使用炙甘草汤治疗肺痿病，症见咳唾涎沫、形瘦短气、虚烦不眠、自汗或盗汗、咽干口燥、大便干结、脉虚数等。反之，有脉结代的，也不一定都是炙甘草汤证，如抵当汤证、血府逐瘀汤证、生脉散证，也都会出现脉结代。

炙甘草汤为气血阴阳并补之剂，现代主要用于治疗功能性心律失常、期外收缩、冠心病、风湿性心脏病、病毒性心肌炎、甲状腺功能亢进等有心悸、气短、脉结代之症且辨证属阴血不足、心气虚弱者，以及老慢支、肺结核等属气阴两伤，并不一定出现脉结代的虚劳干咳病证。

炙甘草汤证一般归入虚劳病的范畴。《金匮要略·血痹虚劳病脉证并治》附方中引入《千金翼方》炙甘草汤治疗虚劳诸不足，汗出胸闷，脉结悸。虚劳病，中医讲是一种进行性的、消耗性的虚证，前面有两个定语很重要，进行性的，一天比一天严重，越来越差，如严重的贫血、再生障碍性贫血、肺结核，还有一些免疫性的疾病；包括肿瘤，一天比一天严重，体能一天比一天差，特别是一些经过化疗以后的肿瘤患者，都可以归到虚劳病的范畴。而炙甘草汤证患者表面上"行动如常"，然而却时时潜伏着生命的危象。《千金翼方》炙甘草汤以"不出百日，危急者十一日死"的文字描述其不良的预后。

083　炙甘草汤2

　　历代日本汉方家对炙甘草汤都有研究，他们认为炙甘草汤证比较重要的症状有哪些呢？"脉结代、心动悸"当然是很重要的，接下去就是呼吸急迫，同时有失眠、口渴，这都是津液不足的表现；皮肤干燥、手脚的烦热以及鼻衄也是津液不足的表现。人体处于这种状态下，腹肌是软弱的，心下有痞硬，但是这个痞硬压下去是没有抵抗的，是虚性的心下痞硬，还有心下悸动比较明显。

　　桂枝甘草汤证以心下悸动作为主要症状，而炙甘草汤证是心动悸，当然也有心下悸动。这样我们对炙甘草汤的治疗目标就明确了。

　　临床上和炙甘草汤证心悸症状相似的方证有哪些？应该有木防己汤证、桂枝加龙牡汤证、柴胡加龙牡汤证、苓桂术甘汤证、三物黄芩汤证。木防己汤证有气喘、下肢浮肿等症状；桂枝加龙牡汤证有小腹拘急、遗精等症状；柴胡加龙牡汤证有胸胁苦满、胸满、烦惊等症状；苓桂术甘汤证有头晕、小便不利等症状；三物黄芩汤证有手脚烦热等症状。

　　与木防己汤证的鉴别还是比较容易的。由于上腔静脉瘀血，造成脸部的经脉都瘀血了，所以其人脸很黑，心下痞硬，其程度到了痞坚，有强实的抵抗。而炙甘草汤证的心下痞硬，抵抗力很差，压下去就松。木防己汤证的心下痞硬就很硬，为什么？肝脏瘀血、胃底静脉瘀血，在这里就表现出来腹部膨满，而炙甘草汤证整个腹部肌肉松软。所以通过腹诊就很容易鉴别，面色也可以看出来。

与苓桂术甘汤证怎么鉴别呢？它也有心悸亢进，心下脐上有悸动，不过它有一个非常重要的体征，即腹壁弹力比较好，不会像炙甘草汤证那样比较松软；还有"起则头晕"，体位一变动就头晕，这是苓桂术甘汤证非常重要的一个症状；还有胃里有振水音。总之，苓桂术甘汤证偏于实，炙甘草汤证偏于虚。

与柴胡加龙骨牡蛎汤证进行鉴别。柴胡加龙骨牡蛎汤证也有心悸心慌、胸满烦惊、小便不利这样的症状，但炙甘草汤证一般出现胸满烦惊是比较少的。两者最重要的鉴别点有两个，一个是胸胁苦满，这是炙甘草汤证所没有的；另一个腹壁是中度的弹性，而炙甘草汤证腹壁是软弱的。

三物黄芩汤证主要是手脚烦热，跟炙甘草汤证有点相似。炙甘草汤证的手脚烦热是由于整个体能非常差，人体的阴液不足所造成的虚性内热。三物黄芩汤证也有虚证，甚至有时候看上去也是贫血的样子，有口渴，那怎么鉴别呢？鉴别点就是，三物黄芩汤证有下腹部不仁（少腹部的肌肉感觉迟钝而麻木），就像桂枝加龙骨牡蛎汤证、肾气丸证一样，下腹部是不仁的。这样就鉴别开了。

总之，我们要抓住每一个方证的特异性症状，虽然它们之间可能有些重复，有些相似，但还是可以辨别开来。接下来我讲一个病例，通过这个病例，大家就更容易了解炙甘草汤使用的时候患者是处于一种什么样的状态。

一个姜姓女子，50岁，形体消瘦，停经后睡眠不好，甲状腺肿大多年，一直吃西药治疗，情况比较稳定。2005年，患者出现一些问题，当年6月来我处就诊。患者自述1个月前外感发烧，心里悸动亢进明显，过去吃西药时，情况比较稳定，甲亢情况也稳定可控，但此次感冒之后体能变差，吃原来的西药也加量了，但是没用，感觉很难受。咽喉有呼吸堵住的感觉，口干，皮肤干燥，食欲不好，大便难解，手脚发烫，身体整体感觉不舒服，焦躁不安，影响睡眠更明显。腹肌软弱，轻轻按压很软，如果用5分来评定，软弱程度也就是1～2分；轻度心下痞硬，轻压觉硬，用力深压无抵抗力，是虚性的痞硬。根据以上症状，应该怎么治疗？当时脉象过于快，间隙不明显；舌头偏红，舌苔少。这样的状态，大家想想应该用什么方子？

当时我用了两个方子的合方，一个是炙甘草汤，一个是三物黄芩汤。三物黄芩汤证的症状很典型，手心那么烫，那么烦躁，皮肤那么干燥，整个症状特别强烈。再说，这个方子是由黄芩、生地、苦参组成的，苦参对于心慌、心律不齐都有很好的作用，黄芩则治疗口苦。一般讲炙甘草汤证口是干而不苦，这里有苦，所以三物黄芩汤证比较典型。

炙甘草汤虽说名字叫炙甘草，但古代的炙，并不是蜜炙，而就是晒干，所以我的处方是：生甘草12g，生姜5g（3片左右），桂枝10g，党参6g，生地黄30g，阿胶6g，麦冬10g，麻子仁10g，大枣10枚，老酒一两（30mL左右，放在里面一起煎），苦参10g，黄芩10g，先吃7剂。

7天后患者复诊，说手脚烦热明显减轻，睡觉好多了，心悸也轻了，再投15剂。这15剂，每吃5天停1天。方中只有阿胶比较贵，我跟她说不需要最好的名牌阿胶，一般的阿胶就可以了。第3次来诊，也就是18～19天，她说症状好了，呼吸也通畅了，胃口也比以前好了。我让她再吃几天，总共坚持吃了1个月，体重有所增加，她原本比较消瘦。在吃中药期间，原来的西药也在吃，所以之后也继续吃西药。这一段时间，手脚发烫、心悸严重的症状通过中药解决了。像这种病证，现在还是中西医结合治疗比较稳妥，患者也是比较欢迎的。

炙甘草汤证除了以上讲的几个方证外，还容易和其他一些方证混淆，比如桂枝甘草汤证、苓桂五味甘草汤证、苓桂大枣甘草汤证等，都应进行鉴别。这里有一个病例。

张丰先生告诉我，他下放当工人时有一个男工友，35岁，心脏瓣膜出现问题。2年来头晕心悸，烦躁，晕倒过好几次。西医诊断是主动脉闭锁不全，左心室扩张肥大。曾经住院治疗，症状有所缓解，但是出院以后心悸、头晕还依然在发作，前天大便的时候昏倒了一次。他自己想中药治疗，故找张丰先生出诊。

张丰先生看到他很消瘦憔悴，肤色苍白，脸色特别暗红，有时候还有牙龈出血，口干，但是不想喝水，手脚冷，脉象数结代，舌红少苔。腹部的肌肉紧张，但是很薄，脐部悸动。这么多的症状都是偏于一种虚性兴奋的情况，非常的复杂。他有悸动，脉象不正常，好像就是有炙甘草汤证，但究竟是不是呢？我们首先看，这个患者桂枝甘草汤证是有的，但患者舌头那么红，光用桂枝甘草汤治疗又好像不对证，再说他有脸色暗红、出血、手脚冰凉，又不大符合。张丰告诉我这个病例的时候，我想是不是苓桂五味甘草汤证啊？脸那么红，脚又那么冷，这个好像上热下冷，还有脉象结代，出现了心悸动。但是苓桂五味甘草汤证里面有"多唾沫""气从少腹上冲胸咽"的症状，而这个患者没有，所以又不大像，但是我觉得还是有点像。

张丰先生说，他自己开始觉得是一个炙甘草汤证，就给他开了5

帖药。谁知道吃药以后，患者每次都腹泻，其他症状没有好转，因为炙甘草汤里面有大量的生地、麦冬这些药物，而他体质上不对，所以就腹泻。他说自己考虑再三，最后用了苓桂五味甘草汤合苓桂大枣甘草汤。就是茯苓18g，桂枝27g，五味子9g，甘草的用量只有6g，大枣5枚。服药当天晚上心悸、头晕就缓解了，就这样5天一次地治疗，天天连续给他吃药，又简单又便宜。吃了2个月后，病情比较稳定。张丰告诉我，患者现在停药已经半个月了，在此期间都没有晕倒，已经连续将近3个月没有晕倒了。开始看上去像炙甘草汤证，但是脸那么红，脚那么冷，腹部肌肉紧张而菲薄，跟那种炙甘草汤证非常软的不一样，张丰开始也搞错了，后来重新调整，给他以上两方后，效果就很好了。

　　我当时问了几个问题。苓桂五味甘草汤证不是有"多唾沫""气从少腹上冲胸咽"这两个症状吗？可是他没有啊？张丰先生说，患者有头晕心悸，脸色暗红，手脚冰冷，腹部肌肉紧张而菲薄，脐部悸动，这些都是符合的。虽然没有很多口水，但是"口干不想喝水"也并不矛盾。这里"气从少腹上冲胸咽"与"奔豚"不仅仅是一个单一的症状，而是一种气向上冲的状态、趋向，他的"头晕、心悸、晕倒、衄血、面色暗红"等就可以看作是一种气向上冲的状态。

　　他解释得很好，所以我把这个讲给大家听听。就是说，有些病证看上去很像炙甘草汤证，但其实可能是其他的方证，如苓桂五味甘草汤证或苓桂枣甘汤证等，所以临证时要更加细心一点。

　　对于前面讲的甲状腺功能亢进的病例，我们有时候也要通过历代的疾病谱，特别是日本人通过对这个方子几百年总结下来的东西，来了解哪些疾病更多地出现在这个方子里，这对我们也是非常有帮助的。我们只要用总论的精神去学习分论，即使有一个病名，也可以分开几组，哪几种是比较常见的，对我们有提醒作用，这样也是有好处的。日本人对这个方面是怎么认识的呢？他们每个人的认识也不一样。

藤平健认为，这个病从实证到虚证，要考虑到这样几组方证：实证方面要考虑到柴胡加龙骨牡蛎汤证和白虎加桂枝汤证。中间要考虑丹栀逍遥散证，还有十六味流气饮证，它是治疗甲状腺肿大的，特别是妇女常用方加味逍遥散，就是丹栀逍遥散，对于月经异常，又出现失眠、口渴、头痛、站起来就头晕这样一种情况，他认为要考虑使用，甲状腺功能亢进的女性患者很多时候都符合这个证。他的这个认识给我们提了醒。

虚证第一个要考虑的就是炙甘草汤证，还有大便腹泻、肠鸣的甘草泻心汤证。因为按照现在炙甘草汤证一个非常重要的症状就是心里不安，不安就包括心慌心悸，还有睡眠不好，这些都是不安的症状，只要同时有肠鸣腹泻，有心下痞硬就可以用。还有半夏厚朴汤证就是针对咽喉部位不舒服，有比较明显的情绪不稳定。还有一个桂枝甘草龙骨牡蛎汤证，也有桂枝甘草汤证的脉结代、心下悸动、喜按这样一种状态。像这种病一般常用哪几个方子要有了解，这对我们辨证用方是有好处的，但是又不能够拘泥于此。

至于加减复脉汤，作为补阴的一个方子当然是没问题的，但是说这个方子能够复脉，就好像有点不怎么确切。因为复脉汤去掉桂枝、生姜这一类药物以后，其组成纯粹就是补阴类的药物，所起的作用也就在补阴方面，由此可能会影响胃肠道的功能，出现腹泻、胃口不好，所以《伤寒论》里边没有专门强调补阴。而后世温病学说里用这个方子，去掉了这个方中最核心的桂枝、生姜，加上了不少其他药物，再加上三甲，这样所构成的方子，当然也有它相对应的方证，但是以加减复脉汤这个名字去命名我觉得不是很好。

　　炙甘草汤证，假如用针灸的话，应该选什么穴位？一般我是选通里、心俞。通里穴本身就在心经神门的上面，心俞是在背部。针这两个穴位都用轻微的刺激，这是承淡安先生的经验，很值得重视。这里轻微的刺激就是一种补法，而强烈的刺激就是一种泻法。

084　柴胡加龙骨牡蛎汤 1

今天我们分析一下柴胡加龙骨牡蛎汤证里胸满烦惊这个症状。柴胡加龙骨牡蛎汤在康治本里是没有的，它出现在宋本《伤寒论》第 107 条："伤寒八九日，下之，胸满烦惊，小便不利，谵语，一身尽重，不可转侧者，柴胡加龙骨牡蛎汤主之。"具体的药物是柴胡四两（大家还记得小柴胡汤吗？柴胡是半斤），龙骨、黄芩、生姜、铅丹、人参、桂枝、茯苓各一两半，半夏两合半（半夏用量是重的），大黄二两半，牡蛎一两半，大枣六枚，一共是 12 味药。这个条文里还有一句话："本云柴胡汤，今加龙骨等。"所以这个方的组成一直受到历代医家的争议，有的说这个方是小柴胡汤加龙骨、牡蛎，有的说这个应该是大柴胡汤加龙骨、牡蛎，还有的说里面应该有甘草等。现在临床上这个方中的铅丹不常用了，因为有点毒性。我用这个方子一般的用量大概是这样的：柴胡 10～15g，黄芩 7～10g，半夏 12g，大枣 3 枚，生姜 5 片，党参 10g 左右，生龙骨 10g，桂枝 10g，茯苓 10g，生牡蛎 10～15g，大黄 3g，一般用炙大黄。当然随着体质、性别、年龄不一样，有时候在这个基础上药物及用量也有变化。

日本人通过研究，大多认为这个方与小柴胡汤最接近，因为整个分量基本是小柴胡汤的一半，除了柴胡是四两，其他各药差不多都是一半。从方中可以看到几个重要的药基，即柴胡黄芩、桂枝茯苓和龙骨牡蛎。从这几个药基的组成以及临床应用经验和条文的分析，该方最重要的主治有以下这几个方面，我们可以先用病机的概念概括一下，因为病机也应该是方证辨证的理论轿夫，有时候也需要把它用上去。一个是胁满，或者胸胁满；一个是上冲，上冲应该讲带有一种病理状态，也是一种症状，上冲会出现什么呢？呕逆、头痛、头重、头晕，这些都是上冲导致；下虚，它既是一个病理的概念，也可以说是真实的小腹这个位置摸下去都空虚的一种状态。还有一个非常重要的，是腹动，可看作一个病理概念，更应该看作是一个症状，整个腹部，特别是肚脐上，有比较明显的跳动，整个腹部都不安。通过这样简单的梳理，我们大致先有个印象。

接下去就要讲"胸满烦惊"这个词，了解了这个词，就大致了解了这个方证症状之间的一种内在关联。因为在整个方证里面，"胸满烦惊"是一个非常重要的关键词，但是现在要把它们的位置调整一下，即变成"烦惊胸满"，也就是说是由于烦惊而引起胸满，因果关系发生了变化，这样转变之后就产生了一个动态的东西。烦惊就是一个动，里面不安宁，引起上冲症状，而上冲症状造成胸满之后引起全身的反应。烦指什么？烦恼、烦闷、厌恶，甚至厌世，感觉一点生活动力也没有；惊是什么？反应过敏、强烈，特别对于声音、光源，如灯光、太阳容易产生一种吃惊，突然听到声音，如火柴擦一下都会吃惊，惊了以后全身的气血就会动荡，就会造成心神不安、失眠、多梦。一个烦，一个惊，大家可以仔细想象一下，这个体质状态、心理状态，平时很烦恼、厌世、厌烦，又对声音、光源等外界的刺激特别敏感、反应强烈，受了刺激以后会出现腹部、心脏跳动剧烈，晚上睡不好，失眠。长期这样，一定会造成心理上不安宁，中医一般认为是气动，这个气动还不仅是说气动上升、上冲，还会造成浮动。长期的不安宁和气动状态下，整个人体下部就空虚了，好像人体的全部能量都被内耗了，不得安宁。得不到休息，人总的能量就被消耗，这样就造成下虚逆动，气上冲。这个气不仅是病机和病理上的气，而且觉得真有一种气向上走，这就不只是胸部很难受的胸满，而是胸膈上抬，整个胸肌对呼吸的收缩和扩张空间受到了压缩，胸部感到闭满，氧气不足；闭满的结果就影响大脑和心脏，严重的时候就引起了谵语，乱说乱讲，好像整个大脑皮层都混乱了，或者失忆了，或者癫痫，这都是由于气上冲而又下虚的结果。气上冲，下部虚了以后，造成了下面的整个津液不够，出现小便不利、大便秘结。大小便不利，不能正常排水，水分就随着上冲浮上表了，通过表扩散到全身，就造成身重、不能转侧这样一种状态。一身尽重，表示不可转侧的严重程度，像磨盘一样很重，不仅自己不能动，甚至在别人帮助下也难以移动。临床上很多患者，如风湿病、中风病的患者都能看到这种身重不可转移的情况，这种患者假如腹诊摸到腹部肚脐上有悸动，有胸胁苦满的情况，就要考虑是不是要用柴胡加龙骨牡蛎汤。

上面我把"胸满烦惊"这四个字进行了分析，这个分析对于我们理解柴胡加龙骨牡蛎汤证有很大的好处。这是我读了日本龙野一雄的《中医临证处方入门》这本书，领会了以后所产生的认识。日本学者研究了一辈子的东西，我们要珍惜，要去看，要去读，要反复地去读。我读这部分内容可以说是读了几十年后，才慢慢地、逐渐地理解。这里要说明的是，龙野一雄是日本近代汉方医生里面最靠近中国病机病因理论去解说的，他对只是方证辨证持保留态度。辨证当然是方证辨证，但他总希望要对一些内在的问题做一些解释，这就需要理论"轿夫"经常出现。日本汉方医大多跟理论"轿夫"的关系比较疏远，而龙野一雄是一个例外。我刚才分析的内容里面，就利用了他所讲的内容。我觉得这样一讲，也挺好，对这几个条文里面的重要内容就清晰了不少。大家再回顾一下条文："胸满烦惊，小便不利，谵语，一身尽重，不可转侧者，柴胡加龙骨牡蛎汤主之。"其重要的症状，通过这样的分析，就觉得整个活了起来。

接下去我讲讲"一身尽重，不可转侧"。这个好像是运动受到障碍一样，其实更多的可能性是由于中风、风湿性关节痛、心衰、肝硬化、肾病、肾炎、肾萎缩等所造成的一种水肿，由于胀痛、麻木所造成的肢体活动比较困难。假如这些病，即刚才提到的中风、风湿性关节痛、心衰以后出现的这种下肢浮肿，肝硬化造成的下肢浮肿，肾病肾炎、肾萎缩出现严重的尿毒症这一类也会出现水肿的，整个四肢有时候都胀痛麻木。不管是什么病，只要"一身尽重，不可转侧"，假如还有胸胁苦满、心下悸动、小腹没有抵抗力，即前面所讲的柴胡加龙骨牡蛎汤证典型腹证的话，都可以使用柴胡加龙骨牡蛎汤。这样，我们对这个病的认识、方证的把握可能就有了一个方向，知道它的这个治疗范围是很大的，癔症、神经衰弱、神经性心悸亢进症、癫痫、歇斯底里、心脏性哮喘、神经质、心绞痛、甲亢等病证，只要出现胸部有压迫感，整个肚脐上下有悸动，都可以考虑使用这个方子。同时，对一种眩晕失眠、小儿夜啼、耳鸣以及动脉硬化性高血压这些带有神经症状的，也都可以考虑这张方。可见，这个方对神经系统以及由于其他系统造成的神经系统的一些疾病，都可以考虑使用，它的治疗范围是很广的。

《类聚方广义》这本日本汉方家尾台榕堂的经典性著作，对这个方的方证和治疗目标是怎么讲的呢？这个应该作为我们要重点掌握的内容。他认为，这个方证就是在小柴胡汤证基础上形成的，小柴胡汤证的症状大家应该熟悉了吧？！"胸胁苦满，往来寒热，心烦喜呕，默默不欲饮食"，这4个症状应该作为小柴胡汤证最基本的特异性症状。那在这4个症状的基础上，又出现什么呢？胸部、腹部感到有动悸，胸部动悸就是心跳快了，腹部动悸就是按压腹部的主动脉有强烈的跳动，主要是腹部内脏神经丛的亢进所造成的腹部主动脉跳动，可以触摸得到。还有"烦躁惊狂"，"烦躁"是一个比较一般的症状，"惊狂"就更加严重了。"大便难，小便不利"，这个也应该有。总之，小柴胡汤证的基础上，再有"胸腹有动，烦躁惊狂，大便难，小便不利"，就是柴胡加龙骨牡蛎汤的治疗目标。我们可以把这个目标分，就是从药证的角度来看，这个方证里每一个药承担了哪几个症状。小柴胡汤证就不用讲了，7味药都不用讲了。再加"胸腹有动"，应该是龙骨、牡蛎；"烦躁惊狂"，是桂枝、茯苓、龙骨、牡蛎这4味药；"大便难"，当然是大黄；"小便不利"，则是桂枝、茯苓、龙骨、牡蛎，跟那个"烦躁惊狂"的4味药是一样的。

再讲讲柴胡加龙骨牡蛎汤是怎么构成的。我前面讲了，对此一直有争议，很多人说是由大柴胡汤形成的，也有认为是四逆汤加减的，而我认为远田裕正的分析比较合理。他认为该方是小柴胡汤7味药的基础上，加上桂枝甘草龙骨牡蛎汤的4味药，再加茯苓、铅丹镇惊，大便难加大黄，去掉甘草。为什么去甘草呢？假如有甘草的"缓急"作用，治疗反而会受牵制，所以去掉甘草。这样就构成了柴胡加龙骨牡蛎汤。我认为这样的解构是比较合理的。

085　柴胡加龙骨牡蛎汤2

　　临床上经常会碰到柴胡加龙骨牡蛎汤证，很多患者由于不安、失眠、遗精、水肿等原因来就诊，只要方证相对，就可以用此方，基本不要做加减，也尽量不要做加减。

　　这里我讲一个遗精的病例。这是个年轻的大学生，20岁，说自己遗精多年，每周五六次，偶然有一天没有。他是4年前来看的。一看到这个人的印象是消瘦憔悴，脸色暗黄，我看他的眼睛，他不敢看我，有种惊恐不安感。响起一个声音来，比如诊所里边有电话打过来，一听到声音，屋里其他人都无所谓，可他却怕得要死。一问口苦口臭，还有阵发性的胸满胸闷一阵上来，有气冲上去的样子。睡眠也不好。坐在那里非常不安，头一直低着，不看我们，我跟他讲话，提示他伸舌头给我看看，看完后头马上又低下来。我问他是不是感到头很重啊？他说是，头很重。这使我不得不想起"一身尽重"，也包括头重。吃饭还可以，小便黄、短，大便干结、没有一天一次的时候。脉象弦细，舌红苔黄。腹证是整个腹肌弹性中度有点偏下，按五分标准的话，他最多是两三分；中度的胸胁苦满，心下压上去感到有点抵抗，有痞，但是深压的时候表面上有点抵抗，下面却没有；神阙一直到中脘有跳动，而且不是一点跳动，好几个点都在跳，并且跳得比较明显；小腹肚脐下摸上去好像一点力气也没有。我还按压了整个颈部、项部、肩部肌肉，都有压痛！虽然人很消瘦，但是肌肉总是不放松，同时有压痛。

他一直问我，这个是不是忧郁症啊？能不能够治好啊？让人感觉心里很急的样子。针对这个情况，我告诉他说："疾病"这两个字是两个过程，"疾"是还在行走着，还在变化，由健康向疾病这个方向在量上慢慢地变，当变到病了，就定位了、结构化了。我认为你这个还是在"疾"的阶段。所以，你不要问是不是忧郁症，那就等于已经定下了一个病名了。如果对一般患者就说是忧郁症，他再看看电脑里边讲忧郁症有不少自杀的，这些都会对给患者增加惊慌、恐惧，所以即使是也不能直说，要从心理上让他放松。再说，我认为也确实在进行中，还是可逆的，有时候称中医治疗为预防性治疗就是这个道理。我跟这个患者讲了很多，让他不用怕，得的不是忧郁症，仅仅是一种心理上紧张，压力大所造成的这种状态，要他多参加集体活动。

诊察到此，我的第一个印象就是柴胡加龙骨牡蛎汤证。当然我还在脑子里迅速地把各种各样的状态都进行了鉴别，这个鉴别如果搞熟了，大家也都一样，都会很快地过去了。我后面也会把这个过程告诉给大家。

我就先给他开了7天的药，同时用手在他颈部、背部、肩部这些疼痛的位置进行按摩，缓解他那种内心的心理紧张和肌肉的紧张以及疼痛，按摩了五六分钟以后，他就觉得自己整个肩背轻松了好多。临床上有时候不一定要针，也不一定要灸，面积比较大的，特别是痛区比较广泛的，我们就可以进行这样的按摩，这也是外治法的一种。

按摩完以后，我又跟他讲了那一番话，给他解释这个病不一定就是忧郁症，安慰他不要有负担。然后让他坐在凳子上，这时再看他的头就不低下来了，有点放松。所以对这类患者要花时间去安慰他，特别是当医生的手触摸到这个年轻人的身上颈背部的时候，他会切身感到这是一种医生对他的关心，使他和你拉近距离。光是开一个方子，医生和患者之间总好像还是隔离的。所以讲外治法，其实也是有很多心理上的治疗作用，有时这个作用也是非常大的。腹诊也很亲近，患者这个位置压上去有痛，他自己内心就会有感受——这里怎么会痛呢？这样就拉近了医生和患者的关系，这点非常重要。

这个患者因为有事，第二次来间隔的时间比较长。药吃了以后大小便都好一点。背部疼痛的地方，我让他自己要回去按摩，让同学、家人帮助按摩，他说这些痛点按摩后，心情好多了。药停了有一个多月，现在还能够保持在吃药以后的状态，已经不错。脉证、腹证还是差不多。因为大便已经比较好了，故就把大黄去掉，再给他开了 15 剂，吃 5 天停 2 天，并认真、仔细地按摩他整个背部、颈部、腰部，放松痛点，主要是让他不要紧张。他初诊时就说自己很怕针灸，也很怕声音、灯光。本来我也想找几个痛点给他针灸，看他那么敏感，也就只是按摩，叫他自己回去也这样做。他说每次做了都有好处。以后就是隔三差五地来一下，按摩叫他不要停，什么时间都没关系，有空都可以做，药就吃几天停几天，不想吃就停下来！这样大概三个月时间下来，心情、口苦口臭等都改善了，眼神看上去也平和了，没有那么惊恐，坐在那里，头也正常地抬着，没有像过去那样头一直低下来，晚上睡觉还是多梦，遗精减少了，一周三四次。因为睡不好，在原方基础上加酸枣仁 15g，再给他吃。这样前前后后一共坚持治疗了大概半年，整个体能慢慢地改善了，体重也增加了，多年的遗精也终于恢复到正常状态，也就是大概两个月一次，这就是年轻人的正常状态。

刚才讲了，这个患者一眼看上去，就很像柴胡加龙骨牡蛎汤证，那到底是不是呢？进行理性的鉴别也是少不掉的。我一般是从两个方面进行鉴别。一个就是从惊恐不安的方面，跟其他相关联的方证进行鉴别。

首先，既然柴胡加龙骨牡蛎汤是以小柴胡汤为基础的，那它跟小柴胡汤有什么区别呢？除了有跟小柴胡汤证差不多的胸胁苦满、心烦喜呕、胃口不怎么好以及类似的人消瘦、腺病质以外，它那种肚脐上的跳动、小腹无力这些症状是小柴胡汤证所没有的，失眠、头沉重而低下来这类症状小柴胡汤证就更没有了，所以很容易就区别开了。

大柴胡汤证也要鉴别一下。胸胁苦满、有时烦躁、大便秘结等症状都有，大柴胡汤证体质方面是筋骨质，肌肉比较发达，腹肌比较硬，而柴胡加龙骨牡蛎汤证的腹肌是松软的。另外，大柴胡汤证肚脐上跳动、小腹无力也没有，这些都比较容易鉴别。

比较难鉴别的是丹栀逍遥散证，也有胸胁苦满、腹壁柔软，同时也有悸动，怎么鉴别呢？丹栀逍遥散证有一个非常重要的、特殊的腹部症状，就是左边小腹有轻度压痛，这是有瘀血，故有牡丹皮、当归这些祛瘀血的药物在里面，这样就可以鉴别开了。另外，丹栀逍遥散证还有一个特别的，就是体温没有什么变化，虽然有时自己会一下子感到热，一下子感到冷，有一种寒热交叉的感觉，但不是体温的变化，这个也容易鉴别。

半夏厚朴汤证也会出现失眠、烦躁不安的症状，怎么鉴别呢？这个大家应该知道，出现咽喉里有异物感，这是比任何其他症状都明显的区别，刚才那个患者就没有这种症状。

温清饮，是黄连解毒汤加四物汤，治疗一种不安，这与柴胡加龙骨牡蛎汤证的不安有什么区别呢？这种不安脸上会充血，脸很红，因为里面有黄连解毒汤，是治疗一种充血性的疾病；同时容易发作口腔溃疡、皮肤干燥。温清饮是治疗皮肤病最基础的方子，治疗皮肤干燥有时候就在这个方子基础上加上荆芥、防风，所以皮肤干燥是温清饮证的重要症状。温清饮证还有手脚烦热、下腹部轻度压痛，方里有当归、川芎。以上那些症状，柴胡加龙骨牡蛎汤证都没有。

归脾汤证也是失眠不安，心悸健忘，神疲乏力，语声低微，有时候出血，虚的程度比较明显，整个腹肌非常柔软，人的体能以疲劳为主，而柴胡加龙骨牡蛎证以烦躁、烦闷、烦惊为主，两者不一样，可以鉴别。

不安有时可能就是表现为睡不着觉，而柴胡加龙骨牡蛎汤也经常用来治疗失眠，故这个方子还需要与很多治疗失眠病的方子进行鉴别。初学的时候，有意识地去将三四组方证进行比较鉴别，反复交叉，很快就会熟悉，这是一个掌握方证非常重要的方法。就像前面我讲的，方证就像是一个公园，各个入口都可以进去，熟悉了就知道虽然进去的入口不一样，但里面的内容还是差不多的。

三黄泻心汤经常用来治疗失眠，不过其所治疗的对象大多体力中等以上，脸上充血，容易流鼻血，体力比较好，腹肌也比较有弹力。

甘麦大枣汤也治疗兴奋、失眠，有什么不一样呢？它常治疗无故悲哭，同时右边的腹肌比较紧张，其他如肚脐上悸动、失眠则是一样的，所以有时候我们说这种病是歇斯底里，是癔症，就是这个原因。

酸枣仁汤证也有失眠、心悸、胸闷，有什么不一样呢？其腹壁是软的，脐上悸动，舌红无苔，而柴胡加龙骨牡蛎汤是以胸胁苦满、心烦、惊悸为主。另外，酸枣仁汤证还有皮肤干燥，这个也可以辨别开来。

还要跟温胆汤所治疗的失眠区别开来。有什么不一样呢？温胆汤证的患者胆子特别小，上面讲的那个患者胆子也小，一动就惊，有点相似，但是温胆汤证还有晕车、恐高，这个是柴胡加龙骨牡蛎汤证所没有的。温胆汤有二陈在里面，所以其治咳嗽有痰又黏的，舌苔白厚，这些都是温胆汤的特点。还有归脾汤证，前面讲了它那种贫血的样子是柴胡加龙骨牡蛎汤证所没有的；还有精神是极度的疲惫，而柴胡加龙骨牡蛎证是一种烦惊不安，不是疲劳。归脾汤证腹肌大多更软，没有肚脐上悸动。

此外，柴胡加龙骨牡蛎汤还要跟桂枝加龙骨牡蛎汤鉴别。两个方子的药物有不少是相同的，柴胡加龙骨牡蛎汤里边就有桂枝加龙骨牡蛎汤，只是少了芍药、甘草；方证中也都有失眠、烦惊、腹肌软、心中悸动、脐上悸动，也有遗精。那有什么不一样呢？桂枝加龙骨牡蛎汤证的体质状态更加瘦弱，同时头发容易掉落，这是柴胡加龙骨牡蛎汤证所没有的。桂枝加龙骨牡蛎汤证还有一个非常典型的腹证（这是大塚敬节发现的），就是肚脐下"正中芯证"，有铅笔那么粗的很硬的东西，但摸着不痛只是碍手，所以方子里边有芍药、甘草；而柴胡加龙骨牡蛎汤证只是小腹无力，没有出现此腹证。

还可以从小便不利等方面进行对照，大家可以自己去做。

柴胡加龙骨牡蛎汤证一般使用的穴位是内关、间使、阴陵泉、足三里、中渚、内庭、大椎、大包，针刺手法都是强刺激。其中内关、间使针对胸痛、惊烦，甚至谵语这些症状；阴陵泉、足三里、中渚通小便；内庭，在这里是清胃热的；大椎、大包，治疗一身尽痛。假如患者没有某些症状的话，可以相应减少一些穴位，因为这些穴位是针对一组症候群而设计的。

课间答疑

问：柴胡加龙骨牡蛎汤里为什么没有甘草？"胸满烦惊"也算是一种急迫的状态，应该是甘草证，甘草不是可以缓急吗？是不是因为还有小便不利，而甘草能够储水，所以把甘草去掉了？

答：利水的方药里也不一定就没有甘草，苓桂术甘汤、苓姜术甘汤这些都有甘草，都有利水的作用，其方证也都有小便不利、口渴这些症状。可见，不能说有小便不利就不能用甘草。

那柴胡加龙骨牡蛎汤为什么去掉甘草？柴胡加龙骨牡蛎汤来源于宋本《伤寒论》第107条，在康治本里是没有的，条文说"伤寒八九日，下之"，造成人体津液的亡失，出现"胸满烦惊，小便不利，谵语，一身尽重不可转侧者，柴胡加龙骨牡蛎汤主之"。"一身尽重不可转侧"这一症状，对这个病来讲，可能是脑子里面出了问题。大青龙汤证也有"一身甚重不可转侧"，是由于肢体出现水湿停留而感到很沉重，与这个有点不一样。此外，它是少阳病，在胸腹、胸腔之间有一种热存在，同时夹带着水饮上逆，表现为胸中满，有堵塞的感觉，这种感觉就是因热和水饮停滞、上冲所造成的。还有烦躁，容易惊吓，这些都是一种痰饮、痰火、痰热上冲的症状。由于津液不足，又出现气机向上冲，所以给小便带来了不利。其中最重要的主症应该是胸满，方里面所有的用药都是围绕着胸满，围绕着痰热或者说痰饮，围绕着冲逆来组合，同时也说明这个病证也比较急。

方里的铅丹我一般不用，因为它有毒，现在也难以买到，大都用生铁落来代替。虽然生铁落的沉潜作用不如铅丹，但是比较安全。甘草一般也不用，为什么呢？甘草虽然能够缓急，但是对这种比较急性的、比较猛烈的痰火夹饮上逆的病证，会拖延治疗的时间，故把它去掉，意在快刀斩乱麻，避免使病证陷入一种缠绵难愈的慢性状态。

这从另一个例子也可以看出。面对腹满、腹痛、潮热、汗出、神昏、谵语这样一个承气汤证，到底是用大承气汤，还是用调胃承气汤？调胃承气汤里有甘草，当然可以缓急，对腹胀、腹痛也有好处。但是当这个病证燥屎在里面已经对人体的津液消耗得很厉害，人体出现了痞、满、燥、实的症状，此时假如用甘草，势必药物的作用就被延缓，起效就不快。而大承气汤就是在调胃承气汤的基础上去掉甘草，加上枳实、厚朴，功专力宏，迅速起效。或许有人会说，大承气汤证的"痞、满、燥、实"那么急，用甘草"缓急"不是更好吗？缓急是好，但却拖延了治疗的时间，拖延了起效的时间，这跟柴胡加龙骨牡蛎汤去掉甘草是一样的道理。

问：柴胡加龙骨牡蛎汤证是否会出现经血不利？临床上有些女患者每到月经期就出现柴胡加龙骨牡蛎汤证，同时月经量比平时要少，并且感到整个身体转侧困难，这种情况假如用柴胡加龙骨牡蛎汤有效，那其经血不利是不是也是下虚的体现？与明显的转侧困难有没有联系？

答：这个问题我把它简单地归纳一下，就是柴胡加龙骨牡蛎汤证和妇女的月经下血不利病证有没有内在的联系？

首先，柴胡加龙骨牡蛎汤证的特异性症状里，一般是没有妇女月经不利的症状。那为什么临床上碰到这样的患者会出现柴胡加龙骨牡蛎汤证，而用了柴胡加龙骨牡蛎汤也会有效呢？这个问题就涉及方证的特异性症状，以及从特异性症状入手可以治好其他的一些非特异性症状的事实。也就是说，药方的治疗范围肯定比原来的方证范围要大一点。那对于被治好的一些非特异性症状怎么看？这一直是我们经方研究的一个课题。同时，人们一般对此也更加感到惊奇与新鲜。就像我曾经讲过郝万山先生的老师用栀子豉汤治好哮喘的病例，大家可能就觉得特别新鲜。哮喘一般都是用麻黄剂、杏仁剂治疗，最多也就是大柴胡这一类治疗。栀子豉汤主要治疗烦躁、懊侬这样一种症状，怎么能够治哮喘呢？所以就感到奇怪。其实这里讨论的都是某种方证以外的非特异性症状。

但是作为一个临床医生，临证用某个方的时候，都是根据这个方的治疗目标，也就是这个方的特异性症状，而不是其非特异性症状。就好像这个女患者出现胸胁苦满、心下痞硬、脐部的悸动、烦惊、小便不利、失眠等，加上感到身重、转侧困难，这些都是柴胡加龙骨牡蛎汤证的特异性症状，治疗就用柴胡加龙骨牡蛎汤。至于经血不利，并不在我们考虑的范围之内，然而患者在治疗的过程中经血不利也治愈了，这个可以看作是柴胡加龙骨牡蛎汤的应用范围，而且它还可以治疗其他各样各种不是其方证范围内的病证。这其实就是研究方剂治疗的疾病谱，这和方证的特异性症状是两个不同的概念。临床医生一般只能够从方证的特异性症状入手进行治疗，至于在治疗过程中也治愈了其他的一些非特异性症状，就是意外的收获了。

这是一个非常重要的概念问题，要明确，分清楚。特异性症状治好以后，其他伴随的一些症状可能也治好了，这只是这个方剂的应用范围。而下一次治疗的时候，这些非特异性的症状就不能把它作为这个方剂的治疗目标，假如把它作为这个方剂的治疗目标，可能就会干扰了、动摇了对这个方证的判断。

086 四逆散 1

　　四逆散由 4 味药组成：柴胡、白芍、枳壳、甘草。枳壳书上都是枳实，而现在一般都是用枳壳。这个方子在最早的康治本里面是没有的，它出现在宋本的第 318 条，为什么条文排得那么后？宋本一共只有 400 来条条文，318 条已经是接近于后面部分了。因为它讲的是少阴病。从这个方子的药物组成看并不像少阴病的方，少阴病应该讲是一种补的方子，但是此方有一个症状——"手脚冰"，这很像少阴病的四逆汤证，所以它的名字叫四逆散，此方也主要是针对这一点而设立的。

　　宋本 318 条讲："少阴病，四逆，其人或咳，或悸，或小便不利，或腹中痛，或泄利下重者，四逆散主之。"它的主症只有一个：四逆。这里的"少阴病"，主要还是说疑似少阴病，严格地讲它应该是少阳病。下面的或然症有好多，咳、悸、小便不利、腹中痛、泄利下重，这样就有 5 个了，故其临床应用非常广泛。很多时候不光是根据一个主症，有的人长期咳嗽不好的，用四逆散治好了；有的人心悸长期不愈，但有手凉，同时出现腹证，腹直肌紧也用四逆散，加上桂枝，这样也把它治好了；有的人小便不利，这个小便不利就很多了，膀胱炎症、尿道感染这一类有的非常难治，特别有的妇女检查为尿道膀胱综合征，这些经常就是用四逆散加茯苓进行治疗，效果也非常好。"或腹中痛",腹中痛涉及的面就更多了,不仅仅是消化道的,甚至结石,包括肾结石在内,用四逆散加附子,后人往往四逆散和大黄附子汤一起用,效果也非常好,特别是对肾结石。

"或泄利下重",就是长期的直肠炎、结肠炎、结肠溃疡这一类非常顽固的腹泻,假如是四逆散证的话,用四逆散效果也特别好。比如浙江的范文甫是一个经方家,黄煌老师也非常赞赏他。他运用四逆散治疗顽固的痢疾,效果非常好。他应用时,一般加薤白。薤白有两个作用:一个是治胸痹,如瓜蒌薤白白酒汤;一个就是治泄利下重,加在四逆散里面,假如碰到一个患者的脉象有弦紧、四肢冷、泄利下重,人不是很虚,前提条件不是虚的证,就可以用四逆散加薤白,能取得很好的效果。

范中林治疗小便不利,有的患者拖了好多年,小便点滴难出,他往往根据手脚凉,脉象沉紧,再加上小便困难、小腹胀痛,喜欢用四逆散加上茯苓。他讲小便不利,四逆散加茯苓,再加桔梗,效果特别好。在范中林医案里面可以看到好多例都是用这个方子治疗,他非常拿手。所以说,四逆散的应用非常广泛,大家都要慢慢地把它学起来,以后用在自己的临床上。

四逆散的治疗目标不仅仅就是一个四逆——手脚冷。这个冷也是有程度的,它不像厥冷,手脚冷得刺骨,而就是不温。比不温还要冷一点,是凉,但比凉还要稍微浅一点,即冷和凉之间,四肢出现这样一种状态。同时它还针对很多方面,其中最常见的并不是刚才提到的那些或然证,而是一种心情不适这一类的神经精神方面症状。腹部的弹力中度以上,这个非常重要。四逆散的"四逆"并不是四逆汤的"四逆",并不是虚证。腹部的弹力,假如分五分的话,它起码是三四分的。腹皮呢?整个腹皮比较紧,这里用了芍药,同时还有柴胡，是主药，所以它应该看作是大柴胡汤和小柴胡汤之间的一个方子。也有胸胁苦满，其苦满的程度也在这两个方证之间。还有心下痞、不硬，这是气痞，气机停滞在这里。特别典型的就是两条腹直肌好像木棍一样，从肋弓下一直拉到耻骨这么长，都有两条棍子一样夹在肚脐的两边，有的比较轻一点，到肚脐旁边就断了。其实就抓住腹肌弹力中度以上、胸胁苦满、腹直肌好像两根木棍一样这三点。

四逆散的应用范围，假如用西医的病名讲，就多得不得了，特别是神经系统的疾病，如癔症、神经质、癫痫和神经过敏症。肩膀的酸痛，特别是肩膀这部分，跟四逆散证有很大的联系，跟柴胡剂证都有联系，大柴胡、小柴胡证都有肩膀不舒服。还有消化系统的疾病，如胆囊炎、胆石症、胃炎、胃酸过多、胃溃疡、阑尾炎、急慢性结肠炎、直肠炎、直肠溃疡等，还有呼吸系统的肺结核、急慢性的气管炎哮喘，还有鼻炎这一类五官科的病，四逆散也都会用得到。我们知道了这样一个疾病谱的范围，有时候心里就有点数了。这些只要熟悉而不要求记住，记是记不完的，假如记住了，反而受它控制，不能够随证治之了。

随证随什么证呢？第一个是手凉，第二个是腹部两条像棒一样的腹直肌痉挛，还有腹肌弹性是中度以上的，还有胸胁苦满，这几个是最重要的。至于它应用在哪个病，那就很多很多，我们只要知道一个范围，知道这种状态。

举个例子来说明四逆散临床上的应用思路及临床效果。这已经是十几年前的事了。一个姓施的男性患者，35岁，肾结石造成的绞痛已经7天了。B超检查说他右肾积水，输尿管以上感到膨胀，具体的狭窄部分看不到，但是根据上面的积水，认为可能是第二狭窄部分卡住了。患者痛得不得了，两次注射杜冷丁，但是依然发作，医院已经多次要求患者准备手术。患者总觉得中医针灸有办法，所以经邻居介绍，夜里由别人背到我家里来诊治。患者就趴在别人的背部嗯啊嗯啊地叫，已经带了棉被，做好了不方便就在门口走廊夜宿的打算。他们进来以后，就把棉被铺在我的沙发上，患者躺下，其中等身材，脸色苍白，阵发性疼痛，频频发作，发作时痛得不得了，还冷汗淋漓，手脚冰冷。腹诊比较困难，只有候其不痛时才能进行，右侧胆区有叩痛，右边的肾区有积水，轻轻敲一下就痛得不得了，这个位置和胆区距离近，也可以看作是胸胁苦满。腹壁紧，两条腹直肌就像两条木棍一样，从上面肋骨弓一直延伸到耻骨，这就是非常典型的四逆散证。平时遇到患者不怎么疼痛的时候，我一般都是用等量，即柴胡 10g、白芍 10g。而这患者就不是，柴胡 10g，生白芍 30g，枳壳 15g，甘草 10g。这样先给他开了方，让他赶紧找人去药店抓药。

紧接着就给他针刺，这种情况下，针刺就显示出了它的优势。耳郭上针神门、交感、肝俞、肾俞这 4 个穴位。针刺之后，感觉就像气球被放掉气一样，整个人就松下来，不痛了。不痛之后的第一件事情就是要小便，当时为了保险起见，起针之后把小的揿针埋在穴位上，压刺，压痛点很明显压下来，让他回家自己有空就压一下。好了，这么厉害的病，一下子就缓解了。痛的时候，全家人的心都揪着，医院让做手术，大家总觉得做手术是个大事情，怕手术，现在一针就不痛了，假如药再吃下去有效了，那多好。大家应该知道，这就是管子被塞住了一点，走下去了就好了。芍药防止痉挛，使其放松，而不是排石，假如是用排石的方法拼命加压的话，有可能还卡在里面，若是痉挛的那个地方放松了，舒张开了，堵住的结石就自己掉下来了。患者离开时候的情况和来时大不一样，来的时候被人背着，哇哇一直叫；离开的时候，他自己把棉被卷起来，背在背上，一句话也不说，感觉没事了一样，自己走下楼。

3天以后，患者独自来复诊，满脸笑容，说已经很好了，回家解了很多的小便，肾绞痛这几天都没有发，石头排也没有排出来。我说有时候排出来也不知道，可能已经排掉了。目前不痛了，我让他过段时间再去做一个B超。这个患者复诊时，两条腹直肌紧张的状态已经到上腹部了（原来是从肋骨弓一直到耻骨），胆区还有叩痛，肾区没有叩痛，叩的时候不是背部疼痛而是右边的腹部疼痛，肚脐旁边以及上腹部疼痛，原来肾区积水轻敲很痛，现在后面敲上去也感觉不到痛，但是胆区还有叩痛，于是就把原方的量减掉了，柴胡10g，芍药10g，枳壳10g，甘草10g。

1周以后，他打电话过来说B超已经做了，积水没有了，石头好像也没有看到，那个狭窄部位即使在，一下子也看不出来。他说什么时候有情况再来看。我让他按照这个方子多吃几天。这个事情过去了十几年后，他带一个亲戚来我诊所看病，他站在那里问："你认识我吗？"我早忘记了。他说这些年都没有再发作了。我说你自己要小心，要多喝水。

医生就是通过这些成功病例，对中医、对针灸有了信心，当这些病例摆在你面前的时候，你不相信也会被事实所征服了。有本书叫《行医的金科玉律》，是19世纪美国著名医学家奥斯勒写的，他说，医生都可以从每一个患者身上看到医学的奇妙，当出现这种非常奇妙的生命体治疗现象的时候，你会对自己的事业感到热爱。所以我觉得，虽然当时我半夜被吵醒，但后来看到他经治后不痛了，心里别提有多高兴。这个患者的丈母娘一直跟着他，她自己不看病，但后来却带好多人来看。有一次我问她："看你经常到这里来，也不看病。怎么，这些人都是你亲戚吗？"她说："我是帮你介绍，专来治肾结石的就有 11 个人，各种亲戚，好多人。"我问她效果怎么样，她说有一个后来做手术了，其他都很好，疗效也快。后来我把这些人的情况都补充记录下来，弥补了之前没有联系电话，无法知道疗效的情况。她都一一叙述，我们都仔细记录下来，还进行了录像，很有意思。像这样，我也不是采用固定的方法治疗，有时候肾结石出现一种恶寒，往往就不是这个方子；有时候不仅仅是手冷，痛起来可能全身都恶寒，大便秘结，很多时候用大黄附子汤和芍药甘草汤，我在《中医人生》里面也写了很多。

087　四逆散 2

　　我们掌握四逆散证一定要从特异性症状去抓，而不是从应用性症状，应用性症状是记不完的。我当时用这个方子的时候，其实都进行了对照鉴别。有胸胁苦满，那是不是大柴胡汤证呢？不会！大柴胡汤证会出现胸胁苦满，是心下痞硬，压上去很硬很硬，但四逆散没有；心下痞也不明显，大便闭结这些都没有，所以就不是大柴胡汤证。那小柴胡汤证呢？小柴胡汤是腺病质，人都是瘦瘦的，要比四逆散证更瘦，四逆散证基于中间；小柴胡证也有心下痞硬，但这个心下痞硬再压下去是没有抵抗力的，还有心烦喜呕、饮食不振，体质上就完全不一样，所以一看也知道不是小柴胡汤证。既然也是胸胁苦满，那柴胡加龙骨牡蛎汤证也要鉴别一下。柴胡加龙骨牡蛎汤证我们讲了，除了胸胁苦满外，还有一种精神症状，如失眠不安、胸满烦惊、肚脐上有好多处的悸动；而四逆散证，腹证上只有两条很硬的棒一样的腹肌条索，这就跟它的名字一样，等于把它的特征都告诉你了。还有柴胡桂枝汤证也是胸胁苦满，不过它有表证，有恶寒怕风，有汗。这样比较之后，最后得出结论，胸胁苦满，加上四肢冷感、腹部弹力中度、腹皮拘急、两条腹直肌显著挛急紧张得像木棍一样，非常的紧，这就是四逆散证。当然鉴别也不仅仅是这样，我这是为了便于大家掌握。当时我没有进一步鉴别，假如还要鉴别的话，就要在脑子里面想一下，各个柴胡剂它都不像，这样就把这个方证决定了。

四逆散证，还有一个很典型的精神神经症状，即心烦不安。小柴胡汤证也有不安、心烦，但是平时胃口不好，腺病质；大柴胡汤证，刚才讲了是胸胁苦满实证，患者筋骨体质，心下痞硬，压上去很硬。

丹栀逍遥散证跟四逆散证非常像，但是丹栀逍遥散证有两个特征，即左边小腹轻度压痛，同时整个腹壁趋于软弱，而四逆散证是腹壁弹力中度以上、手脚偏凉等。如果精神不安的话，还要考虑是不是半夏厚朴汤证呢。半夏厚朴汤证那种咽喉异物感、胸闷胸满很典型，心下动悸这些四逆散证都没有。还有温清饮，温清饮就是四物汤加上黄连解毒汤，共8味药，其方证也是非常烦躁的，脸上充血、兴奋不安、口腔溃疡、皮肤干燥。温清汤证还有一个最重要的，就是手脚烦热，所以方里有生地。这些四逆散证都没有。

除了上述之外，我们还要进一步鉴别手凉的症状。四逆嘛，手凉也要鉴别。那手凉是不是光是一个四逆散证呢？当然不是。四逆汤证，那就是真的四逆了，除了手脚冰凉外，还有形寒肢冷、疲倦、人蜷卧在床上、脉象特别细微沉，还有经常下利清谷等这些症状，当然跟四逆散证完全不一样。还有当归四逆汤证，也是四逆，也手凉，但其脉象是细小的，同时还有一种所谓的血瘀现象，即整个腹部肚脐以下都有压痛。真武汤证手脚也是冰的，也有腹痛下利，这都与四逆散证非常相似，但是真武汤证还有头晕、腹肌软、心悸亢进，这些可以区别开来。当归芍药散证也有手脚冷的，但是还有贫血貌、脸色苍白、皮肤非常干燥、左边小腹虽有压痛及压后舒服，根据这些症状就可以鉴别。

总之，从各个角度、各个路口进入方证，逐渐地全面把握这个方证，这样临床上碰到此类病证时，就不会感到惊慌。

这里最重要的是要把握住这个方里的柴胡、芍药这两味药。这个方由三组药基组成，其中柴胡芍药基当然是最重要的。还有枳实芍药基，枳实、芍药就是一个方，《金匮要略》里边的枳实芍药汤治疗妇人腹痛。枳实甘草汤中也有芍药甘草基，主要治疗腹直肌紧张疼痛。现代医学对柴胡、芍药这两味药在方中所起作用的研究认为，它们是互相配合的。

柴胡的功用是疏肝解郁，什么叫疏肝解郁？就是精神状态紧张不安、忧虑，柴胡可以疏解。除此之外，有时候还可以疏通植物神经分配区域的运动机能异常，治疗背部、胸胁部肌肉紧张所造成的膨满感、不适感、黏滞感；对于女性可以治疗痛经，还有乳房胀痛，这些都是通过疏肝解郁来进行调理，达到治疗目标。芍药主要是缓解平滑肌和骨骼肌痉挛，所以既可以治疗非常急的痉挛、腰椎间盘突出时背肌的痉挛，还可以治疗疼痛，也可以松解胆道胆总管的平滑肌、胃黏膜的平滑肌、气管里的平滑肌等，以达到止痛、止咳的目的，而且在柴胡的配合下，其治疗这种神经紧张以及疼痛方面能起到特别好的效果。在《伤寒论》《金匮要略》以及后世方里，有哪些方子是柴胡和芍药在一起用的呢？大家回去可以查查。我们先查查康治本，它里边只有50个方子，这样容易查一点。一查就会知道，大柴胡汤就是柴胡、芍药一起用的，起什么作用呢？很明显，大柴胡汤证也是胸胁苦满，腹肌紧张、绷急，腹痛。还有柴胡桂枝汤，这个方康治本里没有，可以在宋本里找，其组成也有柴胡、芍药，主治也有肢节烦疼，这个就是骨骼肌的痉挛，所以两味药联合使用。小柴胡汤里没有芍药，所以其主治中涉及痛证的不多。后世的丹栀逍遥散也有柴胡、芍药，它主治什么呢？痛经、乳房胀痛等。这样对照一下，对这个方证的掌握就明确多了。

日本近代有一个汉方家叫山本严，他的著作很多，我在《中医人生》里面讲到他的一篇文章，文章里提到了夜枭证，大家还记得吧？！夜枭证就是在夜里很活跃，晚上越晚越精神，白天想睡。他认为这种体质状态会出现什么情况呢？青少年时病很多，经常上医院，中年以后病越来越少，到了老年体格变得非常好，他把这种病证叫作夜枭证。用什么方子呢？他一般用苓桂术甘汤。所以我每当讲到这个体质状态下的时候，就会提到山本严的这篇文章，这是张丰先生翻译后给我看的。山本严后来写了好多书，自成一个学派，特别对两味药或三味药配在一起所起的作用研究很多，讲得很清楚。他认为把这个搞清楚了，《伤寒论》的核心内容也就清楚了。他讲芍药、甘草主要起解痉作用，治疗平滑肌以及骨骼肌的这种痉挛，还可以治疗胆道平滑肌等中空器官的痉挛和逆蠕动，如胆汁反流就是逆蠕动。中空器官的食道出现逆蠕动，芍药、甘草就起这个治疗作用。枳实、芍药，这是《金匮要略》里面的一个方子，现在一般用枳壳、芍药，芍药是针对这种痉挛，枳壳也一样，它调整中空器官的运动和机能，把中空器官的蠕动加快，从而有助于把一些东西排掉，特别对水停滞在那里的，可以把它排除。枳实和白术配在一起，可以排掉停在心下的水，就是对中空器官的运动起增强的作用。他对四逆散是怎么看的呢？我们知道，四逆汤证主要是由于血里边的水分不够，有效血容量不足，造成整个严重的微循环衰竭的这种状态。而四逆散证的那个冷，应该看作是一种热厥，跟白虎汤证、承气汤证所造成的热厥有类似的地方。热厥就是现代医学所讲的感染性休克，严重了就这样。他认为腹部的炎症会引起四肢血管反射性收缩，这个观点讲得非常好。所以他认为四逆散在某一个方面，除了通过外部的治疗以外，还有消炎的作用。他是一个西医的博士，但其一生却全都用在研究汉方上，他想尽量用现代科学来解释这么好的药物疗效，其一生都是围绕着这个事情来做的。山本严对四逆散形成的研究对我们有帮助。四逆散是怎么组成的呢？芍药甘草汤能够治疗腓肠肌疼痛，后来发现它对整个内脏中空组织的痉挛、腹痛、背痛、肌肉的痛以及内脏的痛都有作用，只是对心肌的疼痛要去掉芍药。后来又发现枳实芍药散，那把它们两个拼起来不是更好吗？枳实的作用就是把上部的一些停滞在中空组织里的一些东西往下排，用传统理论来讲，就是破气的、行气的力量更强了。它跟芍药配在一起，就是一个方，把这两个方加起来，就形成 3 味药，芍药、枳实、甘草。后来还发现，柴胡也能够对这种疼痛和精神上的忧郁有用，就把柴胡也加上去。这样 4 味药，就形成了四逆散。现在研究发现，柴胡对于调节人的心理和植物神经有非常大的作用。由此可见，山本严特别喜欢从一个方里面的药组和药基证寻找现代病理学的解释，即临床上一种病证状态在病理学上又是怎么一种状态。他的这个研究工作对我们学习经方是非常有利的。

课间答疑

问： 为什么四逆散用散剂，而四逆汤用汤剂？在少阴篇里面，只有四逆散是用散剂，《伤寒论》《金匮要略》中的柴胡剂里面也只有四逆散用散剂，其余都是汤剂，说明什么问题呢？

答： 首先，四逆散证是少阳的病，是少阳病范畴内的一个方证，把它编到少阴病篇里，是为了鉴别诊断。和谁鉴别呢？和四逆汤鉴别。因为两者都有四肢厥冷，但是程度上、本质上不一样，四逆散证应该讲是一种凉，而四逆汤证则是冰了。从《内经》的病因病机理论来分析，四逆散是气滞、阳郁，治疗就要打开这个气滞、阳郁，使阳气得到发挥，阳气一发挥，血流也就到了四肢，手脚就不会冷了。《伤寒论》条文里的描述比较简单，只讲了四逆汤、四逆散证的四肢厥冷，其他都是或然症，主症讲得极为简略。日本汉方家伊藤佳纪认为，四逆散的主症应该是脚上、手上都有出汗，同时腹部的腹直肌痉挛拘急，这样才能比较明确地做出诊断。

为什么四逆散用散，而四逆汤一般用汤？古人云："汤者荡也，散者散也，丸者缓也。"比较而言，汤剂药力的作用强，散剂发散，丸剂则持续时间久。从药量上看，散剂、丸剂用量轻而汤剂用量重。

四逆散证虽然也是手足冷，但跟四逆汤证的手足厥冷不一样。四逆汤证的四肢厥冷一定要用干姜、附子煎汤服，药力强，作用大。而四逆散证的手脚凉是气郁气滞，可以用散剂去行气通阳。

此外，四逆散只有四味药，做成散剂比较方便，对于一种消除气滞、利水、止痛、止胀的作用，可能也是散剂比较好；而对于往来寒热、胸胁苦满这一类少阳病证，可能用柴胡、黄芩配合组成的汤剂比较好。

088 葛根芩连汤

　　葛根芩连汤，出自宋本《伤寒论》第34条，条文说："太阳病，桂枝证，医反下之，利遂不止。脉促者，表未解也，喘而汗出者，葛根黄芩黄连汤主之。"已经学习过康治本《伤寒论》的人，一看到这个方的名字，就知道它不会是最早的康治本《伤寒论》的方子，康治本《伤寒论》方子的命名，是不会这样的。为什么呢？方里一共4味药：葛根、黄芩、黄连、甘草，但是它的方名——葛根黄芩黄连汤只有前面3味药，这个不符合康治本《伤寒论》方子的命名规则。要么全部的药都放进去，即葛根黄芩黄连甘草汤；要么就是取首尾两味药，即葛根甘草汤。只是到了后来，人们对于这种方的命名概念比较淡薄了，对它的规则已经遗忘了。所以我们学习康治本的时候，就可以恢复到最早的原始《伤寒论》年代人们的那种思维，方子是怎么命名的，药物在方里边是怎么排列的，这些最初由口诀演变过来的方药规律，就可以指导我们了解这个方的形成。虽然看上去一个方的形成好像跟临床疗效没什么关系，但却是我们了解这个方证的一个重要途径。

　　现在最重要的是要了解这个条文是什么意思。这个条文比较复杂，大家可以反复地读，反复地背，把它记住。当然，记住了，背出来了，也不一定就理解了。因此，我就把我自己当时是怎么学习、怎么理解这个条文的，跟大家讲讲。

太阳病，当然应该解表，应该发汗，假如不发汗解表，反而用一种"下"的办法，"下"的办法是治疗阳明病的方法，是用承气汤这一类的办法，那当然是不对的，就会产生变证。那为什么会用"下"的办法呢？因为最初的人们发现，有个别表的病证"下"了以后，体温也退掉了，似乎有用，可是其副作用要比正面的作用大很多，但经常在误用；也可能是这个病证开始时有大便结，有热，辨证不清楚，认为有阳明病在里面而造成误治。这个误治的后果是非常严重的，但是其变证到底怎么变，那就不一定了。有的可能变成了桂枝人参汤证，也就是我们平时讲的寒化了，正气受伤所导致；有的变成了葛根芩连汤证；还有的可能变成了白虎汤证，甚至就变成了葛根汤证也有可能，所以这个变证是捉摸不定的。

但是造成"下利"的话，一般最多是两个证，一个就是桂枝人参汤证："太阳病，外证未除，而数下之，遂协热而利，利下不止，心下痞硬，表里不解者，桂枝人参汤主之。"另一个由于"下"以后出现热化，变成了葛根芩连汤证："太阳病，桂枝证，医反下之，利遂不止。脉促者，表未解也，喘而汗出者，葛根黄芩黄连汤主之。"但是这个条文还有问题，什么问题呢？

很多日本的汉方家和中国的经方家在研究这个条文的时候发现，这个条文里边有省文，就是在"脉促者，表未解也"后面应该还有一句话。大家想想，葛根芩连汤是解表的吗？当然不是。那"表未解"的话应该用什么呢？应该用葛根汤啊，所以"表未解也"后面，应该少了一句"葛根汤主之"。喘而汗出者呢？葛根黄芩黄连汤主之。这样才对。"葛根汤主之"如果不插进去就很难理解，甚至意思都会断了。现在加进去连起来再看一下，是不是就好一点了？太阳病，桂枝证不能"下"的，但是医生"下"了，以后就腹泻了，腹泻同时脉促，脉促就等于浮脉的样子，表未解也，葛根汤主之。假如已经化热了，到里面去了，喘而汗出者，这个病已经进入了肺，造成肺热，造成肠热，这样的话，葛根黄芩黄连汤主之。这样意思就比较明了。我开始学《伤寒论》，读条文的时候，读到这条，待了好久，觉得比较难以理解，后来看了一些日本汉方的书，知道这个条文里面应该加一点东西，这里可能有遗文，加了以后，这样再读、再看就顺了。

这里要特别注意，表证化热的途径不只是一个，桂枝汤证，有时候就变成白虎汤证；麻黄汤证到里面，里热就变成麻杏甘石汤证；还有葛根汤证，它化热到里面去就成了葛根芩连汤证，这样一步一步就会连着。所以，开始时在条文的阅读和理解方面要做一些工作，先不要急，要看看他们是怎么解释的，这样可能就会得到一些信息，然后学习起来会比较顺。

因为我是自学中医，自己读条文，偶尔会跟张丰老师讨论一下，尽管我当时把这条文也看了，但是在没有真正接触这个证之前，我心里边总是不敢用这个方子。这个方证都是一种腹泻患者，如果治不好的话，这个腹泻会加重，而且腹泻有的是寒泄，它的症状表现又是怎样的呢？我一时也搞不清楚。后来有一个机会，我碰到了温州中医院一个儿科的老医师，叫朱湘洲，他专门用经方治疗儿科的疾病，临床疗效非常好，大家都说他是中医院"儿科的泰斗"。他的孙女嫁给了我的一个好朋友，我就跟着这个好朋友到了他家，跟他说自己也在学中医，因为有了这一层的关系，我得以经常去他家登门求教。他看我喜欢学，也愿意跟我讲。

我记得最牢的，就是他跟我讲：我们中医院有分科，分儿科、妇科、内科等，但是作为医生，内心是没有分科的，也分不了科，都是大内科，很多小儿的病证都是用内科的方法去治，所以《伤寒论》《金匮要略》是最重要的。

这些还只是在理论上的交流。我女儿1岁时，有一次外感发烧、腹泻，开始的时候就没有恶寒，没有毛骨悚然那个样子，虽然小孩不会讲，但我看她耳朵周围的皮肤都没有毛孔耸立，颈部也没有，这样就只是发热，有体温升高，没有汗，咳嗽、口渴、腹泻。当时我觉得有点像葛根芩连汤证，可一下子又决定不了，因为面对这样一个具体的患者还是第一次，之前还没有碰到过这样一个腹泻的小孩患者，只有1岁，于是我就把女儿抱到朱湘洲医师的家里去让他看看。

当时他已经退休，不看病了，门口贴着"不看病"，但因为比较熟，所以就厚着脸皮求他帮忙看看。

他听我说完情况，看了孩子，又摸了腹部并按压之后，问："开始是什么情况？"我说："一开始就没有恶寒的样子，平时发烧都有点毛孔耸立的样子，这次没有，就是发热，没有看到汗，有咳嗽，口渴，腹泻。"他说："这个病，开始的时候就是葛根汤。"我说："葛根汤？有腹泻。"他说："是葛根汤！宋本第32条就讲了，太阳阳明合病，必自下利，葛根汤主之。"他当时这样讲了，我心里并不完全同意。为什么呢？因为在我的印象里，葛根汤证应该有恶寒的症状，而孩子并没有，所以我总觉得有点不像葛根汤证。朱医生接着说："现在已经两三天了，化热了，变成里面的热了，就变成宋本第34条的葛根芩连汤证了，现在身热，咳嗽，口渴，腹泻，有汗，已经与最初有些不一样了。"我觉得他这个讲的倒是有点道理，条文里面就讲了"喘而汗出者"，当时咳嗽确实已经到微微有点发喘的样子，原来没有汗出，这几天也真的有点汗出，而我却看不出来变化。他说已经变了，应该吃葛根芩连汤，大便的状况也有点不一样。他问："现在大便怎么样？"我说："臭的。"他问："开始大便怎么样？"我说："没注意。"他说："开始大便可能不臭，现在大便也臭了，汗出了，咳嗽变剧烈了，可能有点气喘。"他这样一讲，我觉得很有道理。然后他就开了这个方子：葛根 10g，黄芩 2g，黄连 3g，甘草 2g。当时我问他，为什么黄连比黄芩多？他说是根据仲景书上的比例。药的分量可以变，但比例最好不要变。后来他又告诉我，刚开始发烧的第一天是没有这个证的，一般在发烧 3～4 天才出现葛根芩连汤证，有低热，口臭，肛门口发红，舌红，舌苔黄腻，腹部不会太软，3 岁以下的小孩子脉不好按，食指三关也要参考。一般腹部比较好按压，腹部按压不会太软就可以。当时他开了 3 天的药，孩子吃了 2 天后症状就退了。当时我最担心的是体温和大便，这样吃完药，腹泻也没有了，体温也正常了，病就慢慢好了。

我再次去朱湘洲医师家的时候，就把这个病例治疗的整个过程和反应告诉他，我说这个药的疗效真好。他就告诉我，葛根芩连汤对小儿热泻用得很多，并特别提醒我，还要注意一点，小儿口臭、口水很多，也是一个症状。还有，最好回去把临床病例和葛根芩连汤使用的书都结合起来看看。我问："什么书比较好？"他说："你去看看日本汉方里面对葛根芩连汤怎么说的，还有看看国内曹颖甫老师的《经方实验录》，你就重点看看葛根芩连汤里面的几个病例。"我回去就照他说的去看了有关的书。

正如朱湘洲医师所讲的，看完书就知道了这个方证现在的一种状态，也知道了它的来龙去脉，病证是怎么形成的，前面是什么证，后面是什么证，这样治疗的时候心里就有把握了。

曹颖甫的《经方实验录》我过去反复看过，可之前看过的和这次临证之后带着具体问题去看就大不一样，特别是对葛根芩连汤的来龙去脉，我看了以后觉得其中点明的一些道理的确对自己非常有帮助。其中一个病例是曹颖甫先生一个孙姓朋友的小儿子，没有腹泻，但是有葛根芩连汤证。小孩子长得胖胖的，每次生病都到曹先生这里看，效果非常好。有时孩子没有抱来，曹先生也会根据大人讲孩子的情况开药。有一天，孙家人说小孩最近身体发烧，咳嗽，口渴，不安，曹先生就从没有表证、已经变成里热证的角度，开了类似辛凉解表桑菊饮之类的方子，给孩子吃。吃了 2 天以后，病不仅没有好，反而加剧，舌上都生疮了。你说奇怪吧，一个热证，吃了几天辛凉的药物反而舌会生疮，生疮应该是化热啊，为什么吃了辛凉的药还会化热？后来孙家人就把孩子抱过来面诊，曹先生仔细一看，这个病已经是葛根芩连汤证了，当初人没有来的时候只是问诊，随着自己的想象开方子，现在人来了，说病已经化热，变重了，就开葛根芩连汤给小孩吃。可孩子吃了还是没有效果。曹先生想想化热可能已经不仅仅在葛根芩连汤证的阶段，是不是已经快到承气汤证了，虽然现在大便还没有秘结，可是葛根芩连汤的方向是对的，为什么没有效果呢？再进一步可能就是承气汤证了。于是，他就在葛根芩连汤里面加上生大黄两钱（相当于现在的 6g），还用了元明粉一钱半（相当于 4.5g），挺多的，还加了枳实，具体处方是：葛根四钱，黄连八分，生大黄两钱，生甘草三钱，黄芩一钱半，枳实一钱半，元明粉一钱半（冲服）。几天后，孙家人又来了，说这个方子吃了效果好得不得了，嘴巴本来生疮什么东西都不能吃，喝水也不能喝，服下这药不到 1 个小时，就能够喝水了，嘴巴也不痛了，晚上也睡好了；第 2 天早起舌头上的疮也好了，可以吃奶了。这样，药的分量就可以减轻，再服，病就好了。

曹先生后来回顾这个病例的时候说，一开始这个患者生病所出现的情况就应该投葛根汤，却反投了辛凉解表药，错过了治疗时间，病化热就成了葛根芩连汤证。其实在服用葛根芩连汤的时候病还在向里化热，所以吃下去效果不好，已经向阳明腑实证、承气汤证转化了，但是承气汤证还没有真的出现，而我知道按照时间病会这样变化，所以就加了大黄、芒硝，治疗走在了病变化之前，这样治疗效果才会好。

这里就提到了葛根芩连汤的来龙去脉。葛根芩连汤的前面一般都是葛根汤，葛根汤是太阳病里已经伤了津液的方子，很多注家都认为葛根汤条文里提到太阳阳明合病，已经带有阳明病津液不足的症状，同时表证里恶寒的症状比较轻了，有的患者不注意就看不出恶寒，而发热和口渴都是津液不足的表现，腹泻就导致津液更不足了，所以要注意这个方子。

葛根汤证出现，如果不用葛根汤，病就向前发展变成葛根芩连汤证，而葛根芩连汤证再没有治好就会发展成承气汤证，这样一步一步地向前变化，所以应该把葛根芩连汤放在这样一个范围内来考虑。我对此也是反复阅读，差不多把这几个病例都背下来了，看了以后在脑子里面想，对照我女儿的病例思考，加深了对这个方子的理解，收益特别大。

由此，我们应该考虑到一个问题，就是到了葛根芩连汤证这个阶段到底还有没有恶寒。现在看来，葛根汤证阶段恶寒已经很少了，到了葛根芩连汤证这个阶段，可以说没有恶寒了。

以上就是通过这个病例所进行的思考。后来我还看到一些其他的资料，其中就有章次公对这个问题的解释。章次公当时跟曹颖甫、姜佐景他们都走得很近，他有篇文章专门提到说："葛根的作用，除了主治项背强急以外，其清热解肌，止渴除烦治疗身热、发热不恶寒，或者自身微微汗出而咳嗽气喘，效果也是顶呱呱的。所以太阳表邪化热，将要转化为阳明的时候，最关键的就是应该考虑到葛根，这个时候葛根有举足轻重之作用。"看了章次公这段话后，我才对葛根芩连汤证有没有恶寒、葛根汤证有没有恶寒这个问题有了进一步的认识。葛根汤证可能还有点恶寒，而葛根芩连汤证就没有恶寒了，这是临证时的一个关键。

远田裕正对葛根芩连汤是怎么构成的，讲得非常有意思。当然，这只是他自己的一种推理。他说在没有葛根芩连汤之前，葛根、甘草（任何药都是跟甘草配在一起）可能就是治疗发热、颈项强直的。当时也发现下利、大便臭这样的情况，可以用黄芩；心下痞、胸中烦热，可以用黄连。胸中烦热是一个症状，也是一种状态，它可能会发展为胸中满、气喘汗出，这也是必然会有的一种关联症状。后来条文里就提出"喘而汗出"，其实就是一种心中烦热的感觉，而当时人们就知道它是黄连证。黄连治心热，而心热就是指胸部的一种热，心下有一种"痞"样的感觉。这样一来，当患者除了葛根甘草证的发热、颈项强外，还有腹泻、大便黏滞，就会加黄芩，加了黄芩就变成了葛根甘草黄芩；后来碰到这样的病例，又出现喘而汗出、心下痞、心中烦热这一类黄连证，于是又把黄连加进去。黄连加进去以后，黄芩黄连就成为一个非常好的药基，对于心下痞、胸中热、下利都有用；后来发现还可以治疗出血，进一步可以治疗泻心汤证的症状。这就是两个药基的配合！至此，这个方就已经有4味药了，即葛根、甘草、黄芩、黄连，之后慢慢就固化下来，专门去治疗一种发热口渴、下利、大便黏臭、心下痞；同时，还发现对颈部的强硬也有用，这就形成了葛根黄芩黄连甘草汤。

可后来的整理者在整理的时候，并没有按照最初方子命名的方式，即用全部药物命名，或者用首尾两个药物命名，而是只用了葛根、黄芩、黄连这3味药来命名，把甘草漏掉了，由此也说明整理者应该比康治本时代要晚，他们并不知道古代最初的命名规则。了解了葛根芩连汤的构成后，就知道其治疗目标除了外感发烧、腹泻以外，还有一种肩背疼痛。

对于葛根芩连汤可以治疗肩背疼痛，日本汉方讲得太多了。吉益南涯，即吉益东洞的儿子，他就讲葛根芩连汤治疗平素项背强直，心胸痞塞，就是所谓"烦热"样，忧思烦闷，或者项背强硬，心下痞塞，胸中冤热，还有牙齿痛、眼睛痛、口腔里面疼痛。刚才讲的那个孩子不就是舌上生疮、舌头痛吗？就是一种黄连黄芩药基证，内热所造成的。知道这个以后，我在临床上对于颈部的疼痛符合葛根芩连汤证的都经常使用该方。而临床上碰到更多的是，患者颈部疼痛，背腰腿部总觉得不好，既有一种葛根汤的证，又有葛根芩连汤的证，葛根芩连汤证主要是大便黏臭，而葛根汤证的下利是不黏臭的，我常常把葛根汤和葛根芩连汤合起来，治疗类似于符合这两个方证的颈部、肩部、腰背疼痛，临床效果很好。

我用这个方子广泛治疗各种各样的肩背疼痛、颈椎病以及其他兼有葛根芩连证的患者，效果也比较好。这里讲一个用葛根芩连汤治疗的病例。

我还在状元村的时候，学校对面有个仓库，是温州地区中草药的一个总仓库。"文革"的时候，仓库管理员还是一个老革命，一位非常热心肠的老人，大家都叫他黄老伯。他血压高、血脂高、血糖高，经常到我这里来看病，我也经常到他那里去看各种各样的药材，他都一一讲给我听，对我认识药材有很大的帮助。

黄老伯当时 60 岁，体重偏重，约 70kg，身高 167cm，面红，很壮实，经常头痛头晕，颈项强直，肢体麻木，口苦口臭，饮水不多，咽喉干燥、疼痛，大便经常次数多、黏臭，每天两三次，排便不痛快，小便又黄又短，脉象很实，舌暗红，舌苔黄腻。腹诊时，感觉腹直肌很结实。这个证从腹证、脉证、舌证，到特殊的一个大便黏臭，一个颈项强直，以及其他一些症状都偏于一种湿热的状态，是非常典型的葛根芩连汤证。于是开方：葛根 6g，黄芩 9g，甘草 3g，黄连 9g。服药四五天后，各个方面的症状都有好转。在这个基础上再变化加减，其症状慢慢地消退。就这样吃吃停停了好多年，我俩也在这过程中成了忘年交。这种病例，本身葛根芩连汤证就非常典型。通过这样的病例，大家就可以知道葛根芩连汤所治疗的对象。

葛根芩连汤证的针灸穴位一般是取合谷、足三里、内庭、天枢、大肠俞、小肠俞、中膂俞。针刺手法除了天枢，其他穴位一般都有比较强烈的刺激。天枢则既要刺得浅，刺激也要轻微。如果腹痛严重、下利严重的时候，天枢这个穴位不可以针刺。取合谷、足三里、内庭这些穴位是为了清肠的热；天枢、大肠俞、小肠俞与中膂俞则是直接刺激肠部的神经，制止肠的蠕动。一般情况下，肠的蠕动一分钟是 17 次左右，下利的时候它就会增加到 30～40 次，针刺以后，可以使它恢复到正常的蠕动，同时使肠道黏膜的这种充血状态减轻，对炎症也有一种消解的作用。

089 三物黄芩汤 1

　　三物黄芩汤，我最早在读《金匮》的时候就已经读过，不过读了以后并没什么印象，真正对这个方子有印象是在读了大塚敬节的一个医案之后。

　　这个医案是治疗一个 33 岁的妇女，她生了小孩以后，4 年来一直睡不着觉，总是治不好，而现在最难过的是手脚灼热，热起来就影响睡觉，没有其他症状。大塚敬节认为，这个是三物黄芩汤证，给她吃了一个星期，她就能够一个晚上睡 6～7 个小时，手脚发热也慢慢地好了。这个 4 年来一直睡不着觉的病就这么简单地治好了，可见中医治疗跟西医治疗比在有些方面还是有优越性的。读了大塚敬节这个医案以后，我对三物黄芩汤治疗手脚发热、产后睡不着觉，就留下了比较深的印象。

　　大塚敬节在这个病案后面还介绍说，这个方来源于《金匮要略》，是由黄芩、苦参、干的生地组成（干的生地就是生地晒干，也就是中国药店里卖的生地黄）。治疗产后出血太多所造成的四肢烦热，头不痛。对这个头不痛，我当时就觉得很难理解。既然头不痛，为什么还要提出来？完全不用讲啊？觉得有点奇怪，于是我就去看原文。原文在《金匮要略》妇人产后这一篇里边："治妇人在草蓐，自发露得风，四肢苦烦热。头痛者，与小柴胡汤；头不痛但烦者，此汤主之。"哦！原来这里就写着"头不痛"，是对照类似于一种也是四肢烦热有头痛的小柴胡汤证。当时是这样去想的。其实它的意思远比这个更深。这里的"头不痛"，并不真的就是临床上的一种症状，而是指一种症状状态，这是后来才慢慢知道的。症状状态是指什么？就是指到底有没有外感。可当时对这个问题还不是那么清楚，只是模糊地记住了，产后这种头不痛、四肢苦烦热的病证，用三物黄芩汤；产后这种发烧，有头痛、四肢苦烦热的，用小柴胡汤。

后来又看了一些书，发现条文所讲的是治疗一种妇女产后的疾病，而日本很多汉方家认为其治疗范围并不限于产后妇女，只要是这个证，男的也可以用，甚至头痛的也可以用，并不是说有头痛的就不能治。这才慢慢地明白，条文虽然讲的是妇女产后的一种病证，但实际并非这么死板，而头痛不头痛主要是辨别有没有表证。假如还有外感表证的，那就不能够用三物黄芩汤，假如没有外感表证了，完全是杂病，即使有头痛也可以用。这样这个条文就有点活起来了。可见背条文，即使把这个条文背得滚瓜烂熟，如果你还没有真正理解的话就没有用！之后我就想在临床上能不能够找到类似的病证进行治疗、验证，不然的话还是一个空的理论。

正好，当时我们青山村西边有个陶瓷厂，一个中年干部患严重的失眠症，又有偏头痛的老毛病。我父亲给他针灸过，我也给他针灸过，针一下好一点，但总是没有治愈。我父亲还开过很多方药给他吃，好像有酸枣仁汤、柴胡加龙牡汤，以及川芎饮、天麻钩藤汤这些活血、散风的方，吃了都有效果，但很快又犯了。我学了经方以后，就觉得这个人的四肢烦热、口干咽燥、大便闭结、小便黄这些症状都是热的证，而三物黄芩汤里的3味药——黄芩、地黄、苦参都可以用，特别是他手心发烫，影响睡觉，越想越觉得就是三物黄芩汤证，于是我就给他开了这3味药。可又不放心，平时我给他扎神门效果蛮好的，所以还同时给他扎针。吃了3天药就有效，又让他吃了7天，我就回10公里外的状元镇了。后来我再回青山的时候，父亲告诉我，他吃了药后好了一段时间，3个月以后又复发，我父亲就依照原方又给他开了10天的药，失眠最后好了，但偏头痛不知道有没有好。这就是我第一次接触到用三物黄芩汤治疗的病证，既不是妇女，也不是产后，也不是外感，似乎学会了这张方的一种普遍使用方法，而实际临证并没有这么简单。

当时在状元村来让我看病的患者已经多起来了，碰到类似病证的机会也比较多，我都很有信心地使用了三物黄芩汤，当然有治好的，但更多的是没效。我有点想不通。是不是方证辨证太简单了？还有其他很多重要的症状都不管，只认这一个手脚灼热。我开始有点怀疑了。当然并不光是怀疑这个方证的问题，主要还是怀疑自己在辨证思路上出了问题。

后来，我带着这个问题进一步学习了《金匮要略》，从中发现了一些新的东西。一个是此方虽出自《金匮》，但并不是《金匮》的方子。《金匮》原文就标明了《千金》三物黄芩汤，说明它是《千金》里的方子，要比《金匮》更迟，迟到什么时候？迟到唐代。在《千金方》第三卷妇人中风门里的三物黄芩汤，其文字和内容都和《金匮》相差不大，只是少数几个字和前后位置略有不同。书上说"自妇人在蓐得"，"在蓐得"就是在产后得病的意思；"盖四肢苦烦热，皆自发露所为"，患者四肢都感到很难受、很烫，很烦，这都是由于外感所造成的；"若头痛与小柴胡汤；若头不痛，大烦热，与三物黄芩汤"。总的意思都差不多，也有与小柴胡汤的鉴别，有头痛、头不痛的区别，只是没有讲清楚，这里的头痛是有外感表证，头不痛是指没有外感表证。

　　再就是两处方药物的分量，《千金方》里黄芩二两，苦参二两，而在《金匮要略》里面黄芩是一两。我就思考，是不是在使用过程中人们觉得黄芩用二两有问题，所以就改为了一两？！因为《千金方》是唐代的，而整理《金匮要略》是在宋代，整本书内容是一个时代一个时代慢慢加上去的，三物黄芩汤就是后来加进去的一个附方（《金匮要略》里面有时候方不够用，所以就把《千金》《外台》里面的方作为附方加进去的），加进去以后，在临床应用中发现其药物的比例不合适，因此后人就把药物剂量改了。《千金方》中三味药，黄芩二两，苦参二两，干地黄四两，其比例是 1 : 1 : 2;《金匮要略》改为黄芩一两，苦参二两，干地黄四两，比例变成了 1 : 2 : 4。我思考后觉得，《金匮要略》这个药物的比例应该是比较好的。回过头来再看我之前治过的病例，都没有注意药物的剂量、比例，用的都是 10g。这很有可能就是治疗失败的一个原因。

　　特别是我看到一些资料说，地黄这个药临床是比较难用的。生地黄，一般用于内伤，外感病是大忌。我仔细查了一下《伤寒论》的 100 多个方子，真的几乎没有用地黄的，只有炙甘草汤里面用了比较多的地黄，但方里还有桂枝和生姜这一类解表的药，并不是纯粹的滋阴药物。条文里讲，外感发热的头痛可以用小柴胡汤，不头痛才可以用三物黄芩汤，主要是告诉后人使用三物黄芩汤的时候要避开外邪。再看一下《金匮要略》里含有地黄的方子，是否有治疗外感病的？黄土汤、芎归胶艾汤、肾气丸、大黄䗪虫丸、防己地黄汤，这些方子都有地黄，但的确都不能治疗外感，可见用地黄时要特别注意有没有表证，有表证就不能用。这样就加深我对这个方子使用范围的理解。

　　　　　　　　娄绍昆一方一针解《伤寒》

我在看这些书的同时，也与朋友们讲遇到的这些问题，虽然这些朋友都不是医生，但我也想把这些东西和他们聊聊，希望他们都来学习经方，多一个朋友多一个学友。有一天和一个朋友聊天，也讲到这个方子，他提出一个问题："苦参，苦参，为什么那么苦还要叫参？参就是我们讲的人参、沙参、太子参，都有补的作用，苦参有补的作用吗？"我一下子呆掉了，回答不出来。于是我就拼命找资料，查阅古代的本草书上是怎么讲的。后来看到《名医别录》这本书上讲苦参这个药是补的药，"补肝胆之气，安五脏，安定益精"，还挺好，是一种补的药物，补肝胆之气。再后来看到一本《本草衍义补遗》，里面更明确地指出："苦参，能峻补阴气。"补阴液，而且是峻补阴气，就是带有寒性的意思。联想到这张方子，患者产后出现大量出血，增益不足，又出现一种内热，四肢苦烦热，补阴液就对了嘛！"峻补阴液"，"峻补"两字即有补过头的意味，补药为什么也会补过头？补阴的苦参，其苦寒的性味会伤人的阳气，临证用时也要小心。你看，后来人们补阴液，就几乎没有专门用苦参去补，这个补的力度太大。补阴就会有伤阳的副作用。

我想来想去，治疗无效的原因可能有：①对药物的分量、比例没注意；②这样的病证，如果有表证的因素，先解表，再治疗，可能效果也会好一些；③我所治好的病例，带有极大的偶然性，因为当时我是看到症状就用了这个方子，并不是真正全面掌握了这个方证后才用的。

为什么这么讲？因为我发现，很多方证都有四肢烦热之类的症状。小柴胡汤证就带有四肢烦热的症状，但是它有外感的半表半里证；白虎汤证全身发热，当然也会手脚发热；温经汤证，特别指出它有口唇干燥，皮肤干燥，手脚烦热；八味地黄丸证，也明确有脚心烫；当归芍药散证，是贫血所造成的一种手脚烦热；温清饮证，也出现手脚烦热；小建中汤证，更是明确的有一种手脚烦热，腹痛。而我临证时，并没有进行症状的鉴别，就马上套上去，故治好纯属偶然。正因为这个偶然，让我把方证辨证看成了一个很简单的东西，只要一个症状套住，就可用这个方，病就会好。这是把方证辨证看得太简单了，因此多数治疗无效也就不奇怪了。于是，我就把这些都有手脚烦热的方证仔细地做成卡片。温经汤，主要治疗手掌灼热的，手掌的皮肤干燥粗糙，口唇干燥，月经不调；小柴胡汤证是腺病质的体质，也是手脚烦热，腹证有胸胁苦满，外感或者不外感的都可以治疗，不一定要有表证；白虎汤、白虎加人参汤证，发热、烦渴，身上发烫，汗多，腹肌中度或中度以上弹性；而三物黄芩汤证腹肌柔软，还有一个特征是小腹不仁。这一腹证与桂枝加龙牡汤证、肾气丸证是一样的，这个腹证特点给我带来很大的好处，鉴别的时候就可以牢牢抓住。肾气丸证，脚心烦热比较多，虚证，腰痛，小便不利；温经汤证是手掌烦热比较多，还有月经不调、口干、小便不利或者小便难忍，另外腹肌比较柔软、小腹胀满，这一点容易和三物黄芩汤证混淆。还有当归芍药散证，手掌烦热为多，同时看上去有一种贫血的面貌，脸上是一种暗黄的样子，左边的小腹有一种压痛，这种压痛是虚性压痛，压着压着就没有抵抗力了。小建中汤证也有手脚烦热，与三物黄芩汤证的手脚烦热是一样的，搞不清楚就会混淆，但是它以腹中痛、腹部柔软、腹壁的拘急、心下悸动为特点，这些可以鉴别。温清饮，是《万病回春》的方子，一共 8 味药，是四物汤和黄连解毒汤的合方，是治疗皮肤病非常重要的方子，其证也是手脚烦热，但是面部充血，口腔容易溃疡，皮肤干燥，下腹部有压痛，压痛的程度比当归芍药散证强些。从温清饮的方子构成来看，黄连解毒汤证是实证，四物汤证是虚证，所以其腹部弹力中等。这样一对照，以上这些方证与三物黄芩汤证的口渴、手脚烦热、贫血貌、腹部柔软、小腹不仁等症状既有相同的，又有不同的。我们把这些内容用卡片做起来，放在口袋里，天天一个一个翻看，这样反复熟悉，就能把它融入自己的血液里，对整个方证的认识也就加深了。

090　三物黄芩汤 2

后来我碰到一个 1 型糖尿病患者，只有 22 岁的年轻女性，每天都自己打胰岛素，一天打 3 次。这个病如果不打胰岛素，目前好像还没有哪个医生能够专门用中药把它治好，所以这个针还是要打的。但是她的一些症状，并不是打针能够解决的。她的主要症状是四肢烦热引起的睡不好。虽然不是产后，但是她的症状就像三物黄芩汤证的样子，口苦、口干、口渴，头痛是没有表证的头痛；咽喉干痛，胸闷、胸满，大便结，小便黄，舌红少苔，脉象弦细数，细数就带有阴虚内热的状态；腹肌软弱。这就是一个典型的三物黄芩汤证。当时就开了三物黄芩汤。她吃下去人也舒服，大便结、口苦口臭、手烫等都好了一点，但是继续吃出现了胃痛，她就不敢吃了。这个问题事先没有料到，但是仔细一想，方中 3 味药全部都是寒性清热的药，特别是苦参，味道又苦，又峻补阴液，其寒性很强，对胃弱的人是不能用的。我又赶紧看书找资料，看看为什么她吃了会胃痛。《医学入门》里面就明确讲"胃弱者禁用"。矢数道明也说这个方里面特别要警惕的是什么呢？就是苦参。苦参很苦，比黄连还要苦，胃弱的人难以服下去，即使服下去也会出现心下痞而不快。碰到这种情况，矢数道明告诉了一个非常好的解决办法，假如是这个方证，而吃这个方子胃不好的话，可以改用小柴胡汤加干地黄。

我就照此改成小柴胡汤加干地黄这个方子给她吃。开始吃得蛮好，手脚烦热减退，睡觉也转好，胃也没有痛。可再吃下去，胃又痛起来。看来这个人胃弱的程度比较严重，不仅苦参不能用，连黄芩也不能用。小柴胡汤条文里就讲过，小柴胡汤证中假如出现腹中痛者，去黄芩，加芍药，效果比较好。于是就把方中的黄芩去掉，加上炒白芍。一直坚持吃，吃5天停2天，效果不错，手脚热烫、睡不着觉这些症状都好了。当然胰岛素还一直在打着，这样的病我们只是辅助，帮助患者减轻一些症状。

临床告诉我们，苦参这个药是比较难用的，胃弱的人不能用，即使是黄芩、生地也要小心，当然比起苦参要好一点。胃弱的人即使津液不足，使用生地的时候，用量也不能多，一般用5～10g。可见，通过临床的实践过程，我们就慢慢地明白了，这个方中的药物在用的过程中要小心什么，不能够把方证辨证简单化，否则就会产生隐患，而要做到这点，就必须多读书，读各方面的书。

后来我又碰到一个类似的病例。当时我们单位在温州市传染病院办农村医生培训班，那段时间我就住在那里。在那里我碰到一位肺结核住院的女病人，22岁。多次咳血，多次抢救，多次出院又多次入院，医生都感到她非常危险。因为她的肺部已经出现空洞，西药抗结核药效果不好，低热不退，人非常消瘦又贫血，身体烦热，嘴唇干燥干裂，月经也闭止了。手脚烦热，睡不着觉，身体越来越差。幸好，食欲还好。其主治医师也喜欢中医，知道我是搞中医的，就跟我讨论。我也看到了这个患者，舌头很红，苔没有，脉象细数。这个医生告诉我，患者这几年反复在这里住院，也给她吃过中药，如百合固金汤这一类治肺阴虚的，以及其他滋阴降火的、止血的方药，但是效果都不好。我也是第一次接触到这么严重的肺结核患者，就对这个医生说要看看资料，再想想。虽然我看到这个患者的一些症状，就想到了三物黄芩汤证，但因为对肺结核这一类病证还是不熟悉，有所顾忌，心想肺结核这么重，还体虚、闭经，这么复杂的状态是不是也可以用那么简单的方子呢？后来我找到了尾台榕堂的《类聚方广义》，书里面就提到三物黄芩汤可以"治骨蒸劳热（肺结核）久咳，男女诸血证，肢体烦热颇甚，口舌干涸，心气郁塞者；治夏日手掌足心烦热难忍，夜间尤甚而不得眠者；治诸失血之后，身体烦热倦怠严重，手掌足心热更甚，唇舌干燥者"。看到这个资料，我非常高兴。我俩都觉得用这个方子应该是非常对证的。由此我体会到，方证辨证还要顾及这个方子的疾病谱，也就是这个方子在前人的手上治过哪一类的病证。尽管这类病证只是方证的非特异性症状，也就是说它不是针对性的，但是至少这个病证范围可以给我们一种启示。从这里就看到了方证和疾病谱的关系，它是我们能够找到正确治疗方法的一条好路，不能把它堵死掉。于是，我们就用这个方子给患者服用。我回单位后，那个主治医生也一直都用这个方子加减。他说有时候感冒了当然要变化，有时候出现胃的不舒服，就在方里加一些干姜之类的。后来这个患者月经来了，不仅手烦热、睡眠不好改善了，舌头、皮肤的干燥好了，体重也慢慢地增加了。当然西药也一直在用。

这个病例让我印象深刻的是什么呢？就是对一种看似非常复杂的疾病，只要它的主证抓住的话还是可以治好的。同时，尾台榕堂提到三物黄芩汤能够治肺结核提醒了我们。因为三物黄芩汤治疗肺结核有效，所以就很珍惜这个方子，把《伤寒论》《金匮要略》里面以黄芩命名的方子专门拿出来进行分析、讨论。这样的方子很多，如黄芩汤、黄芩加半夏生姜汤、葛根黄连黄芩汤、三物黄芩汤、六味黄芩汤、干姜黄连黄芩人参汤等，可见黄芩这味药非常重要。

《伤寒论》中有 25 个方子都用到了黄芩，我们把《伤寒论》《金匮要略》中有黄芩的方子都找出来，进行全面的梳理，看看它们的方证到底是怎么样的，记住它们重要的主证。从三物黄芩汤出发，以黄芩为主药，把它放在一个大的范围内，从而加深对三物黄芩汤的理解，这也是一个很好的办法。这以后，我再用这个方子，心里就比以前有底气多了，即使遇到一些很复杂的病证，也能梳理出它的主证。

有一个姓黄的女性，65 岁，甲状腺乳头状癌术后半年，患慢性肾病、慢性肝病、慢性萎缩性胃炎、高脂血症、2 型糖尿病。谷丙和谷草转氨酶、总胆红素、间接胆红素稍高一点，空腹血糖 18mmol/L。西医要求她马上使用胰岛素。她儿子是中医师，说最好看中医，他也在给他妈妈看，然后带他妈妈到我这里就诊。患者儿子说，别看她妈妈人很消瘦，又有这么多病，但精神不衰。经常感到一下子冷，一下子热，体温却正常，虽不是往来寒热，但好像又有寒热交替的样子；汗出而臭，头痛头晕、口苦、咽干、目眩（他说这个就是少阳病的提纲证，她全都有）；1 年内反复有口疮，手足烦热不宁，夜卧不安，食欲尚可，大便黏臭，尿黄臭，舌红无苔少津，脉象细数，腹肌弹力稍减弱。尽管没有胸胁苦满，但他还是给她用了柴胡剂，服了很长时间，疗效平平。我认为没有胸胁苦满，用柴胡剂应该是不对的。就此我还跟他进行了讨论。我说，这个就是典型的三物黄芩汤证，根据她的症状，从药基证和整个方证进行对照，应该符合三物黄芩汤证，加上她胃口一直好，感觉脾胃功能还是不错的，觉得用这个方药应该问题不大。就这样，前前后后给她服用三物黄芩汤 3 个月，诸症减轻。谷丙、谷草转氨酶、总胆红素、间接胆红素恢复正常，空腹血糖 5.4。看到这样的疗效，我们都很高兴。后来他们母子俩到外地去了，我们就失去了联系。至于后期会怎么样，我想有她儿子在身边，应该慢慢都会好起来的。

现在我们要讲一下这个方子是怎么形成的。远田裕正的研究成果里讲到，当时人们好像已经知道四肢苦烦热，黄芩的效果比较好，所以开始以黄芩作为主药是有道理的。后来又发现四肢苦烦热在小柴胡汤证里也有，估计也是黄芩在起主要作用。小柴胡汤有 7 味药，黄芩所治疗的四肢苦烦热的程度很微弱，而三物黄芩证里是很明显的四肢苦烦热，严重到睡不着觉。同时人们发现，苦参也能对四肢苦烦热有治疗作用，于是就在最原始的黄芩方子里加上了苦参。后来发现地黄也可以治疗四肢苦烦热，因此把地黄也加进来了，这样就加强了治疗四肢苦烦热的疗效，也就产生了三物黄芩汤。方子形成之后，用于临床，只要有刚才讲的症状，就都有效，这样这个方子就固化下来了。虽然这其中有很多是远田裕正的推论，但对于我们理解这个方子是有帮助的。

我现在就以三物黄芩汤为例，重点讲一下怎么样避免方证辨证简单化的隐患。开始学的时候，我们一般都会兴高采烈，觉得方证辨证，只要一个证对着，病就治好了，很简单。其实作为一个医学体系，它并不是那么简单。当你临证处理一个病证，治好了当然很高兴，治不好也不用着急，因为治不好的时候，心里感到迷惑的时候，也是在进步，是进步的另外一个阶段。老子说："为学日益，为道日损。"这是指第一阶段，即什么都治好，学术上在进步，但是作为对事情的认识，还是在迷惑里，当没有碰到失败的时候，其成功并不是真的成功。老子还说："知不知，尚矣；不知知，病也。"知道自己不知道，其实还是好的，会思考为什么这个病自己没治好？

在学习经方的初期有些病例能治好是带有很大的偶然性，就像我上面讲的第一个病例治好了，可后来很多病例都治不好。没有碰到这些失败的病例，你就不知道自己的知识还不全面。这就说明，我们现在治好了一些病例，当然要记住，但治不好的病例也不能把它忘掉，如果忘掉了，认为自己都是治好的病例，这对自己的进步是不利的。有人会认为不会吧，治不好的病例怎么会记不住呢？很奇怪，人有的时候就有这种情况。我遇到过很多人，说自己这个方子治病是百分之百的有效，我就觉得很奇怪，天下怎么会有百分之百的东西呢？我就问他，你治了几个患者？他讲来讲去，也就一两个患者。我问，你一共才治愈了一两个患者，那其他那些患者呢？他就说出很多理由，如有些患者治了一半就不治了，或者吃食物不小心或者劳动过度，什么什么的，总之治不好的他全都是病人的原因，都认为不是自己的问题。他记住的都是能治好的，这就是"不知知，病也"。不知道自己治不好的，只记得自己治好的，这就是一个毛病和缺陷，就会陷入方证辨证简单化的隐患，就不会进一步研究、思考。学习的过程也一样，从开始的病治好了，认为这是"理所当然"，但是当慢慢碰到一些问题的时候，你就会发现，"理所当然的局限性"，下面还有很多的陷阱在里面，还有隐患在里面，要慢慢地把这些隐患一个一个地克服掉，一步一步地走出来，排除了隐患，才会逐渐熟练起来。其实，我们学习经方，一辈子都是在路上，永远没有一个到了顶点的时候，会不断发现新的问题，发现这些问题就会进一步设法去解决。有些问题没出现，我们就不知道，就会认为这个病这样治疗就可以了，认为自己这样治疗就是很好的了，从而陷入了"理所当然的局限性"，被困在了里面。

091 大小陷胸汤 1

　　大小陷胸汤是针对结胸病而使用的两个不同的方子。大陷胸汤出现的时间早一点，康治本里面的陷胸汤，指的就是大陷胸汤。而在宋本里面因为出现了两个陷胸汤，所以才分为小陷胸汤、大陷胸汤。小陷胸汤的药物比较简单：黄连、半夏、全瓜蒌；大陷胸汤则是由比较峻猛的药物组成：大黄、芒硝、甘遂。人们看到甘遂这个药，因为它是逐水剂就有点怕，我也一样，开始使用大陷胸汤的时候总是有点顾忌，慢慢地通过对条文的熟悉，对注解的熟悉，以及对各家临床医案的学习，就逐渐走近了它。希望大家在学习这个方的时候也要这样，临床先从小陷胸汤用起，然后再用大陷胸汤。学好大陷胸汤应该讲是《伤寒论》经方学习的一个重要阶段，我们应该早些去认识它，而晚一点去使用它。

　　我们先讲小陷胸病，也就是宋本《伤寒论》的第138条："小结胸病，正在心下，按之则痛，脉浮滑者，小陷胸汤主之。"条文很简单，也很清楚，唯一有疑惑的可能就是什么叫小结胸病。简单地说，小结胸病就是在胸部有东西停滞，造成胸腔的不舒适，我们先这样去理解。它在腹证上表现为心下（两个肋弓的下面）压上去就痛；脉象浮但很滑利，总的讲脉象趋于实证；腹部的肌肉是中等以上的弹力。对于小陷胸汤的临床治疗目标，我经过多年的学习后，是这样定位的：口苦、口臭，胸部有压迫感；脉象属于滑脉，虽然条文说是浮滑，但是临床我碰到的多为滑脉；舌红苔黄；心下压痛，这个非常重要，这个压痛，压下去真的是痛，有抵抗的痛，但是范围面积不会太大，假如太大超越了心下，一直到中脘，一直到肚脐，甚至到小腹，那就不会是小陷胸汤证，而可能就是大陷胸汤证了。另外，它的腹壁肌肉弹力比较好，假如是大陷胸汤证的话，不是弹力的问题了，而是压上去像板一样的，严重的甚至有反跳痛，两者的鉴别还是比较容易的。

小陷胸汤临床上我大都是和大柴胡汤或小柴胡汤联合使用，单独用这个方子的机会也有，但是很少。其中有一次是20世纪80年代初期，我刚刚从乡下通过考试进入了医院。这个医院当时还没有宿舍，是寄宿在离温州市区大概还有将近40分钟车程的一个乡下的传染病院里边，这个传染病院是专治肺结核的。

1980年7月的某一天，我准备午睡了，突然听到外面走廊里来了很多人，他们大概是附近农村里的农民，准备在这里的走廊上休息，大家你一句，我一句的非常热闹。有个农民大声在诉苦，说他自己胃痛已经有3年了，一直治不好。从他说的话里面听得出，他也懂一点中医、针灸，我对他产生了兴趣，于是就打开门叫他到我房间里来聊聊。他说不要，在外边凉快一点。他跟我说，自己高中毕业以后没什么事干，就在生产队里当农民，同时也对中医感兴趣。他说几年来一直胃痛，自己给自己针灸、用药，都没有治好。我问他都用什么药呢？他说开始用香苏饮（讲得还蛮正式的，直接就用方子），后来用小建中汤，再后来用半夏泻心汤。用的还都是经方。我说你都用原方一个方子啊？他说也有加减，但基本上都是一个方子。我问这些方子是哪里看来的？他说是从《伤寒论》《方剂学》里看来的，但是吃下去都没有什么效果，特别是现在还觉得胃痛，只能挣扎着勉强去劳动。我问很痛吗？他说很痛倒没有，但总是不舒服。他人看上去很强壮，精神很亢奋，讲话声音很响。我说你胸部怎么样？他说胸部也不舒服。我说你咳嗽一下，他咳嗽一下觉得上面痛，下面也痛，咳起来就痛。他说汗也很多，这个夏天更不用讲了，也有口苦口臭，吃饭很好，大便很臭、黏的，好几天一次，小便又黄又臭。我看他的舌头很红，舌苔也很黄，脉象感到和缓有力。再让他躺在水泥地上给他腹诊，腹肌弹力很强，心下很硬，同时压痛，胸胁没有苦满，背部的至阳穴强力压痛，我一压下去，他说这里很痛。我说我先帮你压压，你现在觉得怎么样？他说现在肚子里也不舒服。我就一直压着，有两三分钟，再问他怎么样，他说比前面松了。我说松了好，你回去还是要压。同时给他开了一个小陷胸汤，这应该是非常对证的。一般小陷胸汤证都带有胸胁苦满，但他没有，所以我就用了3味药：黄连5g，全瓜蒌15g，半夏12g。他问就用这一点点药啊？我说你不是学过《伤寒论》了吗？你知道这是什么方子啊？他好像不怎么认识。可见他学得还不深。我说你要是觉得少，我就再加几味吧。我不好跟他争，就加了2味药，一个枳壳5g，一个桔梗5g。为什么呢？因为在《通俗伤寒论》里用到这个方子的时候，就经常加这两味药。我想这两个药对他这个病的化解也有作用。这样一共就给他开了5味药，7剂。想到他不一定还会过来，这次只是偶然经过这里午休的，就对他说，你吃了这个药以后最少还要再来一次。7天后他果然又来了，很高兴，说中医的确是有用的。这几年自己给自己治后没效，也让别人看过，也自己针灸过，总是不能断根，有时候针一下好一点。这次不一样，压这里感到放松了，确实有效。第一天、第二天排出来的大便又臭、又黏、又多，从来没有过，整个胸、腹部就松掉了。我说你再咳嗽一下，他说胸部已经基本上没有以前的症状了。胃痛还有一点点。我让他继续吃药，前后吃了20天左右，每天按压至阳穴2次，每次1分钟，多按压几次之后就不痛了，过几天不按压，再压至阳又会感到压痛了。我告诉他，就压有压痛的地方，不一定非要是至阳穴。有时候在前面一点，有时候在后面一点，总归是在脊柱上按压就是了。这个病证最终治愈了。

此后，他还介绍了很多周围的农民到我这里来看病，各种各样的病都有，他也经常过来天南海北地和我聊天，我俩成了好朋友。

这就是我根据自己的临床经验和体会，单用小陷胸汤治好的病例。事后想想，整个病况都非常符合方证。然而大陷胸汤我一直学习别人的治疗，自己没有机会碰到，对于这个峻下的药方还是感觉有点畏惧。

我最早看见大陷胸汤证的治疗医案是曹颖甫《经方实验录》中所转载的王季寅先生发表在民国刊物《医界春秋》的一篇文章，题目叫《同是泻药》，意思是承气汤是泻下药，大陷胸汤也是泻下药，但是它们的效果完全不一样，治疗对象也不一样。文章讲了一个医生自我治疗的病例，不光有这个医生生病之后自己给自己诊治的过程，还有医生自己吃完药以后的感受，写得非常生动。大家假如要学习这个方子的话，这个医案是应该必看的。

文中写道：十八年（1929）四月某日，狂风大作，王季寅先生因为有事情出去，被风伤到了，吹风回家以后，腹中暴痛。长期以来，他都有腹部疼痛的毛病，经常会发作，但是他也经常抽鸦片，一抽鸦片就止痛了。不料这次鸦片没有效果，他就给自己开一个方子吃。开始开什么方呢？当归芍药散加生大黄，晚上吃下去没有用，至半夜痛加剧，家人马上要请别人给他针灸。当时很痛，民国时西医也没有普及，还没有什么止疼药，他认为鸦片是最好的止疼药，可现在鸦片也没有用了，家人劝他请医生来针灸，他害怕针，没有同意。到了下半夜，疼如刀绞，没有办法的时候，就喝一杯自己的小便。民间就有单方，喝自己的小便，叫回龙汤。喝下之后，好一点，但还是很痛，过一会疼痛又加剧，情况如前，一直到黎明时分，家里人早就把针灸医生叫来了，给他中脘扎了一针，其他地方也扎几针，一共7针。医生就住在他家，留针，过几分钟捻转提插一下。5个小时后，痛就止住了。这么严重的腹痛，针下去留针就有效，针灸在民间的确是有生命力的。这个医生说，你腹部硬得跟石头一样，针只能帮助你止痛一时，而破坚开结，非药不克奏功。这个医生就开了个顺气消导的药方。他说这个方子不行，他自己也是医生，他不想喝。家里人再三劝说才勉强喝了一剂，可喝下去并没有用。第二天家人还想叫那个针灸医生来看。他说不要，我腹部那么硬，好像石头一样，绝不是顺气化痰能够解决的。他说唯有泻下的大承气汤，可能会有用，于是就自己开一个方子。生大黄三钱（相当于10g左右），枳实二钱（相当于6g左右），厚朴三钱（相当于10g左右），芒硝五分（五分倒是很少，大概相当于1.5g），喝下去以后1个小时左右，大便泻下去很多的东西，整个胸部、腹部稍微有点畅快了。

第二天胸部、腹部仍然感到又满又硬，再吃了2帖药，大便又好几次排出去很多陈旧的、很臭的东西。但泻了以后，整个人元气大伤，一下子就支持不住了，只好改服六君子汤3剂，元气才慢慢地恢复了。但是胸部、腹部还是胀满疼痛，仍旧是老样子。又吃了两剂大承气汤，这次就不对了，不但疼痛丝毫没有减轻，腹部的胀硬还是原来的样子，而且精神衰惫了，奄奄一息好像会死的样子。

想攻又不对，补又不可以。先攻后补，攻补兼施，效果还是这样，生命到此大概差不多了，绝望了。

他突然想到《伤寒论》里边有小结胸病，正在心下，按之则痛；大结胸病从心下至少腹硬满，不待按，即痛不可近。他初病的时候，胸部腹部坚硬，好像石头一样，痛得不得了，想来想去就是大陷胸汤这个方子。这个方只有3味药——大黄、芒硝、甘遂。大黄、芒硝已经连着吃了那么多，结果还是一样，难道加上一点点的甘遂就能够回生？但是病到了这个地步，不服药肯定会死；服的话假如对了，可能就会好起来。于是他决定试一下，开了方子：生大黄二钱（相当于6g），芒硝五分（相当于1.5g），甘遂一分（相当于0.3g）。药煎好以后，所有的亲戚、朋友都过来劝他不要吃，说甘遂还放在大黄、芒硝里边吃，他的身体吃不消。可他说自己力排众议，一下子就把药喝下去，死马当作活马医了。

服了这个药以后，就感到和服之前的药完全不一样。之前吃大承气汤的时候，过了咽喉以后就觉得药的力量直接就到了小腹，这就是大黄、芒硝的药性向下走，走得很快。而今天喝这个药，大黄、芒硝怎么不会往下走了？盘旋在胸腹之间，下去又上来，上来又下去，好像在寻找疾病什么的。过一段时间，突然大便了，很顺畅地排下去，黑色的好像棉油一样，有一碗那么多。拉了以后整个胸部就豁然开朗，痛苦大大减轻。再吃了四五剂，整个人就恢复起来，精神焕发，饮食倍进。

他说想起来了，古人说用之得当，虽大黄、芒硝也都是补药。现在真的很相信这句话了。这个方和大承气汤只有一两味药的出入，大承气汤里边有枳实、厚朴；这个方里没有枳实、厚朴而有甘遂，甘遂也只有一分（0.3g），可主治的效果却有天地之差，经方真是神妙，真是有令人不可思议的地方。他又连着吃了 10 多帖，这个病已经十去八九了。本来想不吃也会好，可又觉得吃了那么多的药都蛮好的，还剩一点点病状再吃一下也有利无弊吧。于是就又吃一帖，想把病除根。谁知道这药一过咽喉，就觉得心里边咚咚咚咚，整个胸部心肺都好像沸腾一样，痛苦不可名状，赶紧用党参一两（相当于 30g）、黄芪五钱（相当于 15g）、饴糖半茶杯，连着吃了 2 帖才好起来。都是这个药物，为什么开始吃芒硝、大黄，元气就马上散掉，加上甘遂吃下去精神反而壮健起来，再吃又出事情？真是奇妙。他把整个的治疗经过都记下来了。

看了这篇《同是泻药》，真是感慨万千啊！医生自己治自己的病，慢慢寻找到一个正确的路，当方证相对应的时候，效果是如此之好，但是太过又出现了伤元气的情况。所以《内经》讲"大毒治病，十去其一二"，的确是有道理。像这样病已经去掉了七八分，就应该停止服药，不能够太过，太过也会出问题！

娄绍昆一方一针解《伤寒》

大陷胸汤由甘遂、大黄、芒硝三味药组成，是一个治疗大结胸证的药方。临床应用以心下硬满，疼痛拒按，便秘，舌燥，苔黄，脉沉有力为辨证要点。

曹颖甫先生的《经方实验录》里面有好几个用大陷胸汤治愈的医案，他的学生姜佐景总结了他老师用这个方子的煎药方法，其中有一段值得我们去学习。

姜佐景说：老师用这个方子，经常3个药同时煎，不分先后，甘遂也不用研成粉吞下去。他说假如把甘遂研成粉，服的时候就可能会呕吐。这个药混起来吃也会呕吐，同时也会肚子痛，痛了以后会下大便，大便腹泻也有，这是一种瞑眩现象。甘遂粉的力量要比煎剂大10倍，所以我老师用制甘遂并不是那么少，他一次用一钱半（相当于4.5g），假如用粉就是用0.1g。曹颖甫先生用这个制甘遂一次就用4.5g同煎，同煎效果可能还会好一点。假如一定要用末，肯定量要大减，大减到多少，就是刚才讲的0.1g、0.2g。他说一定要记住。特别指出曹颖甫先生用甘遂一般量多一点用4.5g，和大黄、芒硝一起煎。一般我们都是大黄先煎，芒硝后入，最后用甘遂粉冲服，而曹颖甫先生的这个经验也值得注意。

看了曹颖甫先生《经方实验录》中的这些案例，我当时只是感到喜欢，心向往之，由于还没有把这个方子整个看透，也不敢用，因此，我就反复地学习《伤寒论》的不同版本、相关条文。

大陷胸汤在康治本里就叫陷胸汤，有两条条文。康治本一共只有65条条文，而大陷胸汤就讲了2条，可见这个方子在当时还是非常流行的。康治本第32条（宋本是第135条）："伤寒，结胸热实，脉紧，心下痛，按之为硬者，陷胸汤主之。"还有康治本第33条（宋本是第137条）："太阳病，发汗而复下之后，舌上燥而渴，日晡所小有潮热，从心下至少腹硬满，痛不可近者，陷胸汤主之。"

这两条条文的意思都比较明确，就是说这个病可能是原发的，也可能是继发的，即由泻下以后出现了"舌上燥而渴，日晡所小有潮热，从心下至少腹硬满，痛不可近者"这些症状。日晡所（下午3点到5点）出现潮热，这个跟大承气汤证非常相似。这两条条文我都看得懂。后来看宋本，宋本的条文就多了，我看来看去，总觉得比较难理解，特别对于其中讲的"客气动膈"很难理解。这个膈好像就是横膈膜，这个病的病位也好像就是在横膈膜的上下。以后我又看了很多其他的临床书籍，才慢慢地知道了，这个病的疼痛部位是从心下一直到小腹都是硬满疼痛而不可近手。虽然从条文上了解了这个方子，但我还是不敢用，因为报道用这个方子出事的也比较多。所以我就在想怎么样才能够把这个方子真正掌握，总是应该找别人已经研究过的东西来学比较好。

我在寻找、收集这方面研究资料的时候发现了一本书，看了之后，感到作者对这个问题的研究要比其他同类的书更加明朗。这就是李同宪写的《伤寒论现代解读》，现在可以买到这本书，有空的话大家也可以看看。

他对这个方的理解角度跟其他人不一样，他把这个方作为整个

《伤寒论》太阳病下篇的核心内容来进行解读。太阳病不是分三篇吗？上篇是讲桂枝汤的加减，中篇主要是讲葛根汤以及麻黄汤的加减，而下篇就是讲结胸病的整个状态以及类似方证的鉴别。我以前读的时候对这个并不了解，是他挑明了这个问题。他说，整个《伤寒论》太阳病的下篇，就是讲结胸病和其他类似疾病的互相比较和治疗上的各种各样不同的方法。这句话解决了我很多的迷惑。他用现代医学知识把这个病从头到尾、从时间到空间怎么演变，以及和各种各样不同病证的鉴别都讲得清清楚楚，读了以后就对《伤寒论》这一个篇章的内容明白了。

他说"客气动膈，胸胃俱病"，这就是结胸病的一个特点，是指在发热的、感染的状态下，横膈膜上下感染的一种状态。他说中医的这个"膈"的认识和西医的"膈"基本上是一致的。中医认为"膈"的下面是胃，而西医由于解剖知识比较清楚，知道"膈"的下面除了胃以外，还有肝、胆、胰、十二指肠这些器官。急性腹膜炎分原发性的和继发性的，继发性的主要是一些消化道的疾病，如阑尾炎的穿孔、胃及十二指肠穿孔、急性胰腺炎、胆道透壁性的感染和穿孔、胆囊炎的破裂、肠伤寒的穿孔等，导致消化道内的一些东西排到腹腔，造成腹腔的感染，出现一种弥漫性腹膜炎。为什么这些病证会和"客气动膈，胸胃俱病"连在一起呢？他说这些器官都连在膈下，膈的上面是胸膜，下面是腹膜，膈的腹膜的下层有非常丰富的淋巴网。这个淋巴网，就把由于胃、十二指肠、阑尾等穿孔所排出来的一些东西吸引到了膈下的间隙里来，从而引起了膈下间隙的感染。这个感染大约有2/3的患者经过治疗是可以吸收的，而1/3的患者就会发展成为局限性的脓肿。膈下的感染又可以引起膈上面肺和胸膜的反应，出现咳嗽、气喘、胸痛这些胸部的症状。以前我也看到一些资料，讲到结胸病其实就是腹膜炎。可腹膜炎是腹部的，为什么命名为结胸病呢？原来这里的膈下感染会吸收到膈胸膜的淋巴网里面，在淋巴网发炎的情况下，就会引起胸腔的一些炎症反应。这样膈下在其中所起的作用就非常的大，所以条文讲的"客气动膈，胸胃俱病"，酿成结胸，在这里就找到了根据。

膈上膈下这种感染的状态，假如还没有形成结胸的时候，随便用大黄和芒硝通下的话，就可能会促进了结胸证的形成，也就是导致阑尾穿孔或胃肠十二指肠溃疡穿孔、急性胰腺炎、胆道透壁性的感染和穿孔、胆囊炎的破裂、肠伤寒的穿孔等。所以，《伤寒论》就把"下之太早"，作为结胸病的继发性原因之一。

经李同宪老师这一分析，我恍然大悟。他同时还梳理了这个篇章里的一些重要条文，这些条文都是跟大陷胸汤证有关联，需要鉴别的。这就涉及很多的条文，都是围绕着结胸病的。这样一讲，整个系统就活起来了，觉得这些条文都不是各自为政的，而是围绕着结胸病这个核心，需要进行方证鉴别。

书里讲到大柴胡汤证，"胸胁苦满，心下急呕不止，腹部结实胀满，腹痛发热，便秘或者腹泻"，这些情况在发热的状态下，是一种胆囊、胰腺感染以后出现的严重梗阻，即用大柴胡汤就处理了；假如处理错了，用承气汤之类的药方泻下，可能就会促使这种感染物透过了薄薄的壁层，到了腹腔里边去，形成了大陷胸汤证。因此，什么是大柴胡汤证？什么是大承气汤证？什么时候用大柴胡汤？什么时候应该用大承气汤？都要搞清楚。

他还谈道，大承气汤证也会出现潮热、腹部坚满，有时候下利黏臭得很，或者大便闭结有燥屎，或大便下利黏臭，或者外感热证中的热结旁流。这种情况，有时候就是肠道梗阻、感染所造成的腹痛、发烧，假如抓紧治疗，可以用大承气就治好了；假如用药量不对，或者量过度，也可能会造成肠道穿孔，变成了腹膜炎，那就应该用大陷胸汤了。所以，什么时候应该用大承气汤，什么时候应该用大陷胸汤，是需要鉴别的。虽然都是腹部疼痛，胀满拒按，但是大承气汤证不会出现像板块一样的疼痛，也不会出现反跳痛这一类腹膜炎的症状，可以分辨清楚。

他还讲到，有一些妇女月经的时候出现外感热证，就是我们讲的热入血室。宋本《伤寒论》条文里面就有一句话："热入血室，如结胸状。"为什么说如结胸状，因为这种感染，直接会造成急性的盆腔炎症，从而形成盆腔的脓肿，出现腹部充实、有大便倾向、有瘀血症状、小腹急结，同时出现面部的升火红烫、精神的亢奋发狂这样一种状态，然而其下肢都是冰冷的。对此，假如处理得好，能够辨别出这是一种急性盆腔感染以后造成的急性盆腔脓肿的话，应该用桃仁承气汤，就可以把这个热入血室治愈。有的形成热入血室的患者，即使不做治疗，也会自行通过阴道、肠道、尿道把瘀热排掉而达到自愈。但是，假如脓肿穿孔了以后向腹腔排，那就会形成腹膜炎。形成腹膜炎的初期，出现腹部整个胀满疼痛像板块一样的这种腹膜症状，且发热的话，也可以用大陷胸汤及时解救。这里要说一下，这个当然是要对证的，我们一直强调要用总论的精神学分论，也就是说像他讲的这个腹膜炎症状，应该是偏于实的热的，所以压痛那么广泛，像板块一样的，体能也是比较强健的。假如体能不好，精神不好，脉象不好，那就绝对不能用的。那应该用什么？应该用桂枝加芍药汤、小建中汤、大建中汤。

如果月经来的时候突然自行停掉，又有了新的感染，在初期还没有出现腹部压痛等征象，只有胸胁苦满、往来寒热、心烦喜呕的时候，用小柴胡汤或者加一些活血的药，或者跟桃仁承气汤合用，有的问题就可以解决了。这种"热入血室"病证，有时候会出现发狂，《伤寒论》里边已经有过交代，因此一般应该把小柴胡汤和桃仁承气汤连起来。这样就知道出现了热入血室证和太阳的蓄血证以及结胸证怎么样进行鉴别，以及这个病证的发展状态。

大陷胸汤证还应该跟半夏泻心汤这一类的方证相鉴别。太阳病下篇一开始就讲结胸证，同时又讲到另外一种病证，就是痞证，需要鉴别开来。他讲的痞证就是半夏泻心汤这一类的证，如甘草泻心汤、生姜泻心汤、黄连汤、大黄黄连泻心汤、大黄黄连附子泻心汤这一类，它们都有心下痞硬的。但是这一类药方，特别是半夏泻心汤、生姜泻心汤、甘草泻心汤，主要是针对的是急性胃肠炎和急性痢疾所造成的这种病变，病变所感染的部位，都是在胃肠消化道腔内的一种病变。而结胸证是在消化道外面的腹腔内，条文一直强调的是从心下一直到小腹整个腹部的硬满疼痛、拒按，并有潮热，它已经不是在消化道内部的感染，而是已经穿孔造成整个腹部一种局限性的或者弥漫性的腹膜炎症。

通过李同宪这样的一个叙述、鉴别，上下反复地解释，我慢慢地、慢慢地就进入了他讲的这种状态，也对这个方有了一种新的理解，之后在临证时心里就有数了。

这里讲一个我自己治疗的病案。

一个妇女，23岁，结扎以后腹部疼痛，西医诊断为在结扎的过程中因打开腹腔而造成肠粘连，治疗都是用的糜蛋白酶。但是治了2个多月，症状没有什么改变，每天总是整个肚子胀痛。

1998年9月20日初诊，自诉口苦口臭，小便黄臭，大便闭结，一个星期也不解，但食欲还是好的。舌很红、干燥，舌苔黄厚苔，脉象沉实。虽然病了那么长时间，看上去还是一个实证。最重要的是腹证，从心下到小腹硬满疼痛，压上去好像石头一样，但是没有反跳痛。体温有时候出现低热。我觉得这个病没有像大陷胸汤证那么典型，但是比小陷胸汤证又严重了好多，因此，我就没有用甘遂，而是用了另外一个方子去替代。这个方子是从曹颖甫先生所讲的一个病例上学来的：制大黄10g，芒硝10g（冲），厚朴10g，枳壳10g，莱菔子30g，瓜蒌皮30g。

　　先煎枳壳、厚朴、莱菔子、瓜蒌皮，然后入制大黄，煎好后倒出来，加进芒硝，稍微停几秒钟再服。

　　这个药我认为还是比较平和的，对她这样的体能应该没有问题。的确，药吃下去后，就排了很多的大便。她说半个马桶全部是臭得不得了的大便。连吃3天，再次检查腹部，发现腹部仅仅还有一点硬，停止服药，密切观察，以待自愈了。以后怎么样呢？到现在已经将近20年了，患者满腹疼痛的症状还没有复发，身体情况基本上都好。

　　这就是我自己治疗的病例，像这样的病证，临床碰到的不多，因此用的很少，但是在学习这个方证的时候，通过对《伤寒论》太阳病下篇的学习，各种各样的方围绕着大陷胸汤怎么样进行鉴别使用，你会体会到《伤寒论》那个时代的临床医生对这种病证的整个变化的观察、研究有多么细致入微。

　　上面所介绍的《伤寒论现代解读》这本书，读了以后确实会对《伤寒论》太阳病的下篇有一个总体上的理解。但要注意的是，李同宪的这个研究是从西医感染性疾病的角度，针对一种发热状态下的结胸证而讲的，我们不要理解成这几个方子只能够治疗这种感染性发烧的病证，它们的治疗范围是很大的。我刚才讲的这个例子就是一种肠粘连的，应该说感染的状态不明显，但用类似的方子也会取效。所以我们应该站在总论的立场上，去理解这种不同的方证鉴别的良苦用心。

093　温经汤 1

　　温经汤来源于《金匮要略·妇人杂病脉证并治》："问曰：妇人年五十所，下利数十日不止，暮即发热，少腹里急，腹满，手掌烦热，唇口干燥何也？师曰：此病属带下，何以故？曾经半产，瘀血在少腹不去。何以知之？其证唇口干燥故知之，当以温经汤主之。"

　　条文的意思是：学生问：一个妇女 50 来岁，已经下利很长时间了，晚上的时候都有发热，小腹感到有拘急，有疼痛不适的感觉，腹满，手掌感到很烦热，嘴唇、口都很干燥，属于什么病证？

　　老师回答说：这个病整体上是属于带下这一类。怎么造成的呢？曾经流过产，瘀血留在小腹当中。怎么知道瘀血留在小腹当中呢？从其中的一个症状唇口干燥就可以知道，应当用温经汤治疗。

　　条文的意思比较清楚，后世根据对这个条文的理解和应用也做了一定的变化，这些变化我认为应该更有利于临床。

　　温经汤有 12 味药，可以说是非常大的一个方子。其组成：吴茱萸三两，当归二两，川芎二两，白芍二两，人参二两，桂枝二两，阿胶二两，生姜二两，丹皮二两，甘草二两，半夏半升，麦门冬半升。这个方子的组合是比较复杂的，所以其面对的症状也比较多。

　　近 300 年来，日本汉方家对这个方子做了大量的研究，特别是从临床各个角度进行研究。其中龙野一雄研究认为，温经汤是由芎归胶艾汤、当归四逆加吴茱萸生姜汤、吴茱萸汤、桂枝茯苓丸、炙甘草汤组合而成的。把12味药进行排列组合以后，就有了这样5个方的加减组成。可见，这方是一个非常庞大的集合。

浅田宗伯对温经汤治疗目标的叙述是：这个方以胞门虚寒为目标，胞门就是指包括子宫、骨盆在内的整个小腹部，凡是妇人有血室虚弱、月水不调、腰冷腹痛、头痛、下血种种虚寒之候者用之。他认为，这个方是治疗整个少腹部（包括子宫）的一种虚寒证。可以治疗的临床症状，有月经不调的，有腰冷痛的，有腹痛的，有头痛的，有月经量多或者子宫出血的。

另外，他还讲到几个适用症状：下血之症（就是子宫出血或者月经量多这一类症），口唇干燥、手脚烦热、上热下寒、无腹血块者可用之。若有癥块，血下不爽者，子宫出血量不多、淋漓不止的，可以用桂枝茯苓丸。假如更严重，即癥块更大，淋漓不止更严重的话，就用桃仁承气汤。这里就把这个方的运用与核仁承气汤、桂枝茯苓丸进行了鉴别。对于浅田宗伯的这个温经汤的应用经验，日本汉方家几乎都非常推崇，龙野一雄的《中医临证处方入门》这本书（国内在1956年曾经翻译过来）中有个按语就说："浅田宗伯的经验，临床可作为重要参考。"

浅田宗伯指出的这样一种临床主症是非常重要的，其中所提到的胞门虚寒，我们应该联想到下腹部的久寒，应该属于这个治疗目标。宋本《伤寒论》第352条就讲道："若其人内有久寒者，宜当归四逆加吴茱萸生姜汤。"我们前面也提到了吴茱萸生姜基不光是治疗呕吐、头痛，还可以治疗久寒。当归四逆汤已经是治疗手指冷、脉象细了，假如更严重，小腹寒冷的痼疾，就要加吴茱萸、生姜。所以温经汤里面这两个药需要引起我们的注意。

学习温经汤，我们还要进一步了解它的治疗目标，虽然浅田宗伯也讲了，但他讲的有些东西过于细了，我们可以精练一点，把干货提出来。我觉得龙野一雄讲的更应该引起我们的重视。他说温经汤的治疗目标：第一是月经有障碍；第二口唇有干燥；第三手脚有烦热；第四下腹部有膨满感或者下坠感。龙野一雄是临床家，他说自己一生单纯用这个方子已经治愈了3例不孕症，都是以下腹部有寒冷，上表部有血热作为目标。龙野一雄在所有日本汉方家里面是比较注重病因、病机、病位等中医理论的，因此，他不仅是方证对应，还讲病因、病机的状态。下腹部有寒冷，寒冷包括什么呢？腰冷、腹冷这一类都是；上表部有血热又指什么呢？就是指这样的人可能出现手脚烦热、口唇干燥、舌红。这个就等于把病态作为目标了。下面他又做了解释，脉象是弱的。还有腹诊，这是日本每一个汉方医家都重视的，龙野一雄也一样。他说腹壁的深度有显著的变化或者软者多。这句话讲得比较含糊。显著的变化指什么呢？我的理解就是在深部压上去有不舒适的感觉，同时整个腹壁还是偏软的。因为这个方子是属于一种扶正的方，所以腹诊方面所表现出的是腹壁比较软。

掌握这个方子还有一个比较好的方法，就是了解这个方是怎么形成的。《金匮要略》里面这个方子药物的排列是：吴茱萸、当归、川芎、芍药、人参、桂枝、阿胶、生姜、牡丹皮、甘草、半夏、麦冬。日本汉方家研究认为，这样的排列已经离开了原来康治本的那种以口诀形式的排列，即根据其形成的时间先后、前后加减这样的次序排列。

因此要认识这个方是怎么样形成的，还是要回到最初的排列次序。远田裕正把温经汤的构成重新按次序排列，也算是返璞归真了。

吴茱萸还是第一位，人参第二位，半夏第三，生姜第四，桂枝第五，芍药第六，甘草第七，当归第八，川芎第九，丹皮第十，阿胶第十一，麦冬第十二。为什么这样排列？这样排列，就可以看到原先是怎么组合的。然后他提出温经汤12味药一共由7个药基组成：第一个药基是吴茱萸生姜基，第二个药基是人参生姜基，第三个药基是半夏生姜基，第四个药基是桂枝甘草基，第五个药基是芍药甘草基，第六个药基是当归川芎牡丹皮基，第七个药基就是阿胶麦门冬基。这样一排列，已经学习过《伤寒论》的人马上就会知道，它里面包含了多少针对性的临床症状。这些药基再经过组合，其组合也是根据康治本的原理。怎么组合的呢？吴茱萸生姜基、人参生姜基、半夏生姜基，这3个药基合并，3个生姜就变成1个生姜放在后面，这4味药的排列次序就是吴茱萸人参半夏生姜，就成了一个新的药基。这个药基起什么作用呢？主要就是针对呕吐、下利，或者人体小腹部的久寒，都可以用这一组药基进行治疗。

接下去，也把桂枝甘草和芍药甘草合并起来，形成新的桂枝芍药甘草基。桂枝芍药甘草基主要治疗心悸、心慌、上冲以及整个腹部拘急疼痛。当归川芎牡丹皮基，它能活血补血行血，治疗血虚瘀阻。在温经汤中，当归川芎牡丹皮基是一个核心的药基。还有一个阿胶麦冬基，它所针对的就是阴血不足造成阴虚血热，出现口唇干燥、手掌烦热。把温经汤的诸多药基全面梳理一下，温经汤主要由四个药基组成，它们分别是：吴茱萸人参半夏生姜基、桂枝芍药甘草基、当归川芎牡丹皮基和阿胶麦门冬基。

我们学习方剂，尤其是由繁多药物组成的方剂，一定要通过这样的一种途径，才可以掌握得比较好。掌握了以后，再看看临床上这个方子都治疗什么病。根据《金匮要略》的原文以及历代医家的经验，温经汤主要治疗月经不调、痛经、月经过多、子宫出血、白带等妇科疾病。

我用温经汤治疗过痛经、月经量多以及不孕症，其中单纯用这个方子治愈不孕症已经有5例。今天我讲其中1例选择应用温经汤的思维过程。

患者姓汤，28岁。结婚前一年人工流产1次，现在结婚3年了还没有怀孕。她丈夫男科各方面检查都正常。西医输卵管造影检查，描述左侧伞端有些粘连，也不是很严重，但是子宫内膜明显增厚。西医诊断已经排除了血液病以及心脏、肝脏、肾脏的疾病。但是治来治去，始终没有怀孕，患者心情非常急躁。

初诊是2013年10月，看到患者第一眼印象是体型很瘦，中等个子，脸黄黄的，有贫血貌（血色素不到10g/dL）。这明显是出血性贫血，因为每个月月经量很多、时间很长，出血的量多。现在已经有心悸心慌、供血不足的状态。早晨还有呕吐清水，她说这个已经很久了。腹部、腰部都冷，但是嘴唇、口都很干燥，手脚烦热，脚跟皮肤龟裂。这已经不仅仅是月经的问题，可能有子宫出血的状态。但是患者分不清楚到底是月经量多，还是子宫出血。总之，月经期的出血量超过常规，这样已经好多年了。舌红，舌苔很少，脉象很虚弱。腹部的弹力是中等以下，下腹部轻微的压下去有不舒适，也有压痛感，但不是很强烈；腹壁拘急紧张，但是弹性不好，重压还有不舒服。除此之外，胃口还好，大小便也可以，睡眠也还可以。她也就是因为胃口好、大小便好、睡觉好，所以人体好像还在正常工作一样。

根据患者这样一个状态，我最初的印象就是温经汤。然后又跟温经汤有关的方剂进行了方证鉴别以后，最终决定用这个方子。至于是怎么鉴别的，等一下再仔细讲。给她开的方子基本就是温经汤原方：吴茱萸 6g，当归 10g，川芎 6g，赤芍 10g，党参 10g，桂枝 6g，阿胶 10g（烊化），生姜 3 片，牡丹皮 6g，甘草 6g，半夏 6g，麦门冬 10g。整个治疗过程中就基本守着这个方子，她吃下去还蛮好，一直坚持着，慢慢地月经量逐渐减少了，经期也逐渐趋于正常。就这样吃了 3 个月，她也很有信心。一直到 2014 年 3 月，发现自己怀孕了。她还有点怕，惧怕中药吃多了会不会出问题，怀孕了以后就不继续服药了，后来顺产一个健康的女婴。

这个病证在诊治时并没有想那么多，也可以说本身是一种默会知识，现在我要想办法把这种默会知识明显化、公开化，尽量对自己内心的这些东西进行回顾。

专病专方专治是中医治疗的常规方法，患者是来看不孕症的，医者当然应该熟悉治疗不孕症有几个好的方子。考虑她的月经、白带这一类的情况和怀孕有关的重要症状是必须的。然而，疾病总论的通治法更应该贯穿到诊治疾病的始终。该患者白带还算正常，但月经量多，这就成了一个非常重要的入手处。所以我就把着眼点放在月经量多这个症状上面，而不是考虑她怀孕不怀孕。我想把月经量多治愈了，可能她就会怀孕。可以说，不孕对于温经汤证来讲，只是一个非特异性症状，而月经量多，在这里就成为一个治疗的主要目标。那月经量多在哪些方证中经常出现呢？桂枝茯苓丸可以治疗月经量多，但它这种月经量多往往同时有瘀阻，瘀阻夫掉以后，月经就会好起来。还有泻心汤，黄连、大黄这类的泻心汤也治疗月经量多、子宫出血，日本汉方家用这类方治疗的大多是动脉性出血，而我们用当归、川芎、丹皮这一类方药治疗的多属于静脉性出血，需要鉴别。动脉性出血这种类型都比较倾向于一种比较热的实的体质，那介于中间的方子有什么呢？温清汤！其方中的8味药既有黄连、黄芩等苦寒清热的药物，又有当归、白芍等补血养阴的药物，有补有清，介于补和清的中间状态。

这个患者虽然月经量多，经期也长，但她目前的体质状态——

贫血很明显。这种状况，那些含有比较强烈一点的、具有攻击性药物的方子都不能考虑，这样就可以筛掉一些方子，如泻心汤、温清汤就不会考虑，为什么呢？因为像温清汤证的贫血状态是不明显的，患者脸上一般都是充血的，精神是兴奋的，并有口腔溃疡、外阴糜烂这一类，虽然出血量多、时间长，但是对人体损害还不大，而此患者损害已经比较明显，所以温清汤就不用考虑。

那接下来应该考虑的是什么呢？温经汤！这是第一个应该要考虑的。还有一个就是芎归胶艾汤比较接近。它也治疗月经量多，出血时间长了以后也是一种慢性贫血的样子，但它和温经汤还是有所不同。其方证虽也有四肢烦热，但不会那么严重；口唇干燥几乎不怎么明显，同时神经方面的症状如心悸、失眠等也是非常轻微，而这个患者有心悸、心慌这一类症状。另外，芎归胶艾汤证一般不会出现呕吐清水，而这个患者早晨起来就吐清水。所以虽然这个方子跟温经汤很接近，但也就在脑子里一闪而过。

再一个就是桂枝茯苓丸证是偏于实证的，左边的小腹有压痛，且比较重，其腹部的这种肌肉及脉象都是比较有力的，所以这个也不考虑。剩下来还有两个方证跟温经汤证比较相近，也要鉴别一下。一个是归脾汤证，月经量多，时间长，或子宫出血造成的贫血程度都比较严重，非常相似；甚至腹证也很相似，腹肌比较软；脉象也相似，比较无力。但是舌苔不像，归脾汤证的舌头应该是淡的，而这个患者舌头是红的、少苔的；归脾汤证有失眠、健忘、便溏等症状，而这个患者睡得好、吃得好、大便也好。还有一个更重要的区别，就是归脾汤证的腹肌虽然软，但是压到深度的话，没有什么阻碍，也没有压痛；而温经汤证就不一样，虽然腹肌软，下腹部压上去的话有不适感、膨满感、下垂感，有压痛，不过压痛也是比较轻微的。因此，归脾汤也可以排除掉。

另一个黄土汤，我们可能想不到，因为在《金匮》里面它是治疗大便出血的，而这个患者是子宫出血、月经过多。但临床上与这个下部的出血还是有关联性的，因此，黄土汤也经常治疗月经过多、子宫出血，也是出血量多以后出现贫血。但黄土汤方里有附子，有恶寒、肢冷的症状；而温经汤证没有，反而是烦热的。还有，黄土汤可以治疗整个腹部的悸动，以及腹痛下利，这些温经汤证也没有。另外腹证，黄土汤证的一个腹证是心下痞硬，而这个患者虽可能也有一点心下痞，但是被其他的症状所掩盖了，没有那么明显，所以黄土汤也不适应。

上面这些方证，如那些比较偏于实的桂枝茯苓丸、泻心汤、温清汤等比较容易排除。而其他一些类似的方证，一定要抓住它那个方证的特异性，通过腹证以及其他的一种特异性症状把它排除掉。

这里我们还可以从另一个角度来进行方证鉴别，就是手掌烦热、肌肤甲错、口唇干燥等症状。手掌烦热不一定就是手，有的是脚底也算，这样的人往往口舌干燥，严重的甚至肌肤甲错，就是皮肤像鱼鳞一样。小柴胡汤证就有手脚烦热；白虎加人参汤证，全身烦热的时候，有时手脚也会感到烦热；当归芍药散证是一个虚的证，有贫血，也有手脚烦热；小建中汤证有腹中痛，也有手足烦热的；温经汤证、温清饮证，也有手脚烦热；三物黄芩汤证最重要的症状也是手脚烦热。但是它们都有各自的特点，鉴别也不困难。

三物黄芩汤证一般是腹部柔软、小腹不仁，而温经汤证就不会出现小腹不仁。还有温清饮证，有口腔溃疡的症状，同时下腹部有压痛，腹直肌紧张，腹部肌肉弹力是中度，温经汤证假如是2分的话，那它就是3～4分，所以还是有区别的。

这个患者的治疗过程一直守方，有时候稍做一些药物的增减，但基本上温经汤中的12味药都有，这样治疗了3个月。在治疗过程中的那年冬天，她因为衣服穿少了受凉，发高热，躺在床上起不来，自己都走不到我的诊所。她丈夫是西医，知道像这种高热西医认为是病毒感染，就跑来找我。他第一句话就问我，这种情况中医有效吗？我说当然有效。她是葛根汤证，我给她开的是葛根汤。因为她丈夫会针灸，我就告诉他针灸的穴位，针灸配合药物效果会快一点。总之，3个月基本上是守着温经汤的方子去治疗，最后基本达到了治疗的效果。

　　方证鉴别中，温经汤证与归脾汤证、芎归胶艾汤证和当归芍药散证非常相似，在病机或者病因上甚至没有什么大的区别，几乎都是一种血虚证、出血证。温经汤证和芎归胶艾汤证甚至都是一种血虚兼有瘀血，归脾汤证没有瘀血，所以排除归脾汤还比较容易。比较难的是芎归胶艾汤证和当归芍药散证，排除它们的时候要仔细。此外，还要了解这三个方子组成中哪些药是相同的。对比一下就知道，温经汤、当归芍药散、芎归胶艾汤这三张方都有当归川芎基，因此这三个方子都可以治疗血虚性的瘀血证。当归芍药散证的主要症状，在条文里面是"腹中疠痛"，实际上是左边的小腹有压痛、贫血等这类症状。当归芍药散去掉茯苓、白术、泽泻，再加上地黄、阿胶、甘草、艾叶，就变成了芎归胶艾汤，治疗漏血、下血、月经量多，或者子宫出血等。芎归胶艾汤去掉艾叶、生地，加上吴茱萸、麦冬、桂枝、牡丹皮、生姜、半夏、人参，就变成了温经汤。这些增加的药与当归、川芎这两味药有什么关系呢？这就需要连起来想一想。

　　这里要特别注意的是，类似出现肌肤甲错，有严重的皮肤干燥、鳞片状情况的方证有十几个，我把它们罗列一下：温经汤、麻杏薏甘汤、抵挡汤、大黄牡丹皮汤、炙甘草汤（也有肌肤甲错、口唇干燥、手掌烦热的症状）、芎归胶艾汤、肾气丸、薏苡附子败酱散、大黄䗪虫丸、当归芍药散加薏苡仁（这个是日本人常用的当归芍药散加味，治疗肌肤甲错）等，至于它们的特异性症状，大家有空的话自己去做做，这个不是短期就可以做好的，需要慢慢积累，还可以从患者贫血的角度去对照、鉴别。经方温经汤、当归芍药散、当归四逆汤、当归建中汤等方证都有贫血貌，所以其鉴别也非常重要，也可以回去慢慢做。当然并不是要让大家每一个病都这样去做，这只是为了练习方证辨证，熟悉方证怎么鉴别。总之，掌握一个方证要跟其周围的一些相关方证进行鉴别。

最后我要讲一个题外话。前面讲的都是温经汤治疗妇女的一些病，如闭经、痛经、月经过多、不孕等。那男的是不是就不能用了？当然不是。中医的方证绝不是为分科来准备的，只要患者的方证对应就可以用。

黄煌老师在这方面做了大量的工作，他的有些病例非常经典。最近我看到一个黄煌老师应用温经汤治疗胃痛的病例：患者是一个董事长，午饭以后胃痛，已经好多天了，应该说时间还不是很长。做了西医检查，是浅表性胃炎，并有胆汁反流，也不怎么严重。黄煌老师正在外地开会，患者是黄老师的老病号，自己就把照片发过去。黄煌老师看照片上比前几年更加瘦弱，更加憔悴了。这种瘦，黄煌老师说是干瘦，而且蒙上了一层黑的、黄的颜色，脸上刻着一道一道的皱纹，清清楚楚。黄老师对他的病史非常熟悉，患者有阳痿，有肺气肿，还有失眠。同时患者说最近肛门有下垂感。黄老师根据他的情况，脑子里就出现了温经汤证。

黄老师说温经汤治疗老年男性的失眠有效，温经汤加韭菜子可以治疗男性的精子活力下降，数量不足。而这个患者的情况跟温经汤证的主要症状非常相似，虽然没有面诊，但是通过电话详细问诊，同时看照片，以及对病史的熟悉，黄老师认定是温经汤证。用了这个方子以后，效果非常好。黄老师把自己的诊治过程发到了网上，我看了以后很感慨。的确，用温经汤治疗男性病证对我来说也不多。虽然说这个方子可以治疗很多病，但毕竟药味那么多，同时方证的特异性症状限定又那么死，有时候思想上一懒惰，就想不到其他的疾病也会有温经汤证了，特别是男性。所以黄煌老师的这个医案对我是有启示作用的，使我更加体会到经方不是对病的，而是治人的，它是随证治之的。温经汤不一定就治疗妇女病证，任何患者只要方证对应都可以用。

最后还要进一步去了解温经汤方里的 12 味药，针对以上讲的这些主症是怎么安排的，这是远田裕正的一个研究项目，我也在这个基础上做了一些变动。第一，血证，就是指出血，川芎、当归、丹皮、芍药这 4 味药针对各种各样的出血证。这种出血证一般是血虚又有瘀血。第二，久寒或者吐利，主要是吴茱萸、生姜、人参、半夏。第三，腹部的拘急，甘草、芍药。第四，手脚的烦热，主要是桂枝、甘草、麦门冬。第五，唇口的干燥，主要是人参、阿胶、甘草、麦门冬这 4 味药。

临床上对于月经量多的温经汤证，用针灸和方药结合的方法也是非常好的。前面提到龙野一雄所讲的，上表部有血热，而下腹部是寒冷的、血虚的，有瘀血停滞的月经量多的患者，我一般灸中脘、关元、肾俞、脾俞这 4 个穴位，同时针刺内关、足三里、太溪。上述的那个女患者我就叫她每天这样熏灸、针刺，虽然针灸的时间不很连续，但在整个治疗过程中，针灸作为辅助手段一直在进行。我想这样的内外合治，对于整个病的康复也是起了一定作用的。

课间答疑

问： 您在《中医人生》里讲到半夏在温经汤中的作用，当时没有得到答案，现在有答案了吗？

答： 我提出这个问题已经 40 年了，现在依然还是一个问题。当时主要是看到 12 味药组成的温经汤里含有胶艾汤、当归芍药散、桂枝茯苓丸、当归四逆加吴茱萸生姜汤、麦门冬汤等药方。其中麦门冬汤里就有半夏，麦门冬汤主要是治疗咽喉不利、咽喉干燥。后来看到胡希恕老师对温经汤的解释，他说这个方就是吴茱萸汤和麦门冬汤组成，其作用是温胃补虚，从胃入手，而胃就是生化之源、气血之源，这种说法使这个问题的解答向前走了一步。我又看了很多日本汉方家的书籍，其中日本汉方家吉益东洞写的一本《药征》，就是探索经方里单味药物的治疗目标，也就是我们现在讲的药证。但是因为一味药在不同的药方里所起的作用各异，因此涉及的面很大，给认识带来了困难。近几十年来，日本汉方家远田裕正、田佃隆一郎、山本严等也在思考这个问题，并进行了大量的研究工作。他们就提出从两味药、三味药的药证入手，其中田佃隆一郎写了一本书叫作《伤寒论之秘》，其副标题就是"两味药的药证"。他认为两味药的药证就包含着《伤寒论》的秘密，通过两味药的药证就可以进一步认识《伤寒论》的秘密。田佃隆一郎认为，温经汤里的半夏和麦冬配在一起，就变成麦冬半夏基，这个药基在温经汤里的主要治疗目标是唇口的干燥。他指出，温经汤里麦冬与半夏的比例是 2：1，这样比例适用于温经汤证的唇口干燥。

至此，我通过读书与思考，找到了这个问题的一个比较合理的答案。

095 平胃散 1

　　平胃散，大家可能都比较熟悉。但它并不是《伤寒》《金匮》的方子，而是出自宋代的《太平惠民和剂局方》，由苍术、厚朴、陈皮、甘草、生姜、大枣 6 味药组成。现在的中医方剂学上介绍平胃散都说它具有燥湿运脾、行气和胃之功效，主治湿滞气阻脾胃。这些名词里，包含了许多中医病因病机的理论，对于一些还没有接触过中医理论的人来说，恐怕一听就会感到一头雾水。平胃散这个名字，本身的含义是平定肠道内、胃内的湿阻气滞，同时是一种散剂。实际上，能够把胃肠内的湿浊气滞去掉的有一系列方子，如香苏散、二陈汤、胃苓汤、藿香正气散等，几乎都有这个作用，而平胃散之所以比较出名，就是因为这些具有相似作用的方里多多少少都有平胃散的核心药物。

　　我初学中医时也是跟大家一样，是通过教材去学，总觉得难掌握，什么湿浊、运脾、行气、和胃好像都太抽象。后来我学习了经方，经方就是方证对应，就是掌握这个方的治疗目标，这样在这个学习过程中就减少了许多的困难，不仅容易掌握，而且临床上使用也比较方便。

　　我先举一个病例。患者姓林，乐清人。他自部队复员以后身体尚可，但就是整个胃脘部、脐部、少腹部总是满胀、隐痛。这样的症状在部队里就有，他为这个事情苦恼多年。现在体质状态一般，不敢吃油腻的食物，不敢喝酒，稍食冷就腹痛明显。大便溏，不成形，一天有时候一次，有时两三次。他讲：我这个病，所有的医生判断几乎都一样，是一种湿阻。他还说他舌头的舌苔又白、又厚、又黏。我问他口苦不苦，他说淡淡的苦，黏黏的、涩涩的，早晨一起来，嘴巴就很难过。医生讲他这是湿阻，很严重，但是药吃下去无效。西医就更不用说了，吗丁啉之类的胃动力性药物吃下去一点用也没有。他问我："有办法把我这个舌苔退掉吗？假如舌苔退掉，我这个病就会好。"他还说："我这个舌苔就是我这个胃病的气象台，舌苔退掉就好了。"他好像看到了自己这个病的病根一样。我又问了一些其他情况，不恶寒，呕吐不明显，小便不黄，嗜睡，白天也想睡，四肢不舒服、重重的，脉象实而有力，腹大胀满，压之不虚，腹肌弹力中度以上。当时我的第一个印象就想到了藿香正气散，但是藿香正气散证除了内部实质出现胃胀、大便偏软、舌苔厚腻这些症状外，最重要的是有表证的，又怕风又恶寒，同时呕吐也比较明显，而他没有。所以我就想，排除了这些外感的症状和呕吐后，最明显的就是平胃散证了。我就给他开了平胃散料的处方，其中苍术的分量多一点：苍术 12g，厚朴、陈皮各 10g，甘草 3g，生姜 3 片，大枣 3 枚。他看了一下处方以后说："中医看到现在就你开的这个处方的药味最少了，不过处方中的这几种药都开过。"听到这些我心里打了一个疙瘩，就说你先吃吧。一个星期以后他来了，笑着伸出舌头来给我看，舌苔基本上都退掉了。他说你这个处方中的药味跟以前开的药也差不多，为什么能够把黏厚的舌苔退掉啊？我问他腹部怎么样，他说腹部的胀满、疼痛的感觉都没有了。他说吃了 3 天就好了。我再按压他的腹部，整个腹部胀满都减轻了，本来胀满的程度本来有三四分，现在变成两分左右。不过大便还是软的。

我说你的病还没有好，问他疲倦吗？他说吃了这个药更疲倦了。我说："这个没关系，邪去正虚，这个也是正常的。现在我给你另外开一个方子，你要坚持吃可能会治好。"我就给他开了参苓白术散，让他坚持吃。吃了一个月左右，这个病就完全好了。到现在已经几十年过去了，一直很好，他也成了我很好的朋友，经常介绍他的家人、亲戚朋友到我这里看病，起码有上百人了。他就到处讲，吃了那么多医生开的方子，处方的药物都差不多，为什么娄大夫的这个方只有6味药就把我治好了？就是那些医生开的方子都加上不少其他的药，什么党参、怀山药之类的，可能加多了影响疗效。他后来把那些方子也拿来给我看，好多好多方子，苍术、厚朴基本都有，但是其他药的分量可能比这两味药还多。同时苍术的用量也没有突出，有的苍术5g，厚朴5g，这样太少了。所以，一个方子的药物及分量比例都要到位，不能够乱加药，乱用量。

这个病例一开始我为什么想到藿香正气散呢？因为我曾经读过刘渡舟老师的一个病例，这个病例给我的印象太深刻了。这是个肝病患者，转氨酶很高，谷草、谷丙这些都很高，碱性磷酸酶、总胆红素也很高。这是个老病号了，一直在求医治病，但都没有什么效果。患者除口苦、口臭外，还感到全身无力，腹部胀。患者每次来都先把嘴巴张开来，用手指指着退不去的厚腻的舌苔，说这个药没有用，退不掉。刘渡舟老师认为患者那么厚的舌苔，就是这个病的一个根源，是一个重要的标志。再根据患者所有的症状做仔细地分析，除了胃胀、大便软这些症状外，还有怕风、头痛这类表证，总体上符合藿香正气散证，于是就用藿香正气散。患者服了半个月以后，舌苔全部退掉，所有的肝功能都恢复正常。我看了这个病例，的确感到非常振奋，印象深刻。所以当看到这个患者时，就马上想到了这个方子。但后来一比较发现还不是一样，因为没有怕风，没有头痛，呕吐也不明显，所以我就用了平胃散，并严格按照平胃散原方药量的比例，取得了很好的效果。

我在《中医人生》里专门有一章讲汪阿姨的故事，应该说她是我学习经方的一位启蒙老师，就是她告诉了我平胃散的辨证要点。她并没有讲什么脾脏失去运化，造成湿停滞、气阻滞这些病因病机理论，而是开门见山就三点：第一点，舌苔白的，又厚又腻，一直退不掉；第二点，头、四肢、身体感到困重；第三点，腹部整个胀，不光是胃胀。她说患者只要符合这三点就可用平胃散，这也是她家几代人传下来的一个经验。记住了这三点，再加上脑子里印着刘渡舟老师讲的那个藿香正气散证的病例，所以当面对这个患者舌苔厚腻的状况时，就能够确定为平胃散证，果断用平胃散。在那次跟汪阿姨的交谈中，她还讲了一些症状的鉴别和一群方证临床上的关系。她告诉我，用平胃散，患者一般没有发热，假如有发热的话就要换方子。患者同样是舌苔厚腻、头身困重、腹部胀满，假如有发热，就要用三仁汤；不仅有发热，又有咽喉痛、肿、口臭，那就用甘露消毒丹；若兼有呕吐，又有怕风，就用藿香正气散。后来，我跟张丰老师也说起和汪阿姨的这些谈话，张丰老师说，汪阿姨讲的三仁汤、甘露消毒丹、藿香正气散都是温病学说里边最核心、最重要的三个方子。他对汪阿姨这样的民间医生评价很高。

我们今后在临床上碰到类似平胃散证的时候也要注意这些情况。

日本汉方家尾台榕堂根据吉益东洞的《类聚方》，并经过了自己一生的实践和研究，整理出了平胃散的治疗目标，对我们也有启发。当然他的这个治疗目标是在学术上深度研究的成果，跟汪阿姨这样的民间医生所总结的那种朴素的东西还是有点不一样。他讲不要认为平胃散是后世方，其实它也是经方的一个延续，所谓后世方都是根据经方的核心用药，再做增减而慢慢形成的，是通过大量的临床实践检验才留传下来的有效方。临床只要根据它的主症，即治疗目标，也就是我们现在讲的特异性症状去使用，就跟经方没有什么区别。所谓经方，狭义上是《伤寒》《金匮》的方，广义上就是方证对应、随证治之的方子。尾台榕堂认为，平胃散是由《金匮》的橘皮汤衍生而来的。橘皮汤就是两味药，一个橘皮，一个生姜，治疗胸中痹、胸胁好像堵住的样子，同时也有呕逆的症状。假如橘皮汤证，又出现了腹部整个胀满，一般就加厚朴、陈皮消胀满。若又看到舌苔那么厚腻，而且小便不利，就加上苍术。苍术在《金匮》《伤寒》里边可能就是白术，当时并没有分得太清楚，后世称它能燥湿、芳香化湿，能够利小便。而它真正所起的最重要的作用是什么呢？就是把胃肠道里面多余的水尽量地拉到血管内，血管内的水分增多了，经过肾脏的循环，整个血流也就充足了，血量多了，小便也就多了，这样就起到了利水的作用，也因此治疗下利、大便偏软。生姜、甘草、大枣都有类似的作用。所以，尾台榕堂对这个方子也高度重视，认为它类似于经方的一个作用。

平胃散作为一个非常核心的方子可以延伸出来很多方剂。我们平时最常用的很多合方，如平陈散，就是平胃散合二陈汤；胃苓汤，就是平胃散合五苓散；柴平汤，就小柴胡汤合平胃散。还有藿香正气散，原来叫作不换金正气散，也就是平胃散加藿香、半夏，慢慢演变而成的。这些方子都是以平胃散为核心，我们也应该知道、掌握。

096　平胃散 2

　　此外，我们更需要掌握平胃散证类似症状的方证，特别是要把握好这样几个方子的对照、鉴别。一个就是厚朴生姜半夏甘草人参汤，这个在宋本《伤寒论》里有；还有后世的香砂六君子汤。这几个方子为什么要对照呢？因为它们的方证乍看都很像。像在哪里呢？第一，都是舌苔白；第二，胃口都不好；第三，都是整个腹部胀满；第四，都有大便软；第五，四肢都不怎么有力。有这样 5 个症状都非常相似，有时候搞不好就混淆了。我遇到这样病例的时候，当然脑子里边就会把这几个方证都对照一下，从这个患者的体能、脉象、腹证等方面，就可以鉴别开来。

　　从虚实角度看，香砂六君子汤证是偏于虚的，但也有实的内容，所以用了陈皮、半夏、木香、砂仁，只是虚多实少；厚朴生姜半夏甘草人参汤证，应该是实多虚少；而平胃散证相比较应该是偏于实证，为什么说是偏于实证呢？因为方中的苍术、甘草、大枣还有一点补益作用。《内经》以及后世的教科书所讲的病因病机这一类并不是没有用，而是要先掌握方证，然后可以借用这些理论来进行鉴别，也可以起到方向性的辨证作用。

　　当然更重要的不是刚才讲的虚实，它仅仅是一个方向。那怎么知道是偏虚，还是偏实呢？还得看所表现出来的脉症，这个更加重要。香砂六君子汤证的舌苔白，一般不腻，或者腻的很少，基本上是白而不腻的；精神方面、饮食方面都不好，有贫血的样子，脸苍白；脉象偏于虚弱；腹部肌肉比较薄，压上去松松的、没力；还有就是手感到没力，脚也没力。

厚朴生姜半夏甘草人参汤证是虚实兼夹，但是实的成分多一点，虚的成分少一点。怎么知道呢？从药物上就可以把它辨别开来。陈修园的药性歌诀里就把这些药物说明了，歌诀说："厚朴半斤姜半斤，一参二草亦须分，半升夏最除虚满，汗后调和法出群。"里面特别提到，厚朴是半斤，生姜是半斤，而人参只有一两，甘草只有二两。这就说明补的药是少数，而厚朴、生姜、半夏（半夏半斤）是起重要作用的，由此我们就知道其临床症状是什么了。舌苔也是白黏的；精神方面比起平胃散证来要稍微差一点，比香砂六君子汤证又强一点；特别是在腹肌上，摸上去是紧张的，但是深压的时候又感到有点抵抗力不足，有点空虚的样子。平胃散证手脚是沉重的，香砂六君子证手脚是无力的，而厚朴生姜半夏甘草人参汤证手脚是不安的。平胃散证的舌苔是白厚而黏，厚朴生姜半夏甘草人参汤证的舌苔白黏但没有那么厚，香砂六君子汤证舌苔白而不黏。这样一比较，就比较清楚了。

现在讲一个用平胃散治疗缺铁性贫血的病例。女孩，12 岁，一年来食欲明显减退，同时有点烦躁不安，平时又不愿意活动，西医诊断为缺铁性贫血，经过很长时间的治疗，没有什么效果，所以后来就找中医看了。孩子的母亲问我的第一句话就是为什么缺铁性贫血补铁补不起来。我说这个其实一点也不奇怪。缺铁性贫血有两种：一种是资源性不足，真的是身上这种来源不够，吃的食物里面这种东西少，这种情况一补可能就有用；另外一种是机体吸收性不足，

娄绍昆一方一针解《伤寒》

人体内部不能吸收，即使你泡在补药里也没什么用。中医治疗虽然不直接补这个铁，但是通过加强人体对铁的这个吸收能力，还是能够达到治疗缺铁性贫血的目的。

　　当时我看到这个孩子整个瘦削，脸色苍白。自诉头晕，大便松散，胃口又不好，注意力不集中，课堂上经常做小动作，身高、体重都没有达标。给我第一印象好像是虚的，但是脉象却不虚。舌体淡红，舌苔又厚又黏又白。腹部胀，食物入胃就胀。腹肌弹性稍强，腹部压下去自觉胀满，脐周无压痛。为什么要查看肚脐周围有没有压痛呢？因为像这种情况，如果有食滞，食物停滞在里面，肚脐周围可能就会有压痛，而她没有，这就成为一个非常重要的辨别点。还有一点就是第3胸椎下面压上去很痛，这个非常重要，日本人对小儿身柱有压痛的情况高度重视，一般都要用针灸。从她的脉象和腹证来看，就排除了是一个虚证的可能性。患者没有出现因为贫血所引起的虚证表现，给她开的方药就是一个平胃散，同时叫她每天坚持在身柱这个位置按压1分钟。这样治了一个星期，她觉得胃口就有点好了，腹胀也少了。又坚持服药20来天，满胀的腹肌松弛了。于是接下去给她开了六君子汤，吃了一个来月，患儿整个机体恢复了起来，贫血也在这个过程中消失了。

　　这个病例中的症状对照非常重要，一个是舌苔厚腻，知道从这里入手，但是还要看看是一般的白腻，还是厚腻，厚腻的话就要考虑平胃散为主。同时还要考虑腹证、脉证各方面情况。我就是在方证的对照里面抓住了主证。

　　这里还要讨论一下缺铁性贫血，这个西医诊断的指标是很科学的，那它跟平胃散有没有关系呢？当然我用平胃散治好了这个病例，应该也是有关系的，你可以说平胃散治好了缺铁性贫血。但是我们脑子里要清醒，平胃散治好的是平胃散证，而缺铁性贫血仅仅是平胃散的应用范围，是这个方的疾病谱，我们临证时并不是针对缺铁性贫血进行治疗。这个虽然说起来简单，但实际却有很多困扰。有的人就说这个方专门对缺铁性贫血有效，于是，看到缺铁性贫血，就用平胃散，那很可能10个病人只有1个有效，绝大部分是没效的。为什么？因为缺乏平胃散所针对的那个证。这一点非常重要。

现在已经有中成药平胃丸了，其包装标签上写了治疗腹部胀满，困倦体重，舌苔白厚腻，或者口淡不渴，或者不思饮食，或者大便溏泄，都写得很清楚，这就是方证相对应的写法，普通人一看就明白。假如是按前面讲的病因病机那样写，平胃丸能够燥湿运脾、行气和胃，主治湿滞气阻脾胃，一般人肯定看不懂，不知道这个药是治什么的。

山本严说平胃散具有一种调整肠道的作用，并特别指出其调节肠道的作用胜过调节胃的作用。他认为，平胃散里苍术、厚朴、陈皮这3味药的治疗作用在方子里面占据了很重要的位置。其中苍术主要通过利尿和把肠道的水让胃肠再吸收到血液里面而治疗下利；厚朴主要消除整个腹部的胀；陈皮的一个作用是帮助厚朴行气，另外一个作用是增加食欲。生姜、大枣、甘草也非常重要，但是相比上面3味药，作用稍微要一点。同时他还提醒，临床上要注意比平胃散证更为复杂的一种状态。平胃散证，我们分析其原因一个是气滞，一个是湿阻，但临床上有的是气、血、痰、湿、寒实都混在一起，这就叫五积散证。

五积散也是平胃散同类方子里面派生出来的一个方子，主要是用苍术、厚朴、陈皮，当然还配伍了大量的其他药物。他认为这个方子比平胃散要更加复杂，对于疑难病证用到的机会更多，因此要引起高度重视。那么，这两个方证的区别是什么呢？五积散证，一个有外感风寒，内在的不光是湿，还有寒，还有实，还有气滞和血的停滞，所以出现的症状有身热、无汗、头痛、身痛、项背拘急、胸腹胀满、厌食、呕吐、腹痛等，五花八门。仔细分析，它有外感的症状，即恶风恶寒、身热、无汗、身痛、头痛、项背拘急，这些都是外感风寒的表现；内伤就是湿滞、气阻、血瘀，表现为胸腹胀满、腹痛、厌食、呕吐、腹痛等，包括妇女的月经不调。

他还举了一个病例，我看完后很受启发。他说矢数道明的哥哥叫矢数格，还有一个兄弟叫矢数有道，他们兄弟三人都是学习汉方的，也都是经过西医大学的系统培养之后才学习中医的。矢数格在中学生时期曾罹患疟疾，服用奎宁后，因副作用引起胃障碍，持续半年的顽固呕吐，疟疾也没有完全好，呕吐却逐渐强烈，被西医诊断为不治之症。当时他只有十四五岁，生命就要结束，家里人很惊恐。后来听说森道伯的医术高明，就偷偷地去寻找森道伯诊治。当时是明治维新之后，日本规定中医师一定要有西医的资格才能行医，而森道伯是纯粹的汉方中医，不懂西医，所以其诊所就被封掉了，但是很多患者还是偷偷地去寻找他。矢数格当时的症状是贫血体貌、呕吐、腹泻、上半身发热、下半身发冷，下腹部、腰部、大腿部、肌肉痉挛，还有恶风、恶寒、心下痞、腹壁软弱等，总之病状繁多，森道伯认为这就是五积散的证。为了加强矢数格的治疗信心，他将方证对应详细地分析给矢数格听，就用五积散这个方子。神奇的是，矢数格这种西医治疗了半年不好而濒临死亡的危境，就这样被森道伯挽救了。治好之后，矢数格深切感受到汉方疗效的真实可靠，同时又是那么的准确，于是立志复兴汉方，同时动员他的弟弟们都在西医大学毕业后改学汉方。矢数格取得千叶医学专门学校（就是现在的千叶大学医学部）的学位之后，自己开了诊所，并请他的老师森道伯到自己的诊所来出诊，他自己在旁边侍诊，给森道伯一个合法行医的地方。森道伯晚年由矢数格帮助整理出版了一本《汉方一贯堂医学》，创立了独特的诊疗体系，特别是把体质因素提到了很高的高度，提出体质治疗学，根据体质状态进行分型治疗，当然也要方证对应。他这个学说对日本汉方的影响非常大。

平胃散证针灸的穴位，针刺内关、足三里、阴陵泉，通过针刺这些穴位，调动脾胃的能力，消除停滞在消化道内的水饮、痰湿。一般用强刺激手法。也可以配合艾条熏灸中脘 5 ～ 10 分钟，每日 1 次。这样的针灸治疗，再配合平胃散就有比较好的疗效。

097 二陈汤

　　二陈汤可以说大家是耳熟能详了。它是宋代《太平惠民和剂局方》中的一个方子，是每一个中医临床医师每日不可缺少的药方。这说明什么问题呢？这说明光是《伤寒论》《金匮要略》的药方，临床还是不够用的，还需要加入大量后世有效的药方，平胃散是这样，二陈汤、六味地黄丸、四物汤、四君子汤等都是这样。正如扁鹊所云："人之所患患病多，医之所患患道少。"所以我们不能够小看后世的方，只要抓住它的治疗目标，而不纠结于病因病机的话，这些著名的经过千百年临床考验的后世方也都是经方。学习经方就应该以开放的心态，把这些好的后世方都纳入自己的经方范畴，当然其应用原则还是方证对应，还是随证治之，二陈汤也不例外。

　　二陈汤在陈修园看来是个非常有用的药方。有人说陈修园有一种经方情结，非经方不用，其实这是一种误会。他写了一本《时方妙用》，里面就是用时方去治各种各样疑难病证，特别是二陈汤经常出现。

　　汪阿姨她爸爸教她的 16 个方里面就有二陈汤。二陈汤、平胃散等这些后世方所起的作用，丝毫不比《伤寒论》《金匮要略》里的经方逊色。

　　我先讲一个用二陈汤治疗成功的病例。患者姓李，男性，45 岁。

两年来，他一直嗳气，且声音又响又粗，周围的人因此给他起了一个绰号——高音喇叭。西医诊断为慢性胃炎、幽门梗阻、食道反流、胃肠神经官能症。中医也看了，说他是痰阻湿滞，胃气上逆。这些诊断应该都是非常合理的。我看过他吃的一些方子，好像跟他这个病证也比较符合，其中有旋覆花代赭石汤、丁香柿蒂汤，这些都是蛮好的，但是他说都没效果。而这个没效果，不是一天两天，而是已经2年了。他说这些方子自己起码要吃一个月，假如没效才改方。这就说明这些方子可能不怎么对证。他是1999年3月来看的。这个人很会讲话，也很有意思。他说自己胸部又满又闷，食欲也不好，白痰很多，容易咳出来，嘴巴淡淡的。早晨有点恶心，平时有头晕。舌体淡红，舌苔白腻，脉象弦。腹肌弹力中度，明显的心下痞硬。在背部第3胸椎棘突下旁开1.5寸的肺俞，以及在背部第7胸椎棘突下旁开0.5寸的膈俞处有强烈的压痛。我按压的时候，他说自己从来没有感到过背部疼痛。他说自己几年前有一次胸闷、手足冰冷、头晕而昏迷。这提示他有痰厥的病史。他问："我从来都不想喝水，这个痰从哪里来的？"

　　根据患者痰多、胸闷、一直嗳气、恶心、胸部满闷、口不渴、舌苔白腻，腹部弹力中度、心下痞硬等这些病状，直观的印象是二陈汤证，但好像觉得还不够确定。一般二陈汤证心下痞不会那么硬，而他心下痞硬得很坚实，好像木板一样。再说胸闷，那么长时间的满闷，我想应该还有茯苓杏仁甘草汤证在里面。二陈汤里本身就有茯苓，只要再加上杏仁就差不多了。因此，我就加上这个方子。当然在方证选择与方证鉴别的时候，虽然初步确定是二陈汤证，另外在脑子里边也跟其他相关的一些方证做了比较、鉴别。《伤寒》《金匮》对这个呃逆不止，除了旋覆花代赭石汤外，还有小半夏汤、生姜半夏汤、吴茱萸汤、大柴胡汤、四逆散，甚至调胃承气汤有时候也治呃逆不止，这些都要进行对照比较。比较之后，还是用二陈汤和茯苓杏仁甘草汤的合方。整个处方是：陈皮 10g，茯苓 30g，半夏 15g，生姜 6 片，杏仁 10g，甘草 3g。先给他开 7 剂，同时让他在肺俞、膈俞左右 4 个穴位上每天按压，一次一个穴位按压 5 分钟左右，有空的话一天按压 2 次，没空按压 1 次。他开玩笑说，我有信心坚持吃一个月的药，如果没有效果，我再换一个医生。我说可以，你试试看吧。一个星期后他来了。还好，胃口稍微有点好起来。他说胸闷、恶心，以及嗳气的响度、频率都减轻了一点，心下的痞硬程度也有所缓和了。原来由于心下痞硬严重被掩盖的心下悸动，现在反倒出现了。目前痰多色白、胸闷这些都还有，舌苔腻、脉象弦的状态稍有减少一点，还是不口渴。我就把加进去的茯苓杏仁甘草汤去掉，留下来的就是一个纯净的二陈汤，茯苓的分量也减轻了一点，原来是 30g，现在变成 20g。处方：陈皮 10g，茯苓 20g，半夏 10g，甘草 5，生姜 5 片，再给他吃 7 天。背部穴位的按压每天继续坚持。又 7 天后，病证明显减轻，特别那个嗳气打得那么响、那么粗的症状几乎没有了。但是腹证心下痞这些都还有。我说你还要巩固，还是用这个方子，药物分量也没有什么大的变动。这样前前后后吃了两个来月。为什么要吃那么长时间呢？因为他这个病已经有 2 年了，假如停下来有可能就会反复。现在是隔一天吃，按压还是照常。他说压痛明显减少了。我说还要坚持压，可以压得轻一点，让家里人帮助压。他说家里没人。我叫他买一根保健棒，就是练武术用的，180cm 长，一头顶在墙角，一头顶在背部疼痛的地方轻轻地压，也不要压太长时间，总的 5 分钟左右即可。就这样已经有两年的这个严重嗳气就消失了。大概半年后随访了一次，他说一直没有发。

这个用二陈汤治疗的病例非常典型。这里合用的茯苓甘草杏仁汤，也是《金匮要略》的方子，条文说："胸痹，胸中气塞、短气，茯苓甘草杏仁汤主之，橘枳姜汤也主之。""橘枳姜汤亦主之"，就是说橘皮、生姜、枳实也可以治胸部满闷、气塞、短气。你看，二陈汤里橘皮、生姜都有，只是少了枳实；与茯苓杏仁甘草汤比较也是这样，茯苓、甘草都有，只少了杏仁，所以二陈汤也可以治疗胸闷。

我们学习药方与方证，一是要掌握它的来历，二是要掌握它的去向，即要知道这个方子的来龙去脉。二陈汤虽然是后世的方子，但它也是由经方发展而来的。大家还记得吗？《金匮要略》里面有个小半夏加茯苓汤，里面有半夏、生姜、茯苓，共3味药，这3味药二陈汤里都有。还有橘皮汤，就是橘皮、生姜2味药组成的；小半夏加茯苓汤加上橘皮汤，再加上一味甘草，就构成了二陈汤。小半夏加茯苓汤在《金匮要略》有两个条文，都在痰饮咳嗽篇里，一条是："先渴后呕，为水停心下，此属饮家，小半夏加茯苓汤主之。"还有一条是："卒呕吐，心下痞，膈间有水，眩悸者，小半夏加茯苓汤主之。"这两个条文都讲到这是一个水饮病证，出现的症状有呕吐、心下痞、头晕、心悸。橘皮汤也是《金匮要略》里面的方子，就两味药，橘皮是四两，生姜是半斤（八两），生姜比橘皮多一倍。它的条文是："干呕，哕，若手足厥者，橘皮汤主之。"这是二陈汤的"来龙"。

临床上，二陈汤使用的机会非常多。后来在这个方子的基础上又衍生出很多的方子，其中有治疗脑神经方面病证，如中风病的，其方名就叫涤痰汤和导痰汤。这两个方子都是治疗因痰湿内阻所造成的一种痰厥，即患者严重的时候出现头晕、胸闷，晕倒之后就是痰厥，就应该用导痰汤。导痰汤就是二陈汤去掉甘草，加上天南星和枳实。天南星化痰的力量很强，它是温性的，若用胆汁炙过后就变成了胆南星，有一种清热的作用。假如患者痰是白的，同时口不渴而出现痰厥的话，就可以用这个方子。这个方子再加上石菖蒲、人参、竹茹、甘草，作用就更强，这就是涤痰汤，可以开窍扶正；治疗中风痰迷心窍，舌头转不动，不会讲话。以上这两个方子都是二陈汤的加味方。有一个常用的方子——金水六君煎，是二陈汤，加上熟地、当归。治疗老年人肺肾阴虚，痰湿很盛的状态，光是用化痰的药，老人吃不消，金水六君煎是非常有效的方子。再有一个方子保和丸，是二陈汤去掉甘草，加上连翘、山楂、神曲、莱菔子，能够化湿导滞，主要治疗伤食证。这个伤食证并不是有个伤食的历史就算，而是要有嗳气臭、胃口差、厌食，特别是腹部痛、腹部胀、大便有时候溏有时候结、脐部有压痛等症状，如果体能不虚，腹肌不松软，脉象不弱，精神不差，就可以用保和丸。保和丸也是极为重要的一个方子，相比较刚才讲的导痰汤、涤痰汤和金水六君煎，保和丸临床用得最多。这些就是二陈汤衍化后的变方了。

临床使用二陈汤的时候，还要把跟它非常相近的、容易混淆的几个方证鉴别开来。二陈汤证所具有的体力未衰、口不渴、呕吐、吐了以后还有痰涎的症状，半夏类方证往往都有。还有头晕、胸部满闷、胃口不好、心下痞这一类症状，在下面讲到的这些方证里面也多多少少都有，我们都要进行对照、鉴别。

一个就是小半夏加茯苓汤。二陈汤就是小半夏加茯苓汤再加上陈皮、生姜而构成的。两者相似之处是体力中度，有呕吐、恶心的感觉，吐了以后还有痰涎，这些都相似。不过小半夏加茯苓汤证的痰没有二陈汤证那么多，另外一般有口渴，同时有尿量减少，这些二陈汤证是没有的，这样就可以鉴别。

还有六君子汤。两个方证中的呕吐、口不渴、吐了以后有痰涎、胃口不好、心下痞硬等都相似，但六君子汤是补剂，其方证体力比较弱，人比较疲劳，整个腹肌比较软，脉象也是虚弱的，即有明显的虚证，比较容易排除。

再有就是半夏泻心汤证，也有类似的嗳气不止、呕吐，吐后也有痰涎，体力也是中等的，并且心下痞硬。但是有几个不一样：一个是口苦，药方里面有黄连、黄芩；还有一个非常明显的是腹中雷鸣、大便下利。这些二陈汤证都没有，可以鉴别开来。

还有一个就是旋覆花代赭石汤证，特别是噫气不除的症状非常像，心下痞硬也相似，但是它一般不会呕吐，也没有那么多的痰，胸部也不会闷。

前面提到的能够治疗呃逆的那10个方子，有兴趣的话，也可以回去整理一下，找到它们的相对应的方证。

第一个要看看调胃承气汤、大承气汤这一类方证有没有呃逆；第二个就是橘皮竹茹汤证，除了呃逆以外，还有什么其他症状；第三个是橘皮汤，就是橘皮、生姜；第四个，小半夏汤；第五，生姜半夏汤；第六，吴茱萸汤；第七，大柴胡汤；第八，丁香柿蒂汤；第九,四逆散；第十，旋覆花代赭石汤。把这10个方子从呃逆这个角度重新做一次对照鉴别。这个要是反复搞熟了，临证出现二陈汤证的时候，马上就会知道。

二陈汤在现代中医临床上用得非常多，可以治疗头晕呕吐、妊娠恶阻、胃下垂、醉酒、伤食、气郁、习惯性头痛、脑出血后遗症以及神经官能症等，特别对于慢性气管炎、妊娠恶阻、甲状腺肿有上述方证的话都可以加减运用，应该引起我们的高度重视。

二陈汤证的针灸，一般针刺选择内关、足三里、丰隆，用强刺激，其目的是调动脾胃能力，化痰，特别是丰隆是化痰的主要穴位。有时候也需要艾条熏灸，主要穴位是肺俞和脾俞，熏灸的时间不要太长，一般每个穴位 5 分钟左右。我的临床体会是，二陈汤证药物的效果要比针刺的效果好一点，针灸可以作为配合，当然也可以单独用。

课间答疑

问：真武汤、附子汤等阳性去水的方剂，有舌苔白厚黏的情况吗？舌苔水滑和舌苔白厚黏都属于水，有何不同？

答：附子汤和真武汤，主要是治疗三阴病中的寒湿病证。寒湿病证既包括寒湿在里的水气病，也包括寒湿在外的痹证。其主要的症状表现为形寒肢冷、神疲乏力、腹肌稍软；脉象稍弱；舌色淡白、胖大有齿痕，舌苔白色水滑或者白色厚黏。真武汤、附子汤这两个方证有非常相似的地方，而舌苔白厚黏和舌苔水滑也没什么大的区别。但真武汤证以心悸、眩晕、下利浮肿为主症，而附子汤以背部冷、骨节疼痛为主症。

问："不可缺少的二陈汤"一课中的第一个医案为什么是二陈汤合茯苓杏仁甘草汤，而不是橘皮枳实生姜汤呢？《金匮要略》胸痹篇讲："胸痹，胸中气塞，短气，茯苓杏仁甘草汤主之，橘皮枳实生姜汤亦主之。"这里为什么选茯苓杏仁甘草汤呢？

答：这个问题问得很细，已经进入到辨证的一个细节阶段，也就是药基证阶段了。

首先《金匮要略》里茯苓杏仁甘草汤与橘皮枳实生姜汤，都具有化饮利水的作用，治疗水气上逆而引起的胸中胀闷而短气的病证。但两者也有不一样的地方，茯苓杏仁甘草汤以化水、祛水为主，治疗由于水饮而造成的短气为主；橘皮枳实生姜汤以行气为主，治疗胸中气塞为主。当然茯苓杏仁甘草汤也能治疗气塞，但是以化水为主。

那我们看看这个病例，患者的痰是黏的、色白、量多，容易咯出来，口淡不渴，头晕，舌是淡的，舌苔白黏，整体上是一种水饮、水气为主，同时有上逆，所以头晕，甚至呕吐，一派水气上逆的样子。患者还一直在嗳气，嗳气的声音又粗又响，别人都说她是"高音喇叭"，说明水气上逆的时候，胸部就出现气短的症状。可见，此患者痰气停滞、水气上逆，茯苓杏仁甘草汤就比橘皮枳实生姜汤更加符合当时的病证。再说，橘皮枳实生姜汤里面的陈皮、生姜在二陈汤里已经有了，治疗胃气上逆所引起的恶心、胸部满闷、胃口不好、心下痞硬。为什么去橘皮枳实生姜汤中的枳实？因为没有看到患者腹部出现胀满的状态。橘皮枳实生姜汤证的胸闷，更多的是由于整个腹部的胀满而引起的。

问：老师您用二陈汤，为什么不加乌梅？有报道说加了乌梅，二陈汤的效果更好。

答：二陈汤来源于宋代的《太平惠民和剂局方》，由半夏、陈皮、茯苓、甘草、生姜这样5味药组成，是一个非常好的理气和中、燥湿化痰的方。有人甚至讲，假如开始学中医，要学的最重要的10张方，二陈汤就应该是其中之一。同时，由二陈汤衍变出来的方子很多，如导痰汤、温胆汤等都是，大多是二陈汤的加味，其中就有人主张加乌梅，认为乌梅和半夏、陈皮相伍，散中有收。因为乌梅有酸收的作用，可以防止陈皮、半夏这一类辛燥药伤津液。当然因为这个方子使用的时候，有些慢性病使用的时间比较长，担心使用过程中矫枉过正，造成了一种人的津液的缺乏，所以在这里预先就加上一个乌梅。

二陈汤加乌梅我临床上也经常用，今天早晨有一个病例我就用了。二陈汤加不加乌梅关键是"有是证用是药"。该加乌梅的证，除了二陈汤证外，应该还有嘴唇干燥，大便偏溏，这时才能够加乌梅。

从方证这个角度出发，加一味药就要有这味药证的症状，并不是担心以后出现某种情况而预先加上，经方医学里一般不主张这样，而是看到症状了，要方证对应，这个是很重要的。药物都有它的偏性，用的时候就是利用其偏性，当然也要考虑用药的安全性，不能矫枉过正。如二陈汤，我们知道它有点温燥，而现在这个患者口淡、呕逆、口水多、痰多，本身就应该用这种燥烈的药物去治疗。如果没有口干唇燥，没有这种津液缺乏的症状，加上一个乌梅并不一定能增加疗效。假如脱离了经方辨证"随证治之"的思路，用自己的想象、预测去思考，就会出现偏差。

二陈汤证是二陈汤证，乌梅证是乌梅证，如果患者有乌梅证，当然要加乌梅；如果没有乌梅证，只是一般的二陈汤证，加一个乌梅进去，可能不仅不增加疗效，反而拖了后腿，使整个方子化痰、燥湿、行气的功能受到了损伤。我们学习经方就要保持经方医学体系的纯洁性，因为其他一些学派的理论、知识，有时候会有形无形地影响到经方医学体系。尽管经方医学是开放的，并不拒绝用一些后世的好方。但用后世方也是根据它的治疗目标而不是病因病机。虽然这个道理好讲，但真正做起来往往还会走歪路，甚至一些著名的医家在这个问题上有时也会犯错误。如《皇汉医学》的作者汤本求真，他在《汉方医学》里讲小建中汤、黄芪建中汤的时候，认为这些方是治疗虚劳病的。但他认为肺结核不是虚劳病，是阴虚内热的痨病。因此他错误地认为，建中汤这一类温热的药物是不能够应用于肺结核病的。你看，这就暴露了汤本求真证治思路的概念有漏洞，引起了临床思路的混乱。肺结核这个病，不同的人有不同的表现，其中有的就可能是建中汤证。当患者出现了建中汤证，我们就不能因为他的肺结核病而拒绝使用建中汤。但是汤本求真预先就讲肺结核不能够用建中汤，这就犯了一个以病作为一个对象，而不是以人作为对象的错误。

这个问题是一个非常重要的问题，提醒我们经方医学怎么样去吸收后世医学的知识问题，在吸收后世医学的时候需要有一个扬弃的过程。我在《经方医学的生长点》一文中讨论过这个问题："强调经方医学的独立性，是一个对于经方医学自身合理性的诉求；这项诉求的深远意义并不是宣布经方医学与外部世界脱节，而是声明任何经方医学之外的力量都不可能给经方医学提供任何现成的答案。有没有经过这个合理性论证是非常不一样的，因为我们需要经方医学站在自身的立场去思考人体生命医学的诸多问题，而不是站在其他医学的立场去要求经方医学。当然，很可能经过自我论证之后，经方医学仍然也融入其他医学的观点，但这回是出于经方医学的自愿，出于经方医学本身活力的考虑，而非一个高高在上的、不容置疑的力量的强迫。作为一种学派，不管是经方医学还是医经医学，对我来说，还包含这样的意思：它是一种有自身历史的领域，有在长时间积累起来的丰富经验，有这个领域之内的人们所要面对的难题。在这个意义上，经方医学是一道门槛，需要经过长时期恰当的训练，才能得其门而入。"

098 乙字汤

乙字汤不是中国古代留下来的方子，而是日本汉方家原南阳所创制的，这个"乙"就是甲乙丙丁的乙。原南阳自己患了痔疮，严重出血，他在自疗的过程中反复尝试，然后发现了这个方子，具体的过程大家可以参考日本的《汉方之临床》杂志的第 10 卷第 4 号第 25 页，专门讲了这个话题。

这个方子最初就是小柴胡汤去掉人参、半夏，加上升麻和大黄，还是 7 味药，虽然效果很好，但是原南阳也很客观地指出：这个方子虽然对痔疮治疗是有效的，但是还不稳定。他说有的人治疗后并不怎么好，千万不要把它当作万能的药，而是要方证鉴别，方证对应才有效。后来，浅田宗伯就琢磨这个方子为什么不稳定，发现主要是生姜、大枣放在里面不好，所以就去掉了生姜、大枣，再加上当归，这样就变成了柴胡、黄芩、当归、升麻、甘草、生大黄 6 味药，其疗效就明显提高了，从而在临床上被广泛使用。日本的著名汉方家都非常赞赏这个方子，认为效果非常好，他们在使用过程中也积累了自己的经验，这些经验对我们现在用方也非常重要。如浅田宗伯认为这个方子甘草不能用得太多，用多了反而无效。这种经验就非常可贵。

几十年来，我用这个方治疗痔疮起码有上百例了，在辨证的情况下，只要对证效果都非常好。其中有好几个病例都要准备做手术了，吃了这个方药后免除了手术之苦。有的患者是手术后复发，用乙字汤也有效。这里方证对应是非常重要的。那它的方证对应是什么呢？第一，患者应该有胸胁苦满或者胆区有叩痛；第二，一般有口苦口臭，大便闭结，小便黄；第三，腹肌应该中度以上的弹力，不能够太弱，虽然中度弹力，但是在小腹肚脐部一般没有压痛，假如有压痛就要加上祛瘀血的药物，如桂枝茯苓丸、当归芍药散之类，要根据这个人的体质状态进行加减。

另外，我治疗时一般都要加上穴位的按压，或者针灸。我发现在手太阴肺经的郄穴——孔最穴有压痛，如果在此穴周围压到痛点的话，每天按压 2～3 次，一次 1 分钟，可以缩短疗程，非常有效。

现在我来讲一个临床的病例。

患者姓刘，男性，35 岁，是我一个朋友的儿子，大学毕业后一直在做经贸工作，相信中医中药，自己也经常阅读中医药的书籍并自学针灸。2017 年夏天，他去北京出差，有一天打电话给我，说自己一到北京痔疮就发作了，觉得有外坠感，走路时肛口痛得不得了，一碰就出血，现在走也不能走，事情也不能办。他想起一高中同学在北京一家大的肛肠专科医院当医生，听说还是一位博士，于是就去找这个同学看。这个同学一看就说，应该马上住院手术。而他平时受中医的影响，认为不能随便做手术，同时觉得自己一个人出门在外，做手术不太放心，于是就给我打电话。我说："中药加上指压穴位治疗痔疮，效果非常好。反正你住院也是躺，住旅馆也是躺，你就在旅馆待几天用中医治疗，不要出去。假如好了就好，如果真的没好，再去做手术也来得及。"因为他平时经常找我看病，知道他体质壮实，脉象有力，腹肌是中度以上弹力，胆区有叩痛。结合现在出现痔疮出血，就应该是个乙字汤证。我告诉他这个方子吃3天，好了的话，就不要做手术了。同时压压看孔最穴有没有痛感。他也学过针灸，对穴位很了解，就按压了一下穴位，说两边孔最都痛。我就让他每天多按压几次，另外照方抓药：柴胡6g，黄芩6g，当归6g，升麻3g，甘草3g，生大黄3g。因为是熟人，故我心里也比较担心。第2天早上，他打电话过来说："很有意思，痔疮基本不疼了，出血没有了。痔核变小、吸收了，走路也不痛了。我和我那位医学博士的同学还辩论了一场。"我问怎么辩论的。他说："当时我给您打电话就是在我同学的办公室，他听了我们的对话，笑着说：'你这个人也受过现代教育，怎么思想还这么不开通。痔疮已经是痔核外露，同时出血，走路都不方便了，中药、穴位按压怎么会有效果？这个穴位在解剖学上与肛门一点联系都没有，手上按压有什么作用？'我说：'你讲的是解剖学上的，都对，在物理和化学这个层次你也是对的，但是中医的经验和内在的道理并没有被西医完全发现，按照你们的理论去解释和认可是比较困难的。我还是先按压和吃中药，如果无效，再找你。'然后我就开始按压，压了一会儿，我的同学问：'压了以后有效果吗？'我站起来走走说：'已经有点效果了。'我的同学笑笑说：'心理作用吧？！'我回旅馆后，吃了一剂药。第2天早起的时候，基本上疼痛、出血都消失了，也好走路了。"

我叮嘱他把剩下的两剂药都吃掉就可以了。

现在已经一年多了，他的痔疮没有复发。当然，以后也可能因为疲劳或者喝酒或者吃辣还会复发，但是发了也没有关系，我们有办法对付，还可以用保守治疗。总之，不要着急做手术。有些患者手术后还会复发；有的患者手术不是很成功，肛门括约肌受到损伤，就会有后遗症。临床上就有些年纪大的患者来说，小时候做过肛门手术，现在肛门不能完全关闭，造成极大的痛苦。所以还是尽量保守治疗，而乙字汤就是临床上治疗痔疮一张很重要的方子。

日本一些著名的汉方家如大塚敬节、矢数道明等都非常喜欢这个方子。大塚敬节说，这个方是原南阳的经验方，可以用于各种各样的痔疮，特别是对于痔疮疼痛、出血和肛裂最为适用。他说初期轻的脱肛，要根据大便是不是通畅来加减大黄的用量。如大便不通畅、秘结，大黄就多一点；而假如用了大黄以后，反而觉得肛门这个位置有压迫感，那就可以把大黄去掉。大塚敬节说，大黄并非绝对要有，有时候没有也可以，如果吃下去感觉肛门不舒服，就可以去掉，并不是那么死板。

有一本在日本非常流行的书，叫作《丛桂亭医事小言》，也是一本经方医学必读书，书中说：治疗痔疮，乙字汤这个方子是很好的，此方还可以治疗脱肛、肛门疼痛以及前阴痒。另外，心神不定，就是我们讲的轻微的方面的症状，这个方子也很好。想想也对，方里有柴胡、黄芩这类疏肝行气的药，就是针对精神症状的，所以治疗轻微的精神病证应该是有效的。

虽然乙字汤是一个治疗痔疮的专方，但是临证应用时也要进行鉴别，其中最重要的有5个方证容易混淆，特别是痔疮有出血的要特别注意鉴别。

一个是桂枝茯苓丸，它可以治痔疮。一个是大黄牡丹皮汤，它不仅治疗肠痈（阑尾炎），也可以治痔疮，效果也非常好。还有一个是当归建中汤，主要治疗妇女月经不调以及痛经这一类病证，也可以治疗痔疮。还有芎归胶艾汤，一般治疗妇女月经量多、出血，但是也能治疗痔疮出血。还有一个补中益气汤，一般认为是治内脏下垂，包括脱肛或者痔疮下垂。

那怎么鉴别呢？首先是方向辨证方面的鉴别。

临证时看到一个痔疮患者，如果腹证、脉证以及体质状态是偏于虚的，就要考虑当归建中汤证、芎归胶艾汤证和补中益气汤证。刚才那个患者的体质、脉象、腹证，就不属于这种虚的，因此我一开始辨证，就把这几个方证排除了。

那这3个方证之间又有什么区别呢？当归建中汤证，整个体能比较低下，平时就有一种脱肛的倾向，特别是肛门局部反而剧烈的疼痛，这样就要考虑选择当归建中汤。为什么呢？除了当归建中汤能够增加人体的体质以外，其中的芍药对疼痛是非常有效的。芎归胶艾汤证的体能状态也是偏于虚的，腹肌软，脉象弱，体能差。芎归胶艾汤证的肛门出血严重，而当归建中汤证是疼痛强烈。补中益气汤证腹肌软弱，同时有胸胁苦满。为什么？因为补中益气汤里面有柴胡，所以胸胁苦满也是一个非常重要的腹证。补中益气汤证的痔疮患者主要是肛门有下坠感，痔疮也容易外露下垂。这样三个方证就可以对照、鉴别了。

还要注意的是两个有瘀血证的方子，即桂枝茯苓丸和大黄牡丹皮汤，也都可以治疗痔疮出血、痔疮疼痛，两者相同的是体能都比较实，整个腹部肌肉抵抗力都比较好。但是它们也有区别，桂枝茯苓丸证面部暗红，下肢皮肤干燥、开裂，下肢冷，同时左边的小腹压痛比较明显；大黄牡丹皮汤证痔疮疼痛强烈，右边的小腹压痛，抵抗比较明显。这样就把它们区别开来了。

当时我诊治那个痔疮患者的过程也是一样，首先我知道他是一个体能充实的人，因此，当归建中汤、芎归胶艾汤、补中益气汤这几个用于虚证的方子就不用考虑了，而主要是辨别患者有没有瘀血证。他左边小腹和右边小腹以前都没有压痛，那次叫他自己压也没有，因此就知道不是桂枝茯苓丸和大黄牡丹皮汤这两个方证。排除了桂枝茯苓丸证和大黄牡丹皮汤证后，我就用了乙字汤。你看乙字汤用下去，疗效多好，仅仅十几个小时，疼痛啊、出血啊、不能行走啊，都好转了。临床一张好的方子的确是让人神往！所以，我们要熟悉方子的主要治疗目标，更重要的是要学会鉴别，千万不能简单化。

乙字汤证针刺的穴位一般选择孔最，要找到它的压痛点，这是一个痔疮的敏感点。进行针刺放血或者用指压都可以。另外，还有阳陵泉、内庭、承山、委中。阳陵泉、内庭，主要改善整个肠道的血液循环，降低腹压；承山、委中，主要目的是通大便，特别是委中，一般要刺血。孔最、阳陵泉、承山、内庭一般针刺的时候都要强刺激，这里找到敏感点是非常重要的。这里所讲的穴位并不局限于一个位置，有时候是其周围的一个敏感压痛点或者结节，我称它为"穴区"。

099 体质方证——安中散证

首先我要讲一下体质方证这个概念。在我们中医院校的教材里面，体质和证候是两个不同的概念。体质是指个体的生理特征，从形态到机能都具有相对的稳定性和遗传性，不会变来变去的，即使变也要有比较长的时间，几年甚至几十年以后可能会变，体质本身不构成疾病。而证候是疾病在发展过程中，每一个阶段的病理概括，它随着疾病的发展会慢慢地改变。体质和证候存在着互相影响、互相制约的关系。证候会受到体质的影响，体质在一定的状态下，决定着人体对于某一个疾病的易感性和病变过程的倾向性，这就是我们经常讲的"胖人多痰湿，瘦人多火"。因此，炎热和潮湿等不同的气候条件对于瘦的人或胖的人的身体影响是不一样的。

因为体质辨证自古以来都有，历代医书上都有记载。叶天士在《临证指南医案》中明确提出了"体质"两个字，提到"木火体质""阳微体质""湿热体质"，并在《临证指南医案·呕吐门》蔡姬案中强调："凡论病，先论体质、形色、脉象，以病乃外加于身也。"即体质是体能的一种原始状态，疾病是以后再加上去的。然而这些观点长期以来并没有引起足够的重视，因此，我们对方证方面的体质情况，应该更深入地进行研究。

经方医学里边的体质和方证跟我们教材里面讲的有点儿不一样，

体质和方证往往是混同的，体质往往也以方证的方式表现出来。

比如我们说这个人是大柴胡汤的体质，这个人是小柴胡汤的体质，这个是桂枝汤的体质，这个人是肾气丸的体质，这个人是安中汤的体质等，就是把药方和体质捆绑在一起而固定化。固定化并不是单一化，并不说这个体质就是一个方证，一个体质状态有时候可能表现出好几个方证。因此，有时候先抓住患者的体质，知道这个体质一般有几个容易出现、比较固定的方证，然后再去决定用什么方，这对我们的辨证是一个非常有用的办法。但并不是每一个体质都有方证，有的体质就比较难以找到其相应的方证。

这里还要分清楚体质方证和一般讲的症状方证。症状方证就是脉证方证，和症状、脉象、腹证相对应的药方。体质方证就是和人的体质、神色形态和腹证相对应的药方。日本汉方医学中的体质，有的是指方证，有的还是一种比较抽象的概念，如前面讲到的腺病质、筋骨质等也是体质的名称。

体质方证更强调的是人的形态，即胖瘦、脸色以及精神状态，还有腹证。腹证也比较固定，而一般方证更重视现在、当时的症状和脉象。脉象即时性比较强，会随着病证的变化而改变，特别是某种急性热病或阵发性的疾病，如阵发性的绞痛，其脉象绞痛时就与平时不痛时或缓解时的不一样。症状也会变，一个痛，一个不痛，就变了，是吧？！还有发烧恶寒，可能过一阵就发烧不恶寒了，也变了吧？！所以，一般方证更加重视脉象和当时的症状。而体质方证相对来讲比较固定一点，对于慢性病，我们可以尽量从这个角度去看看。当然，体质方证现在应用的并不是很多，还需要进一步研究扩展。

我们讲的这个安中散，来源于《太平惠民和剂局方》（简称《局方》)。《局方》是宋代的太医局编的一本成药处方集,收入了当时大量的临床最常用、最有效的重要方剂,可以说是我国历史上最早的一部药典。现在很多大家耳熟能详的名方都来源于它,如至宝丹、牛黄清心丸、苏合香丸、紫雪丹、四物汤、逍遥散等。从某种意义上讲,《局方》补充了经方的不足。日本人除了崇尚《伤寒》《金匮》方以外,也喜欢《千金》《外台》的方,喜欢《万病回春》的方,还特别喜欢《局方》。

《局方》中安中散的药物组成有延胡索五两(去皮),良姜五两(炒),干姜五两(炮),小茴香五两(炒),肉桂五两,牡蛎(煅)四两,甘草(炒)十两。其用法一般都是散剂,即把一味一味药都研细和匀,每次5g,每天分3次服。对于虚寒性的胃痛,只要方证相合的话,特别是体质方证相合的话,其效果是非常好的。

安中散体质,是一种消瘦、肌软、心下有振水音、经常胃痛的体质。然而和安中散类似的体质还有几个,如六君子汤体质、补中益气汤体质等都有相似之处。六君子汤体质也是消瘦、肌软,但还有神疲无力、食欲不振、多白痰等症状。补中益气汤体质也有消瘦、肌软、神疲,但还有轻微的胸胁苦满与内脏下垂感。三者看上去相似,其实存在着不一样的状态。

同样是消瘦的体型,有一种是痉挛性的肌肉消瘦,另一种则是松弛性的肌肉消瘦,两者还是有很大的不同。如安中散体质、六君子汤体质、补中益气汤体质就属于松弛性的肌肉消瘦,而小建中汤体质、黄芪建中汤体质、当归建中汤体质则是一种痉挛性的肌肉消瘦。

矢数道明编过一本书,叫作《临床应用汉方处方解说》。这本书在我们国内印了好多次,是有关汉方方剂的一个集中,其中第一个方就是安中散，虽然这跟"安"字发音顺序编排有关，但同时也说明这个方子比较常用。

我还是先讲一个病例，大家可以有一个比较直观的印象。

台州地区一个姓张的患者，男，45 岁，身高 172cm，体重只有 50kg。你看，这就说明此人又瘦又长的样子。主诉是空腹时胃痛，有时候痛，有时候也不一定痛，已经好多年了。胃脘部喜欢用热水袋放上去舒服一点，按压也舒服。近 1 个月来，胃痛频繁，每天有好几次发作，偶尔还有嗳气，或泛酸水。检查过胃镜，为"慢性非萎缩性胃炎"，很普通的慢性胃炎，但是就是痛得难过，大便、食欲、睡觉都比较好。

初诊是 2017 年 11 月 7 日，人一进来就看到他很瘦长，脸黄黄的，肌肉比较松软，不是那种痉挛性的肌肉消瘦。脉象松软，舌苔白厚有水滑，口水很多。腹诊的时候触摸到心下部位的皮肤冷，叩击发现有振水音，腹肌弹力中度，我的直观印象就是安中散证。当然这只是一种直观的印象，接下去还要做理性的方证鉴别，应该和补中益气汤证、六君子汤证、小建中汤证，这些比较瘦弱的体质方证进行鉴别。

这个人脸黄、消瘦、肌肉松软，与补中益气汤证很像，但补中益气汤证还有一个非常重要的症状是神疲气短、稍有胸胁苦满，而这个患者没有；这个患者心下有振水音，食欲还可以，所以，排除补中益气汤证。

这个患者又瘦又长，脸色萎黄，肌肉松软，胃中停水，也可能是六君子汤证。但患者没有六君子汤证食欲不好、恶心呕吐、痰白黏稠、大便偏软这几个症状，所以排除六君子汤证。

这个患者又瘦又黄，胃部疼痛，也可能是小建中汤证。但小建中汤证腹壁肌肉很紧张，腹直肌痉挛，腹部疼痛虽然涉及胃脘部，但是更多集中在肚脐周围。这个患者肌肉松软不痉挛，没有肚脐附近痛，腹皮也没有那么紧，腹直肌也不痉挛，故排除小建中汤证。

这样与最常见的几种消瘦型的人进行对照，把相似的汤证排除以后，就确定是安中散证了。

我一般不用散剂，还是用汤剂煎服。处方如下：

桂枝 10g，甘草 6g，生牡蛎 12g，高良姜 3g，缩砂仁 3g（冲），延胡索 6g，小茴香 6g，茯苓 10g，7 帖。这个方与刚才讲的《局方》安中散做了一点点变化，把《局方》安中散里的干姜去掉，而加上砂仁、茯苓。我在临床实践中发现胃痛用砂仁、茯苓效果好，当然也考虑到患者的大便没有溏薄；患者心下有振水音就是桂枝茯苓的药基证。第二诊：过了七八天，他来说这个药吃下去后，胃里非常舒服，有种又暖和又放松的感觉，很少有胃痛了。夜里睡觉口水很多，流出来把枕头都打湿了。我问他口水臭不臭？他说不怎么臭。这也是胃里面水排出来的一种途径，也可以说是瞑眩反应。守原方不变，一周服用 5 帖。他患病时间太长，所以连续守方，服药不到 2 个月，体重居然增加了 2.5kg，胃不痛了，也没有再发作。患者还介绍了 2 个胃痛患者来诊。

这个病例，就是告诉我们遇到安中散的体质方证和临床表现是什么样的，以及怎么把它和其他相似的方证鉴别开。我也是学习了日本汉方家矢数道明、大塚敬节、龙野一雄、远田裕正等老师的经验，才渐渐地对安中散证熟悉起来的。

使用安中散时，要和几个相似的方证进行鉴别。

松弛型肌肉消瘦者的安中散证常见上腹部痉挛性疼痛，需要鉴别的常见方证有吴茱萸汤证、小建中汤证、柴胡桂枝干姜汤证等。

龙野一雄的经验是：比安中散证更虚而有寒性症状和积水症状者，用吴茱萸汤；以全身性疲劳感为主而胃部兼有钝痛者，用小建中汤；似柴胡桂枝汤证而明显为虚证者，用柴胡桂枝干姜汤。

日本人非常喜欢这个方子，大塚敬节就大力推崇安中散。他说此方不仅治疗寒邪所致的腹部疼痛，甚至可以治疗痛经。安中散治疗痛经，需要和哪些治疗痛经的药方鉴别呢？需要鉴别的药方有当归芍药散、桂枝茯苓丸、桃仁承气汤、当归四逆加吴茱萸生姜汤、大黄牡丹皮汤、附子粳米汤、天台乌药散、当归建中汤等。

如果上腹部、下腹部都痛，而且痛的位置不固定的话，常用桂枝加芍药汤、小建中汤、桂枝加附子汤、大建中汤、附子粳米汤、芍药甘草汤、苓桂枣甘汤等药方。

安中散证的上腹部痛一般是喜按喜温的痉挛性的疼痛，而半夏泻心汤类方证，上腹部痞硬，患者的感觉与其说是痛，还不如说是不舒服，这是一种充血性的炎症。

安中散既能够治疗上腹部痉挛性疼痛，也能治疗痛经，说明一方二证是存在的，然而不管是治疗上腹部痉挛性疼痛还是痛经，其患者的体质状态一定要符合"松弛型的肌肉消瘦者"这一安中散证体质。

远田裕正对安中散证也高度重视。他说这个方子是由桂枝甘草龙骨牡蛎汤证变过来的，是桂枝甘草龙骨牡蛎汤去掉了龙骨。为什么去掉龙骨呢？因为它胸腹部的悸动不是很厉害。假如悸动得很厉害，龙骨、牡蛎就要共用。然而安中散证上腹有痉挛性疼痛，所以加上了高良姜、砂仁、延胡索、小茴香。远田裕正是从这个角度来看这个方证的。安中散证是桂枝甘草基加牡蛎，再加上高良姜、砂仁、延胡索、小茴香，后面4味药都对腹部的冷痛比较好，特别是上腹部。

小建中汤证的患者一般也是瘦弱体型，但是腹部的腹壁紧张、深部肌肉无力、腹直肌痉挛。安中散有桂枝，小建中汤也有桂枝，为什么安中散证是肌肉松软的，而小建中汤证则是肌肉痉挛的呢？我们一对照就知道，小建中汤芍药的量比桂枝多一倍，芍药有什么作用？它本身就能够放松痉挛。腹直肌越痉挛，腹壁的肌肉就越紧张。

掌握了体质方证，有利于临床诊察。

课间答疑

问：如何看待体质方证？

答：临床的方证分两大类：一类是症状方证，就是临床上出现的症状、体征这一类；另外一类是体质方证，是一个人的体质状态所形成的比较稳定的一种方证，日本汉方医学比较重视这一类方证。

日本汉方医学认为，小柴胡汤适用于腺病质的体质。腺病质体质的患者，其全身的症状一般有头痛、胃口不好、睡觉不好、容易疲劳、微热、人比较难受，头项部或者颌部及颌下这些位置都有淋巴结肿大。总之，腺病质的体质，主要表现在皮肤黏膜和淋巴系统出现异常反应的状态。小儿中这样的体质比较多，容易感染肺结核；平时不活泼，容易疲劳，身体细长，脸色苍白，面部时有潮红，神经有过敏；由于皮下的脂肪比较缺乏，皮肤比较纤弱，透过皮肤就能看到皮下的静脉，好像有点透明的样子。随着年龄的增大，这种体质状态对健康的影响会越来越少。越年轻，体质状态对人体健康的影响就越大。但无论怎样，我们在诊病是都要注意患者的体质状态。

腺病质体质有多种方证，并不一定就是小柴胡汤证。概括起来，主要是以桂枝汤和小柴胡汤为主，还有桂枝汤延伸出来的小建中汤和小柴胡汤延伸出来的柴胡桂枝干姜汤这四个方证比较多见。腺病质体质的孩子，特别神经过敏，假如长期微热，扁桃体、淋巴结特别肿胀。如果结核菌反应是阳性，即使 X 光胸透还是正常的，也应该让他长期服用小柴胡汤。

林黛玉从进到大观园开始一直到死，所服用的药大都是补肺阴、补肾阴、补阴清热之类的药物，但是病情一直没有好转。医生不知道她是小柴胡汤证体质，要用小柴胡汤治疗。否则，林黛玉也不至于会那么年轻就死掉。虽然精神刺激也有影响，但主要还是误诊误治，是不了解体质方证。当时的主流中医认为，肺痨患者是不能用柴胡剂的。医者不知道有胸胁苦满之腹证，因此就使一大群柴胡剂证的患者得不到正确有效的治疗。

大柴胡汤证体质是强健型的筋骨质体质，身材高瘦，线形结构，四肢瘦长，肌肉有弹性，头的前额比较高，眼睛大，鼻子高，类似于西方体质人类学家提出来的强壮的、瘦长型的体质。这种体质就是日本人所讲的筋骨质体质，也类似于西医的卒中质，卒中质的人容易中风。奥巴马、刘德华等人就是属于筋骨质体质，他们面部的个性特征都很明显。

体质方证对于我们经方医生来讲，是一个新的课题、新的领域，我们要做进一步的研究。体质方证并不是一成不变的，它会随着年龄的增长而变化，特别是我刚才讲的，腺病质者从幼儿、儿童，到青年、中年，往往就随之改变了，原来的腺病质体质因素会越来越弱，可能会转变为筋骨质体质、肥胖质体质、肌肉质体质等。大塚敬节于 1942 年治疗了一个 30 岁左右的男子，他因为感冒发热久治不愈，特地从札幌到了东京，找大塚敬节去看病。患者虽然30岁了，但那种腺病质的桂枝汤证还是比较明显。大塚敬节想，用症状方证诊治感冒的方法，当地的汉方医生可能都用过，但是效果不好。于是他就从体质方证入手投桂枝汤，服药后患者迅速痊愈了。几年以后，患者胖了起来，每次感冒还是要到东京来找大塚敬节诊治。大塚敬节开始还是投桂枝汤，但是奇怪的是前面屡用屡效的桂枝汤现在失效了。大塚敬节通过反复诊查发现，患者恶寒、头痛、低热这些症状都一样，就是体质方证发生了变化，其中最大的变化就是腹证。患者现在的腹证是胸胁苦满，于是他改投了柴胡桂枝汤，患者服用以后才得以痊愈。看来，患者的体质方证随着年龄的增长也会变化，这一点让大塚敬节印象很深刻。这就是一个非常典型的从体质方证入手诊治的病例。

　　体质方证在腹证上往往会有比较明显的表现，因为腹证相对比较稳定，变化比较少。但是随着年龄的增大，体质方证也会在腹证上有所变化。

100 体质方证——温清饮证

　　温清饮这个方来源于《万病回春》第六卷，一共8味药，是四物汤和黄连解毒汤两个方加起来的。在《万病回春》里边，温清饮主要治妇人病，症见月经淋漓不止、如豆汁一样黏稠、各种各样颜色都有，脸色黄，腹部有刺痛，往来寒热。这个方在后来的使用过程中，有很多的发展，特别是日本的矢数格对此方研究颇深。

　　矢数格写了一本书，叫《汉方一贯堂医学》，主要总结了他的老师森道伯晚年创立的一个非常奇特的诊治系统。

　　矢数格是森道伯最得意的一个门生，这本书出版后影响非常大，他的两个弟弟后来也跟从森道伯学习汉方医学。他的弟弟矢数有道也写了好几本书，如《临床汉方医学总论》《汉方治疗论说集》等，但这些书国内都没有翻译过来。他还有一个弟弟，就是著名的矢数道明，矢数道明写的书基本上都翻译过来了，其中《临床应用汉方处方解说》就有好几个版本，还有《汉方治疗百话》在中国出版时也搞得很热闹。国内对矢数道明是很熟悉的。

　　森道伯的体质学说影响很大，他非常重视体质和疾病的内在联系，通过一生的研究，把人类的整个体质分成三大证，一个是瘀血证的体质，一个是脏毒证的体质，一个是解毒证的体质，临床上就根据这样不同的体质进行用方。瘀血证的体质，用通导散；脏毒证的体质，用防风通圣散；解毒证体质，根据年龄的不同，选用了三个方，即幼年时期用柴胡清肝散，青年时期用荆芥连翘汤，成年时期用龙胆泻肝汤。这三个方的名字跟我们古代一些书上的方名是一样的，但组成都做了扩充，这三个方的核心部分就是温清饮。

我曾在《中医人生·他山有石能攻玉》里介绍一个姓张患者病例时，谈了对这方面的认识、运用和思考。患者是一个法国华侨，当时住在温州瓯江中的七都岛上。他的症状非常多，又是皮肤痒，又是肢节痛、咽喉肿痛等，我给他治的时候，开始是针灸和药物结合，针灸是大椎、委中刺血拔罐，因为当时又有表证，有一种恶风发热的症状，故药物用桂枝加葛根汤，治了以后还留下一大堆症状，主要是消化道的。后来又根据当时的鼻衄、烦躁、小便黄又臭、小腹胀满等症，诊断为少阳阳明合病，因为少阳病的人有口苦、咽干、目眩、恶逆、胃口不好、对气候的变化敏感等！

我给他开的方子是小柴胡加三黄泻心汤，同时还给他针刺，但是治了一段时间效果不明显，最后就去请教了张丰先生。张丰先生对一贯堂医学的体质状态比较熟悉，因此他就让我从这个思路试试看。我就选择了龙胆泻肝汤，这个方子也是一贯堂医学里面以温清饮为核心的一个方子，患者服用后就慢慢地有效果了，前后一共服了50帖左右，基本上就康复了，后来回法国去了。

这个病例对我的影响很大，使我对一贯堂医学的这种体质方证有了认知。大家可以仔细看看《中医人生》的这部分内容，作为参考。

我平时用得最多的还是温清饮。温清饮治疗皮肤病，治疗口腔性溃疡，治疗荨麻疹这些过敏的疾病。还有治疗妇科的一些病，如月经淋漓不尽等效果都是非常好的，所以我今天主要围绕这个方子讲。

　　首先要了解温清饮的体质方证是怎么样的。当然它有体质部分的方证，也有症状、脉象方面的方证。温清饮证的脉象不是很明确，不那么固定，而整个一种体质状态还是比较明显的。那其表现是什么呢？主要是一种肝病，慢性肝病患者，或者肝炎病毒携带者，就有这种体质特征。既有肝病史，又有精神比较兴奋的状态，脸红红的，容易面部生热疮或者小的粉刺，全身的皮肤是黄褐色的，比较干燥，有时候干燥的手摸上去都感到不平滑。假如是湿疹的话，也是一种丘疹状的，一般没有分泌物，有干燥倾向，同时也比较痒。脉象虽然不固定，但是总不会太弱。腹证有特征，主要是心下部、肋下、胸胁这一部分有抵抗，很像柴胡证的胸胁苦满，但是没有胸胁苦满那么典型，就是觉得压下去好像有痞硬的样子，所以有时候鉴别不出来的时候，我都加柴胡。在肚脐下面有类似于瘀血证所讲的那种抵抗压痛，但也不典型，总觉得硬一点，没有瘀血证的压痛那么明显。以上这些就是温清饮的一般体质方证。

　　这里还有一个鉴别的方法，就是虽然温清饮里面黄连、黄芩、黄柏都是很苦的，但是如果患者喝了感到这个口味还比较容易喝下去，那大部分都是很对证了。有一个非常奇怪的现象，随着病证的减轻，患者喝这个药的时候，就慢慢地觉得苦起来了，开始喝的时候感到有香味，虽然苦但还是香的，后来有的就真的喝不下去了。这也是一个检测的办法。

　　对温清饮里的8味药所起的作用，远田裕正专门有一个研究。他认为可以这样去分：一部分针对患者体质里面血虚的症状，有川芎、当归、生地；有月经不利，肚脐部位出现绞痛，则川芎、当归、芍药针对性比较强；有心烦，主要是黄连、栀子；心下痞，主要是黄芩、黄连；还有身黄，就像上面那个病例，皮肤看上去暗黄，同时干燥，则是黄柏；有的出血，如吐血、衄血、下血等，则是整个黄连解毒汤，黄连、黄柏、黄芩、栀子都能够对出血有作用。这个就是远田裕正研究尾台榕堂《类聚方广义》以后的心得，可供我们参考。

总之，我们在使用温清饮时，应该进行一次症状鉴别，类似于这样一种体质状态所出现的方证，应该心里有数。

从皮肤干燥、皮肤痒这个症状，该跟哪些方证进行鉴别呢？首先应该跟黄连解毒汤，因为温清饮是黄连解毒汤合四物汤，四物汤有补血的作用，而单独的黄连解毒汤有时候也治疗皮肤瘙痒。

黄连阿胶汤治疗心烦不得眠，烦就是指烦躁，日本汉方家认为"烦躁"这两个字多多少少与皮肤瘙痒有关系，所以黄连阿胶汤有时候也能治疗皮肤瘙痒。此外，大青龙汤证的烦躁有时也认为是皮肤瘙痒的一种表现。

茵陈蒿汤治疗黄疸，黄疸严重时刺激皮肤，也会造成皮肤痒，所以茵陈蒿汤也能治疗皮肤瘙痒。

桃仁承气汤也可以治疗皮肤痒；白虎加人参汤有治疗烦躁的作用，也可以治疗皮肤痒；三物黄芩汤也可以治疗皮肤痒。我们就从皮肤痒这个角度，来对照和鉴别一下温清饮的体质方证与其他方证不一样的地方，大家可以从中慢慢吸收，进一步研究。

温清饮证，除了皮肤痒以外，人精神很兴奋，皮肤是黄褐色，很枯燥，甚至摸上去感到不平；心下痞，腹部和肚脐感到硬，压下去有抵抗。以上是温清饮的体质方证，看到这样一种体质方证和腹证，我们就应该考虑到是温清饮证。这里脉象没有什么特别之处，故就略去不讲了。

黄连解毒汤证与温清饮证有点相似，脸部充血，甚至有鼻血，失眠；也有心下痞，胸部不安，大便秘结，腹肌中度紧张。比温清饮证实的程度厉害一点。

黄连阿胶汤的体质方证是不明显的，而脉证方证比较明显，应该有一种虚的程度，所以皮肤干燥、心烦、心中悸、失眠、脉象细数、舌红少苔、腹肌中度以下弹性。

茵陈蒿汤证的脸部、颈部多汗，心下痞，心烦，胸部苦闷，有恶心的样子，气往上走，口渴，小便黄而不利，腹满，腹肌高度紧张，也是以症状方证为多，而体质方证则不明显。

桃仁承气汤证，除了皮肤痒，一般还有头部疼痛，甚至有耳鸣、脸色暗红，这个与温清饮证比较像，精神比较兴奋，脚冷（脸红、脚冷是桃仁承气汤比较重要的特征），大便秘结，小腹急结，腹肌中度以上紧张，腹证比较典型，主要是由瘀血造成的，作为体质方证还是可以鉴别开的。

白虎加人参汤主要还是症状方证，精神兴奋，舌苔干燥，烦躁且口渴，想喝水，小便自利，这个非常重要（茵陈蒿汤证，小便黄而不利），心下痞，腹满腹肌中度紧张。

三物黄芩汤，一般也是症状方证，皮肤痒，头痛，有贫血倾向。三物黄芩汤里面有生地，这种用药方式一般皮肤比较干，同时口干渴，胸部有点烦热，特别是四肢烦热，手心脚心烫，这个非常重要，心下有轻度的痞，故用了黄芩，而没用黄连。腹质比较软弱，特别是小腹部有麻痹的感觉。此方虽然用黄芩命名，其实带有血虚的成分在里面，这与温清饮既有血虚又有热的情况相似。以上这些方在临床上都需要进行鉴别。

我再介绍一个口腔溃疡兼有荨麻疹的病例，可以把这个问题讲得更清楚一点。

患者男性，20岁，从小一直有小三阳，是从母亲胎里带来的。多年来口腔溃疡反复发作，发起来就很难好，好了之后马上又发。皮肤是暗黄的，整个面部及身体的皮肤都干燥，根本看不出是一个年轻人的样子，为此他感到有点苦恼。今年来口疮复发后延续的时间更长了，还经常发荨麻疹，发起来全身都有，中西药都用过。我跟他讲肝病的人用西药，有时候对肝功能有损害的，要小心；再说效果也不怎么好，他后来就停用了西药。他说自己有个特征，洗澡的时候全身皮肤都会红起来，非常舒服的。

这个患者是2016年8月7日初诊，来的时候精神很兴奋，多言多语、多动作，嘴唇很干，舌头也很红，脉象弦细。腹诊心下痞，又有胁部不适。后来腹诊时发现患者胸胁苦满，肚脐周围肌肉有抵抗。基本上就是一种温清饮证的体质状态。

因为他有胸胁苦满，加上荨麻疹，又是口腔溃疡，所以我加了两味药，一味是柴胡，一位是连翘。当时的药方是这样的：黄连5g，黄芩10g，黄柏10g，栀子10g，生地15g，当归10g，川芎10g，白芍10g，柴胡10g，连翘15g。

这个药是非常苦的，但是患者很奇怪，喜欢这种苦的味道，这个就更加证实药是对证的。这个药吃到15天的时候，口腔溃疡就好转，以前他的口腔溃疡几乎一个月内有25天都存在。我就在原方基础上，再加荆芥、防风。

这样一个月以后，口腔溃疡没有出现，荨麻疹的发作也明显减少。我就守着这个方子，让患者间歇性地服药，一个星期服5天或者4天。此时服药觉得苦了，他说真难喝，以前都不知道，现在是越喝越难喝。我让他还要坚持，又服了2个月，全身的皮肤肌肉也变得有点滋润起来，他说自己的皮肤从小一直都是那么干燥刺手的，现在这样让他感到很高兴。

1年以后停药观察。后来他感冒发热来诊，告诉我荨麻疹已经没有发了，口腔溃疡偶尔还有。

像这样一个病例，我就是从肝病史，同时又出现一种兴奋性的状态、皮肤黄暗干燥，以及腹部心下痞，整个肚脐部位的肌肉硬等这几个方面入手去辨别的。

101　体质方证——十味败毒汤证

十味败毒汤，现在一般都归于日本汉方这一类，其实它是由《万病回春》的荆芥败毒散加减而成的。我们使用的时候，经常还要加一味药，就是连翘，这样就有 11 味药了，即柴胡、樱皮、桔梗、生姜、川芎、茯苓、独活、防风、甘草、荆芥和连翘。

为什么说这个方子是日本个汉方家族里边的呢？因为它是由日本一个很有名的医生，也是近代外科学上最有成就的医生——华冈青州所创制的。他把《万病回春》的荆芥败毒散去掉 5 味药，再加上 5 味药，就成为一个治疗某种有针对性体质状态皮肤病的方子，临床效果特别好。华冈青州在外科领域的成就是什么呢？就是他研制出了一个"通仙散"，人们有时候也把这个方叫作"华冈麻沸散"。

我们知道华佗的麻沸散具有麻醉作用，但麻沸散已经失传了，而华冈青州所创制的这张方，也能达到中药麻醉的效果，用这个方成功进行了多种外科手术。虽然他只是一个乡村医生，但却是世界上第一个使用这张全身麻醉成功的方，完成了乳癌手术的外科医生。因此，1833 年华冈青州在日本获得了"圣医"的称号。1835 年逝世，享年 75 岁。

华冈青州研制的麻药成功以后，就大胆地使用在外科手术上。他首先叫患者服下这个麻醉剂，等到药力发挥以后就进行无痛手术。

经过多次实验证明，这个方法是完全可行的。这在当时的日本是史无前例的，也震惊了整个世界医学界。他所用的药，现在看就是曼陀罗，这是中国17世纪的时候传到日本的一种茄科类植物药。此药最早都是用来止痛、安眠的，后来华冈医生把它作为一个麻醉剂。他做人体试验的时候，不仅在自己身上做，还在他母亲和老婆身上做。他老婆做了试验后双目失明，他母亲则在做试验的过程中死掉了。可见，他为了人类医学，真正做到了仁至义尽。

华冈青州有一种非常有意思的思想，认为外科医生一定要懂得内科，所以他对中国的中医就有特别的研究，总结出好多很有名的、疗效非常好的方剂，十味败毒汤就是其中的一个。华冈青州有精益求精的精神，他所创制的十味败毒汤，临床效果特别好，受到人们的一致欢迎，几乎所有日本汉方的书上都有他的这个方子。

那应用这个方子从哪几个方面去入手呢？一个是从体质方面，另外一个是从病的方面。体质主要是小柴胡汤证那种比较虚弱的筋骨质类体质，病则主要是皮肤病类。这两者的结合，用此方能够改善化脓性炎症的体质。对一些多发性的化脓性疾病，经常这里一个痈，那里一个疮，一会儿生头上，一会儿生臀部，很难治好，假如体质符合的话，用这个方就特别有效。初期可以作为解毒的药，疮痈消了以后就不会化脓，不会发作；在缓解期也可以当作预防药。还有，此方对某种湿疹也特别有效。哪一种湿疹呢？就是一种干燥性的。还有对于荨麻疹也非常有效。所以这个方子非常有意思，特别是涉及体质方面，它跟小柴胡汤还有点关系。

我现在还是讲个病例，也许对了解十味败毒散的使用更清楚一点。

一个王姓患者，男，28岁。他的头部、臀部经常出现痘、疖、疮这一类的皮肤病，好了又发，已经好多年了。2011年8月的一天来初诊。面部一看上去就非常油腻，而且面色暗红，有化脓性痤疮，有白白的和黄黄的脓头。患者形体消瘦，性格有点内向，不大讲话，问他几句，他才回答一句。通过问诊得知口苦、口臭、小便黄，平时早晨起来刷牙有点恶心，心情也不怎么舒畅。腹诊发现腹肌弹力中度，说差也不差，说坚实也不坚实。心下有压痛，中度的胸胁苦满。形体消瘦，腹肌弹力中度，中度的胸胁苦满，心下压痛，口苦口臭，有恶心，这几项就构成了小柴胡汤合小陷胸汤证。

前面讲了十味败毒散证是小柴胡汤的体质状态又加上一个多发性的、屡治屡发的疖痈体质，所以当时我心里就知道，这个患者一是有十味败毒散证的体质状态，另外一个就是有小柴胡汤合小陷胸汤的临床方证。这种患者一般都有明显的腹证，故我都是先从腹证入手，就是从用普方通治入手。因为十味败毒散通过体质状态和皮肤病挂钩以后，它的治疗范围其实是很有限的，在皮肤病里面是比较常用的，而对于其他病证用得就不多。患者有明确腹证的时候，一般都先用普方，于是就先用小柴胡汤合小陷胸汤。治了半个月以后，各种症状都渐渐地有所减少，患者说吃了药后好舒服，心下压痛半个月以后就不明显了。然而他这种体质，这种痤疮经常发作的情况，到底是用小柴胡继续治下去，还是改用十味败毒散呢？一般而言，如果有明显的经常多发性的痈疖病史，一般用十味败毒散比较好。所以就用这个方子加连翘。当时处方是这样的：柴胡10g，地骨皮10g（樱皮就是日本樱花树的树皮，我一般用地骨皮代替），桔梗10g，生姜6片，川芎10g，茯苓10g，防风10g，独活10g，甘草6g，荆芥6g，连翘10g。一周吃5天，连续吃了3周，15帖药后各种症状渐渐消退，口苦口臭也没有了，小便黄也好了。因为他是容易复发，所以就叫他坚持服用，一直间歇性地服用了 3 个月，所有症状基本上都消失。停药 2 年后，面部的化脓性痤疮又复发了，但没有以前那么严重。来诊的时候胸胁苦满还是一样的，但是没有心下压痛，于是原方不变再这样吃，间歇性地服用了一个月，得以治愈。到现在五六年过去了，没有再发。他很满意这个效果，后来又介绍了好多类似的患者来看。

可见，我们从体质入手，再从病的状态入手，两者结合起来掌握这个方，效果是比较好的。

这里还会碰到一个问题。痈肿初起的时候，有的人还会有发烧，还有恶寒的，即有一种太阳病夹在里面。这个时候假如没有汗，我们一看就觉得像葛根汤、麻黄汤这一类方证的症状，那到底是用葛根汤、麻黄汤，还是用十味败毒散呢？临床上我一直在考虑这个问题。

我在《中医人生》第十四章"南阳问路叩仲门"里谈到了这个问题，即就荆防败毒散和葛根汤的关系进行了说明，因为荆防败毒散也用于痈肿初期有恶寒和发热的症状。这个患者恶寒、发热、无汗，有葛根汤证，所以我开始的时候考虑是不是可以用葛根汤，而仲老师则认为这种情况考虑荆防败毒散可能会好一点。后来我看了一些资料，认为遇到这类问题的时候可以这样，如果有恶寒发热太阳表证，可以先根据普方通治，治疗几天之后再使用专方，如十味败毒散、荆防败毒散治疗。日本很多医家，如大塚敬节、矢数道明、龙野一雄等都是这个见解。

当然，在前面讲的那个病例治疗过程中，我脑子里出现的一个是小柴胡剂加上小陷胸汤，一个是十味败毒散。在使用十味败毒散的时候，并不仅仅靠当时直观的印象，还要与一些方子进行辨别。

娄绍昆一方一针解《伤寒》

与什么方做辨别呢？一个是仙方活命饮，这个方子是传统中医治疗外科疔疮痈疖之首方，凡是阳性者都用这个，阴性的才考虑用阳和汤。那这个方子与十味败毒散怎么鉴别呢？相似的地方，一开始都有身热、恶寒，局部有红肿和灼痛。仙方活命饮红肿的程度严重一点，腹部的肌肉弹力比较强，也就是说它是一种阳性、体实证；而十味败毒散是中度的胸胁苦满，体能上有一种小柴胡证。仙方活命饮的体质状态、腹证状态、脉象状态以及疾病状态都比较偏于实，偏于阳性；而十味败毒散偏于比较弱。十味败毒散可用于干燥性的湿疹，而仙方活命饮一般没有这个用法。

还有常用的五味消毒饮，一般没有恶寒、发热的表证，不适用于初期。它一般是高热，痈肿红肿、热、痛，脉象实数，腹部肌肉中度以上压力，与仙方活命饮有点不一样。仙方活命饮比五味消毒饮使用的时期要早一点，身体还有点恶寒的表证，而五味消毒饮没有。这是这两个方之间的区别。十味败毒散在体质和症状方面都不如这两张方子严重。

还有一个需要比较的是消风散。消风散也经常用于治疗长期性、顽固性的湿疹，尤其是较多地治疗年轻而健康者的顽固性湿疹，有一些分泌物，皮肤红、痒得比较厉害，而且口渴，这种湿疹最重要的是一种湿润性的湿疹，而十味败毒汤是治疗干燥性的湿疹。还有消风散一般较少用于治疗疔疮痈疖之类，主要是湿疹方面用得比较多。

还有阳和汤。阳和汤适用于阴性的疔疮痈疖，表面不红，不隆起，体能也差，脉象弱，精神憔悴，腹部肌肉软弱。这个比较容易辨别，属于疔疮痈疖后期气血虚的时候用阳和汤。

这些鉴别应该事先搞清楚，这样有利于我们的方证鉴别。

十味败毒散这个方子的形成也非常有意思。日本汉方研究这个方的组合形成，也花了好多力气，特别是远田裕正，他在《伤寒论再发掘》这本书里面讲得比较详细，这本书是日文的，还没有中文译本。他说十味败毒散的形成首先是通过桔梗汤，这个有点意外。他认为桔梗汤可以治疗疖疮以及其他的一种化脓性的病态。大家都知道，桔梗汤稍微变化就成了排脓汤，排脓汤中桔梗是主药。患者假如有神经质引起的心下悸动，就追加有镇静作用的茯苓，这样茯苓就加到桔梗甘草汤里边去了。假如有呕吐，再加生姜；胸胁苦满，再加柴胡；身疼痛，包括痒，就增添防风、荆芥、独活；还有血流不畅，就需要加上活血的川芎。这样这个方就慢慢地形成了。他所认定的最重要的药物是什么呢？一个是柴胡，一个是桔梗，一个是甘草，这样就组成桔梗甘草汤和柴胡甘草基。桔梗甘草汤在《伤寒论》里面叫桔梗汤，其实就是桔梗甘草基组成的桔梗汤，以此为核心再加上一些其他的药物。这里面就体现了一个趋向于小柴胡的体质，小柴胡体质的胸胁苦满一般是中度的，不像大柴胡那么心下压痛、心下痞硬。再一个是桔梗、甘草的排脓作用，再加上一些皮肤病的用药，如荆芥、防风、独活这一类，这样就构成了。

这当然只是远田裕正对这个方的分析，讲了这些药证所起的作用。远田裕正把十味败毒散进行了解构，看看每一个药证是怎么样的。这一方法对于初学者学习药物的加减是有用的。但是一个整体总是大于个体的和，每味药个体全部加起来可能也达不到十味败毒散一个整体的作用，这个非常重要。就好像各种各样的乐器，每个乐器有每个乐器的作用，但是演奏一支交响乐的时候，所产生的效果又不是每一个乐器单独演奏加起来所能达到的。

现在我们总结一下。十味败毒散的体质状态最重要的是有小柴胡汤证的体质：弱态的筋骨质，中度的胸胁苦满，还有神经质。神经质表现在什么方面？小柴胡汤证大家都知道有默默不欲饮食，"默默"这两个字就带有一种内向忧郁的状态，这样一种体质状态属于一个少阳病的范围，相似于小柴胡汤的一种体质状态。另外有多发性的结节这样一个病史，可以作为一种预防性的方药；结节发作的初期，还有点恶寒时，也可以用它进行消散。还有一个就是用于湿疹。这样我们就可以把这个方子的精神和核心抓住了。

这里还要进一步讨论，为什么小柴胡汤证不用小柴胡汤，却要用一个十味败毒散这样类似于小柴胡汤证体质的方子？在整个经方里面，《伤寒论》讨论的都是普方的通治法，而《金匮要略》就讨论一个病里面有几个专方，这几个专方针对这个病有特别好的效果，也就是说强调这个病的群体性、公共性的症状，而普方更重视个人的、具体的一些体质状态和症状。就像上面讲的那个病例，刚开始的时候，就先用小柴胡汤这个普方入手，等解决了一些问题之后，再用这个十味败毒散。这是我在临床上的一种体会，同时也感觉这个专方的确会比有些普方更加精准一点，效果也更好一点。当然，普方的这种普遍的价值和使用范围，也是十味败毒汤这一类专方所不具备的，如果说小柴胡汤可以治疗10000个病证的话，那十味败毒散最多只能治100个，这就大不一样，知道这一点也非常重要。今后在临床上碰到类似的病，荨麻疹或者湿疹，一种小柴胡汤证的湿性湿疹，你不妨试试。

102 体质方证——延年半夏汤证

　　延年半夏汤证在体质方面的分类，有时候叫"打肩"体质。为什么说是"打肩"体质呢？有人对这个概念很难理解，感觉怪怪的。其实早在《外台秘要》里就讲到过"打肩"，只不过讲到的方子是半夏汤，半夏汤后来又叫延年半夏汤。《外台秘要》卷十二引《延年秘录》方之半夏汤："主治腹内左肋痃癖硬急气满，不能食，胸背痛者。"

　　"痃癖"俗称"打肩"，"打肩"又写为"内肩"，因为打击肩部心中舒服故命名；又因其发生于肩内而云内肩。脐腹偏侧或胁肋部时有筋脉攻撑急痛的病症。其主要表现是脐腹偏于一边，一般偏于左边，或左边胁肋部肌肉筋脉痉挛，感觉很紧、很硬，有硬撑着的感觉，造成痉挛性疼痛，多见于一些胃肠病、肝胆病。

　　《太平圣惠方》认为，这种病是因为寒冷，气堵在那里所导致的。"痃"是在腹内近脐左右各有一条筋脉特别急痛，就像我们说的腹直肌痉挛，大的如手臂那么粗，小一点的如手指那么粗，同时很硬，像琴弦一样硬，所以叫"痃气"；"癖"，就是指痛，也指偏，偏在两侧肋间胸胁。二者虽然不一样，但临床上经常会同时出现，既有腹直肌痉挛，又有胸胁部的肌肉痉挛、强硬、疼痛等，所以合称为痃癖。

这个方子，日本汉方家特别喜欢，他们一般的用药剂量如下：半夏 5g，桔梗、前胡、鳖甲、槟榔各 3g，人参 2g，干姜 3g，枳实 1g，吴茱萸 0.5g。

我使用时的药量，一般是日本汉方家的 2～3 倍：半夏 15g，桔梗、前胡、鳖甲（先煎）、槟榔各 10g，党参 10g，干姜 10g，枳壳 5g，吴茱萸 1.5g。

总的来说，使用这个方子，患者看上去体力有些虚弱，痃癖这个位置的肌肉非常紧张，而其他位置的肌肉比正常来讲稍微松弛一点；胃部经常有疼痛、膨胀；左边的肋间或者左乳下有疼痛；左背痛及压痛，压痛位置从穴位上来讲，大致是膀胱经上第七胸椎旁开两横指的膈俞，下至胆俞、肝俞、脾俞、胃俞，即膈俞到胃俞之间都有疼痛和压痛；左边的肩关节有时候僵直疼痛，就像西医讲的肩周炎；脚冷；腹直肌很紧张、很敏感，有的粗一点，有的细一点，特别是左边出现痉挛剧痛，整个腹力为中度及中度以下状态。以上就是延年半夏汤的治疗目标。

日本很多汉方家对这个方子进行了深入的研究。有一个叫细野史郎的，写了一本非常著名的书《汉方医学十讲》，这是 20 世纪 50 年代的讲稿，60 年代编成一本书，1982 年正式出版。黄煌老师在日本期间读到了这本书，给予了高度的评价。细野史郎认为，延年半夏汤有几个非常重要的目标：第一，有慢性胃病；第二，站在那里胃部、心下部有压痛；第三，左边关节出现僵硬活动不利，肩周炎，左边的背部也重痛、压痛；第四，脚冷，即膝盖以下，或者踝部到脚端有冷的感觉，一个是从上面一点的位置，从膝盖开始到脚尖，一个是从踝部到脚尖，都是冷的感觉；第五，左边的腹直肌紧张。仔细地记住这 5 点非常重要，对初学者是非常有意义的。

有持桂里写的《校正方舆輗·痃癖门》中谈到延年半夏汤的肌肉痉挛情况要比大柴胡汤证更加厉害。日本人认为"心下急"这个急迫，是指肩部、胸下感到硬，延年半夏汤证的压痛会更加厉害，还有气满、短气，由胸及背既硬又痛，或者胃口不好，或者胃口特别好，一天吃 5～10 次也吃不饱的这样一种状态，用这个方比较好。不过，日本的古方派对此仍主张用大柴胡汤。大柴胡汤并非不当，只是不如延年半夏汤有效。延年半夏汤的确是治疗刚才说的那种痃癖证非常好的方子，痃癖证的体质状态要引起我们高度重视。

我用延年半夏汤治疗此类病证有 3 例，这 3 例的效果比较快、也比较好。这里我讲其中的 1 个病例。

35 岁男子，胃脘部间歇性疼痛不适多年，西医诊为浅表性胃炎。胃病疼痛发作时，整个人佝偻着腰背（腹直肌紧张，紧张就会佝偻），要人敲打肩背，特别是左边，敲打到肩背部肌肉松软了就会缓解，胃部也不痛了，朋友戏称他是"打背佬"。一直在治疗，但都没有找到好的方法。

初诊：2011 年 9 月 1 日。当时他精神也不好，形瘦憔悴，四肢肌肉松弛，面部暗黄，头目眩晕，脉象不至于虚，弦脉，舌苔白腻。自述左背部一带酸痛，特别难受，左肩僵硬冷痛。腹部肌肉弹力中度以下，心下痞硬，立位左侧腹壁板样紧硬；背诊左胆俞、肝俞、脾俞、胃俞都有明显压痛；左侧肩胛内缘亦有压痛。根据立位腹直肌紧张度增强，症状偏左，敲打肩背很舒服等，诊为左肋内痃癖，为典型的延年半夏汤体质方证，故与延年半夏汤。方子就是上面的方子，用量是日本人的 3 倍。用药 1 周，感到肩背松软，原来疼痛一天几次，现在不痛了。他非常高兴，坚持吃药 3 个月，后面是间歇性服用，服 5 天停 2 天，最后完全治愈。

这个方，除了我们讲的体质状态、体质方证外，也还要与有些方证进行鉴别。

大柴胡汤证的胸胁苦满，有时候也在左边，也有胸痛，心下痞硬，但整个情况与延年半夏汤证相比偏于实，特别是上腹角，一般处于大于90°的状态。

柴桂汤证也有肌肉紧张，胸胁苦满，但是还有恶风、头痛、有汗这些症状，人的体质状态比延年半夏汤证也要实一点。

柴胡鳖甲汤证也有胸背痛，肩背和腹部有拘急，但是一般不会偏于左边。

做了这些鉴别，我们再确定延年半夏汤证的一个特别症状：患者在站立位的心下部位痞硬和压痛明显。这是延年半夏汤证一个特异的腹证。

岳美中在一篇《谈延年半夏汤》的文章中介绍过自己的临床研究："日本医家对此方颇有研究，《汉法医典》中即收录本方。其临床应用指征：一、凡见胃部时有剧烈之疼痛，且疼痛往往波及左侧胸部及肩胛部者；二、凡见患者喜屈其上体抵压疼痛之部位，以冀图减轻疼痛者；三、疼痛时发时止者；四、多嗳气欠伸，呕吐后疼痛可缓解者，均可投用本方……萧某，女性，42岁，唐山市人。凤有支气管喘息病，诊视时复发甚剧，持续20余日，昼夜迭进内服药及注射剂无效，已濒于危，其夫仓皇备后事。其症突发性阵咳，咳则喘，须持续10余分钟，咯黏液样的白沫痰，至痰咯出后气道无阻始渐平息。但隔半小时或一小时而咳喘又作，昼夜约20余次，不能平卧，只以两手抵额，伏于枕上，其面目因头久垂而现浮肿象。诊其脉虚弱无力，唯左关浮细而弦，无热，舌苔白腻，精神惫，不欲睁眼，见医生至，稍抬头即伏枕上作喘息声，自云痛苦万状，不欲求生。根据其脉象及现症舌苔，姑投以延年半夏汤。不意服药后夜间即能平卧，续进 1 剂，竟霍然而愈。以此方治疗支气管喘息，在我的经验中数年间已治愈五六例。其适应证为突发性阵咳作喘，咯黏液样白沫痰，舌苔白腻，面目稍浮肿（此症不必悉具），其脉左关部浮细而弦者，投之辄效。但病例仍不够多。"

正如岳老所言，日本汉方家对于此方很感兴趣。如细野史郎在《日本东洋医学会志》9 卷 4 号发表过一篇题目为《延年半夏汤》的文章，介绍一个病案："59 岁男子。食后 2～3 小时，上腹部即钝痛，涌出唾液，手足冷，足尤甚。形瘦忧郁之人，皮肤不泽，紧张度低下，脉沉小软，舌苔薄白。服人参汤、柴桂汤加大黄不效。详细听述，左膈俞一带及左肩酸痛，头不清爽。胃脘部横卧时虽不痛，但站立或步行时，其痛即增。脉大而浮，按之软弱。腹部仰卧触诊一般软弱，上腹部浅表紧张但无压痛。立位，左侧腹壁强度紧张如同木板，按压剑突下 3 厘米，呼吸鼓起则疼痛。左肋弓中央亦有压痛，背诊左侧膈俞至胃俞之间、脾俞中心感觉肿胀有压痛。左侧僧帽肌上缘强度紧张，且连及左肩胛内缘。根据立位腹直肌紧张度增强，症状偏左等，乃左肋内痃癖，故与延年半夏汤。用药 1 周，诸症消散，3 个月后再次检查所见亦完全好转。"

对这类病例，我的经验是：除对证用药外，在背部的压痛点上如膈俞、胃俞、脾俞、肝俞、胆俞用艾条熏灸，大概一次半个小时，可以使病好得更快。

103 体质方证——黄连解毒汤证

黄连解毒汤在《伤寒》《金匮》里面是没有的，它出现在《肘后方》和《外台秘要》里面，药物有 4 味：黄连、黄柏、黄芩和栀子。

日本汉方家喜欢用这个方子去治疗各种各样的疾病，如出血性的疾病、精神方面的疾病，特别是外感发热的时候出现精神错乱的这一类疾病。

这个方子的药量，他们一般用黄连 1.5g，黄柏 1.5g，黄芩 3g，栀子 2g。我的用量要比他们多 3 倍左右，黄连一般 4 ～ 5g，黄柏也是 4 ～ 5g，黄芩就用 10g，栀子是 7 ～ 8g。药物剂量使用的有大剂量的、小剂量的和中剂量的。我的这个用量应该算是中等剂量，也会有效。大剂量当然也应该研究，有的人黄连一次就用几十克，不妨也去试试。我现在用常规药量也有效，这样比较安全。

现在讨论这个方子的体质方证。

我们在研究一个方证的时候，一般从这几个方面入手：

一是把握药方的治疗方向。我一般喜欢从四个方面来决定药方的治疗方向，即汗剂、下剂、和剂以及补剂，也就是根据四神（青龙、朱雀、白虎、真武）的功能进行药方归类，这比以经类方的六经辨证要简洁多了。那从这个角度来看，黄连解毒汤应该属于哪一类呢？这样一讲大家就明白了吧！发汗，不是；泻下，不是；补，更加不是。那你说是什么治疗方法？通过这样一排查，我们就知道它是和法，少阳位的。然而很多医家对这个黄连解毒汤属于哪个位并不那么清楚。日本一个非常著名的汉方家叫和田东郭，他写了一本《蕉窗方意解》，书中对这个方子的治疗方向有很多研究，但是最后他的治疗方向我觉得还是不清楚。他说这个方非半表半里之热，即不是柴胡、黄芩这一类，而是黄连、黄芩；也非石膏、知母、麦冬之类，不是我们讲的阳明外证，白虎汤这一类；也非大黄、芒硝这一类里实热，排除了它是阳明腑实证。总之，它不是下的方，不是少阳的方，也不是阳明外证的方。他说这个方子经常用于瘀热不尽的患者，这个病有时候比较顽固，发烧的话好多天都不去，故说它是瘀热不尽；人的体表不怎么热，而隐于人体深部，他认为这个是深部的里热，是陈旧性之顽固热。你看，最后说这个病是陈旧性之顽固热，这还是一个比较模糊的概念。其实根据我刚才讲的就清楚，它不是汗法，不是下法，不是补法，那就是和法，就是少阳位。少阳位的和法，就是包括白虎类汤、柴胡类汤、栀子类汤、泻心类汤、苓桂术甘类汤、麻杏甘石汤、黄连解毒汤、小陷胸汤等药方。

四神的定位使医者诊治时有了方向感，使下一步的方证辨证有了明确的区域，同时也防范了虚虚实实的错误。

二是了解方证的特异性症状，也就是治疗目标。如黄连解毒汤在临床上用于各种热性病，就是用于感染性、传染性疾病，也可以治疗各种顽固性的不明原因的发热。因此，"发热"应该是黄连解毒汤证的特异性症状了。这里的发热是以患者自我感觉为主，也不排除体温计所测定的发热。

《肘后方》讲黄连解毒汤治热极心下烦闷，狂言见鬼，起欲走迁，烦呕不得眠。你看，这里讲到发热的时候，一个心下烦闷，一个发狂好像看到鬼一样。还有烦、呕、睡不着觉，重点非常突出。可见，在发热过程中出现脑神经系统的一些病变。

再看《外台秘要》，它记载了一个病例："前军督护刘车者，得时疫三日，已汗解。因饮酒复剧，苦烦闷干呕口燥，呻吟错语不得卧。黄连解毒汤……服一服，目明。再服进粥，于此渐差。余以疗凡大热盛，烦呕、呻吟，错语，不得眠皆佳。语诸人用之亦效。"一个前军督护刘车的人，是一个当官的，在部队里患热病3天了，已汗解，也就是表证已经去了。后来因为喝了酒，病又反复了。现在的症状：苦于烦闷、干呕、口燥，呻吟、错语，不得卧。黄连解毒汤服一帖以后，就眼睛复明；再服，就能吃稀饭了，疾病得以痊愈。最后得出一个结论，治疗各种各样大热甚、有烦呕的、有呻吟的、胡言乱语的、睡不着觉的，用这个方子效果非常好。可见，它用此方所治疗的发热病证表证已解，但是也看不到腹胀腹满、大便秘结的阳明腑实证，也看不到往来寒热，而是一种大脑神经系统在感染过程中所出现的错乱，如错语不得卧、烦闷等。

还有《万病回春》，说崩漏可以用这个方。崩漏有新久虚实之不同，要辨别清楚。大家想想此方能治疗虚证吗？当然不行，它不是补的嘛。实际上它一般用于新病刚起的，初期属于实热的。如时间久了，带着一种虚热的，一边要清火热，一边要养血，那一般用什么方子呢？就是前面讲过的温清饮。黄连解毒汤和温清饮都能够治疗热证，但黄连解毒汤证是一种实热，而温清饮证是一种虚实相夹的热。

日本的汉方家汤本求真对高热过程中精神方面出现壮热狂躁、睡卧不安时，经常使用黄连解毒汤。如他曾经治疗一个疔疮的病例。

患者妇人，发疔疮十数个，虽然用药、放血，热毒却越来越厉害，于是求诊于汤本求真。患者的脉象动数甚，心烦，汤本求真投黄连解毒汤，四五天之后稍安，不到 20 天病就好了。汤本求真总结他的经验，凡各种各样外科感染性疾病过程中，这种疔疮痈疖，发热不退的，只要心中有烦热、烦躁的，不管年纪大小，都可以用这个方子。他说这个方子药味简单，功效非常好，是千古圣剂。

我们了解了前面这些有关黄连解毒汤的叙述之后，再来看看它的体质方证，从哪些方面可以把握住呢？这样的人，颜面一般都是充血的，面红目赤，人中等身材以上偏于壮实，心情烦躁不安，容易兴奋，失眠。这些应该是重点。其他一些热证的症状也有，如口苦、口臭、头晕耳鸣、小便黄等。面部充血引起上部的一种热证，就是《伤寒》里讲的"上冲"证。上冲证，一般用桂枝，但这里桂枝是不可以用的。治疗上冲的不仅仅是桂枝，黄连、龙骨、牡蛎也是治疗上冲的。体能中等以上，这非常重要，说明不是虚证，脉象是比较有力的，腹部有弹力。还有出血倾向，充血过度就会出血。所以这里强调精神和出血两个方面。脉象应该是数、实，舌红苔黄，腹部中度弹力，特别是上腹部有些患者按上去是柔软的，深部有抵抗感。总之，黄连解毒汤的体质方证：面红目赤，烦躁不安，同时腹部弹力中度以上，这几点要重点记住、密切关注。

我介绍一个病例。患者是一位 50 多岁的妇女，皮肤润泽，中等身材偏胖。夜里经常在噩梦中度过，心悸厉害，常常突然惊醒，惊醒时就感到烘热汗多。到大医院检查未发现任何器质性病变，高血压也没有，诊为更年期综合征。医生告知好不了，但也不会出什么大问题，于是她来看中医。

2015 年 3 月 19 日初诊。颜面易充血，面红目赤，心神不安，心情焦躁，伴有头面有一阵一阵热感、耳鸣不安和失眠。口苦口臭，反复发作的口疮溃疡史，尿黄，便秘；脉象沉滑有力，舌红苔黄；心下痞硬，腹部弹力中度以上。已经闭经1年。非常典型的更年期综合征，偏于精神方面的兴奋。

一看到患者中等身材偏胖，又面红目赤，又有兴奋，心里就意识到这应该属于汉方里面讲的面红、体胖、兴奋的多血体质，就是黄连解毒汤证的另外一个名字。通过四诊进一步确定，她有两个方证，除了黄连解毒汤证外，还有一个就是三黄泻心汤证。大便秘结，腹部弹力中度以上，有大黄的证在里面。因此，先给她开的就是两个方的合方：制大黄5g，黄连5g，黄芩10g，黄柏5g，栀子7g，7剂。

这个方子服了以后，患者心里舒服多了，大便基本上不秘结了。我觉得大黄证已经没有了，就把大黄去掉试试看，也就是一个黄连解毒汤。从2015年3月底一直服到6月底，共3个月，有时候也停停，可停服的时间稍长一点，又会出现烘热、汗多、烦躁、失眠，而连着吃就不会有。她问为什么会这样反复啊？我说这个更年期的时间比较长，病情也比较顽固，情绪波动的时候就会引起症状波动，你不必紧张，坚持吃药就是。她听了以后就坚持吃药了，渐渐地整个精神都安定下来了。这两年来她又介绍了不少有类似病情的朋友来看。可见，用这样的体质方证去针对相应的患者，效果是非常好的。这个患者没有发烧，可见黄连解毒汤既可以治疗外感感染性疾病有发烧的，也可以治疗没有发烧的。但即使不发烧，其病证还是热证、还是实证，只是这个实证跟我们讲的承气汤证的腹部胀、满、大便秘结不一样。当然这个患者开始的时候有大黄证，大黄吃下去大便秘结解除了以后，我们就恢复到原来的方证辨证上来。

通过这个病例，就知道了黄连解毒汤从体质入手对我们是有帮助的。它的使用范围很广，如有些酒糟鼻患者，整个鼻孔旁边、两颊及额部全部是一块一块红的。你看，如果体能是比较实的话，也符合于一种脸红目赤，只要这个患者比较兴奋，就可以用这个方子；假如大便秘结，可以加大黄。

对眼睛充血严重，早晨起来眼屎多的也可以用这个方，这是矢数道明的老师森道伯最喜欢用的方法。矢数道明说自己跟着老师学用这个方法，效果也非常好，特别是有的人眼睛很红，眼屎很多。眼睛红和脸红不一定同时出现，故眼睛红也可以作为一个目标性的症状。上面那个病例是面红、目赤都有，而有的只有一个方面，我们也要注意。

大塚敬节对黄连解毒汤方证提出了几个要点，我们也应该记一下。一个是失眠，如上面那个病例，她就有失眠，又有在噩梦中惊醒，一般失眠、精神方面当然要符合于这种体质方证。高血压、更年期综合征等都是这样。另一个就是全身痒，非常痒。黄连解毒汤对皮肤痒是一个非常重要的方子，我们前面讲过温清饮，它也常用于治疗这种皮肤病。黄连解毒汤的"解毒"两个字，后来就被森道伯用在了解毒体质上。所以解毒体质里边一般就有黄连解毒汤在里面解毒，包括各种各样的毒，也包括皮肤上的痒；再就是各种出血，如吐血、咯血、鼻血、痔疮出血等，只要符合这样的体质状态，都可以用。

黄连解毒汤证应该跟哪些方证鉴别呢？

一个是黄连阿胶汤证，它是针对一种虚热的状态，这种患者一看也是类似于脸红目赤、烦躁这样的状态，但整个脉象、腹证、体能状态都是偏虚的状态，我们就不能选择黄连解毒汤，而是要用黄连阿胶汤。

还有茵陈蒿汤证，这是一种瘀热，即湿热瘀阻在血里。而黄连解毒汤证光是一种热，黄连阿胶汤证则是阴虚内热。茵陈蒿汤证里有瘀热，瘀热表现在什么方面呢？全身出现胸中苦闷、头上汗特别多、小便黄臭不利，甚至出现黄疸。即便没有黄疸也可以，皮肤病也可以用，由于瘀热造成皮肤非常痒。总之，茵陈蒿汤证也应该跟黄连解毒证鉴别开来。

还有桃仁承气汤证，它是瘀血造成的，是瘀血加实热，诊察时要特别重视腹证，其腹证是小腹急结。桃仁承气汤证也有面红目赤，大便闭结，同时精神方面的症状也很多，狂言、健忘都有，所以与黄连解毒汤证也非常像，也是实证，但它有小腹急结的瘀血证，舌下有淤青，容易鉴别。

三黄泻心汤证和黄连解毒汤证也基本上差不多，不过它的烦躁里面心悸比较明显，而充血的症状没有黄连解毒汤证那么厉害，但有一个症状比较明显，就是大便闭结。

还有三物黄芩汤证，它的主要表现也是血热，有时候也会感到脸上红、目赤，但它有一个最重要的症状，就是四肢烦热。同时它是偏虚的，皮肤又是干燥的，故方里面有生地，这个就有点不一样。在大方向上它偏虚一点，四肢特别是手脚烦热、很烫，这就是一个特征。

还有白虎加人参汤证，有时候也会出现脸红目赤的；津液不够，所以干燥口渴。有一个非常重要的鉴别点，就是白虎汤类方证小便是自利的，同时汗比较多，口渴比较厉害，一般大便还不至于秘结。白虎汤类方证其特征还是比较明显的。

杨大华老师写的"药证新探"对于黄连、黄芩的特殊作用讲得比较好。他从现代医学的角度，对外感热病出现脑机能障碍的，认为黄连是一个首选药，并举了很多例子。如黄连阿胶汤里的"心中烦"，黄连解毒汤的"呻吟错语，不得卧"，《疫疹一得》清瘟败毒饮的"头痛如劈，烦躁谵语"，还有陶节庵的三黄石膏汤治疗的"狂叫欲走"，都是脑机能障碍的表现。他认为安宫牛黄丸、牛黄清心丸治疗热病引起的脑机能障碍，药方中都有黄连或黄芩。他还提出，黄连、黄芩治疗的出血和干姜、艾叶治疗的出血是完全不一样的，黄连、黄芩治疗的出血跟血管扩张有关系。

黄连解毒汤证假如用针刺的话，应该选什么穴位呢？我一般是选外关、内关、合谷、足三里、神门，用比较强的刺激进行针刺，这样在一定程度上也可以达到清热解毒、安神止血的治疗效果。

104 体质方证——五积散证

　　五积散证涉及体质辨证和方证辨证的结合。

　　五积散为什么叫"五积"呢？这是后世中医学的一种病因概念，认为人的气、血、寒冷、食物、痰这五种东西都停积在那里不流畅，造成各种各样的疼痛与不适。因此，这个方子对于人体上下寒热阻滞以后所造成的一种失调，或血管内血流不畅所造成的停滞，都可以有用，所以叫作五积散。

　　五积散有18味药：苍术、陈皮、半夏、茯苓、枳壳、当归、白芍、川芎、桂枝、干姜、麻黄、生姜、桔梗、白芷、白术、厚朴、大枣、甘草。稍微留意一下，你就会发现，这个多味的大药方是由好几个小药方组合起来的。历代医家都非常重视这个方子，日本汉方家也一样。日本汉方有本书叫《牛山方考》，其中就提出这个方是治疗寒湿的，抓住了方证中最重要的一个寒、一个湿。你说五积，他认为最重要的是寒、湿，身痛、腰痛、项背拘急、恶寒、呕吐、外感风寒、内伤生冷，或寒湿留于经络作痛，或妇人经血失调，或难产都可以治。这个《牛山方考》把五积散里面最重要的一些方证提出来了。日本汉方还有一本很著名的书叫《餐英馆疗治杂话》，也提到这个方的治疗目标是臂痛、腹痛、腰痛、寒气、痛风等，有发热恶寒等表证，以面热足冷为标准，冬月腰痛，或腰不能直，上气面热恶寒者必效。妇人两股痛、足冷，加附子有效。总之，认为这个方子止痛是非常好的。

矢数道明学习这个方子是跟他哥哥学的。他从掌握五积散的体质状态入手，就容易把握住五积散的治疗目标。他认为临床上体质方证和症状方证要结合起来，他用这个方治好了许多别人没治好的病。他的书里面对这个方情有独钟，用了很多的文字去介绍说明这个方子。至于体质方证和症状方证结合点在哪里呢？他内心可能已经体会到了，但怎样表达出来就是另一回事了。

他说这个方最适用于虚损体质的脾胃病证，就是寒湿长期阻滞所造成胃肠功能低下的病证。那具体是怎么样的呢？患者有一种贫血体质，下半身，特别是腰部、股部、小腹部及下肢冷痛，脉象迟缓无力。腹部柔软，有时候感到心下部有点痞满。矢数道明根据自己的经验，再结合一个叫津田玄仙写的《经验笔记》，把本方的主治范围归纳为四句话："腰冷痛，腰腿拘紧，上热下寒，少腹痛。"这样有利于我们记忆。此方的应用范围很广，除了胃的这些病证外，还有坐骨神经痛、脚气病、痛经、月经不利，甚至中风半身不遂，以及轻的心脏瓣膜病、老人感冒等，有时候还用于哮喘。只要能抓住我刚才讲的特异性症状就可以治疗。

这个方子药味那么多，就像药箱被打翻了一样，什么药都有。其实仔细看一下，方中有苍术、陈皮、厚朴、甘草，即平胃散，可以治疗食物的停滞；还有二陈汤，半夏、茯苓、陈皮、甘草可以和胃、化痰止呕。还可以看到肾着汤，也就是苓姜术甘汤，治疗腰部冷痛沉重；还有四物汤，只是没有熟地，可以补血养血行血，可以治疗贫血（患者有贫血的外貌）；还可以看到桂枝汤；还可以看到麻黄汤的存在，麻黄、桂枝、甘草、生姜都有，温通的药。由此便可理解五积散适用于气、血、痰、寒、食的郁滞所致的各种病证。这样一种综合性的方子，要把握它的方证确实有些困难。古人从各个方面来解析，如病因、病机等，对我们加深理解是有好处的。

日本汉方家用此方的量是比较小的：苍术 2g，陈皮 2g，半夏 2g，茯苓 2g，枳壳 1g，当归 2g，白芍 1g，川芎 1g，桂枝 1g，干姜 1g，麻黄 1g、生姜 1g、桔梗 1g，白芷 1g，白术 2g，厚朴 2g，大枣 1g，甘草 1g。我用的时候，如果是散剂，会按照日本人的用量；如果是汤剂，会加到 3 倍。

下面讲一个病例。

患者姓陈，是一位 52 岁的男性，有心脏病。人矮矮胖胖的，脸色发黄，贫血的样子，下肢浮肿，胸中憋闷，咯痰白黏，胃脘时胀，胸胁苦满，畏寒肢冷，心悸心慌，右卧位呼吸困难加重，左卧则稍可。舌暗红，舌苔白厚，脉象沉而结代（有心律不齐）。腹诊心下按之不适，少腹膨满。患者说，病已经 5 年了，浮肿、胸闷也快半年，多次住院治疗，时好时坏。病看来怕是治不好了，只想吃点中药，症状减轻一点，舒服一点就好。一开始辨证，我觉得很难入手，认为有平胃散证和木防己汤证的合病证，但却没有木防己汤证最重要的心下板硬的腹证。当时没有其他更好的办法，就依证投药，2 周没有一点效果。我感觉已经没有办法了，就带患者去张丰先生家会诊。张丰先生是专门研究日本汉方的，他一般治疗也是针灸和方证相结合，和我的思路非常像，我在他身上学到了很多东西。张丰先生诊察完患者以后，请患者先到楼下休息。我就把我怎么认识这个病例、怎么治疗的思路告诉了张丰先生，想让他指导我怎么去认识这个方证和体质。

张丰先生说："你四诊的材料还可以，但是不够细，遗漏了一些重要症状的细节。有的时候知道了这些细节，方证的龙行蛇蜕之迹才能显示出来。譬如你还没有了解到患者面部经常出现烦热升火的症状，他脸色发黄，但是有时候会烦热生火，脸上发热，你没有看到也没有问，就不知道会出现此种情况；你了解到患者畏寒，没有进一步询问清楚他恶寒是哪个部位恶寒，他的寒冷集中在腰、臀、下腹、下肢等处。你给的材料我都看了，但是有些地方不够细。"张丰先生慢慢地对我说，"你记载的这个病例里面，患者脉证中也的确有平胃散证和木防己汤证的合病证，但是这个患者远远不止这么几个方证，你仔细再分析分析看看。"他说："他讲的一些症状，你用平胃散和木防己汤覆盖不住，还有很多遗漏的。你怎么把这些症状都遗漏掉了啊？！你看，还有二陈汤证的痰啊，白黏啊，咳嗽啊；半夏厚朴汤证的胸闷而不舒服，像气堵住一样！还有麻黄汤证，还有肾着汤证，说明你讲了那么多症状，但是你最后用的方子却覆盖不住。就是说对这种患者体质，你还不熟悉。"

他说这个患者一进来我就看见了，是一种矮矮胖胖的，臃肿得很，行动也有点迟钝的样子。皮肤那么黄，又有贫血的样子。又恶寒，手指冰，胃口也不是很好。他说这是一种复合型的"寒滞质"体质，各种各样病证混合在一起的一种体质。除了几个露在外面的方证以外，还有苓桂术甘汤证、桂枝汤证、四物汤证、续命汤证、二陈汤证啊！你都没有看出来，半夏厚朴汤证也在里面。他说你怎么治呢？我一听，就有点懵了，这样一种多种多样方证混合的病证，有没有一个现成的方子？

他笑着说，有一个方子，叫五积散。这个方子已经囊括了像这样一种寒滞质患者的一个复合型的方证。他还讲了矢数道明用五积散治疗一个心脏性浮肿的病例。他说这个患者的重点在哪里呢？他的重点就是腰部的冷痛，腰部、臀部以及脚上的挛急，上热下寒和小腹痛，当然不止于这四个方面，总之他是一种上热下寒的体质状态，你要把握好。

他这样讲我觉得对，很有道理，脑子里有点清晰了，本来是散乱的，现在有了一个框架了。我走的时候他还跟我讲，今后临床上对这些复杂病证一定要考虑从体质方证入手，再结合症状方证，这两个框架可以互相协调。

回去后，我把五积散改成 3 倍的量给患者煎服。

患者吃了以后，浮肿、胸闷真的就慢慢地消退了，胃口也好起来了，胃脘胀、胸胁苦满、恶寒、手脚冰、心悸心慌也慢慢改善。用这个方前前后后服了 3 个月，就恢复了健康。后来，我还和张丰先生就这个病例做了一些讨论，我问了他一个理论性的问题。

我说这个患者用五积散，我们是根据矢数道明的弟弟矢数有道治疗心脏性浮肿的经验；根据津田玄仙的四个方证：腰冷痛，腰臀部挛急，上热下寒，小腹痛；以及《餐英馆疗治杂话》里面所讲到的上热下寒。那临床上对一个处方的适应证，是不是都可以这样结合起来用？

张丰先生说，有人也曾经把这个问题问过龙野一雄，他说多数情况下是可以的。张丰先生说：你用的这个五积散，这样几个方证联合起来使用是可以的，但有时候也是有矛盾的。有时候所有证都混合起来后，能够统一成一个方子，这个就比较好，假如统一不起来的话，还是有问题的，还要根据并病合病的这个规律去治。

我们再看一下远田裕正对五积散的分析。他认为五积散里面有几个证。首先有平胃散证，和肾着汤（苓姜术甘汤）证，这两个证是整个方的核心和灵魂。平胃散证有什么呢？就是胃口不好，腹满，腹中肠鸣，大便偏软，四肢重，关节痛，按压腹部肌肉弹力中度，心下有痞，心下有振水音。苓姜术甘汤证又是什么样子呢？全身疲倦，同时小便自利，尿频，脚特别冷，腰也冷，腹部肌肉比较软弱，肚脐上面悸动。一个是腹部的弹力中度，一个是腹肌软弱，同时存在的时候，到底以哪个为标准呢？这就需要医生自己有一个理解和调整的过程，不然的话，到底是以软为主，还是以弹力为主，每个患者都不一样。

他说以这两个方作为核心，患者有胸满的症，所以加枳壳；要有呕吐的症，加半夏；气喘的症，加麻黄、桔梗；身体疼痛，加桂枝、麻黄、甘草；有瘀血、血不足的症，加川芎、当归、芍药。

远田裕正的这个药证分析，对我们很有帮助。但是我们不能够死板地把这些都加起来就是五积散，不是这个意思，而是通过这样的分析，今后临床加减应用时心里有个数，毕竟一个方是一个整体，其他的这些分析只是一种理解。

碰到这个病证的时候应该跟哪些方证进行鉴别呢？

当归四逆加吴茱萸生姜汤证也有下腹部、腰部、下肢末端冷痛等类似的症状，但是它的腹肌整体上更为软弱，有的虽然表面上腹壁比较紧张，但是深压的话还是软弱的。

当归四逆散证特别明显的是四肢末端的冷，整个人倒不怎么恶寒，同时也没有上热；而五积散证就有上热，胸部有烦热，脸上有时候有潮热，可以辨别开来。

还有一个应该辨别的是当归芍药散证。当归芍药散证患者的体能比较低下，脸色也是贫血的样子，这就容易与五积散证混淆。但是当归芍药散更多的是治疗月经异常，有小腹部疼痛，还有肚脐悸动，这是非常有特征性的症状。五积散证是没有脐部跳动症状的。

还有一个应该辨别的就是以四肢关节肿痛为主的桂枝加白术附子汤证。吉益东洞特别喜欢用这个方子治疗关节肿痛、冷痛，这类患者往往也是消瘦憔悴，但不至于有贫血的样子，这是一个非常重要的特点。还有的患者自汗、盗汗，这也是五积散证所没有的。另外，四肢关节肿痛，特别冷的症状反而不明显，这里附子主要是止痛的，和五积散也有点不一样。这四个方证的鉴别也是非常重要。

开始学习五积散时，觉得很难把握，方证太多了。后来通过学习五积散的体质学说，慢慢地有所进步，有点把握了。

现在再把五积散的体质方证全面总结一下。脸色是贫血的样子；上热下冷，上热主要是胸部的上半身的热，虽然有时候也会脸上一阵阵出现潮红，但主要是上半身的热，皮肤还是暗黄；头部颈项部位也不舒服，人整个恶寒，四肢冷，下肢特别冷，腰部冷痛，这个非常重要；还有大便偏软，有下利倾向；腹肌弹力比较软弱，这种弱是中等程度以下的弱；心下有痞；小腹部以及大腿部肌肉挛急，即小腹部和大腿内侧的内收肌这一部分肌肉有比较紧张的挛急状态，这个非常重要。其他还有一些胃口不好、恶心等症状。最重要的是前面几点。

像这样的情况，假如再加上针灸的话，效果可能会更好。针灸背部的穴位，如脾经、肝经的一些穴位，假如有压痛的话，一定要熏灸。中脘位置的熏灸也非常重要，这类患者灸应该多于针。至于具体用什么穴位？主要是背部的压痛点，特别是那些与五脏六腑有关穴位的压痛点。有压痛点的地方要重点灸，时间稍微长一点。关节疼痛也可以选择疼痛比较明显的位置进行熏灸。

105　体质方证——桂枝茯苓丸证

　　桂枝茯苓丸证的体质，整个倾向是一种瘀血证的体质。日本汉方家森道伯对瘀血证的体质深有研究，他甚至认为人总的可以分成三类体质：一类是瘀血证的体质，一类是解毒证的体质，还有一类是脏毒证的体质。对于瘀血证的体质，他一般运用通导散。通导散组成是由类似于当归、大黄、红花这一类活血的药，加上枳实、厚朴、陈皮这一类行气药。这个方子在我们国内不怎么用，而森道伯用这个方子可以统治所有的瘀血体质证，认为可以广泛地使用在各个方面。我总觉得临床上针对瘀血证体质就用一个方子有点笼统，应该根据症状方证再加上体质方证，这样就更加丝丝入扣。所以，我辨别瘀血证体质基本上跟他一样，患者具有瘀血的征象。比如脸上皮肤偏暗，同时嘴唇紫、舌头也暗，有瘀斑、瘀点，舌下静脉呈暗色、紫色，腹证一般下腹部和肚脐部有压痛，下肢一般供血不足造成冷，皮肤干燥，容易脱发，有痔疮，这些我们基本上都把它算作瘀血证体质。一般常用的有五六个方，就是桂枝茯苓丸、当归芍药散、桃仁承气汤、大黄牡丹皮汤、大黄䗪虫丸等。

　　其中最重要的当然是桂枝茯苓丸，它是一个常用于治疗一般病情比较稳定的瘀血证、瘀血体质的方子。此方来源于《金匮要略》妇人妊娠病这一篇，其中就讲到妇女在一种瘀血停滞的状态下怀孕了，怀孕以后漏下不止，出现了子宫出血，这样的情况发展下去，怀孕是不能够成功的，所以就应该用活血的药，只有用桂枝茯苓丸进行活血祛瘀，才能够止住血，才能够成功怀孕。由于来源是这样，这个方子似乎就变成了一个专病专方，特别是现代，经常用于治疗子宫肌瘤、卵巢囊肿，也的确取得很好的疗效。然而这个方子除了作为专病专药，治疗妇科这种盆腔内的瘀结外，还更广泛地使用在瘀血证体质这样的患者身上。瘀血证体质，不光是妇科，内科、外科、五官科等各科都有这样体质的人，只要符合于桂枝茯苓丸的方证都可以用。然而现在很奇怪，上面管医疗保健的，对于桂枝茯苓丸的报销规定得很死，只有妇科病才可以报销。男性除了前列腺肥大外，其他疾病开桂枝茯苓丸会被认为是开错药了。这个真的很可惜！把一个可以治疗各种各样病证的桂枝茯苓丸，变成了一个专治妇科病的药。这种现象，就是把经方医学里面的通治方，也就是《伤寒论》里一个可以治很多病证的方子都变成了狭隘的专病专药，到现在为止还是这种状态。

　　临床上辨别出瘀血证体质，还要鉴别是属于哪一种？桃仁承气汤证、当归芍药散证也是瘀血证体质。那怎么鉴别呢？这个就非常重要。这就要进一步看腹部的充实程度。桃仁承气汤证是整个腹壁弹力最强的，同时有大便秘结的倾向，在腹诊上有一个非常特殊的小腹急结的症状，伴有精神方面的阻碍如健忘、狂言，甚至精神分裂症发作。总之，这种瘀血证具有动态的急性的状态。我们通过它的用药就知道，有大黄，有芒硝，多是攻下药。桂枝茯苓丸证是中等以上的体能，不像桃仁承气汤证那样实、那样急，病情是比较稳定、慢性化的。除那些瘀血症状外，一般在肚脐上有悸动，左边小腹压痛，但是还不至于出现一个特殊的小腹急结。桂枝茯苓丸证，一般还有头痛，脸部暗红，肩部也感到不舒服，腰痛，同时在肚脐周围有压痛、有抵抗、有悸动，下腹部整个都有一种中度的抵抗，脚偏于冷，脚的皮肤一般比较干燥。当归芍药散证也是一个瘀血证，但它是缺血而有瘀血，并有水饮，因此患者脸色偏于暗黄；而桂枝茯苓丸证的脸色偏于暗红；桃仁承气汤证的脸色就更红了。同时，当归芍药散证有疲劳、头晕这类症状，有肚脐悸动，跟桂枝茯苓丸证有些相似，但是它左边小腹的压痛就没有桃仁承气汤证以及桂枝茯苓丸证那么强烈。这样一辨别，我们就清楚了。

先讲"文革"期间的一个病例。村子里一个妇女，24岁，由于婚后有肾盂肾炎，结婚将近4年了都没有怀孕。来诊时，我觉得她的脉涩而不流畅，嘴唇、舌头都暗、有瘀斑瘀点，脸色也暗。有腰痛，食欲不好，小便不利。左边的小腹按压有抵抗，有压痛，摸到痞块，但是没有桃仁承气汤证的那种急结，大便也正常。月经不定期，有血块，颜色暗，量还可以。整个一种印象就是桂枝茯苓丸证。然后我又跟几个相似的瘀血证体质方证进行比较、鉴别。当归芍药散证不像，她没有贫血，没有白带多，没有水的停滞；桃仁承气汤证也不像，她的瘀血证没有那么强烈，那么急性；大黄䗪虫丸证更不像，没有肌肤甲错、目眶黯黑、潮热羸瘦等症状；大黄牡丹皮汤证不像，患者是左边压痛，而不是右边摸上去有痞块。这样比较鉴别以后，我就确定了应该是桂枝茯苓丸证，给她开了这个药方。开始是煎服，后来就改为丸药，前前后后吃30天左右，慢慢地这些症状都消失了，精神也恢复了。本来有点疲劳、腰痛，这些都好转了！吃了1个月后，我建议她还要继续吃，但是她死活不想吃了，就停了药。过了几个月，她居然怀孕了。这个病例治好后影响很大，村子里后来有五六个不能怀孕的，都认为这个中药治疗不孕效果好，都到我这里来看。

治疗其他各种病证用桂枝茯苓丸的机会也是很多的，但我大多是用合方，经常用大柴胡汤合桂枝茯苓丸，还有用葛根芩连汤合桂枝茯苓丸、小柴胡汤合桂枝茯苓丸。当然也有只用桂枝茯苓丸进行加减的，只要对证的话，效果都很好。

有一个30岁的妇女，3个月前流产，做了刮宫。手术后1周，右下肢有点浮肿，渐渐地整个下肢越来越沉重而浮肿，按下去有明显的凹陷。妇科医生诊断是下肢静脉淋巴回流障碍，也不排除下肢血栓。后来经别人介绍，于2013年4月7日到我这里来诊。患者中等身材，体能也一般，脸色比较暗。她说自己头发掉得厉害，有痔疮，大便出血，下肢很冷，皮肤干燥。舌暗红，舌下静脉青紫；整个小腹都有压痛，左边特别厉害。病情在缓慢地进展，没有那么急性、那么厉害，大便没有秘结，也没有小腹结急。可见她基本上是桂枝茯苓丸证的瘀血证体质，于是就让她吃成药——桂枝茯苓胶囊，服药一周就开始有效果，20天就基本上治好了。当时我发现她的委中、曲泽的穴位周围都出现静脉曲张。按我以前的做法都要放血、拔罐，我想当时假如加上这个肯定效果更好。然而，现在对诊所有限制，内科诊所不能够针灸，不能够放血，所以也没有办法进行外治了。

这个药方如果煎服的话，每种药的分量都是等分的。桂枝茯苓丸一共5味药：桂枝、茯苓、丹皮、桃仁、赤芍，日本汉方家认为如果煎服的话每味药的量都是4g，而我临床上一般每味药都是用10g，如果煎服后症状有改善的话，最好还是改用胶囊。胶囊方便啊！一天3次，一次3粒。这个量还可以，根据体质状态可以加一点，或者减一点。

总之，桂枝茯苓丸是临床常用方，不仅仅是妇科，各科碰到这样的证都要用它。远田裕正在《类聚方广义》的基础上，进一步对桂枝茯苓丸的方证、治疗目标，以及每个症状和每个药的关系，都一一做了分析，值得我们参考。《类聚方广义》所确定的治疗目标是：经水不利，或者有胎动，或者腹部整个有拘挛、上冲、心下悸。远田裕正认为，桂枝茯苓丸证中的经水不利，所起作用的主要是桃仁；胎动主要是桃仁、牡丹皮，这里讲的胎动，也有可能是一种肿瘤在那里活动，在那里跳动，不一定就是胎儿；还有拘挛，就是痉挛，主要是芍药；还有上冲，这是一种状态，可包括心悸、头痛、头晕这一类症状，甚至神经方面的一些症状，如耳鸣、健忘这一类，主要是桂枝；心下悸，即心下的悸动，肚脐这里的悸动，主要是茯苓。这是远田裕正的分析。这种分析我们前面讲了，它是把每一个症状和每味药联系起来，即药证，这个对于我们认识每味药的作用是有好处的。但要注意，并不是说每一味药的作用加起来就等于一个桂枝茯苓丸，也就是说一张方的作用并不是每味药物作用的简单相加，而是药物互相配合后的一个综合作用。当然，把每一味药分开来解析也有好处，可以知道这味药在方里所起的特殊作用，同时便于临床加减应用。

远田裕正还对桂枝茯苓丸的形成做了研究，认为这个方最早是来源于桂枝汤。为什么呢？桂枝汤里面两味最重要的药——桂枝、芍药，它都有。这里的芍药当然是用赤芍，在古代赤芍、白芍还没有分开的时候都是写芍药。有悸动加上茯苓，有瘀血症加上牡丹皮、桃仁。由于要迅速地活血祛瘀，而生姜、大枣、甘草这些起营养和保护作用的药就可能变成一种牵制，所以暂时把它去掉。去掉以后就把茯苓、牡丹皮、桃仁放在桂枝和芍药的中间，连起来就是桂枝茯苓丹皮桃仁芍药，也就成为桂枝茯苓丸。这样的解析，可以从另外一种角度帮助我们认识桂枝茯苓丸。

娄绍昆一方一针解《伤寒》

106 体质方证——肾气丸证

　　肾气丸这个方子大家都非常熟悉，一共由 8 味药组成。一般去药店里买的都是成药，不过名字不一样，有桂附地黄丸、八味肾气丸等。若开方子，一般用熟地 5g，山茱萸 3g，山药 3g，泽泻 3g，茯苓 3g，丹皮 3g，桂枝 1g，附子 0.5 ～ 1g，这是日本汉方的用量，而我们国内常用的量是它的 3 倍。我也一样，一般开方子都是熟地 15g，山茱萸 10g，山药 10g，泽泻 10g，茯苓 10g，丹皮 10g，桂枝 3g，附子有时候也用到 2 ～ 3g。

　　这个方在康治本里面还没有出现，而是在《金匮》里面多处出现，其中有这样一个条文："夫短气有微饮，当从小便去之，苓桂术甘汤主之，肾气丸亦主之。"这是治疗由于水饮造成的一种呼吸急迫、短气，认为应该利小便，所以肾气丸里边就有利水的药——泽泻、茯苓，和桂枝配合起来，就是苓桂类方了。如果用《内经》的理论来解释，即外饮应该用苓桂术甘汤，内饮则用肾气丸。它们的腹证都会发现腹部的悸动。

　　《金匮》在论述肾气丸证"小便不利"的同时，也论叙述了肾气丸证有时小便反多的现象，"男子消渴，小便反多"，消渴本来就口渴了，水不够了，怎么会小便多呢？所以，条文里面加一个"反"字。"小便反多，以饮一斗，小便亦一斗，肾气丸主之。"喝多少就小便多少，这就是糖尿病典型的"三多"症。还有的提到转胞，"胞系了戾"。什么叫胞系了戾呢？"胞系"主要是指泌尿系统，"了戾"则是指混乱，就是说整个小便系统都出现了混乱，有时也可用这个方子。条文的意思是这样的："病饮食如故"，吃饭没什么大问题；"烦热不得卧"，烦热而坐卧不安；"反倚息"，呼吸急促。那是由于什么呢？此名"转胞不得尿也"，就是说由于小便解不出来，所以就烦热、坐卧不安、呼吸急促。总之是因为泌尿系统出现了混乱导致此病，故"但利小便则愈，宜肾气丸主之"。肾气丸可以通过调整肾气，使小便恢复正常。比如妇女尿道膀胱综合征，检查起来没有什么异常，就是感到尿频、尿急、尿难忍，如果符合肾气丸证的话，就可以用肾气丸取效。

你看，《金匮》里面有那么多的地方讲到了肾气丸，其治疗范围很广，那它和体质方证有什么明显的关系呢？

体质方证的研究，发现某种方证可能会有一个常见的大致年龄段，如老年、中年，或者青年。如果某一个方在某一年龄段上使用机会比较多的话，那我们就把这个年龄段也视为体质方证中的一种特征。肾气丸在日本就被列为治疗老年病的第一汉方，"老年人"也就成为一种体质的入手点。国内一般都怕肾气丸中的附子、肉桂等热性药，不太使用，其实方里附子和肉桂的量仅仅是补益药的八分之一。《内经》里面讲"少火生气，壮火食气"，少量的火会对正气有促进作用。遇到老年人，不管是什么样的疾病，我们脑子里就要想一下，是不是肾气丸证啊？就可以将此作为体质因素入手。

入手以后我们就要辨别，老年人病那么多，一定是肾气丸证吗？当然不是。不过肾气丸用的机会很多，那就要从肾气丸证的特异性症状，特别是腹证去看看。因为腹证反映了整体功能的全息现象，所以我们诊察腹证，就等于是诊察整体一样。《伤寒论》使用肾气丸的时候，提出了两种腹证，一种是"少腹不仁"，一种是"小腹拘急"。这两种腹证在临床上有3种情况：一是整个小腹部感觉很差，很麻木；二是有一种小腹部的腹直肌特别紧张和痉挛；三是沿着腹壁皮下正中线，可触及铅笔芯样的东西。清代张振鉴在《厘正按摩要术》中明确地说肚脐下面假如出现胀大如筷子那么大的，这就是脾肾虚。日本汉方家大塚敬节在《汉方诊疗正典》中进一步阐述了这一腹证，提出"正中芯"这一新的名称："有的正中芯，从肚脐上一直贯穿到脐下……有的仅有肚脐上才有。两种形式，一种是肚脐上下都有，一种是肚脐下才有。只见于脐下的正中芯，是运用八味丸的指征。"这是大塚敬节所发现并命名的肾气丸证的典型腹证。所以我们首先把老年人作为肾气丸的一个体质方证来入手，然后就看看腹证是否存在以上三种情况，这三种情况可以同时出现，也可以出现其中两种，或只出现一种，这是辨证的关键。另外，食欲方面，"饮食如故"，没什么大的问题，胃肠道也没有特别虚弱的情况。这几个主要表现掌握了以后，当看见一个老年人有以上这些表现时，我们基本就可以知道这是肾气丸证，但还需要和其他几种方证做进一步理性的、精密的辨别。

一个是六味地黄丸证。六味地黄丸原本是钱乙治疗小儿的一个方子，后来在各科上都应用，成为一个通用的方子。其组成就是肾气丸减掉肉桂和附子，但是一减掉这两味热的药，治疗的范围就很不一样。临床脉症是脉象细弱、盗汗自汗、烦热、心烫、口渴、口干、小便不利、腰痛等。从病因病机的角度来讲，六味地黄丸是阴虚内热，就是体能不够，反而出现功能亢进，如性欲亢进、失眠、五心烦热、脉象细数、舌红少苔等。六味地黄丸证的腹证一般只有一种情况比较多，就是"少腹不仁"，整个少腹感觉麻木，腹肌松软。和肾气丸证的三种腹证（小腹拘急、少腹不仁和正中芯）不一样。总之，肾气丸证是阴阳并虚，而六味地黄丸证是阴虚。

因为是一种虚的病，所以也要与《伤寒论》虚劳篇里的小建中汤证鉴别开来，特别是人的疲劳感，以及腹肌软弱不一样。肾气丸证是小腹软弱，而小建中汤证是整个腹部都比较软弱；肾气丸证是小腹部肌肉拘急，而小建中汤证是从肋下一直到小腹腹直肌痉挛。还有，一般小建中汤消化道的一些症状比较明显，如饥饿性腹痛而没有小便异常。这两个方证还是比较容易鉴别开的。

还要与桂枝加龙骨牡蛎汤证进行鉴别。为什么呢？因为两个方证都有小腹拘急与小腹不仁以及"正中芯"的腹证。桂枝加龙骨牡蛎汤证的患者容易出现性功能虚性兴奋，如遗精、早泄等症状，容易脱发。然而这两个方证不太好辨别，像大塚敬节这样的名师有时候也会搞错。

大塚敬节有一次治疗一个男性，脸色不华呈贫血状，个子高高瘦瘦的。患者说自己最近非常疲劳，感到精力减退，性欲几乎没有了。腹诊时，整个腹部的腹壁都紧张，但是深按缺乏弹力，下腹部越往下越觉得腹壁很薄，失去厚度的感觉。大塚敬节觉得这个人虚，像是肾气丸证，故投以肾气丸。患者服药一个月没有任何效果。他再一次腹诊，仔细触摸的时候，感到肚脐下面有一条2cm左右长、好像铅笔芯一样的硬物，即"正中芯"证。他说这样的"正中芯"腹证除了肾气丸证外，还有桂枝加龙骨牡蛎汤证，而这个患者吃了一个月的肾气丸没有用，那就要选用另外一个方。于是就改投桂枝加龙骨牡蛎汤，服药到第10天，患者精力迅速好转，疲劳感也没有了；连着治疗了2个月，整个人的气色都好起来，体重也增加了，各方面情况都好转。这就说明临床上遇见极为相似的方证时，也只能通过试探用药，从失败中重新辨证而取效。

大塚敬节看这个患者的时候，肾气丸证似乎是笃定的，谁知道吃下去没效。最后发现"正中芯"证时想到了另外还有一个"正中芯"证的方证，即桂枝加龙牡汤证。可见，一开始就能马上知道这是桂枝加龙牡汤证，也不是那么容易的。因为中医学包括经方医学是经验医学，没有那么精密、清楚，有一个模糊的地带，所以需要在理论上辨别和临床上辨别，还有在临床上使用的过程中，有时候也只能通过试探用药。

我临床用肾气丸治疗老人的机会很多，曾经发表过一篇有关肾气丸的临床病例，这里讲一个新的病例吧。这是我的一个邻居，我几乎每天都要经过她家门口，非常要好。她是个退休女工，肤色浅黑，当年 65 岁，家里很穷。因为劳动过度，她的腰有点弯，有点驼背的样子，但还是从早到晚不停地干家务活。她对人非常热情，我每次从她家门口经过她都主动地打招呼，让我很过意不去，所以有时候经过时也进去看看她。那天经过时发现不对，她怎么没在门口。我就进去，看到她坐在椅子上一动也不动。我说怎么啦？她说腰痛得厉害。我说多少时间啦？她说一个星期了，现在痛得不得了，脚趾头动一下，整个腰部也痛。她说口干，想喝水。长期以来夜间都有小便失禁，驼背弯腰也都是原来就有的，这一周来腰痛很厉害。中医认为腰痛不是外伤就是肾虚，老人腰痛应该也是肾气丸证为多。但她是不是肾虚，是不是肾气丸证，当然还要通过腹诊来确认。我叫她丈夫把她慢慢地扶过来，躺在床上，脚伸直，腹诊发现左右的腹直肌拘挛得像两条木棍，好像是四逆散的腹证，但是小腹部发现有"正中芯"证。老人出现"正中芯"证，左右腹直肌拘挛，并不局限于小腹拘急，直观印象就是肾气丸证。

她的腰那么痛，假如只是吃药的话，估计效果有点慢，所以我想针灸一下。于是就在印堂上1寸处按压，很痛，这就是我们讲的阿是穴。我就用她家里缝衣服的针刺了一下，挤出来很多血。因为离我家很近，故我又跑回家里把罐子拿来拔罐。血流了一点以后，她整个腰部就感到放松了。可见，针刺有时候是非常重要的。像这种情况，你把药买来吃进去，好的话也要几天才会感到，而现在针刺后马上就松掉了。她非常高兴，又恢复了往日的热情。我给她开了肾气丸料的药方。吃了2天，腰痛就大大地减轻。后来让她改吃肾气丸，吃了7天就可以走了。但她毕竟年纪大，坚持服用肾气丸近一个月才痊愈。

所以，体质辨证首先从年龄段入手。她腰痛，年纪大又驼背，平时有夜里小便失禁史，从这些我们就知道是肾气丸证了。再腹诊，有"正中芯"证，又有腹肌紧，就更为确定。

还有的肾气丸证可出现手脚感到一下子冷，一下子热，而六味地黄丸证就是手心烫。大塚敬节有一个体会，对我影响很大。

他说自己碰到夜间小便频数、小便失禁的老人，一般脑子里面就会出现肾气丸证。有一次他碰到一个老年患者，也是夜里小便次数多，他第一考虑就是肾气丸证。但是接下去的诊察结果发现，患者没有口渴、口干等症状，而有腹泻与心下痞硬。腹泻与心下痞硬提示患者是消化道的症状，肾气丸证一般没有消化道的症状。他考虑的应该是半夏泻心汤这一类方证。然而半夏泻心汤证没有夜间小便频数，没有腹泻的，那是什么方证呢？应该是真武汤证。但是真武汤证一般没有心下痞硬，这又否定了真武汤证。最后全部症状都符合的只有4味药的理中汤，这才投理中汤。

可见，方证辨证从体质辨证入手的时候，可能某一个重要的症状就可以让你否定前面的考虑，而考虑另外一个方。当然前提是，你要比较熟悉什么是肾气丸的证，什么是半夏泻心汤的证，什么是真武汤的证，什么是理中汤的证，只有这些都很熟悉，你才会最后转到理中汤证。假如不熟悉，你可能就糊里糊涂，一转脑子就晕掉了。所以方证辨证要对方证系列重要的这一百来个方子做到滚瓜烂熟，当碰到一个问题、一个主症出现的时候，马上就会想到这个是或者不是。当然这种思路需要慢慢培养。

107 体质方证——补中益气汤证

日本汉方家对人体的体质分类，认为有肌肉质、筋骨质、腺病质、营养质、寒滞质、虚弱质等，这其实还是属于人类气质学、生理体质学的领域。而我们《伤寒论》里边讲到的那些"喘家""淋家""饮家""汗家""亡血家""风家""冒家"，则属于一种病理体质学的范围。日本矢数格所著的《汉方一贯堂医学》中提出的脏毒质、解毒质、瘀血质，也还是属于病理体质学的，但是他在脏毒质下面，用防风通圣散；解毒质下面，随着年龄分为三种不同的方证，即柴胡清肝散证、荆芥连翘汤证、龙胆泻肝汤证。这就已经进入一个治疗体质学的范围了，针对不同的体质可以直接从不同的方证去治疗。山本严先生在《苓桂术甘汤的研究》中提出云雀型和夜枭型的分类，并对夜枭型体质提出了治疗的方剂——苓桂术甘汤，这些都是属于治疗体质学的范围。但是和夜枭型体质相对的云雀性体质，它下面就没有方，这就仅仅是病理体质学的范围。这也说明还需要对治疗体质学不断地做深入研究。

今天讲的这个补中益气汤证，应该属于虚弱体质。大家想想虚弱体质应该是生理体质学，还是病理体质学，或者是治疗体质学呢？严格地讲，它应该还是病理体质学。因为虚弱里面包括了很多方证，而比较典型的一个方证就是补中益气汤证，所以有时候就把补中益气汤证当作虚弱体质的一个典型。日本汉方讲到柴胡清肝散证、荆芥连翘汤证、龙胆泻肝汤证体质，总是会讲到补中益气汤证。补中益气汤补中气，其适应的病证整个是气虚，特别是中气虚、中气下陷，这都是《内经》的病因、病机、病位理论。当然在方证辨证能够取效的机制还没有搞清楚之前，通过这个理论来解释一下也有好处。补中益气汤主要是治疗气虚证，被称为补剂之王，有的医家甚至叫它"医王汤"。补中益气汤证几乎变成了虚弱体质的一个代名词，这就已经从病理体质学转移到治疗体质学上了。总之，这个方对于各种各样消耗性疾病，疾病以后的劳累，各种各样虚弱者的食欲不振，虚弱者长期不愈的感冒，甚至内脏下垂、脱肛、半身不遂、多汗症都有用，特别是能够改善一种虚弱的体质。所以，就从改善体质入手去践行方证对应，把这个方证当作虚弱体质的一个代表。

我现在一般用补中益气汤的药量是这样的：黄芪 15g，党参 10g，白术 10g，当归 10g，陈皮 6g，炙甘草 6g，柴胡 3g，升麻 3g，这是临床的常用量。日本人的用量是我们的 1/3 或 1/2，也能取得很好的效果。

现在就讲讲这个方证里，哪些部分看上去与体质比较相似。我们看到一个人，精神上比较疲倦，特别是感到手脚好像特别疲倦不想动，不是沉重，而是无力；讲话声音低微，视力不好，腹部肌肉的弹力差，脉象无力，一般就称之为补中益气汤证。

当然，也还要进行鉴别。同样是虚证，有十全大补汤证、六君子汤证、黄土汤证，它们在方证上、体质上有什么不一样呢？

十全大补汤也是治疗气血两虚，其方证一般出现神经症状比较少。这里的神经症状指的是疼痛、失眠、烦躁等。它和补中益气汤证一样的是精神疲劳，而手脚无力比较少。补中益气汤证则有轻度的胸胁苦满。这样就可以辨别开。

六君子汤证，主要是脾胃特别虚，与补中益气汤证相似的是患者胃口也不好。但是六君子汤证胃里有水饮停滞，胃中有振水音，而补中益气汤证是没有的；六君子汤证有时有痰，补中益气汤证一般没有；六君子汤证与补中益气汤证的面色都偏于微黄，但是补中益气汤证还有一种腹部下垂的感觉，轻度的胸胁苦满，上腹角小于90°。

黄土汤证虽然也是一种虚证，但区别比较明显，表现为阳虚恶寒，有出血，腹部有动悸，六君子汤证也有动悸，而补中益气汤证没有动悸。黄土汤证还有一个症状，与肾气丸证一样，即脐下的小腹柔软不仁。

从实证到虚证有一个衍变的过程。譬如都有胸胁苦满的诸多方证，从不虚发展到虚证都能进行鉴别。小柴胡汤里面虽然有人参、大枣等补虚的药物，但是整个药方主治少阳病证，只能算是实中有虚证；再变虚了一点，就是柴胡桂枝干姜汤证；再变虚一点，就是逍遥散证；更虚一点，就是补中益气汤证了。可见，这四个方证在虚证方面有递增的关系。它们共同的症状都有轻微的胸胁苦满，上腹角一般都是小于90°。它们腹肌的弹力也在逐渐地减弱，如小柴胡汤证是中度弹力，而柴胡桂枝干姜汤证、逍遥散证、补中益气汤证依次递减，而虚证在增强。

回顾日本汉方家对补中益气汤证的研究，对我们的临床诊治都会有好处。

大塚敬节在《汉方诊疗三十年》里面讲到，补中益气汤证除了全身疲惫之外，患者的手足特别无力，眼睛视力不足，讲话声音低微，喜欢温暖，口吐白沫，饮食无味，肚脐跳动，脉大松弛而不紧。他说即使这些脉症不全部具备，差两三个也没关系，都可以用这个方子。用了以后，既可以增加饮食，还可以有一种帮助睡眠的作用。什么病都可以用，不限于肺结核。而从"不限于肺结核"这句话中我们就知道：肺结核往往会出现补中益气汤证。然而现代中医界认为肺结核的病因病机是阴虚内热，因此，刚才讲的那几个方子，小柴胡汤、柴胡桂枝干姜汤、逍遥散，以及补中益气汤都排除在治疗肺部核的方剂材之外。然而，令人不解的是，这几张方子恰恰都是治疗肺结核病的常用方。在肺结核病的发生发展过程中，像上述四种体质方证逐渐发展衍变的状况比比皆是。

我治疗肺结核的时候就经常会用到补中益气汤，也用此方治过很多肺结核的并发症。当许多病证交叉在一起的时候，医者很难从单独的肺结核病分类辨证去诊治。譬如一些肺结核病患者出现肾功能不正常、肝功能不正常，或者红斑狼疮等并发病时，用补中益气汤的机会就比较多，效果也很好。当然，像这些复杂的病证，你想短期内把它治好是不大可能的，需要几年的时间。但是有些突出的症状，可以先解决，如有的人体温高，一直退不下来，我们就用补中益气汤，古人称之为"甘温除大热"。因为古人觉得，补中益气汤是一种温性的药，这样的一个甘温之性的汤药，本来应该是增热的，现在反而能够退热，有点奇怪，因此就给了它一个名词叫"甘温除大热"。李东垣的补中益气汤就像张仲景的桂枝汤一样，是他整个医学世界中核心的方剂，它和桂枝汤原来的功效都是调营和补益中气，但是在脾胃虚弱者的外感热病表证阶段却能够起到解表退热的作用。李东垣生前唯一手订的《内外伤辨惑论》不仅仅是一部论脾胃的医籍，更是一部诊治外感热病、温病的著作。张景岳就说过："补中益气汤，凡劳倦伤脾，中气不足，以致外感发热者宜此。"明确指出补中益气汤可以治疗虚人外感发热。

我这里讲一个病例，来说明补中益气汤可以治疗虚人外感发热。有个18岁的姑娘，西医诊断是红斑性狼疮，但没有什么皮肤损害的症状。她是自己感觉非常疲劳去检查才得以确诊的。西医看了好多年了，有几次生命都处于非常危险的状态，硬是靠西医把她救过来了。但是大量用药的结果是患者的体质状态越来越差，到了后来肝功能、肾功能都异常，一直微热不退，月经已经停了2年。2017年11月来诊，一大堆症状，病案写了一大张。她说主要是体温退不掉，想到我们诊所用中药试试，看看是不是可以退热，再说西医大夫也建议她给中医看看。一进来第一眼看到她就觉得非常消瘦，脸色苍白贫血貌，人像是全身无力，非常疲劳，走路也走不动，手也抬不起来。身体烦热，近来体温都是38℃左右，最高也就38.3℃。近一年来，谷丙、谷草转氨酶都在正常值上限的一倍左右。肾功能不正常，肌酐、尿素氮也都高出正常值上限的50%左右。食欲不好，稍微讲讲话、喝开水都容易汗出，晚上睡眠中时常盗汗。大便干结，几天一次，小便淡黄。舌淡红，苔薄白，脉象浮数。腹诊发现，腹肌比较软弱，心下有轻微的动悸及轻度的胸胁苦满，轻轻地叩击胆区感觉不舒服。现在又有发烧，脉象又浮数，这就是我们讲的需要"甘温除大热"的补中益气汤证。于是就从体质入手，用补中益气汤。我跟她讲这些病不能急，西药也不能停。就这样，给她开了7天药。复诊时，她说还好，但一下子也讲不出来有什么特别变化。体温还是没有退掉。继续吃了1个月左右，她说身体上稍微有点力气了，感觉好一点，烦热也减少了，胃口也有点好转了，自汗、盗汗基本上没有了，大便都通畅，体温也慢慢地恢复正常。又坚持吃了1个月，处方没有大的调整，基本上就是补中益气汤，并且是常用量。到了2018年1月，肝功能恢复正常，肾功能还是那样，红斑性狼疮的指标也没有什么变化。目前，她还在服这个方子，体温退下来，也算解决了一个大问题，至于这个病到底什么时候能够治愈，我想她年纪比较轻，应该还是有希望的。她自己也有信心。所以我们就慢慢地治。可见，补中益气汤对于这样的病况，还是能够起作用，可以帮助使患者走出低谷。

补中益气汤证的鉴别，从稍微有胸胁苦满的角度，上面已经讲了要和小柴胡汤证、柴胡桂枝干姜汤证、补中益气汤证和逍遥散证鉴别，还要跟抑肝散加陈皮、半夏证进行比较鉴别。

小柴胡汤证是少阳病，口苦咽干，目眩，食欲不好，心烦喜呕，默默不欲饮食，情绪有点忧郁的状态；一般胸胁苦满是中度的，腹肌也是中度的弹性。

柴胡桂枝干姜汤证也是少阳太阴合病，头部有汗，轻度的胸胁苦满，肚脐跳动，大便溏薄，口干，小便不利；腹肌的弹性比小柴胡汤更软。

补中益气汤证，自汗、盗汗、手脚特别疲劳，食欲不好，一般没有失眠、头痛等神经方面的症状，但是有轻度的胸胁苦满，腹肌弹力比柴胡桂枝干姜汤证更为软弱。

抑肝汤加陈皮、半夏这个方子用的机会也很多。它是针对一种有血虚气郁的状态，其方证患者的神经症状明显，脾气差，容易动怒，睡眠不佳，这跟补中益气汤证就完全不一样，然而胸胁苦满、脐部有悸动与补中益气汤证有点相似，不过还是可以鉴别出来的。

还可以从虚的方面与十全大补汤证、六君子汤证、黄土汤证等进行辨别。总之，要从不同角度把它搞熟。

远田裕正总结了这个方的治疗目标，同时研究了补中益气汤的构成。他认为补中益气汤是由小柴胡汤变化而来的。小柴胡汤的7味药，由于没有恶心，去掉半夏；没有下利，去掉黄芩。补中益气汤证即使有下利，也不能用黄芩，而应该用干姜这一类的药。由于内脏下垂，造成脾胃功能不好，胃里有停水，胃口不好，所以加白术、陈皮。由于体能差，小便也不利，而黄芪和白术配合能够通过小便排水，故加黄芪；又发现患者还有血虚的症状，所以加当归。可能用这样的方子治了很长时间后，又发现这些患者有时候会出现微热，并有身痛，所以又再加升麻。也就是说，它是由柴胡黄芩半夏人参生姜大枣甘草的小柴胡汤去掉半夏、黄芩，加上白术、陈皮、黄芪、当归，最后再加上升麻，就变成了现在这个方子。远田裕正从这个方子的源头进行了探讨，对我们有启发。当然，他这种解构的思路，我想恐怕是找不到的，有一部分显然是他个人的想象，只能作为参考。

补中益气汤证，这种虚劳体质的情况，我们也可以用针灸来进行调整。如果用灸法的话，应该灸哪几个穴位呢？我认为最重要的是中脘、足三里。假如有明显的内脏下垂的感觉，可以在百会穴上短时间地灸一下，灸1分钟左右即可。其他穴位可以灸15～30分钟。这样也可以起到补中益气、调整脾胃的作用。

108 病证讨论——肺结核

肺结核到现在为止仍然是全球死亡人数最多的一个单一的传染病。在古代埃及金字塔的木乃伊以及我国出土的马王堆汉墓女尸中，都能查到感染结核病的痕迹。国外的肖邦、契诃夫、卡夫卡、雪莱、济慈等名人以及哈佛大学的早期捐助者哈佛都是死于肺结核。在我国死于肺结核的名人也很多，如鲁迅、林徽因等，瞿秋白也患有肺结核。在文学名著中，也有许多对结核病的描述，例如鲁迅《药》中的华小栓、曹雪芹《红楼梦》中的林黛玉、小仲马《茶花女》中的玛格丽特等都是肺结核。结核病在我国古代被称为"痨病"，中医认为这是患者长期劳累，然后变虚，最后变痨，是一种穷人的病。这种病特别到晚期时，患者很消瘦，营养不良，贫血、脸色苍白，所以又被人们叫作"白色瘟疫"（中世纪爆发的鼠疫，患者皮肤发黑，被叫作"黑色瘟疫"）。直到20世纪40年代链霉素发现之前，肺结核一直被视为绝症，也就是说中医治疗的效果也不好。

本来出现了链霉素、帕司、雷米封、利福平这些药后，结核病已经基本被控制住了，可由于后来结核菌对这些第一线的抗结核药出现了耐药性，所以肺结核又死灰复燃，重新成为传染病的首位杀手，因此结核病的防治控制又到了一个非常重要的关口。其实，只要人体的免疫系统健全的话，即使有少量的结核菌进入人体也没什么关系，大部分都会被人体的免疫系统消灭掉。而有的人由于体能差，免疫力下降，结核菌就在体内大量繁殖，肺部遭到破坏，就形成了肺结核，可见，人体的免疫力、抗病力应该是所有致病因素里很重要的部分。那人们就会想，是不是加强人体的抵抗力就会好呢？用什么办法去加强人体的抵抗力呢？中医不就是以加强人体的抵抗力作为自己最有效的一个根据吗？那为什么历史上中医对肺结核的治疗效果不好？其实人体有很多病是可以自身而痊愈的，不吃药也会好，如白求恩也是一个肺结核患者，他就是通过人工气胸，后来又通过阳光疗法，半年左右就痊愈了。后来他到中国帮助八路军，身体都很好，日夜工作都不知疲劳。

我父亲也是肺结核，而且很厉害，后来他自学中医、学针灸，自己就给自己治好了。我在《中医人生》里一开始就说了这个例子，这也是我学习中医的原因之一。父亲当时主要用针刺，其中最重要的一个穴位就是足三里，轻刺激，每天针刺，就这样把自己的肺结核给治愈了。这是我亲眼所见，在没有其他什么好办法的情况下，这算是一个最好的办法吧。

我在《中医人生》第七章"流浪他乡品《甲乙》"里还讲到一个例子，是我在福建碰到的一个蒋老先生所遇到的病例，给我的印象也非常深刻。他说一个肺结核的中年男子，多年来由于空洞难吸收，无法钙化，每天咯血。医生给他吃抗结核药没用，因为空洞形成以后，药物就进不了病位。蒋老先生发现这个患者的两侧尺泽部位络脉青紫、曲张，于是就在这个部位刺血，每周刺血 1 次，每次刺血 3～4 滴。抗结核药也同时吃。1 个月后，咳嗽咯血明显好转；以后每半个月刺血 1 次，这样半年下来，居然空洞钙化而痊愈了。蒋老先生说，尺泽刺血对于心肺的疾病有非凡的效果。从这些事例我们看到，肺结核对中医来讲并不是不治之症，即使现在肺结核出现这样一种死灰复燃的情况，假如通过中医药物及针灸是可以得到控制的。

那在中医学整个历史上，为什么一讲到肺结核，总是认为非常可怕，认为是治不好的呢？虽然治好的也有，但毕竟不多，大部分都治不好。其根源恐怕是认识论上的问题。中医对于肺痨病因病机的认知过于狭隘，认为本病的病因病机是阴虚火旺。这是依据什么呢？这是依据肺痨患者的群体性公共性症状审证求因的结果。肺痨患者症状是：干咳，痰少黏滞，经常咯血，血色鲜红，午后潮热。骨蒸烦热，患者身上好像从骨子里面都有热往外透；还有盗汗、口干、心烦、失眠、性情急躁、胸胁滞痛等。成年男性患者还见遗精、性功能反而亢奋；女性的月经不调，人一天一天瘦下来。舌红苔少，脉象细数。这一系列症状，用中医的阴阳学说、病因病机理论来概括，就是阴虚火旺，这一点都不错。但是我们要注意，这里讲的只是肺结核这个病常见的公共性和群体性的脉证，然而不能仅仅把这些脉证作为治疗的根据，还应考虑具体患肺结核患者的个体性、特殊性、具体的脉证是怎么样的。

如果光是从阴虚火旺这个方面去看，似乎肺结核患者都是这样，其区别仅仅是属肺阴虚、肾阴虚、肺肾阴虚，还是气阴两虚、阴阳并虚，总逃不出阴虚火旺这样一种状态。看上去很多患者是这样，但仔细诊查就发现每个患者的表现其实都不一样，不是这样一个五种、七种的分类就能够概括全的。因此，病的群体性、公共性的脉证需要注意，但临证时更应该把眼光放到具体的患者身上，注意疾病初期、中期或晚期的病证差异，重视患者的各种体质状态。就好比李逵和林黛玉同患肺结核，难道都会是阴虚内热吗？在病的早期、中期、晚期也都会是阴虚内热吗？根本不会是这样。

"阴虚内热"就肺结核病而言，在病的认识上是对的，但对于不同患者对肺结核病不同反应的认识是不够的。

《伤寒论》就是研究患者个体在疾病过程的具体表现，所以它强调方证对应和随证治之。它是站在总论的立场上，不讲一个一个具体的病，而是讲个体在疾病状态下生命整体是怎么反应的；而《金匮要略》就是研究每一种单独的病，这种病群体性、公共性的表现。临证时，针对总论的随证通治和针对分论的专病专治要结合起来。

历史上，中医对于肺痨病的疗效不佳，就是由于通治与专治的结合不好。因为这个病的框架和观点，就决定了医生诊治时对一些具体的脉证视而不见。患者所讲述的病情，很多内容是超越了肺结核病应有的脉证，其具体性的、特殊性的、个体性的脉证为什么医生看不到呢？

正如孙隆基博士在《中国文化的深度结构》一书中所说的那样："所有从各种不同观点出发的'认知意向'，都共同地具有对客观世界加以条理化的作用，而且从一个先定假设出发的'认知意向'，都有独具一格的对客观世界的整理方式。换而言之，建立在这个'认知意向'之上的一套'分析架构'，具有其自身独特的分析能力，使它能够从客观世界中整理出某一种'现象'来。那是因为，由某种观点决定了对某种问题的特别关注，致使人的认知意向将客观世界中的某一类现象孤立出来，并且还在它们之间寻求一种'必然性'的关联，把它们的重要性提升到'本质'与'主流'的地位，而将客观世界中其他被过滤掉的方面当作非本质的、意外的或偶然的因素，甚至当作'非事实'。"

就是因为专病专治的框架把医生的大脑控制住了，那么患者个体的特殊、具体的脉证就被作为"被过滤掉的方面当作非本质的、意外的或偶然的因素，甚至当作'非事实'"。

孙隆基博士还给大家举了一个在暗室中提灯照明杂物的例子加以说明："大家都知道：提灯照物，从某一个角度看到的由光暗对比组成的轮廓，与从另外一个角度去照明所产生的效果是不同的。如果我们将'光'比作某种认知意向在现象中看到的'本质'部分，又将'暗'比作它所看到的'非本质'部分，就会获得这样的理解：将认知意向的方向转换，作为认知对象的'现象'的内容也会跟着起变化。"

当你认为肺结核病的本质是阴虚内热的话，那其他那些往来寒热、胸胁苦满、极度疲劳、消瘦、自汗、四肢无力、胃口不好、腹泻、大便秘结等症状、体征，可能都被认为是"非本质"部分而给省略掉了，或者就把它改头换面地归到阴虚里边去了。

日本汉方家从方证辨证这个角度，对肺结核的治疗研究了300多年，积累了非常丰富的经验，治好了许许多多的肺结核患者，其中有些病例，如果从我们传统的阴虚内热的观点去诊治，可能就是治不好的。在大塚敬节、矢数道明的著作里面，都可以看到这方面内容。特别是在他俩合著的《中医诊疗要览》里边谈到了对肺结核应该用些什么药方等方案，我第一次看到的时候就大吃一惊，因为不理解其中一些方子怎么能够治肺结核病，如小柴胡汤、柴胡桂枝干姜汤、大柴胡汤、柴胡桂枝汤、逍遥散、黄连解毒汤等药方怎么能够治肺结核病呢？我觉得难以理解。如补中益气汤，这个怎么行呢？已经是阴虚内热了，再加上黄芪这些药物，是不是会造成"壮火食气"而更加阴虚了呢？香砂六君子温燥补气，和肺结核病是阴虚内热不对应啊！黄芪当归建中汤，这个治胃病还可以，怎么能治肺结核？炙甘草汤，虽然方里大量使用生地，但是它还有桂枝这些药啊？真武汤温阳利水，这怎么能够治疗肺结核呢？活见鬼！桂枝麻黄各半汤，桂麻怎么能够治疗肺结核？桂枝去芍药加麻黄附子细辛汤，怎么能够与治疗肺结核病挂上钩的？桃仁承气汤、半夏苦酒汤，肺结核患者假如吃下去的话会受得了吗？大塚敬节他们列出的这些治疗肺结核的方子，我大部分根本都不会考虑，可300年来，日本汉方古方派、折中派、后世派的汉方医生就一直用这一类方子治疗肺结核病，并取得良好的疗效。这是为什么？

国医大师郭子光在他编著的《日本汉方医学精华·肺结核》里边几乎重新认定了这些方子都是肺结核的常用方，并且把这些药方进行了重新分类。

总之，在临床上若只看到阴虚内热所派生出来的几个滋阴清热的药方，而看不到许许多多非滋阴清热的药方，其疗效就可想而知。

如果把肺结核这个病就用阴虚内热规定死了，即使临床上能够用一种温性的药方把肺结核治好了，人们也会认为这是不可能的。"民国"有一本中医书叫《肺病自疗法》，作者叫谭次仲，他自己生了肺结核，后来自己开药方治好了。他说自己用的是小建中汤。还有一个医生叫萧屏，他编了一本中医书叫《肺病自疗》，也讲到小建中汤治疗肺结核非常好。但是人们根本无法理解用小建中汤治愈肺结核是事实，认为是碰巧，是偶然，使用小建中汤治疗肺结核危险性很大。

不仅一般人会这样想，甚至一代名医徐灵胎对此的认识也有问题。徐灵胎说虚劳都是纯虚无阳的，也就是阴盛阳虚的，所以用小建中汤、肾气丸这一类。但咳嗽、咳血的肺痨是阴虚火旺，并不是真正所称的那种虚劳，要特别注意。他也把肺结核与阴虚火旺挂钩，也是从单一疾病的角度去认识，而不是从总论的随证通治的角度去认识病的人。

日本有名的汉方家汤本求真读了徐灵胎的书也受到影响。他在《皇汉医学》里说，黄芪建中汤是治疗寒冷的、阳衰的证，和我们平时讲的阴虚火旺的证是相反的，一般的庸医假如误用，治疗肺结核病就害人甚多，所以黄芪建中汤这一类药方不可以应用于肺结核患者。我在《中医人生》第23章"眼前道路未来梦"里对虚劳病和痨病做比较时就谈到这个问题。徐灵胎、汤本求真他们都迷了路，他们还没有认识到诊治疾病应该把专病专治的辨病论治和随证通治的方证对应结合起来。

中医学本身就是个体医学，一个病在一千个患者身上，可能有一千个样子，医生在还没有看到患者之前，就先把这个病定为阴虚，那怎么行呢？最近我看到杨大华编著的《皇汉医学选评》，也就此批评了汤本求真。他说汤本求真说建中剂不可以应用于肺结核，反映出两个问题：一是汤本求真对于古方医学的术语研究不够深入；二是未能保持古方医学体系的纯洁性，混入了后世医学的思想。也就是批评了汤本求真认为肺结核大部分都是阴虚内热的这个观点。

我认为这个问题非常重要，因此今天讨论病证的时候，我第一个就讲肺结核。在这个病死灰复燃而现代医学已经进入"后抗生素时代"的今天，需要我们中医诊治的时候到了。如果我们还是抱着"肺结核病是阴虚内热"的观点，那就会因重蹈覆辙而功败垂成。

课间答疑

问:《金匮》虚劳病篇认为虚劳病"春夏剧，秋冬瘥"，请问虚劳病和季节时间的关系怎么样？以您的临床体会，能不能再多讲一点？

答：这个问题提得非常好，看到了疾病和时间的关系。

虚劳病，在《金匮》里是跟血痹在同一篇的。虚劳病，本身并不是一个独立的疾病，常常出现在肿瘤、肝硬化等病证发展到恶病质的阶段；而从疾病发展的趋向来讲，它应该是一种慢性的、进行性的、消耗性的疾病。《金匮》认为虚劳病"春夏剧，秋冬瘥"，即这种病春夏的时候会加剧，秋冬的时候会减轻，是从这个病的群体性、公共性的疾病特征来观察的。不管这种观察到底是对是错，是否是大样本的结论，能够从这样的角度去观察、思考，本身对整个医学的发展是非常有利的。可见，中医学很早就意识到了时间性的问题。《伤寒论》里讲的"昼日烦躁不得眠，夜而安静"，就涉及一种病证在一天里面的变化，用现代医学理论来讲，就是一种生物钟现象。中医学里有很多是从一年的范围内来看疾病的发展、变化，春夏秋冬、六气、六淫都是根据季节的特点，对疾病病因的一种解释；还有的时间更长，如五运六气，就是从 60 年范围内去看疾病的变化，这些都是中医学中的时间医学。

温病学说中非常强调时间因素，春天有春温，夏天有暑温、暑湿，秋天有秋燥，又分凉燥、温燥，冬天则有冬温，即以季节的变化、时间的变化作为传染病的临床特点，但它都是针对一类独立的疾病而言的。还有如冻疮，一般总容易出现在冬天。这些都是强调了这个病证在季节上的特点。

针灸方面，灵龟八法、子午流注就是根据穴位的开合时间来施治的。我初学针灸的时候，这方面研究得比较多，我在《中医人生》里专门有一个"子午流注现代篇"，里面讲了一个故事，有兴趣的话大家可以去看看。故事里的患者就是每到 12 点钟的时候就昏倒，后来我的老师何黄淼，就根据他对子午流注的一种新的理解，在发病的那个时间之前进行针灸，结果就给治好了。虽然治好了，阿骅表兄还是提出了疑问。同样的患者，如果不根据时间去针这个穴位，是不是也会好呢？因为没法对照，所以也不能够证明这样针灸就一定是对的，阿骅表兄的这种说法也很有说服力。所以我们对中医学有时候的确要站得高一点，眼界更开阔一点去研究，不要完全相信某种结论,特别是临床上的一些现象是很复杂的。

经方临床的诊治,既重视疾病的公共性、群体性的特征,更重视病证的具体性的、个体性,需根据当时现场的脉证而随证治疗。譬如"昼日烦躁不得眠,夜而安静",虽然强调了时间因素,但却有个前提,即条文里讲的"不呕不渴,无表证,脉沉而微,身无大热",应该是这样一种状态下出现的一个时间因素,我们不能够把两者分开来。

临证时的确会碰到很多时间性的问题,如高血压病,患者头晕、头胀、健忘、耳鸣这些症状,往往在春天、夏天好一点,而冬天、秋天差一点;关节病患者的症状表现,一年四季不同时间段也会不一样;鼻炎患者,有的夏天就不发,而其他季节就会发;皮肤病也一样,有的患者都是在秋天发。那经方医学怎么样对待呢?我们的原则还是随证治之,即根据患者发作时的脉证、腹证进行诊治。

虚劳病"春夏剧,秋冬瘥"的观点,明显是受到阴阳学说的影响。阴阳学说认为,春天阳气是升的,夏天是阳气最旺盛的时期,是要长的,而秋天的阳气就衰落了,冬天收藏了。所以,春天、夏天要消耗阳气,根据天人合一的思想,虚劳病患者,本身体能就不足,在春夏生发的季节里阳气消耗增加,病情势必会加剧,就更加虚劳了。而到了秋冬季阳气收藏了,使得虚劳患者的阳气消耗少了,阳气的积累就相对地多了,因此这个病就趋向于好转。不管这种观点是对还是错,总归是让我们打开了眼界,看病不能光看一个具体患者,还要把他放到一个时间与环境里去考量,这对医学研究是有利的。当然,对于具体临床诊治来讲,我们还是要根据患者当时的脉症去随证治之。我们既要重视某一个疾病的群体性的现象,更要重视个体性的、具体性的和当前的表现。

109　病证讨论——慢性肾病

慢性肾病包括慢性肾炎、肾病综合征等病证，西医认为最后都会导致肾功能衰竭。慢性肾衰西医主要通过透析、肾移植来治疗，这些方法虽然有很好的临床效果，但也只能够维持一段时间而不能持久，并会带来其他的病变。中医是不是可以在这个领域发挥作用，值得探讨一下。

我一直对西医认为的肾病是进行性的、不可逆的，最终导致尿毒症的说法持有怀疑。

我曾经碰到过一个病例，是我原来学校护士班的一个女学生，被诊断出慢性肾病，由于家庭特别困难，没有条件进行肾移植、血液透析，无可奈何之下，求治于中医。来诊时我就跟她说，这种病西医讲是进行性的、不可逆的肾功能减退，因此，中医治疗到底有没有效我也没有把握。不过你那么年轻，才18岁，是不是有可能把人体自我修复能力恢复起来，把当前的一些症状能够解决掉，可以试试。你回去跟家人商量一下。一家人商量的结果，就是背水一战，服中药试试。由此我就得到了这样一个机会。整个治疗过程中有一个基础方子，患者有时候外感发热，有时候出现尿道感染，有时候胃不舒服，有时候痛经等，变化很多，我当然是随证治之，也跟着变。总之，尽量保护患者的那个微弱的抗病力量，因势利导，最后终于化险为夷，得到了彻底的治疗。"彻底的治疗"这句话讲出来，可能很多人会感到难以置信。此病西医认为是不可逆的，你怎么可能治愈呢？

那我们就来看看这个病例。这个女生当时18岁，温州市卫生干部进修学校护士班学生。1997年7月10日上午，她在杭州邮电医院实习的时候突然出现昏迷，经过抢救苏醒了，全面检查后确诊是肾衰。开始的时候她难以接受，在医生的启发下，她回顾了自己从小到大经常咽喉痛、关节痛的病史，才慢慢地接受了这一痛苦的事实。可是家庭困难，没有条件治疗。当时肾功能不全，血中肌酐、尿素氮很高，血色素仅65g/L，尿检有蛋白、红细胞、管型，血压偏高。初诊：头痛头眩，面部浮肿，心悸烦躁，失眠多梦。最重要的是头痛头晕，呕吐恶心，口淡厌食，四肢发冷，背部畏寒，下利水样便，腹痛，小便不利，月经愆期。舌很淡，舌苔看上去淡淡的一层黑得很滋润的样子；腹肌很软弱，心下悸动，肚脐上面的正中心部位，可以摸到铅笔芯一样的腹证，这是大塚敬节所发现典型的真武汤"正中芯"证。患者还夹带有失眠、呕恶的温胆汤证。呕吐、头痛、失眠等症状是后来出现的，而真武汤证很早就存在。

当时的处方：附片10g（先煎），白术10g，茯苓20g，白芍10g，生姜5片，陈皮10g，半夏10g，甘草3g，竹茹6g，枳壳10g，石菖蒲6g。

我跟她说，你现在年纪还这么轻，虽然这个病史很长，但是现在才发生昏倒，以前都是好的，所以不用怕，要有信心。服药一个星期，呕吐、头痛、头晕减轻了。原方再服2周，除了手脚冰冷、神疲、一点点浮肿这些症状以外，其他症状都减轻了，胃口也好了一点。

再仔细检查，发现温胆汤证的症状消减了不少，而真武汤证从腹诊、脉诊到其他症状都还有。好，那就长期守用真武汤。她每半个月乘公共汽车到我这里来看一次，基本上是守住这个方子，出现月经来、感冒、伤食、中暑、尿道感染、腹泻等变化时就随证调整。原来的大便水泻，逐步好转，最后恢复正常。整个治疗过程没有使用一片西药，感冒也不吃西药。1年以后检查肾功能好转，血色素也上升。就这样坚持吃药，3个月到医院体检一次，肌酐、尿素氮等肾功能指标都在慢慢地好转。经过了4年，各项指标基本正常，疾病已经离她而去。因为家里生活很困难，她在治疗的第3年就开始参加工作。到了2002年，到医院检查各项指标全部恢复正常，人们都认为这是奇迹。

这个病例，我为什么当时用真武汤呢？当把真武汤治疗的目标仔细搞清楚后，一看到这个病例，你就会想到并使用这个方子。真武汤里有附子，而含附子的方里面真武汤和肾气丸是用到最多的，四逆汤用到的机会也没有这两张方多。典型的真武汤证有几个是非常重要的表现：脉象可能各种各样，但是其中有一个特点就是无力，不管是浮大还是沉细，总是无力；舌体一般都比较湿润，舌苔薄白，典型的舌苔是淡黑色的；腹证也非常典型，整个腹壁比较薄，腹肌比较柔软。大塚敬节发现真武汤证的一个非常重要的腹证，这个对我们诊断非常有帮助，就是在肚脐的正中线上面，也就是任脉上，可以摸到一条铅笔芯那么粗的、长5～15cm的硬条索，大塚敬节把它命名为"正中芯"。

这个方子是补剂，用四神方位来概括，应该属于真武神类了。而从六经来讲则是少阴病的一个代表方，其证候表现为全身的新陈代谢功能低下，又有水饮，水气停留在全身，特别是胃肠道，所以出现大便偏软、有腹痛、小便不利，甚至有时候出现头晕、心悸，站在那里都感觉不稳；整个人身体疲倦，手脚非常冷，四肢沉重疼痛麻痹，甚至有时候有咳嗽、呕吐、浮肿。总之，全身缺乏元气。上面这个病例初诊时，接近她就感觉到一种冷气的样子，再加上那么多的症状，手脚那么冰，腹证也那么典型，所以当时诊断为真武汤证并不太难。温胆汤证的表现也非常典型，睡不着觉，心悸，那么心慌、烦躁；还出现呕吐和讲不出的难过，胆子又小，她说平时恐高，乘车来的时候一路吐到我这里。这些都是很典型的温胆汤证的表现。但是治疗了一段时间后，温胆汤证的症状很快就消失了。由此可见，这是一个并病，并病是可以两个方子同时用的，而合病就只用一个方。当其中的温胆汤证去掉了以后，留下一个真武汤证，我就守方慢慢地治疗，治疗过程中，若出现其他症状，就随证治之。

当然，具体应用时还要与真武汤证相似的一些方证进行鉴别。刚才讲了真武汤证的主要表现是下利，水一样的大便，腹痛，头晕，腹肌软，肚脐上有10cm左右的"正中芯"证。

桃花汤证，也是下利，久治不愈，下利有脓血，人体非常虚弱，腹肌非常软，但是它比较单一，只有消化道的一些症状，方里有干姜、赤石脂。

还有一个要辨别的是桂枝人参汤证，也有下利清水，但是它有发热，有表热、头痛。这个头痛与真武汤证有些相似，也会有心下痞、体能虚弱、腹肌软、大便软这些东西混杂在一起，所以有时候需要进行仔细比较分析。

半夏泻心汤证就比较容易辨别，它的大便像泥一样，而桃花汤证是脓血样便，桂枝人参汤证则有时是清水样便。半夏泻心汤证有呕吐、肠鸣，腹肌中度弹力，还有心下痞硬，这是半夏泻心汤证中最典型的一个腹证。

　　还有参苓白术散证，它也是腹肌虚弱，体能差，也有下利、食欲不振等，但它仅限于消化道，胃里面有嘈杂，整个脾胃比较虚弱，与真武汤证区别还是比较明显的。尤其是腹证方面，虽然腹部都是软弱的，但是真武汤证有一条"正中芯"，还可能有振水音。当然，参苓白术散证有时候也有振水音，因此两者有很多相似的地方。最重要的区别是，参苓白术散证仅限于消化道的一种虚弱。

　　此外，还要与小建中汤证进行鉴别。因为它们都有心下悸、腹部整个痛这样的症状，但是小建中汤证小便自利，一般没有振水音或浮肿。

　　四逆汤证区别大一点。虽然也有相似的恶寒、腹肌软、下利，但一般心下没有振水音。下利，真武汤证是清水样便；而四逆汤是下利清谷，即吃什么拉什么，拉的都是还没有消化的东西，这是有区别的。严格来讲，四逆汤证的精神症状、体能、脉象要比真武汤证更虚一些。

　　苓桂术甘汤证与真武汤证有什么相似的症状呢？它们都有头晕、身体动摇感、小便不利与心悸。但真武汤证有形寒肢冷、腹痛下利、腹肌软弱，而苓桂术甘汤证一般没有这些症状与腹证。

　　桃花汤、桂枝人参汤、半夏泻心汤、参苓白术散、小建中汤、四逆汤、苓桂术甘汤这些方证，我们在诊治过程中，都要在脑子里把它们过一过，一对照就可以把最终的方证确定下来。这个也是非常重要的。

　　这个女生的病治好了以后，于 2008 年结婚，2009 年春节她来拜年，说自己婚后一切都好，婚检也都正常，现在就是希望能怀上一个小宝宝。后来就用中药调理了一段时间，2010 年 12 月她怀孕了。孕期的例行检查一切指标都正常，后来顺利分娩一个女婴，母女都很好。为了保持这个病例的完整性，我特地对她做了一次随访，做了全程的录像。后来我在《中医人生》里也讲到这个病例，并讨论了几个问题。其中一个主要问题，就是对于肾病我们怎么看？西医在肾病整个治疗过程中用激素、用免疫抑制剂，但效果不是最好，透析也不是一个完美的办法，但是可以延长生命，有的人透析10多年也都活着。进行肾的移植虽然是很重要的一个成就，可以延长患者的生命，但终归不是根治。而这个女生用中药治好后，就没有什么负担，全好了。当然我不是肾病专家，诊治的这类患者不是很多，但通过这个病例可以给我们一点启示，对肾病、肾衰竭这种疑难重症中医中药也可以有所作为。

我国"五四运动"以后有些知识分子不相信中医，但是当他们自己生病的时候也得找中医看。譬如胡适就是因为糖尿病而出现浮肿，西医治疗没效。那时候还没有什么激素、透析和肾移植等，因此治疗效果很差。后来经人介绍，他就请当时北京很有名的一个中医陆仲安来治疗。陆仲安用了大量的黄芪，我估计用的可能是防己黄芪汤，水肿就全部退掉。当时的报纸做了报道，陆仲安治好了胡适的糖尿病与肾病。可当记者采访胡适时，胡适却说：我承认陆仲安医生治好了我的浮肿，但我不承认他用中药治好了我的糖尿病与肾病。也就是说，他承认中药治好了自己的浮肿，但不相信中医能治好糖尿病与肾病。这个问题一直困惑着我，这里面到底有什么不一样呢？后来我看了一些资料，据说当年陆仲安还用麻黄剂大青龙汤治好了吴佩孚家人的肾病水肿。还看到一个资料，说孙中山患肝硬化腹水造成了整个下肢浮肿，在没办法的情况下也请陆仲安来看过，可看了好多次都没有效，甚至孙中山反而感到更难受，等于说是失败了，陆仲安用的也是黄芪。可见，陆仲安虽然能够从中医的角度辨清什么时候用麻黄，什么时候用黄芪，但他对病的概念可能就不怎么明确，到底水肿分哪几类，心脏性水肿、肝性水肿、营养性水肿以及肾病水肿诊治有什么不同。

麻黄对于肾脏性水肿里边的肾炎水肿比较好，而对于肾病综合征疗效就不一定那么好。杨大华医师在他写的《药证新探》一文里就讲到，麻黄应该是偏于治疗急性肾小球肾炎所导致的水肿，而对于低蛋白血症为特征的肾病性的水肿恐怕是不合适的。前者通常是无凹陷的充实性水肿，那后者呢？则表现为压之不起的凹陷性水肿。肝脏性水肿和营养性水肿多和血浆胶体渗透压低下有关，麻黄不能解决这种病理矛盾。至于心脏性水肿，麻黄则要谨慎使用！急性肾小球肾炎水肿是麻黄治疗水肿病的主要方向，其发挥效能的主要途径是利尿，即通过肾脏外排。现代药理学研究表明，麻黄里边有一种伪麻黄碱有利尿作用，这也许就是麻黄治疗水肿的现代依据所在。当然麻黄也有时候发一点汗，发汗也可以消肿。因此，麻黄对于像尿毒症这样的一种肾功能接近或者完全丧失的病证是没有用的，明白了这一点，就不会把麻黄当作治疗所有水肿的药物而无条件地去应用。这些讲得都很到位。

那黄芪呢？杨大华认为，黄芪所治疗的水肿都是肾病综合征的低蛋白血症。这种水肿是由于大量的蛋白尿，导致血浆的胶体渗透压下降，而往往出现压之如泥、不容易恢复的凹陷性浮肿，也就是通常所称的"阴水"，这和麻黄所治疗的水肿有明显的不同。黄芪治疗这种水肿的机理，一个是"截流"，控制蛋白尿，防止蛋白质流失。这个前提是什么呢？肾小球基底膜的损害程度必须在可以恢复的范围内。假如超出了这个范围，也就是不可逆了，此时即使用黄芪也没有效。另一条途径是"开源",即促进肝脏对白蛋白的合成,从而提高了血浆白蛋白浓度,纠正了低蛋白血症,恢复了血浆的胶体渗透压,把血管外多余的水分吸收到血管内,再由肾脏排出,最后达到消肿的目的。这个途径也必须是肝功能正常,如果像孙中山肝硬化失代偿,肝功能障碍甚至完全丧失的话,即使用大量的黄芪,也无法合成白蛋白。杨大华医师站在现代医学立场上,从方证对应治一个病的角度所做的分析非常细致深刻。

然而,经方医学的方证对应,不仅仅针对人的病,更要针对病的人。针对患者的随证通治法,往往穿越了现代的药理分析和病理分析。比如前面讲过的宋孝志老师用栀子豉汤治好了那个哮喘。你如果去分析栀子豉汤有没有平喘的、止咳的、化痰的作用,可以说都没有,但为什么能把哮喘治好呢?这不是可以用现代病理和药理分析就能够解释清楚的事情。当方证对应使用在专病专治的时候,一般可以对药证方证做出了现代的药理分析和病理分析,正如《金匮》中的以病为核心的这一类方证,以及杨大华医师所分析的那样;而另一种是对病的人的治疗,这个使用现代药理分析和病理分析就很困难了。宋孝志用栀子豉汤只是针对患者身上的栀子豉汤证,而不是针对哮喘的,假如是要针对哮喘,起码你要考虑麻黄、杏仁这一类,但是这一类都已经用过了。再说这个患者原来并没有哮喘史,但是极为烦躁懊侬,应该有另外的因素所引起,从现代医学的病因来分析,可能就是一种心理因素。中医能够通过临证分析抓住栀子豉汤证把哮喘治好。你如果用哮喘病的病理和栀子豉汤方的药理去研究,至少目前还找不到其中的原理,将来会不会找到原因也不一定。我们现在还只能够用朴素的办法来解释,栀子豉汤只能够针对栀子豉汤证而治,而不是针对哮喘来治。这跟前面讲的麻黄、黄芪就是两个范畴了，麻黄针对肾小球肾炎这种水肿，可以讲出道理；黄芪针对肾病综合征性的胶体渗透压下降的凹陷性水肿有效，一个是"节流"，一个是"增源"，道理也清楚。

而像栀子豉汤治疗哮喘这一类，也想这样去解释就比较困难。比如我用葛根芩连汤治愈了不孕症，当时就是针对葛根芩连汤证的临床表现而用的，脑子里根本没有用这个方子治不孕症的概念。治好了以后，再去分析葛根芩连汤，它怎么能够对卵巢、子宫、下丘脑、大脑皮层起作用？显然也不大容易找到答案。我仅仅是根据患者当时的主要表现、具体的脉证判断是葛根芩连汤证，而把她治好了。

类似的例子很多。如用桂枝汤治疗烫伤，也只是根据当时的临床反应，恶寒、恶风、发热、有汗、脉象浮，而根本没有针对皮肤黏膜，现在想再去研究也比较困难。

还有我用整脊疗法治疗精神分裂症，论文发表的题目是"整脊疗法治愈精神分裂症"。有人看了以后就讽刺说："整脊疗法能够治疗精神分裂症，那可以得诺贝尔奖了。"其实这个论文的题目是有问题的，这样的表达不很确切。我用整脊疗法仅仅是治好了颈部细微移位的棘突关节，至于最后患者的精神分裂症的痊愈，应该是人体自身的抗病系统调整的结果。我想这样讲就比较符合事实，至于患者体内是怎么反应，从而导致那个病好了，到目前为止还是一个未能解开的谜团。所以我们对这些病证进行分析的时候，要强调药方和方证相对应的结果，而不讲什么药方治愈什么疾病。这样我们的表达就更加符合事实了，也不会有人以诺贝尔奖之类的话语来讽刺方证相对应的治病方法了。

总之，总论的通治法不宜说方证辨证直接治愈什么病，而分论的专病专治法可以说方证辨证治愈什么病。运用《伤寒论》的总论思维，使用随证通治的方证对应的方法治疗疾病时，一般就超越了某一个病的治疗，其治愈的机制就更加深奥，需要花更多的时间去研究。

课间答疑

问：日本汉方用肾气九，当遇到食欲不佳或者大便溏薄的患者时，有人往往就和六君子汤或者理中汤进行合方。在这样的情况下，有没有一个更适合的独立的方子来应对，而不用合方呢？

答：用不用合方，完全是由临床当时的那种证候所决定，离不开临床现场的脉症。肾气丸和六君子汤或者理中汤合方，从传统的病因、病机这个角度来讲，主要是一种肾阳虚和脾阳虚同时存在的状态。这种状态下的患者，临床上假如用一个方子的话，一般要怎么考虑？当然也是一个值得讨论的问题。

我觉得一般可以首选真武汤。真武汤证就是一种肾脾阳虚，出现腹痛、下利、小便不利，甚至水肿、头晕这样一种状态。如果脾肾阳虚出现大便不好的话，一般要考虑四神丸，从病机、病因上讲，四神丸接近肾气丸和理中汤的合方。还有简单的，就是在理中汤的基础上再加上扶肾阳的药物，即附子理中汤。这些都可以作为选择，但到底选择哪一个方？则要看当时临床所表现出来的方证，随证治之。

当然事先心里要有个数，有一个基本的框架，临证时再根据证候进行对照，像哪一个，就选择它。

问：腰痛，您用针灸的时候，为何要在印堂穴上下去找压痛点，进行针刺放血？

答：印堂是一个奇穴，不算在经络上，但其实它的位置也在督脉上，应该也是督脉上的一个穴位。督脉贯穿背部，也经过头颅，再通过眉毛之间、鼻梁一直向下到人中，和任脉相交。印堂的位置在督脉的腹侧，可以看作是督脉远端的一个反应点、一个穴位。

腰痛针灸选择督脉穴位，是一个常用的方法。根据临床的经验，各种各样不同的腰痛，往往在印堂附近会出现反应点，此时在这个位置上寻找最准确的压痛点进行治疗，比固定的印堂穴更加有利于症状的消除。《灵枢》里专门介绍了一种缪刺方法，就是左病右刺、右病左刺、上病下刺的这样一类方法。那腰痛在背部督脉相反的另一腹侧头部找一个点进行针刺，也应该符合于缪刺的治法。虽然《灵枢》里没有这样明确讲，但我们完全可以从左病右刺、右病左刺、上病下刺延伸出下病上刺、背部的病腹部刺等。

所以在督脉上找到一个远端的压痛点进行针刺，既有我们临床大量的成功病例所佐证；同时，也应该符合《内经》的经络理论。

问：真武汤方后的注解讲到，假如下利者，应该去掉芍药，加上干姜二两。您的病例里也用到了真武汤，而这个患者也有下利，是不是可以不用白芍而用干姜？

答：首先要知道，真武汤证的主症，是人体的整个衰弱、阳气不足所带来的头晕、心悸、水肿、小便不利、下利、腹痛等。其中下利本来就应该有的，也就是说腹痛、下利这个消化道的症状本身是真武汤证的主症，用芍药既能够治疗腹痛，又能够治疗下利。芍药治疗下利在各种本草的书里面都有记载。日本汉方医中川成章写的《证治摘要》中就明确指出真武汤证的主症就是腹痛、下利。所以，这个患者出现下利，用真武汤，不用加减。

从原来的条文也可以知道，宋本第316条："少阴病，二三日不已，至四五日，腹痛、小便不利、四肢沉重、疼痛、自下利者，是为有水气。"下面就是或然证了。这里的主要症状中就有"自下利"，用的就是真武汤。

日本汉方家尾台榕堂在《类聚方广义》这本书中对宋本第316条做了详细的讨论。他认为这个条文里的或然证是有问题的，应该参考《金匮玉函经》。其中讲的"或小便利"，应该是"或小便自利"更好，因为条文前面讲的是小便不利，用真武汤，假如小便利就是另外一种状态了，就是主症有变化的情况。但是"小便利"，他认为还不怎么准确，《金匮玉函经》就是"或小便自利"，所以应该改为"或小便自利"。"或者下利者"，这个就更不通了，前面主证中就有下利了，怎么还出现"下利者"，应该改为"或不下利者"，就是大便没有下利。"假如不下利"怎么加减，这样就合乎逻辑了。

汤本求真也赞成中川成章和尾台榕堂的观点。他在《皇汉医学》里认为，真武汤条文处方后面讲的或怎么样、不怎么样的内容可以改为"或咳嗽，或小便自利，或者不下利，或者呕吐，真武汤主之"。可见，真武汤方后面的"若下利者，去芍药，加干姜二两"这段文字并不一定准确，有可能是后人传抄过程中的失误。因为这个或然症跟前面的主症出现了一个逻辑上的矛盾。

康治本第59条也是真武汤的条文，与宋本第316条内容基本上差不多，虽然方后注里也有"或者自利"这些跟前面有矛盾的地方，但是并没有药物加减这部分内容。这也从另一个角度证实，真武汤碰到腹泻的情况要去掉芍药加上干姜是没有根据的，特别是真武汤证还有腹痛的时候，假如把芍药去掉的话，这个腹痛怎么治呢？

110　病证讨论——从病例谈内外合治

先讲一个我用内外合治的办法治疗急性睾丸炎的病例。

他是我的一个表弟，当年是 40 岁。因为突然出现发热，腹痛，痛得不得了，睾丸肿大疼痛，被送到温州的一个大医院住院治疗。他的主治医师是温州地区泌尿专科的一个专家，住院治疗了 28 天以后，这个泌尿专家认为用消炎的保守疗法没有取效，决定先进行引流，然后手术摘除左侧睾丸。手术单都开出来了，钱还没付，我这个表弟死活不同意把睾丸摘掉，就跟家人偷偷地跑出医院，到我这里咨询，中医是不是能够治疗他这种病？我诊查他的脉象、舌头后，又查看了病患部位，阴囊红肿而亮，稍微动动就很痛，质地很硬，睾丸附睾精索都肿大了。住院资料指出，睾丸的鞘膜脏层与壁层都粘连了，并影响到腹股沟。左侧的腰部也痛；大便也秘结，一周只有一次；小便短，又黄、又臭、又红，同时解的时候又痛，好像小便也有点出血的样子。白细胞 $10.5 \times 10^9/L$，中性粒细胞 80%，可见，这个炎症是比较严重的。尿常规也不正常，红细胞、白细胞都有。舌暗红，舌苔黄腻又厚，脉象弦数。这个从中医病因病机来讲，就是肝胆湿热，同时湿热下注有瘀阻，非常明确。我就问他："手术之前先用针灸、中药治一段时间，假如效果不好再考虑手术，你是不是这样想的啊？"他说："就是！就是！"我说："那好吧，医院叫你做手术，你就想办法拖一个星期，一个星期后假如有效最好，没效就做手术。"他同意我的这个方案。我觉到这个病证是个很典型的龙胆泻肝汤证，还有瘀血证——桃仁承气汤证。我就用龙胆泻肝汤加上桃仁、大黄、丹参，原方没有全部加，因为龙胆泻肝汤的药就已经蛮多了，所以只加了3味活血的药，同时停掉所有西药。另外，我看他局部那么痛，就准备先用三棱针放血，我觉得这样效果可能会快一点。因为是亲戚，所以就在我这里用我的方式做了检查，发现有几个位置有压痛，同时有的地方静脉怒张，我就针刺放血了。主要穴位是大敦，左边的太冲、行间。大敦、行间出血不多，太冲血流得很多，有点止不住的样子，颜色紫暗。刺血以后，我的表弟很高兴地大声叫起来，说他小腹部胀痛明显减轻。大家都不相信地看着他，我也不相信，才刚刚刺太冲出了血啊。我就叫他躺下来再检查一次，真的是有明显的减轻。大家都感到非常奇怪，我也非常惊奇。当天晚上，他们就住在我家附近的一个旅馆，害怕回医院医生问起做手术的事情比较麻烦。

第2天早晨，我在睡梦中被敲门声惊醒。开了门以后，他们极为兴奋地告诉我，回去以后服了1剂中药，药后大便几次，就一夜安睡到了天亮。醒来以后，发现阴囊肿胀疼痛已减大半，就急匆匆地赶过来，请我在上班前再给他针刺一次。我也没想到针药并用能够产生如此神奇的疗效，就又给他刺血。这次针刺左边的肝俞、委中、太冲，也都有出血。中药也继续吃。6天以后，阴囊的肿胀基本消退，睾丸、附睾仍稍肿大，精索稍硬而肿。再刺大敦、行间、血海出血，血色比前两次鲜红，继续服药。第4次针刺的时候发现他除了左边的精索比较硬以外，已基本上没有什么痛苦了。还是给他刺了两侧肝俞、胆俞、血海，停服中药。

一个月后，那个表弟的妻子特地来告诉我，说她丈夫基本上好了，现在每天还驾驶手扶拖拉机搞运输，和以前一样。我说，你一定要让他到原来的医院找那个主治大夫给他复诊，看看到底情况怎么样。"前次去医院结账的时候，我就已经遇见了那个专家。"她的表情就像在讲一个故事，"他看见我以后就以责问的口气对我说：'你丈夫怎么突然失踪了？'我告诉他我们惧怕手术，所以去看中医了。他说：'那你丈夫现在的情况怎么样了？'我说：'已经痊愈了。'他说：'我死也不相信。你把我杀了我也不相信。那么大剂量的青霉素连续用了近一个月也控制不住炎症，只控制住了体温，不得已才决定手术治疗。你说中药的药物浓度有多少？通过消化道吸收到血液里有多少浓度啊？怎么会有疗效？'他的意思是我欺骗他，我也生气了，扭头就走。""后来呢？"我问。"那个泌尿科专家的确认真，就一路追赶过来。"她笑着说，"先是向我道歉，然后从头到尾询问了我丈夫用针药结合诊治的具体经过。我就告诉他怎么通过三棱针刺血，怎么用药的，听后他的疑惑才有所解开，他反复叮嘱我，要我丈夫到医院找他复查一次。""再后来呢？"我急切地问。"我回去后就要我丈夫去医院，我丈夫不愿意去。"我就说你让他去，主治医生也让他去检查，这才去了医院。检查除左侧睾丸比以前略小一点外，其他都正常。临走的时候，那位专家要我一定要转告你一句话。"什么话？"我问。他说，"请那个中医师把你丈夫这个病案的诊治过程与体会写成医学论文，促使临床进一步的研究与推广。"因为患者是我的表弟，他的身体情况我全都知道，几十年来，他虽然生过种种疾病，但睾丸炎一直没有复发。后来我也真的把这个过程写成了一篇论文，发表在《针灸临床杂志》1994年的第一期，题目叫《刺血疗法临床举隅》。当然我不只是讲这一个病例，而是把临床上使用刺血疗法治愈的膝关节结核、半月板损伤、骨折后遗症、增生性脊椎炎、骨髓炎、脑震荡后遗症、非发脓性中耳炎等典型病例也都整理在内。

总之，我在临证诊治过程中发现，内外合治、互相配合是非常重要的。局部的放血会影响整体，同时与药物一起配合，能发挥更好的作用。这样的情况，我在临床上经常用到。如果碰到一个疑难病例，不用一下放血、按摩、针刺等外治法，心里总感觉不踏实。当仅仅用药物治疗无效的时候，配合放血、针刺、按摩等外治法，往往可以取得很好的效果，这已成为我临证诊疗中非常重要且不可分割的一部分。有时候，一个病例治好了会影响一大片。

2000年夏天，我应聘到一专家门诊坐诊。那里地处偏僻，应诊的人不多。我心里也害怕门庭冷落，心想，要是能够治好几个典型的疑难病，就有可能产生影响。坐诊第一天，碰到一个患者。男孩，6岁，左边偏头痛3年，怎么治疗也无效，特别是夜里2～4点啼哭不止，邻居意见很大。他家就住在这个专家门诊部的楼上，门诊部的专家医生都看过，我看了所有的病历记录，所用的方药都很对证，假如我开方，也是这些药，可他说吃了都无效。我想是不是因为这些都是内科医生，没有配合针灸、放血等外治方法，所以没有效果？于是我就想试试针刺放血。全身检查后发现，在他左侧太阳穴、病变的附近区域皮部静脉曲张，因为孩子还小，刺血部位不宜多，以免小孩子害怕不配合，故打算就在这一处刺血。起初孩子母亲有点害怕，觉得小孩子这么小，刺血怎么行。后来小孩爸爸来了，说都吵闹了3年，能够放血治好的话，有什么不好？！小孩也有点害怕，不能配合。他爸爸就一把抓住孩子，用大腿夹住，说赶快刺（他爸爸有点粗暴）。我就赶紧针刺。当三棱针的针尖刺破太阳穴旁边曲张的静脉时，一股紫色的血流就冲了出来，直接溅到了旁边雪白的墙壁上，孩子的爸妈都惊叫了起来，我也惊呆了。我跟他们讲，本来静脉的压力很低，刺破的血一般都是流下来或者渗出来，它怎么会冲出来呢？可见里面的压力、瘀阻有多厉害啊。以前我也曾遇到过两个这样的病例，其中一个是女的，开始是乳腺增生，后来发现神经纤维瘤，做了几次手术也没有效果。找我看，我看她曲泽那里静脉曲张得很厉害，就刺血，一刺下去，血就喷出来，后来治疗效果很好。给孩子刺血后，我又给他开了药，开的是川芎饮，6岁的小孩，川芎用15g，再加钩藤，与前面那些医生辨证施治的思路差不多。我是一周坐诊一次。一周后，我来门诊，刚到诊室，那个小孩一家人就已经来了，小孩的爸爸妈妈很高兴，说那天刺血之后，再加上服了药，当天晚上9点钟孩子就睡觉了，一觉睡到天亮，这周每天都是这样，3年来夜哭闹的症状都没有了。后来又吃了几剂药，就完全好了。

这个病例治好后，孩子爸妈又介绍了好多患者来看，我每周一上午的门诊一下子就热闹起来了。我在那里待了2年，这期间那孩子的偏头痛和夜里吵闹都没有复发。

这个病例不吃药可能也有效，但是一般来说，还是内外合治更胜一筹。

有人可能就会问了，那你看病的时候，针刺放血是怎么选穴的呢？我基本上就是用前面讲的，在疾病总论的指导下，从方证对应的角度去选穴。当然方证对应也是有一个相对比较固定的模式的，如桂枝汤证是哪几个穴位，理中汤证是哪几个穴位，是应该灸还是应该针，应该重刺激还是轻刺激，熏灸的时间多少，这些都是有规定的。但有时候我也会离开方证辨证，根据当时的情况和自己的经验去选穴。一般会从这几个方面去选：一是看这个患者的太阳穴、委中穴、曲泽穴，在这些穴位旁边，有没有皮下静脉怒张，假如有，就选择这几个穴位放血。有的话都要放，这是一个很重要的方法。二是有时候在背部的督脉和足太阳膀胱经上找压痛点，这个需要慢慢练习，找到压痛点的话，就在这个点放血或针刺，这个也非常重要。再就是找对应的，痛在左边，我们就在右边检查，若在相对应的经脉上发现有静脉怒张，或者有皮下结节，或者发现皮肤的颜色有变色或瘀斑瘀点，这些都可以作为一个针刺的点。

因此，在还没有看到患者之前，一个病到底用什么穴位，我们是不知道的。如果用方证对应，当判断出是什么方证时，那么选什么穴位、怎么针灸就是有规定的。假如不从方证辨证入手，就可以根据患者当时的情况，用我刚才介绍的几个方法去选穴。希望大家今后在学习《伤寒论》、学习方证对应的时候，能够把外治法也跟上去，这会给你带来很多临床上有效的病例，使你更加自信。

课间答疑

问：是不是一定要在静脉有曲张的地方刺血，还是只要在穴位上都可以刺？

答：我认为刺血时，穴位的选择有两种：第一种，如果这个穴位的周围有静脉曲张的话，可以在静脉曲张的地方进行刺血。第二种，这个穴位的周围没有静脉曲张，那就在穴位上刺血。

刺血以后，要等血自然滴完，不要人为地止血。也可以刺血后拔罐，这样疗效更好。

关于出血的量，一般讲出血 1～10 滴，就差不多了。有些以刺血为专长的民间医生，其刺血的量是比较大的。譬如委中刺血，要求患者站在那里，他们用比较粗的三棱针刺，出血量就很多。虽然有时候这样的刺血方法，也有比较好的疗效，但是我总担心出血量多对人体的损耗太大。

我曾碰到一个病例，患肩周炎，我在方证对应进行药物治疗的同时还进行了刺血，每次的出血量10滴左右，可连续几次的治疗效果都不明显。他就到一个专门搞刺血的民间医生那边去诊治，刺血了2次，肩部的活动不利和夜间疼痛就有明显缓解。患者后来又到我的诊所诊疗，我问他那位民间医生是怎么治的？他告诉我，民间医生刺血的时候，他流了很多的血，同时输液、服西药。刺血后又输液又服西药，是不符合国家中医管理的规定，即使有疗效，我们也不能这样做，宁可疗程长一点。当然，刺血的量大是不是会产生了即时疗效？临床刺血究竟应该以多少的出血量为标准？这些问题也值得进一步研究、探讨。

问：您临床诊查时，是怎么找到那些针灸穴位的压痛点的？这些诊查每个患者都要做吗？假如临证需要针刺、按压，或者放血的时候，您是怎么找到这些穴位的？从哪个角度去寻找？

答：临床上内外合治也是非常重要的。作为一个中医内科医生，针灸不能忘掉。临证时寻找相对应的压痛点配合内服药方的治疗，是我一生临床最致力的地方。那压痛点怎么找呢？一般可以从八总穴、八会穴，或在病变的局部，或循经上下，或在背部督脉，甚至在病位左右相对应的地方，寻找到一个比较敏感的点。大家假如感兴趣，可以翻翻我的《中医人生》，其中讲了很多这方面的内容。当然，也可参照承淡安先生所讲的"一个方证容易出现的穴位，我就在它应该出现的穴位周围那里找，假如找到压痛点，就作为针刺点"，这个效果就比较好。当然也并非不是压痛点就不好治，只是在穴位旁边找到压痛点的话，效果会好一点。

111　研究方向——合病

　　《伤寒论》里有关合病的条文共11条，其中合病有7条，并病有4条，全部都出现在三阳病篇里面，包括太阳阳明合病3条、太阳少阳合病1条、少阳阳明合病1条、三阳合病2条。

　　什么叫合病？什么叫并病？一般认为，三阳病中有两种或三种阳病都出现病变，或者说同时出现两个或三个不一样的方证，就叫作合病。如有一种阳病出现病变未愈，又见到另外一种或两种阳病，就叫作并病。临床上合病、并病的情况是很多的，需要用六经的概念、方法去仔细辨别。虽然这部分内容有点深奥，但还是值得学习、研究。

　　简单地讲，合病就是临床上同时出现两个或者两个以上的方证，没有先后的区别；并病就是临床上先后出现两个或者两个以上的方证，即发病有先后。这样好理解一点，但是也容易引起误会。因为还有一种兼证，也是同时出现两个方证，只是两个方证之间没有什么内在联系，这个《伤寒论》里面没有论及，是日本汉方家藤平健先生提出的，后来又称这个是"准并病"。

　　比如桂枝汤证又同时出现当归芍药散证，两者之间好像没什么特别的联系，但是同时出现了，治疗的时候可以用一个合方，而不要先用桂枝汤再用当归芍药散。当然这是指在没有发热的状态下。

如果有发热，还是要先用桂枝汤。也就是说，外感发热时的合病、并病和没有外感发热而是一般杂病时出现的合病、并病又有点区别。可见，这个课题的确是一层一层的，有点深奥。由于临床上经常会碰到，所以还是要讲。

在整个《伤寒论》里边，只有三阳病有合病、并病，而三阳病和三阴病之间就没有合病。但其实临床上我们也经常碰到三阳病和三阴病之间出现合病，或者并病。《医宗金鉴》就讲过，太阳病脉象反沉，少阴病反而发热，不要看作是一个证，其实是少阴太阳合病。虽然这只是吴谦这些医家的个人意见，但却很有道理。这一类太阳病脉反沉、少阴病反发热，就好像麻黄附子细辛汤证、麻黄附子甘草汤证。我们现在一般都看作是太阳少阴的合病，但是也有人特别是日本的汉方家认为是表阴证，这种说法虽然在理论上有所不同，其实从方证的角度来看问题也不大。你说它是太阳少阴合病也好，或者说是少阴病表证也好，我想这些理论争论的意义不是很大，知道可以这样说就行了。其实，《伤寒论》里很多条文虽然没有提合病、并病，但其内容却都涉及合病、并病。比如宋本《伤寒论》第38条讲到大青龙汤，前面并没有说这是太阳阳明的合病，条文只是说"太阳中风"，但其实里面讲的内容：脉浮紧，发热恶寒，身疼痛，不汗出，可以看作是太阳的麻黄汤证；而后面那个烦躁，明显是类似白虎汤证的症状，虽然方里只用了一味石膏，但也可以看作是太阳和阳明外证一个合病。当然对于白虎汤，如果确切地去分类，应该属于少阳更加合适。因为我们认定阳明病是"胃家实也"，也就是胃肠道出现腹部胀满、疼痛、拒按，以及潮热这样一种承气汤证或者大陷胸汤证的症状，才能称之为阳明病。因此，阳明外证，即白虎汤证应该归到少阳病才比较合适。这个我们以后慢慢讲。

娄绍昆一方一针解《伤寒》

总之，从不同角度去研究合病、并病是日本汉方家近百年来的一种研究成果。如有个叫山田的医生就从病情增长的缓急去探讨，认为："并病者邪势缓，而合病则邪势急。"这个也蛮有意思，值得研究。

而我们国内现在对合病、并病的研究还不重视，这对整个临床实践是不利的。

合病，如果细分，又可分为两大类：一类是三阳合病，即太阳、阳明、少阳三经的症状同时存在；一类就是二阳合病，包括太阳和阳明合病、太阳和少阳合病、阳明和少阳合病这三种形式。对这些合病的治疗是有规律、有讲究的，这是几千年临床所积累的宝贵经验。太阳阳明合病一般是指既有太阳病又有阳明病，治的时候要先治太阳病。如宋本《伤寒论》第32条就明确规定："太阳与阳明合病者，必自下利，葛根汤主之。"太阳阳明合病时兼有腹泻，腹泻是胃肠道的一种病变，这里的阳明既指太阳温病，也可以借代腹泻为胃肠道的症状。葛根汤证大家都知道，在外感热病中它本身是以太阳病为核心的太阳与太阳温病的一个合病，治疗的重点是治太阳病。还有宋本第36条："太阳与阳明合病，喘而胸满者，不可下，宜麻黄汤。"这个阳明就带有一种阳明腑实证承气汤的情况了。但不可因为有阳明证就用下法，还是应该用麻黄汤治太阳。

可见太阳阳明合病治太阳，这是一个规律。那太阳少阳合病呢？一般要治少阳。宋本第172条就明确指出："太阳少阳合病，自下利，黄芩汤主之。"因为我们基本上认定黄芩汤是治疗少阳病腹痛腹泻的一个祖方。当太阳少阳合病时，太阳病发热脉浮可以先放在一边，专门治少阳病即可。假如阳明少阳合病，就要治阳明。宋本《伤寒论》第256条："阳明少阳合病，必下利……宜大承气汤。"那三阳合病又该怎么治呢？一般而言，不能够发汗，不能够下，只有用和法。和法就涉及少阳了。当然这个少阳也可能是小柴胡汤，也可能是白虎汤，因为白虎汤从我们的角度来看，也属于一种和法。以上这些是一个大的原则，临床之际需要掌握。《伤寒论》的条文非常周密，环环相扣，如果没有搞清楚随便用的话，就可能会造成临床效果不好。所以有人说，经典是毒药，搞不好你就死于句下。只有把经典里面的意思真正弄明白，完全解读，才能把经典转化成自己的营养。合病、并病在《伤寒论》的条文里面有很多的难点，只有彻底搞清楚了，治疗才会有效。临床上遇到合病、并病的情况很多，到底怎么用呢？是不是全部都用上去呢？肯定不是的，这里面是有讲究的，如果理解的好、使用的好，效果就好。反之，则不然。下面我讲一个例子。

这是 2017 年夏天的事情。一个姓姜的男性患者，35 岁。腹泻、发烧 5 天了，大便水一样，每天 5 ~ 6 次。他自己在家服用藿香正气丸，无效，体温未退，腹泻依旧。西医诊断为急性肠炎，给他进行输液治疗，也用了退烧药，体温仍然未退，仍然腹泻。他就想到用中医治疗。

2017 年 7 月 6 日初诊：患者一般体质，虽然腹泻这么厉害，但是看上去体能还不差。刻下主要症状：发热，恶寒，体温 39℃，口干，没有出汗。用退烧药的那几天稍微有点汗，不用则一点汗都出不来；头痛，颈项强直，肩背痛、腰痛，咽喉稍有不适但是不痛；脉象浮紧数，舌淡红，苔白厚水滑。腹诊：腹肌中度以上弹力，无压痛点。这样一个患者，大家想想看，腹泻，发热，恶寒，口干，颈项强直，脉象浮紧，腹诊中度以上，没有什么特殊症状。假如对方证和条文比较熟悉的话，会马上想到这就是宋本第 32 条讲的"太阳阳明合病者，必自下利，葛根汤主之。"也就是太阳阳明合病，治太阳，用葛根汤。

我认为这样的一种发热、腹泻，用针刺结合方药治疗效果会更快一点。所以这个病例我就做了针刺，选穴大椎、合谷和风池，这几个穴位用强刺激。风池刺的时候要谨慎一点，角度、深浅都要讲究，不能刺太深。另外开葛根汤一帖，像这样的情况就先开一帖，看反应。第二天，患者体温38℃，腹泻也好了，其他那些疼痛，如头痛项强、肩背腰部的疼痛明显减轻。还有发热、恶寒没有前几天那么厉害，另外出现了恶心、呕吐、食欲更坏。根据目前的情况，发烧，恶寒，假如没有恶心、呕吐，就用桂枝汤；而现在恶心呕吐，食欲减退，又有发热，那就要用小柴胡汤，所以就用柴胡桂枝汤。柴胡桂枝汤和前面用的葛根汤就有点不一样了，葛根汤是太阳阳明合病，而柴胡桂枝汤是并病，因为桂枝汤证是旧的，太阳病而出现恶心呕吐、食欲减退是新的少阳病，一个先一个后，前后不同出现，所以是并病，并病可以取两个方之合方用，柴胡桂枝汤就是一个合方，是少阳、太阳的合方。因为颈项强直、腰背痛的这些症状还在，故又加了葛根，最后就开了柴胡桂枝汤加葛根。这就是一个典型的先是合病，后来是并病的一个用方。患者又服了3天，所有症状都慢慢消除了。

类似的情况，临床经常会遇到，熟悉了就会按照这样的方法去做。

112　研究方向——并病

　　今天我们要继续讲并病，这是《伤寒论》中的难点，又是临床上经常碰到的问题。并病在整个《伤寒论》里边一共也只有5条条文，可分为两个部分：一个是太阳和阳明并病，即宋本的第48条和第220条；一个就是太阳和少阳并病，共3条条文，其中宋本第142条是以"太阳和少阳并病"命名，宋本第150条和171条则称"太阳少阳并病"，太阳和少阳之间没有"和"字的。

　　历代医家研究《伤寒》，对这个并病也是相当重视的。

　　喻嘉言写了一本书叫《伤寒尚论》，里面就提到了并病。他说："并病是两经之证连串为一如贯。"即并病两条经的方证之间有连贯的关系，连起来就好像是一个整体一样。他认为并病的"并"字有连在一起的意思。这种观点一般医家都能够接受。

　　还有清代的钱潢，他在所著的《伤寒溯源集》里专列"合病并病总论"这样一个篇章，可见其对并病的重视。

　　日本汉方家在这方面也做了不少的研究工作。

　　丹波元坚在《伤寒论述义》这本书里提出，并病要跳出六经的范畴，而从表里来解释比较好。他说，合病、并病则表里俱病也……表先受病，次传入里，而表证犹在的，谓之并病。就是用表里而不用六经来解释，意思也非常明确。他还说，表证还在，但是病已经又传到里面去了，这种状态跟合病不一样。合病是一开始就看到两个方面的证都在，用表里解释的话就是表里证俱在，而并病是先表证在，然后传到里面去以后，表证还没有消失，传至里病。

奥田谦藏也是日本一个非常著名的汉方家，他有本书叫《伤寒论梗概》，我们翻译过来叫《伤寒论阶梯》。他在这本书里进一步提到并病。他说："并病者，起于一途，继而及于他途，但初病尚未完全解之，而其应征彼此相连者谓并病。并者，连接之意，又有并列之意。即并病者，谓为二途应征互相关联之病也。"

对这个问题最有研究的是藤平健。他是粉碎"四人帮"以后来到了中国，当时中国召开第一届中日《伤寒论》研究会议，他做大会发言，讲的就是并病。他说病证都是在那里动，必然会存在着一个时期一个时期移动的一个状态。在移动的这个过程中，就会有横跨两者的并病，即使是一经之内也会有。如太阳病里面，原来是麻黄汤证，而现在变了，变成桂枝汤证了。但是变了以后，还有麻黄汤证，即现在的病证是这样的，麻黄汤证有一部分，桂枝汤证有一部分。那由麻黄汤变成桂枝汤的这个过程中，也就是中间的这个阶段，用什么方呢？就是我们讲过的那三个小方，即麻黄桂枝各半汤、桂枝二麻黄一汤、桂枝二越婢一汤。他认为这三个方具有治疗并病的作用，治疗太阳病内部并病的时候不用再分开来了，就选择使用这三个方。他认为对于并病应该使用一个方，就好比大柴胡汤证出现了少阳和阳明的症状，还没完全进入阳明的大承气汤证，而原有的少阳类病证还在，两者并存，这时就可以用大柴胡汤去治少阳阳明并病。也就是说一个病在由甲变成乙的动态过程中，中间有一个甲和乙并存的阶段。日本很多的汉方家如中西深斋、浅田宗伯、奥田谦藏等对这个问题都有论述。他们都认为喻嘉言讲到的两个经的病连在一起的情况，前面这个病证与变成的后面这个病证一定有关联。如果无缘无故地出现两个无关的方证，就不算并病，这是一个重要条件。

藤平健还对并病下了定义。他说并病是两个方证或者多个方证并存，其证相互关联，而治疗应该遵从先后的原则。这个先后的原则就比较复杂了，我们举个例子来说明。前面讲了，宋本第48条和第220条都是讲二阳并病，也就是太阳病和阳明病一起出现，先是太阳病，然后传到阳明病，但是太阳病还没有消失，出现了二阳并病的状态。怎么治呢？条文里讲了一种具体的方法，我们现在仔细地看一下。宋本第48条："二阳并病，太阳初得病时，发其汗，汗先出不彻，因转属阳明，续自微汗出，不恶寒，若太阳病证不罢者，不可下，下之为逆，如此可小发汗……"就是说表证太阳病刚得病的时候，发其汗，但是发汗的力道不够，汗出不彻，说明方不对证，比如是麻黄汤证而用桂枝汤去发汗，那就肯定发不出来了嘛。发不出来，表热就会转为里热，甚至转到不恶寒的阳明腑实证。"若太阳病不罢者"，假如太阳病传进去了，但是太阳病证还比较明显，此时"不可下，下之为逆"，用下法就不行，"如此可小发汗"。开始，小发汗不对，由于小发汗造成了病传阳明，而现在传到阳明去了以后，还有表证存在，此时由于已经发了汗，因此再发汗就不能太厉害了，要小发汗。小发汗一般就用桂枝汤。这就是讲，太阳病在发展、推进的过程中，虽然已经进入了阳明，但是大部分还滞留在太阳，这个时候就要先治太阳，然后再治阳明。这里讲的阳明一般都是指阳明腑证，即承气汤证，这就是二阳并病里的一条治疗原则，即太阳病传到阳明病，但是太阳病还比较明显，阳明病也存在，这个时候要先治太阳病。这是阐述太阳病不断向前发展，虽已进入阳明但大部分还滞留于太阳的情况，此时应首先治太阳（即表证），然后再治阳明。

宋本第220条："二阳并病，太阳证罢，但发潮热，手足漐漐汗出，大便难而谵语者，下之则愈，宜大承气汤。"此"二阳并病"是太阳、阳明并病。藤平健指出，文中"罢"字与"止"不同，用于太阳证还稍有残留的场合。"潮热"是从太阳病移行至阳明病，并有相当部分进入阳明的证据。"手足漐漐汗出"是太阳向阳明移行期的特殊汗出状态。关于"大便难"，仅是刚要便秘但还未至阳明病大便硬或燥屎的程度，这也是太阳病向阳明移行的证据。

　　宋本第220条虽然也是二阳并病，但与第48条就有点不一样。条文里用了"太阳证罢"，这个"罢"字看上去好像是说太阳病没有了，其实不是这样的，如果是没有了那就不叫二阳并病了。这里的"太阳证罢"是太阳病将要离去，仍有残留的意思。太阳病残留，刻下"发潮热"，大家知道潮热一般是阳明腑证的一个症状；"手足漐漐汗出"，手和脚出汗很多，阳明病有内热，津液流失很厉害，承气汤证就有手脚、全身汗多的情况，但这里不是全身汗多，而只是手脚汗多，说明这是太阳向阳明移行期的一种特殊的出汗；"大便难而谵语者"，真正的阳明腑证是大便秘结、燥结，而现在是"大便难"，同时神志有点不清。这种情况，"下之则愈"，即要用下法。虽然现在有残留的表证，但是可以不管它，而用下法，宜大承气汤。这个就与第48条不一样了。第48条讲，假如表证还在，应该先解表，后处理阳明；而这条表证只有一点残留，传到里面的证比较明显了，就先治疗阳明，用承气汤。明白这个，对我们临床是有好处的。当我们遇到一个病例，既有残留的太阳表证，又出现潮热、手足出汗、大便难这样一种还没有完全变成阳明腑实证的状态，就可以不管表证，因为表证只是很少一部分，而先用承气汤治疗里面的腑实证。我讲一个病例，来说明这个问题。

　　一个瞿姓中年男人陪伴其老父亲来诊。其父亲75岁，面色暗红，身体壮实，身材高瘦，精神尚好，属于筋骨质体质（就像奥巴马那样的，又长又瘦，肌肉看上去很紧张、很结实）。肺癌手术后半年（丝毫看不出他是一个癌症患者），左面部突发带状疱疹半个月，但不敢服用干扰素（因为周围一些得带状疱疹的人打干扰素疱疹好了，表皮无疤痕，但后遗症很严重，出现肢体皮肤持续不愈的疼痛与过敏，各种各样止痛剂都无效，甚至有些老人冬天不敢穿衣服，衣服一碰到皮肤就痛得不得了），只吃止痛药，面部日夜疼痛如火燎针刺，痛不欲生。2013 年 10 月 6 日初诊，患者初发病时恶寒、发热，当时认为是感冒了，后来头痛、口干、烦躁不安，这样一种状态又不像平时感冒的样子，皮肤干燥，没有打喷嚏和咳嗽，接着脸上就出现带状疱疹。疱疹处稍微一摸就痛得不得了，很快就扩展开了。患者去看了西医，西医说脸上的带状疱疹如果得不到有效的控制，会影响眼睛结膜。并说这是病毒进入脊髓里面，目前没有什么特效的抗病毒药可以用，只能用干扰素，因此患者想看中医。初诊时，他原来恶寒、发热、头痛的症状很明显，但是体温不高。大家想想这是什么症状呢？之前他都是在吃止痛药，没有治感冒，半个多月过去了。我问他现在还恶风吗，他说比以前好多了，无风吹来也恶寒的感觉已经没有了，但是有风吹来还是感到毛骨悚然。原来起病的时候，不管有风没有风都感到很冷又很热这样一种状态。这些都是自我感觉，体温不高，现在也是这样。但是下午四五点钟出现身上一阵子烘热，特别是脸部，面红目赤，疼痛也更加厉害。小便黄又臭，手心、脚心汗很多，其他地方无汗。这跟条文里边讲的手足漐漐汗出、潮热都很像。我就问他大便情况，他说大便很难，已经好多天解不下来了。脉象带有浮滑，还有点表证；舌头红，舌苔黄，已经进入里证了。腹肌弹力还是比较好的，整个腹部胀满膨隆，一般按压则不怎么痛，按重一点有痛，但是还没有达到疼痛拒按的程度。患者的病证处于太阳病向阳明腑实证移动的状态，还没有到达终点，若到了终点的话，那就是承气汤证，就会出现大便燥结、谵语这些症状，目前还没有达到这种程度。患者太阳病的脉证也残留不多了，只是一点轻微的恶风，脉象上还有点浮。所以这个病证是比较典型的一个二阳并病。当时就开了承气汤没有用其他解表的药：生大黄5g，枳壳10g，厚朴10g，芒硝10g（冲），3剂。因为是老人，所以我对患者交代了一下："假如服药后大便次数太多的话，芒硝可以减少一点。"他问："大便排多少次算太多？"我说："一天拉三四次问题不太大。"3天以后来复诊，得知药吃了大便泻下后，感到全身轻松了好多，疼痛也减轻了一些，晚上能够睡着了。他说，半个多月来的恶风症状也已经消失了，面部火燎一样的疼痛明显减轻，腹满、腹胀、重压疼痛这些腹证也明显减轻。

那现在还有什么症状呢？口苦口臭，小便黄，小便臭，脉象弦紧。他告诉我，自己平时没病也是口苦、口臭，尿黄、尿臭。大便本来还是可以的，得了这个病以后大便才几天不排的，现在两天排一次大便。原来是整个腹部腹肌很强实的，现在腹肌弹力中度以上。还发现一个新的腹证，就是胸胁苦满与心下痞硬。这两个腹证可能本来就有，只是由于整个腹部胀满把它掩盖住了。患者的形体又瘦又长、肌肉比较结实，这样一种状态，就考虑是强的筋骨质体质，也就是大柴胡汤证体质，加上口苦口臭、胸胁苦满、心下痞硬，那就更典型了。于是，就开了5剂大柴胡汤。大柴胡汤有两个方，一个是没有大黄的，一个是有大黄的，我用了制大黄3g。同时我动员他针灸。我说针灸对你这个病证非常有用，他同意了。于是，就在太阳穴放血，因为有静脉怒张，轻轻刺一下血就出来了。在阳陵泉处也有强烈的压痛，就用三棱针刺血。本来还想在委中这些地方刺穴，他说不要，他真的很怕。因为带状疱疹带来的那种火烧火燎的刺痛还在，再加上别的疼痛，他吃不消了，所以就刺了这两个穴位。

服了 5 天药以后，他第 3 次来诊，那就完全不一样了。面部带状疱疹好转，只是偶尔还有火燎一样的刺痛，其他症状都基本消失，有一点口苦口臭，腹诊的弹力没有减弱，还是中度以上。胸胁苦满、心下痞硬也都存在。我怀疑他可能没病的时候就是这样，也可能跟他患肺癌有关系，假如早点治疗的话，或许肺癌不一定就会生起来。我建议他继续服药，我说这不仅对你这个带状疱疹有好处，对你的肺癌也有好处。肺癌虽然做了手术，但是还要防止复发，你就坚持服药。我就把整个大柴胡汤的药量减少，大概每种药都减少 1/3，开了 10 剂。我说你还要针一下，他也接受了。我就在太阳、阳陵泉、委中三处用三棱针放血，他很配合。

之后他就没有来了。大概过了半年，第二年的 3 月，他儿子生胃病来看，我就问起他爸爸的病情。他说他父亲服完 10 剂药后，还服了一段时间才渐渐地停了下来。开始偶然还有刺痛，随着时间的推移，渐渐地那种偶尔刺痛也消失了。我还叮嘱他，假如有机会最好让他爸爸来看看那些腹证有没有完全消去，我说这些腹证完全消去可能需要服药很长时间，这可能对他肺癌是否复发也有影响。可最终他也没来，也许对此不怎么能接受吧。不过对于他的带状疱疹的治疗，应该算是告一段落了。

这个病例就是根据并病的治疗原则来处理的。这个并病很明显，太阳的病进入阳明，太阳病还有点残留，阳明病比较明显，但还不是典型的、完全的大承气汤证。在这个过程中，可以马上就用大承气汤，这多少也带有一种截断病情发展的意识。这个病例从方证辨证角度，运用并病的一种治疗原则，采用内外合治的办法，最终收到比较好的疗效。当然这或许与患者一开始就没有用干扰素也有一定的关系，假如用了干扰素，治疗恐怕就不会那么顺利。

113　研究方向——从流溯源话方证

这一讲我们要讨论两个问题：一是为什么唯有方证辨证是最有疗效的辨证方法；二是为什么要通过从流溯源的方法研究方证。

首先我们一起来重温一下清代名医徐灵胎的教导。

徐灵胎在《伤寒论类方》中说："盖方之治病有定，而病之变迁无定，知其一定之治，随其病之千变万化而应用不爽。此从流溯源之法，病无遁形矣！"这一段话，其实已经对于上述两个问题做了明确的回答。

一是为什么唯有方证辨证是最有疗效的辨证方法？

他认为，医者的"治病有定"和"一定之治"，就是因为有"方之治病有定"作为诊治的杆标和规矩。尽管"病之变迁无定"，但也有相对静止的"方证相对应"片刻，医者只要抓住这一瞬间的脉证，投以相对应的方药"随证治之"，就可以达到"应用不爽"的疗效。

比如一个患者出现了往来寒热、胸胁苦满、心烦喜呕、默默不欲饮食、脉象弦细，不管是什么病，不管是病的哪个阶段，医者就可以用柴胡、黄芩、半夏、人参、生姜、大枣、甘草这7味药组成的小柴胡汤去治疗，而且就会有效，这是几千年都证明的一个临床事实。这样我们就明白了，方证是一种临床的事实，是被临床反复证明都有效的一种对应，只要这个方与它的治疗目标对上了就有效。

方证是中医学的源头、中医学的基础、中医学的核心，轻视了方证，中医学就成为无根之木，无源之水了。方证不仅仅是一个个相对独立的单位，而且也是一个相互联系的体系。它们之间既有直接的关联，又有间接的蜕变；既有平面的联系，又有立体的框架。方证的变迁既需要过程，也需要时间。通过《伤寒论》的学习，使我们加深了解方证在疾病过程中动态变化的形态和边界。

　　徐灵胎这样的观点，并不是一开始就有，而是一直到了66岁的时候他才觉悟到的。他说对整个《伤寒论》应该通过"类方而不类经"。"类经"的观念是柯韵伯提出的，他说《伤寒论》里边那么多的方子，首先要区分开这是太阳经的方，这是阳明经的方，这是少阳经的方。这个"类经"已经很不错了，已经是把复杂的东西简单化了。而徐灵胎在此基础上再进一步，他认为不要类经，而要类方，就是把方证相对应作为一个单元，先把桂枝汤和与桂枝汤有关的这个证列出来，然后再把桂枝汤的类方，如桂枝加葛根汤、桂枝加厚朴杏子汤、桂枝加桂汤等归在一起，这样把桂枝汤搞清楚了，下面的那些加减也就清楚了，《伤寒论》这样学就可以了。他认为病一直在变化，每个阶段都在变，因人而变，因时而变，但无论怎么变，只要临床上出现这样的方证，就可以直接抓住。方所对应的这个证是不会变的，有了这个法宝就可以治所有的病。徐灵胎的观点跟吉益东洞的《类聚方·自序》开门见山第一句话"医之学也，方焉耳"有异曲同工之妙。

　　徐灵胎说，学习《伤寒论》应该返璞归真，顺流溯源，走到最初的那种经验阶段，而对于后面的把它总结归纳的那些理论，即六经这一类理论，相比较而言可以次要一点。他的这个认识与现代人的观点非常相似。近几年有本书叫《人类简史》，是以色列历史学家尤瓦尔·赫拉利写的，他书中有句名言："明白从哪里来，才能清楚去哪里。"我们学习经方医学也一样，就是要从方证相对应开始，在学习方证相对应的基础上，进一步把方证进行解构，认识清楚结构成方证的药基证与药证。

吉益东洞也的确是这样做了。他除了把每个方的方证列出来，写了一本《类聚方》之外，还花了很多精力集中写了一本说明药证的专著——《药征》。《伤寒论》中的药证是隐藏在方证里面的，我们一般是看不到的。吉益东洞通过大量的比较、统计，从各个方里边去找这个药，然后把它整理出来。他从方证开始，然后分析了药证，最后再在临床反复地验证。这两本书影响很大，一直到100年以后，其学说的继承者尾台榕堂把《类聚方》与《药征》做了进一步的校正与修改，撰写成《类聚方广义》与《重校药征》，使之更加完善。

《伤寒论》里面的这些药证、方证，到底来源于哪里?《伤寒论》中的药证相对应、方证相对应体系产生于史前文化时期。

考古学的资料告诉我们，陶器的发明是人类文明的重要进程，是人类第一次利用天然物，按照自己的意志创造出来的一种崭新的东西。煎煮需要陶器，无陶器无从煎煮汤药，所以汤药的出现最早也只能发生在距今10000年前的前仰韶文化时期。

原始人作为"人"来到这个世界的时候，世界对于"人"来说完全是茫然无知的。他们不只是不了解周围的事物，甚至对发生在自身的事物也是陌生的。生病了也不知道生"病"了，因为当时还没有"病"的概念，当他们发现身体有所不适的时候，可能还认为是鬼怪作祟。最初，他们对于身体不适只能是听而任之，用现时的话来说，就只能是依靠自身抗病的能力去抵御疾病了。听而任之的结果有三种：有的疾病消除了，身体恢复了健康；有的收效不理想，让疾病缠扰一生；有的失败了，让疾病夺去了生命。

随着时间的流逝，人们逐渐得知，吃了某些食物会使病痛减轻或消失，于是就有了食疗的经验。接下来，遇见相似情况再试原来有效的方法，多次试验均有效的话就有了经验，于是确定下来这种食物能治疗这个或者这几个症状，这样就有了病与治病相对应的初步概念，其实就是知道了症状与药物的相对应关系。

食疗毕竟有限，进一步就是用身边常用的植物、动物、矿物作为药物摸索着去治病的尝试。这是一个盲目试错过程，就好像瞎猫碰到死耗子一样，久而久之，居然从无数次的失败里换来了偶然的成功。于是先人就给这种能治病的食物与非食物一个特定的名称——药。

当时是一个初期的农业社会，先人开始造房群居，开始种植农作物，如在仰韶文化的遗址就发现稻谷的种子。那时食物的来源大部分还有赖于采集与捕猎，这样才有可能大量地接触各种各样的动植物，才有可能利用它们进行治疗疾病的尝试。等到先人进入完全的农业社会时，在野外采集与捕猎的机会就会大大地减少。所以说，药物盲目试错的偶然成功，也依靠于那个难以复制的年代。

中国曾经流传着一个"神农尝百草，日遇七十二毒"的传说。传说中讲述：古代有病没有药，人被各种各样的疾病折磨得痛苦不堪，一个名叫神农的人尝遍百草，历尽九死一生的艰辛，终于找到可治百病的药物。这是一个似是而非的神话。说它是，是指它如实地说明了华夏先人寻找能够治病药物的艰难历程；说它非，是它把华夏先人千万年来在摸索中所积累的经验，简化浓缩为一个人在一天里的成就。

尽管当时人们所认识的药物种类很少，药物的使用范围也狭窄，但这是先人与疾病抗争史上一个质的飞跃——由被动地依靠自身疗能进而走向主动地借用体外物质（药物）来帮助人体抗拒疾病。

有了药以后，就可以用药治病了。不过可以想象，当时可掌握的药物不会太多，可治的病也不会太复杂。简而少就容易记忆，所以这些经验可以保存在原始部落人群的记忆之中，并通过口耳相传的方式一代一代地承传了下来。若干年后，先人所知的药味多了，医疗的对象复杂了，诊病投药需要专职人员。在那个人神不分的年代里，生病不仅仅是个人人体的病变，也是神鬼世界的大事，所以需要选择一个身兼两职的人来担此重任，于是巫医一职就应运而生。在华夏民族的史前文化时期，既能交通鬼神又兼及医药的巫医应该是诊治的核心人物，就是依靠他们才把前经方时代的诊治经验得以汇集、开展、推广、传承。治病的时候在形式上手舞足蹈，造成一种巫术气氛，而真正治疗身体上的病，还是借用药物，或采取技术性治疗。在举行说人道鬼的治病仪式上，巫医通过巫术与医药混合夹杂的口诀，反复念诵，在这迷信的氛围里，也使得用药经验加深记忆。他们设坛授徒，使这些极为宝贵的药证口诀得以传承、延绵与拓展。殷周以及殷周以前巫医治病的情景，从殷墟甲骨文中得以证实。

后来，到了春秋之时（前770—前476），巫医才正式分家，从此巫师不再承担治病救人的职责，只是问求鬼神，占卜吉凶，而医生则只负责救死扶伤了。

需要强调的是，先人用药治病的"病"，在初始阶段只能是一个、两个或者几个症状组合，而不会是抽象的病名。也就是说，药物的治疗目标是具象的东西，可以看得见、摸得着、说得出的东西，也就是我们现在所说的药证或药征。

药证，把药物的治疗目标与疾病的临床症状合二为一，在看得见、摸得着、用得上的具体现象里，包容着诊治疾病的本质原理。正因为药证是"具体的真理"，其生命活力一直流传至今，历万千年而不衰。

人类学家发现，印第安人能够讲述身体不适的一个个具体症状，如头痛、腹泻、发热等，但是要他们把这些不同的症状归纳为具有概括性的名称——病，那还不行，他们还缺乏那种抽象的思维能力。因此，至今中医学的许多病，还是以症状作为病名，如腹痛、头痛、泄泻、头眩、水肿等。

先人为什么不可能进行抽象的思维呢？

因为在史前的原始社会里，先人主要是依靠野性思维来思考问题、解决问题。野性思维是一种无意识的理性思维，它长于知觉与想象，然而缺乏比较、分析、归纳与概括的能力。中国到了新石器时期（距今 10000～4000 年）大概就是中国古代文献中有关伏羲画卦、神农教稼传说的这一时期，我们祖先的有意识理性才开始萌芽，这从当时的刻画图案、纹饰、符号、记号中可以得到反映。然而直观地、具体地把握问题还是先人的基本思维方式，这就是先人掌握药物的治疗目标时，首先是发现具象的药证（药征）而不是抽象的病名的缘由。

对于千万年无数先人们在反复试验中摸索发现百药治百症的历史事实，连反对中医的鲁迅先生也是高度认可的。鲁迅认为中医药是由"历来的无名氏所逐渐的造成"的。他说："人们大抵已经知道一切文物，都是历来的无名氏所逐渐的造成。建筑、烹饪、渔猎、耕种，无不如此，医药也如此。这么一想，这事情可就大起来了：大约古人一有病，最初只好这样尝一点，那样尝一点，吃了毒的就死，吃了不相干的就无效，有的竟吃到了对证的就好起来，于是知道这是对于某一种病痛的药。这样地累积下去，乃有草创的记录，后来渐成为庞大的书，如《本草纲目》就是。"鲁迅先生是反对中医的，但他对中医药发生发展的描述却颇为得体。他的叙说也有一个小小的瑕疵，即认定古人记录整理成书的中药书籍是《本草纲目》。《本草纲目》虽然也是古人用药的经验记录，但是历史上最早的用药记录应该是《神农本草经》与《伤寒论》，这才符合历史事实。

我们现在阅读《伤寒论》，是无法直接寻找到每一种中药的治疗目标，由于《伤寒论》中没有明确记载先人由药到方的演进过程，就像房子建成以后再也看不到建房时非有不可的脚手架一样，我们也看不到原初建构成所有方证的药了。这里用脚手架来比喻药证其实并不是十分恰当，那就用机器与零件的关系来说明方证与药证的关系吧。在《伤寒论》这个大工程中，方证就像一个个各具特色的机器，药证就像机器上的基本零件。当我们看到大机器的时候，一般是看不到构成大机器的基本零件的。其实，不仅仅是药证，有的当时构建方剂的必要的药基证甚至小方证，在整理成书时也被整理者精减出局。譬如桂枝甘草汤是组构桂枝汤与苓桂类汤方的重要部件，然而在康治本中却没有出现，一直到宋本《伤寒论》中才重新看到了它。对于这一远古年代的历史演变过程，现代人以《伤寒论》"出方剂而不言药性"一句话就打发掉了，其实其中多少漫长曲折的场景与内容，如同长江之水早已尽付东流，如今无法复原，无法言说了。

历代中医都是以《神农本草经》中的药物性味与效用来解读《伤寒论》中的方药，这样的解读有一些是符合《伤寒论》中方药的治疗目标，但是更多部分是不符合的。以不符合《伤寒论》的药物效能来解读其方药原理，所以就会造成似是而非、张冠李戴的现象。这就像用《内经》的理论来解读《伤寒论》的条文一样，难免出现郢书燕说或越俎代庖的失误。

《伤寒论》中药物作用的目标是什么呢？一个最科学的方法就是在《伤寒论》中来寻找它的答案。中外研究者在《伤寒论》的方剂中、药物的配伍中、方剂的加减规律中，通过反复比较、归纳、分析、概括才还原了现在我们看到的药证。其中日本的吉益东洞与我国清代的邹澍、周岩以及现代的黄煌先生都做出了很大的贡献，可以说是厥功甚伟。如今，《药征》《本经疏证》《本草思辨录》《张仲景50味药证》已经成为学习《伤寒论》药证的必读教材。

接着就是从药证、药基证到方证的固化，以及在其基础上的拓展。

进入到有文字的年代（公元前21世纪），方证相对应系统的口诀就变为有文字的条文。接下去就是用阴阳学说对条文的总结与整理，从少到多，从简单到复杂，一直到现存最早的《伤寒论》原始文本——康治本《伤寒论》。康治本只有42味药物，50首方剂，65条条文，原系唐人手抄卷子本，中国中医界认为此文本系从《伤寒论》中节录者，日本汉方界则称康治本是现存的对《伤寒论》整理的最早文本，可以说是一本原始的《伤寒论》，长泽之夫、远田裕正等人对其进行了深入的研究。远田裕正研究的方法既独特又科学，令人耳目一新。其研究的成果是：初步论证了康治本是还没有经过王叔和整理过的《伤寒论》文本，是现存《伤寒论》最早的原始型本，它的成书年代应该远在《内经》之前。远田裕正还认为康治本最能够从本质上完整地体现出前经方时代对疾病诊治的独到见解与方法。他以无可争辩的事实论证了《伤寒论》在成书年代的排列次序上应该是康治本《伤寒论》——《金匮要略》——宋本《伤寒论》。也就是说，康治本《伤寒论》是最古老的、最原始的，接着是《金匮要略》，最后是宋本《伤寒论》。东汉张仲景的历史贡献就是把《伤寒论》与《金匮要略》两本书编集在一起，张仲景是《伤寒论》

医学整理者与集大成者。

在没有经过阴阳学说整理之前的方证系统，主要是一套行之有效的医术；经过阴阳学说整理之后的六经方证系统，就是由术到学、学术兼备的经方医学了。

是不是在六经之前已经有分类体系呢？我一直也在怀疑。后来看了很多资料才明白，王叔和在整理《伤寒论》的过程中就发现，古代最早的时候是以"可"与"不可"来分类的，即汗、吐、下利这些方法，有的人适应，可以用；有的人不适应，不可用。

上面讲的青龙、朱雀、白虎、真武四类方就是通过这个系统来分类的。王叔和说，疾病急的时候，医生要找到一个好的方子不容易，若从六经系统里边去找很难，还是原来那个可与不可系统容易找到。所以就把可与不可重新整理出来，放在六经系统中，作为一个资料保留。

可见，在六经之前就有这样一个系统，这个系统的一个作用就是方证治疗的时候，可以分分类、定定方向。而六经系统是去说明为什么这个方证有效。这个说明当然是个人的看法，是理论的叙述，应该是第二位的，前面讲的临床事实才更重要，是第一位的。所以我们初学时，先把临床事实最珍贵的经验学到手，有了实践基础以后再回过头来看六经，就比较容易学了。

现在我们回顾一下徐灵胎在《徐批临证指南医案》中说的"医者之学问，全在明《伤寒》之理，而万病皆通"这段话，就会明白它的含义。在这段话里，徐灵胎的意思已经表达得非常清楚：医生的最大本领就在于领悟《伤寒论》的道理。《伤寒论》的道理就是论述疾病总论，在疾病总论的指导下，临床上通过方证辨证而随证治之就能通治所有的疾病。

编辑手记

这部书稿，是由娄绍昆老先生在"中医书友会"的讲课录音整理而成的。从接到初稿，开始编辑加工，到最后编校完成通过质检，送出印制，整整用了一年半的时间，其困难程度比原先想象的要大得多。

为了确保图书质量，既保留娄老讲课的风格，忠实娄老原意，又要符合出版要求，便于读者阅读、理解，可以说每一字每一句都得反复斟酌、推敲。其间，仅与本书的整理者、娄老女儿娄莘杉医师的沟通就有无数次，来回大的修改就有三次。

编校过程虽然艰难、漫长，但也充满着乐趣，收获多多，套用一句当下的流行语就是"痛并快乐着"。透过字里行间，我们每每被娄老数十年执着探索、不断进取的精神所感染，被他扎实的经方功底、娴熟的临床技能所折服，被他苦口婆心、循循善诱的园丁之情所打动，让我们真切触碰到一颗经方实践者、传播者的赤子之心，也看到了经方复兴的希望。

能编辑这样一本难得的好书，是我们的幸运。

2020 年 10 月 31 日记